JN087643

知の統合は可能か

パンデミックに突きつけられた問い

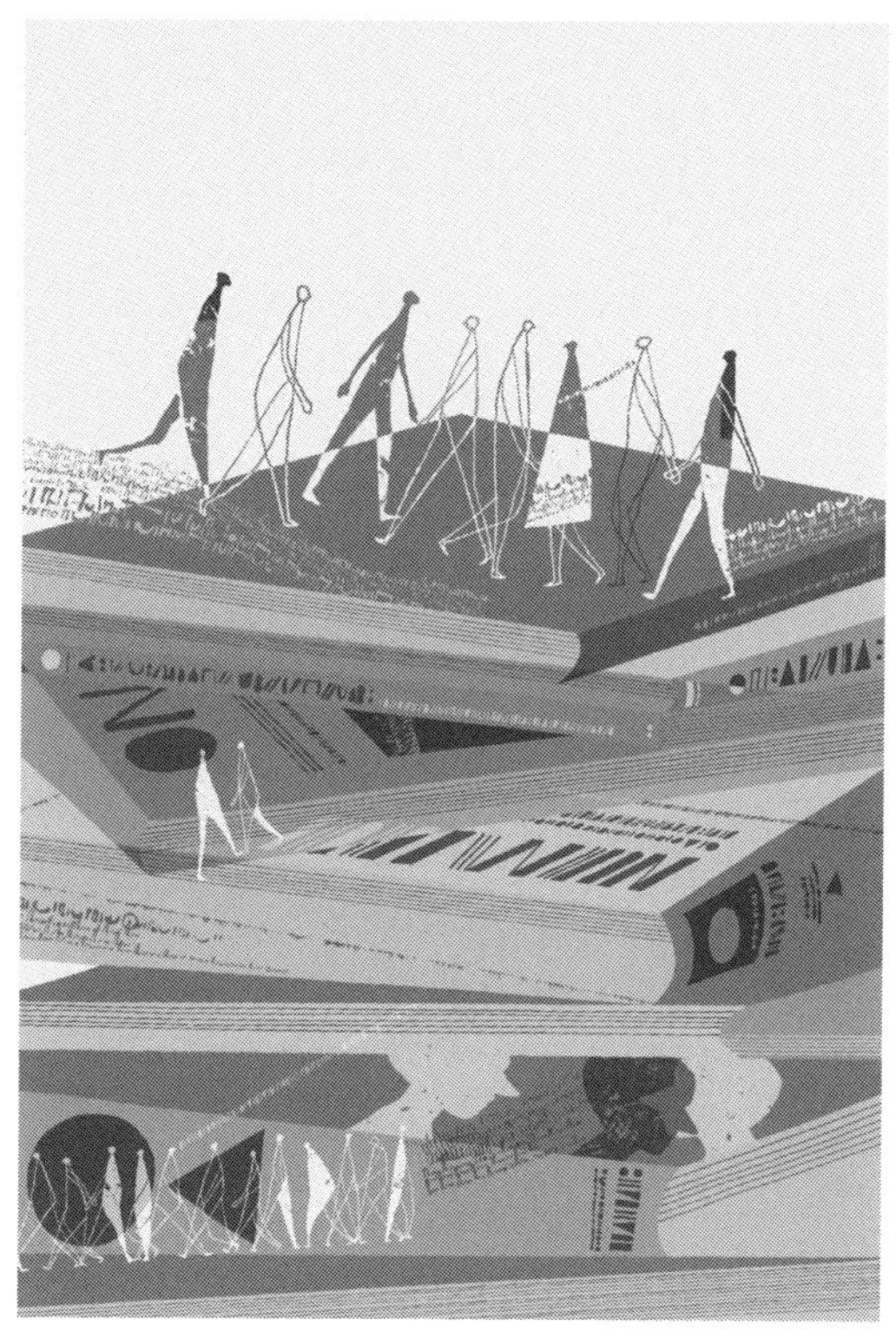

瀬名秀明、渡辺政隆、押谷 仁、小坂 健 ほか

時事通信社

はじめに——COVID-19で試される〈総合知〉

渡辺政隆

瀬名と渡辺がオンラインでこの企画について初めて打ち合わせたのは、
2020年5月初旬のことでした。
端緒は、「COVID-19の渦中で総合大学である東北大学ならではの発信を
手伝ってほしい」という、大隅典子広報担当副学長からの依頼でした。
そこで、共に仙台に居住し、東北大学OBである作家と
東北大学広報室特任教授であるサイエンスライターに
何ができるかを語り合いました。
その中から出てきた最初のキーワードが、〈総合知〉だったのです。
そこから二人三脚の航海が始まりました。

瀬名秀明
作家

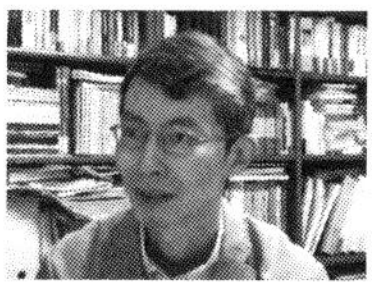

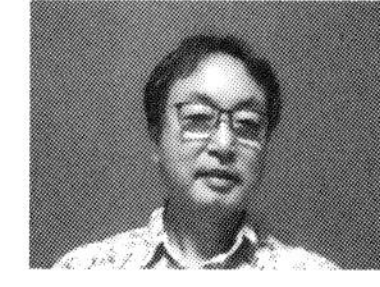

渡辺政隆
広報室特任教授

瀬名秀明（せな ひであき）

1968年生まれ。作家。東北大学大学院薬学研究科博士課程在学中の1995年、『パラサイト・イヴ』で第2回日本ホラー小説大賞を受賞しデビュー。1998年、『BRAIN VALLEY』で第19回日本SF大賞受賞。東北大学大学院工学系研究科特任教授（2006～2009）。小説のほか、『パンデミックとたたかう』（共著＝押谷仁）、『インフルエンザ21世紀』などの科学ノンフィクションもある。小説『この青い空で君をつつもう』『魔法を召し上がれ』『小説 ブラック・ジャック』などでは、新しいジャンルにも取り組んでいる。

渡辺政隆（わたなべ まさたか）

1955年生まれ。サイエンスライター。同志社大学特別客員教授。日本サイエンスコミュニケーション協会会長。文部科学省科学技術・学術政策研究所（2002～2008）、科学技術振興機構(2008～2011)、筑波大学広報室教授（2012～2019）を経て、2019年より東北大学広報室特任教授、2021年より同志社大学特別客員教授。進化生物学、科学史、サイエンスコミュニケーションを中心に、『一粒の柿の種』『ダーウィンの遺産』『ダーウィンの夢』『科学の歳事記』などの著作のほか、『種の起源』（C. ダーウィン著）、『ワンダフル・ライフ』『進化理論の構造』（S.J. グールド著）など訳書多数。

瀬名秀明は、東北大学大学院薬学研究科博士課程在学中の1995年に『パラサイト・イヴ』[*1]で第2回日本ホラー小説大賞を受賞し、作家としてデビューした。その後も数々の話題作を発表する中で、2009年には『パンデミックとたたかう』[*2]と『インフルエンザ21世紀』[*3]というノンフィクションを発表した。

この2冊は、その年に発生した新型インフルエンザ†の流行を受けた著作で、前者は東北大学教授で、新型コロナウイルス感染症†（COVID-19）の対策にあたっている押谷仁との対談だった。後者は感染症の専門家から看護師、リスクコミュニケーション[*4]の研究者など30人へのインタビューをまとめたものだ。これらはある意味で、新興感染症の襲来を10年前から予見していた仕事ともいえる。

元来、「謎の致死的感染症」という設定とホラー小説は相性がよい。鈴木光司のベストセラー小説『らせん』[*5]がその種の代表だ。しかし、現実問題としては、新しい鳥インフルエンザ†にしても豚インフルエンザにしても、あるいはエボラ出血熱†にしても、社会をホラーで巻き込むほどの致死率や伝染力はない。感染症に関しては、あえてノンフィクションというかたちで前述の2作を発表したことには、そういう理由もあった。

渡辺政隆は、2002年から社会と科学のあり方に関する調査研究に従事し、日本の科学技術行政に「サイエンスコミュニケーション」[*6]という新たな理念を導入するうえで主導的な役割を果たした。また、1997年にエド・レジス著『ウイルス・ハンター——CDCの疫学者たちと謎の伝染病を追う』[*7]（文庫版は『ウイルス・ハンター——アメリカCDCの挑戦と死闘』（2020年、ハヤカワ文庫NF））を訳出して以来、新興感染症をめぐる問題に関心を抱き続け

†（オベリスクマーク）の解説は、感染症用語集 pp. 13-18を参照。

＊1　瀬名秀明（著）、1995年、角川書店（※書影は2007年、新潮文庫）

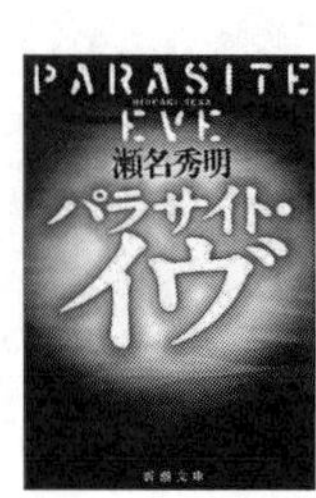

＊2　押谷仁・瀬名秀明（著）、2009年、岩波新書

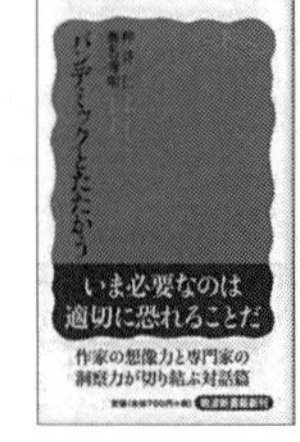

＊3　瀬名秀明（著）、鈴木康夫（監修）、2009年、文春新書

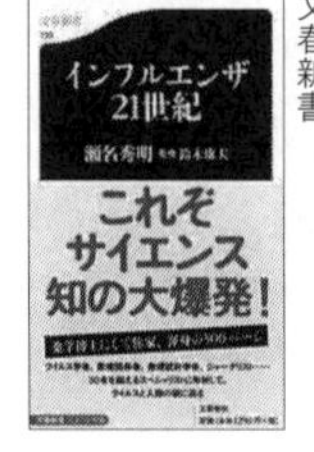

＊4　リスクを伴う対象に関する情報を、関係する人々に対して可能な限り開示し、共に考えることによって問題解決に導く道筋を探す相互作用的な過程。

てきた。

２０１９年末に中国の武漢で発生し、日本にも襲来した新型コロナウイルス感染症は、２００９年の新型インフルエンザ・パンデミックとは状況が大きく異なっていた。新型コロナウイルス感染症は、日本における新興感染症の大流行としては戦後初の経験である。その出現は、日本だけでなく世界が不意を突かれた状態であり、未だに抑え込めそうな目処が立っていない。いずれ沈静化したとしても、コロナ以前と以後とでは、世界の風景は変わって見えることだろう。社会と経済のシステムだけでなく、私たちの意識、生活スタイルも変更を余儀なくされるはずである。

未だ渦中にある新型コロナウイルス感染症の流行の中では、現行の制度や体制のひずみがあちらこちらで明るみに出つつある。政策決定における感染症専門家の役割、メディアの報道、ＳＮＳの機能と影響、テレワークのあり方、グローバル化推進の功罪、ナショナリズムの台頭、俗に言う自粛警察*8の跋扈(ばっこ)等々、10年前には存在しなかった問題が浮き彫りになりつつあるからだ。

日本の科学技術行政は、第三期科学技術基本計画（２００６～２０１０）において「社会のための、社会の中の科学技術」を謳(うた)い、サイエンスコミュニケーションの推進に取り組むことを宣言した。しかし第四期科学技術基本計画を発表する矢先に東日本を襲った東日本大震災直後の混乱では、その謳い文句には魂が入っていなかったことを露呈した。その後も反省の跡が見えず、今回の新型コロナウイルス感染症への対応において、政策決定の透明性や情報開示の徹底などが実行されているとは、とても思えない。

＊5　鈴木光司（著）、１９９５年、角川書店

＊6　科学の「啓蒙」というトップダウン的なコミュニケーションに対する反省から登場した理念。科学の普及から、社会に対する科学の影響力増大に伴って生じたさまざまな社会問題への対応まで視野に入る。科学コミュニケーションともいう。

＊7　エド・レジス（著）、渡辺政隆（訳）、１９９７年、早川書房（※書影は２０２０年、ハヤカワ文庫ＮＦ）

医療行政はどうか。日本政府は「新型インフルエンザ等対策特別措置法」を２０１２年に制定することで新興感染症への備えを固めていたが、新型コロナウイルス感染症に対処するには不十分ということで、急遽、その一部改正に踏み切らざるをえなかった。また、近年、病床数削減を実施してきたことのツケが回り、新型コロナウイルス感染症患者の受け入れ態勢で後手を踏む結果となった。

政府の新型コロナウイルス感染症対策は、専門家の意見を聞かずに対策に取りかかってから、過去の感染症対策で活躍してきた研究者からなる新型コロナウイルス感染症対策専門家会議を招集した。ところが政策決定の過程が不透明にされたまま迷走を続けた結果、専門家会議[*9]のメンバーが批判の矢面に立たされるようになった。そしてその一方で、自称他称も含めてさまざまな分野の〝専門家〟がメディアやＳＮＳ[*10]に登場し、歯切れのよい批判を口にすることで注目を浴びるようになった。

ネット社会になったことで、２００９年の新型インフルエンザのときとは世間の風向きがずいぶん変わった感がある。実績も人望もあるはずの専門家への信頼がどんどん薄れ、一瞬にして信頼を失ってしまう社会ははたして健全なのだろうか。これでは、使命感をもって発言する準備のある専門家も萎縮してしまうのではないか。いや、そんな感慨を抱くことは見当はずれなのだろうか。

各国の対応を見ると、強権的な封じ込め政策をとることで初期の対応で成果を挙げた国が、メディアで一時もてはやされた。ロックダウン[*11]などの強硬策を可能とする法律改正の声も一部で高まった。

＊8　新型コロナウイルス感染症の拡大を防ぐために個々人にできる対策として推奨されている行為をとっていない個人や団体に対して浴びせられた過激な言動のこと。

＊9　新型コロナ感染症対策本部に医学的な見地から助言等を行うために２０２０年２月14日に初めて開催された。12人の構成員から成る。同年7月新型コロナ感染症対策分科会に移行された。

＊10　ソーシャル・ネットワーキング・サービス（Social Networking Service）の略。Facebook、Twitter、LINEなど、インターネット上で利用者同士の交流や情報交換の場を提供するサービスのこと。

＊11　感染症拡大を防止するために外出や行動を制限する措置のこと。外出禁止の違反者には罰則を科した国もある。日本は、緊急事態宣言に基づく外出自粛の要請で対応している。

＊12　すべての人々の健康を増進し保護する目的で、国際連合の専門機関として１９４８年に設立された。

あるいは、2009年の新型インフルエンザでの対応で存在感を示したWHO（世界保健機関）[*12]やCDC（米国疾病予防管理センター）[*13]といった、信頼できる組織という「神話」が、今回の新型コロナウイルス感染症ではひっくり返る結果となってしまった。

2009年、押谷教授は瀬名との対談で、「想像力を持つことの大切さ」を強調した。自分が感染することで、回りまわって世界の遠く離れたどこかにいる弱者も感染して重症化するかもしれない可能性に想像力をはたらかせる必要があるというのだ。新型コロナウイルス感染症は、グローバル化がもたらすそうした可能性を現実のものに変えた。

では、未曾有（みぞう）のパンデミックの渦中にある私たちは、コロナ後も見据えつつ、どうしていけばよいのだろうか。一つのヒントとして瀬名の脳裏に浮かんだのが、尊敬するSF作家、小松左京[*14]の大いなる挑戦と挫折だった。

小松左京の偉業は、世紀のベストセラー『日本沈没』[*15]などにより、日本のSF界をリードしたことのみにとどまらない。大阪万国博覧会テーマ館のサブ・プロデューサーを務めたほか、各界の有識者と幅広く交流し、未来学の提唱もした。そして小松左京は、1995年の阪神・淡路大震災を自らも罹災（りさい）したことで、その経験をすべて記録し、未来のために活かすという壮大な作業に取りかかり、毎日新聞での1年間の連載を経て『小松左京の大震災'95——この私たちの体験を風化させないために』[*16]にまとめた。

瀬名はその仕事を、「SFに登場する、何にでも通じていて新たな危機に直面すると必ず解決策を思いつく知のスーパーマン的『総合科学者』になることを自ら試みて中座せざ

*13 アトランタに本部を置き、予算、人員の規模のみならず、管轄する範囲でも日本の国立感染症研究所を凌駕する組織である。

*14 1931年生まれ、2011年没。作家。1959年の年末に創刊された『SFマガジン』誌を読んでSFに希望と可能性を見出し、同誌コンテストに応募した「地には平和を」で努力賞に入選、日本SF第1世代の一人として頭角を現す。作家とはメディアを問わずに未来を想像し創造するものであるとの信念を持つ。代表作に長編『復活の日』（1964年、早川書房）、『果しなき流れの果に』（1966年、早川書房）、『日本沈没』（1973年、光文社カッパ・ノベルス）、評論『未来の思想 文明の進化と人類』（1967年、中公新書）、『ユートピアの終焉——イメージは科学を超えられるか』（1994年、DHC）など多数。

*15 小松左京（著）、1973年、光文社カッパ・ノベルス（※書影は2005年、小学館文庫）

るをえなかった壮大な失敗」と評価している。一人の人間がすべての情報を総括して未来を予言することには、所詮無理があったというのである。

小松左京は、『大震災'95』の最後で、16〜17世紀イギリスの詩人ジョン・ダン[*17]の「誰がために鐘は鳴るやと／そは汝がために鳴るなれば[*18]」という象徴的な詩を引用することで余韻を残し、「この作業は今後も続ける」と「あとがき」で宣言した。しかし、小松左京の作家としての創作活動は、事実上そこで途切れてしまった。

瀬名は、同じ作家として、今回の新型コロナウイルス感染症を総括して未来に活かす必要性を感じた。しかし、あの小松左京にすらできなかったその任を一人で背負い込むことなど、とうてい不可能である。そこでまず、渡辺の手を借りつつ、母校である東北大学という総合大学が擁する多様な専門家の知を総合する作業から始めることにした。具体的には、およそ1年半にわたり、大学の各種専門家に瀬名がインタビューし、それを渡辺がまとめていくという方法をとった。そしてそこから得られた展望を土台として、瀬名と渡辺の二人が語り合うことで、〈知の統合〉をめざすことにした。

＊16　小松左京（著）、1996年、毎日新聞社。河出文庫収録時に『大震災'95』に改題（※書影は2012年、河出文庫）

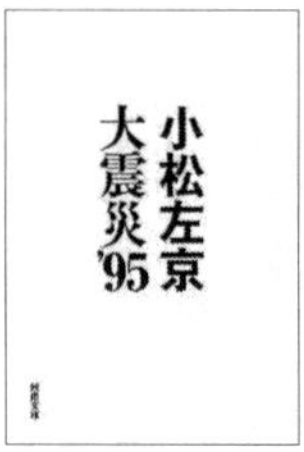

＊17　John Donne。1572年生まれ、1631年没。イングランドの詩人、著作家、司祭。1621年、セント・ポール大聖堂の首席司祭に就任。1623年に感染症と思われる病気で重症に至り、その際に書き留めた冥想と祈りが「誰がために鐘は鳴る」の一節で知られる「瞑想録第一七」となったといわれる。

＊18　ジョン・ダン（著）、大久保康雄（訳）「瞑想録第一七」。アーネスト・ヘミングウェイ（著）、高見浩（訳）『誰がために鐘は鳴る』（2018年、新潮文庫）のタイトルに用いられたことでも有名。小松左京『大震災'95』（pp.356-357、2012年、河出文庫）より再引用。

もくじ　知の統合は可能か——パンデミックに突きつけられた問い

感染症に関する基礎用語解説集

文＝瀬名秀明・渡辺政隆、協力＝押谷仁

はじめに

インフルエンザ　p.4

「インフルエンザウイルス」による感染症を「インフルエンザ」と表記するのが正式だが、「インフルエンザ」でウイルスを示す場合もある。「新型コロナ」でも、ウイルス名「新型コロナウイルス」（SARS-CoV-2、サーズコヴツーと読む）と疾患名「新型コロナウイルス感染症」（COVID-19、コヴィッド〈ないしはコウヴィッド〉ナインティーンと読む）という両義性を持つ。

新型コロナウイルス　p.4

2019年末までに人の間で感染が広まり始めたと考えられる、それまで人の感染が確認されていなかった新しいコロナウイルス――形状が王冠（コロナ）状なのでコロナウイルスと呼ばれる。同年12月に中国の武漢市で最初の感染者が確認された。ニドウイルス目に属するRNAウイルスで、自己のRNAに生じた変異を修復する酵素を持つ。風邪の症状を引き起こす既知のコロナウイルスは4種類（HCoV-229E、HCoV-NL63、HCoV-OC43、HCoV-HKU1）あったが、2002年には重症急性呼吸器症候群コロナウイルス（SARS-CoV）、2012年には中東呼吸器症候群コロナウイルス（MERS-CoV）がそれぞれ最初に確認され、合計で8000人以上の患者（致死率9・6%）と2500人以上の患者（致死率34・5%）が発生している。今回の新型コロナウイルス（SARS-CoV-2）はSARSコロナウイルスのゲノム（遺伝情報）と79・6%同じだが、SARSはほとんどすべての患者が重症化するのに対し、人の上気道の細胞にも感染する（エアロゾル感染しやすい）こと、無症状や軽症の患者もおり、すべての感染連鎖を見つけるのはほぼ不可能であることなどの特徴を持つ。修復酵素を持つにもかかわらず変異を繰り返し、世界中で何度も感染拡大の波を作り出している。2022年11月の時点で、約6億3000万人の感染者数と約660万人の死者数が報告されている。日本における流行はオリジナル株、アルファ株、デルタ株、オミクロン株のBA.1、BA.2、BA.5と推移している。〔図14-1〕にSARS-CoV-2の構造、〔図14-6〕に感染の模式図をそれぞれ示した。

ウイルス　p.4

極微小な殻の中に遺伝物質である核酸（DNAもしくはRNA）を含む構造体で、他の生物の細胞に入り（感染）、宿主の代謝系を利用してウイルスの複製を行っている。正体がわかる前は、素焼きの筒を透過することから「濾過性病原体」と呼ばれていた。1898年にタバコモザイクウイルスの存在が世界で初めて確認された。1918年のスペインインフルエンザ・パンデミック時には、光学顕微鏡により、2次性感染で肺炎を起こすインフルエンザ菌は発見されていたものの、本当の原因病原体であるウイルスは特定できなかった。細菌には抗生物質が効くが、ウイルスには効かない。

新しい鳥インフルエンザ　p.4

A型インフルエンザは人にも他の動物にも感染する「人獣共通感染症」である。A型インフルエンザウイルスには、表面タンパクのヘマグルチニン（H）とノイラミニダーゼ（N）の違いにより多くの亜型が存在する。それらのウイルスは野生のカモ類など水鳥の腸管に共生しており、通常はその自然宿主に病気を起こすことはない。シベリアから渡り鳥として中国を経由し飛来するカモ類が新しいインフルエンザウイルスを湖や池に糞として残し、その水を飲んだ家禽から、同じ農家で飼われているニワトリやブタなどへと感染が広まり、その体内でゲノムが混じり合うことで新型ウイルスが形成される可能性があるとする論文が1982年に発表され、大問題として注目されるようになった。特に中国南部の農村部は古くから人と水禽、家禽が共存し、渡り鳥が翼を休める場所でもあることから、「インフルエンザの震源地（エピセンター）」である可能性が懸念された。A型インフルエンザウイルスの感染が確認されている動物については〔図14-5〕を参照。

エボラ出血熱　p.4

突然の発熱や嘔吐、下痢症状などをもたらす、エボラウイルス――マールブルグウイルス等と同じフィロウイルス科（RNAウイルス）――によって引き起こされる感染症。1976年にザイール（現在のコンゴ民主共和国）とスーダン（現在の南スーダン）で発見された。患者から出血が見られる場合もあることから「出血熱」と呼ばれたが、出血のない症例もあるため現在は一般に「エボラウイルス病（EVD）」と呼ばれている。自然宿主はコウモリとする説が有力だが確定されていない。人から人へは血液などの体液との接触によって感染する。人での流行はアフリカで繰り返し起きているが、フィリピンにもレストンエボラウイルスというエボラウイルスが存在することが知られている。レストンエボラウイルスは人にはほとんど病気を起こさないとされているが、サルやブタでの流行が確認されており、フィリピンから輸入されたサルでの流行もアメリカで確認されている。21世紀に入ってからも複数回にわたってアフリカでアウトブレイクが報告されている。エボラウイルス病やマールブルグ病を主題としたノンフィクションとして1994年に出版された、リチャード・プレストン（著）、高見浩（訳）『ホット・ゾーン』（1995年、飛鳥新社）は世界的ベストセラーとなり、日本のウイルス学者にも大きな影響と強い研究モチベーションを与えた。ただし、感染者の人体が爆発して血が飛散する描写は事実ではなく、著者プレストンの創作である。（※書影は2020年『ホット・ゾーン――「エボラ出血熱」制圧に命を懸けた人々』ハヤカワ文庫NF）

2009年の新型インフルエンザ　p.5

瀬名秀明『インフルエンザ21世紀』参照。2009年4月にメキシコとアメリカで最初に見つかった。同年6月11日にWHO（世界保健機関）が国際緊急事態宣言を発令し、パンデミック宣言が出された。豚インフルエンザ由来の遺伝系統を持つパンデミックインフルエンザ。若い年齢層を中心に感染が広まり、当時日本でも強い危機感をもって対処されたが、結果的に死亡率が他国と比較して劇的に少なかったためか、日本ではその後ほとんど忘れ去られた。現在の名称はA（H1N1）pdm09――A型インフルエンザウイルスでH1とN1の表面スパイク（突起物質）を持つ09年のパンデミックウイルス、の意味――で、現在では季節性インフルエンザの一つとなっている。

パンデミック　p.5

今回の新型コロナは、WHOのテドロス事務局長が2020年3月11日（現地時間）の記者会見で、「パンデミック（pandemic）と見なせる」とやや曖昧なかたちでパンデミック宣言を出した。それまでパンデミックに至るまでは次の各段階があった。特定の地域や施設内で通常予測される以上の感染症の症例数増加を「アウトブレイク（outbreak）」と呼び、何らかの非常事態が生じたと考える。以前のガイドラインでは感染がさらに他地域まで拡散しつつも国内レベルに留まっている状態を「エピデミック（epidemic）」「フェーズ4」と呼ぶ。かねてから高病原性鳥インフルエンザのパンデミックの発生を懸念していたWHOは、インフルエンザをモデルケースとして、WHOの定める世界の6地域（リージョン）――ヨーロッパ、アメリカ、東地中海、アフリカ、東南アジア、西大平洋――のうち、国を越えても1地域内に収まっている状態を「フェーズ5」、別の地域の1カ国以上に感染が広まった場合を「フェーズ6」とし、フェーズ6をもって「パンデミック」と呼ぶことにしていた。しかし今回のテドロス事務局長によるパンデミック宣言は、感染がWHOの定める3地域以上にわたって拡大してからのことだった。上述の区分法は感染域の広さだけに基づいた定義であり、ウイルスの病原性の強さは考慮されていない。感染拡大初期の時点で病原性の強さを推測することは困難なため、社会的混乱が起こりうる。新型コロナはこの区分法にそぐわない。病原性の低かった2009年のパンデミックでは、パンデミック宣言をめぐってさまざまな混乱があったことから、2013年にWHOは従来の区分を見直し、リスクアセスメントに基づいてパンデミック宣言を行う場合もあるとされていた。現在のWHOのパンデミックに関する考え方は、次の文書を参照。「Pandemic Influenza Risk Management」（https://apps.who.int/iris/handle/10665/259893）。

第一章

緊急事態宣言　p.25

日本では2020年3月13日に新型インフルエンザ等対策特別措置法（特措法）が改正され、政府要件Ⅰ：国民の生命及び健康に著しく重大な被害を与えるおそれがあるものとして政令で定める要件に該当し、かつ法律要件Ⅰ：国内で発生し、かつ政府要件Ⅱ：全国的かつ急速なまん延により国民生活及び国民経済に甚大な影響を及ぼすおそれがあるとき、特措法第32条第1項の規定に基づき、政府対策本部長は新型インフルエンザ等緊急事態措置を実施することができる。これを緊急事態宣言と呼び、外出自粛要請などが行われる。ただし当時の衆・参内閣委員会付附帯決議により、「その制限を必要最小限のものとするよう、十分に留意すること」「宣言を行うに当たっては、科学的根拠を明確にし、恣意的に行うことのないようにすること」が論じられており、今回これまでの緊急事態宣言が「制限が必要最小限」で「科学的根拠が明確」だったのか、後に議論が生じることとなる。またそもそも新型コロナを新型インフルエンザ〝等〟に含めるのが妥当だったのかの議論も生じた。

飛沫感染（感染経路についての考え方）　p.36

感染症の主な感染経路には「接触感染」「飛沫感染」「空気感染」の三つがあるとされる。接触感染――感染者の排出した唾液や体液、排泄物などに直接ないしは間接的に触れて、それが口や鼻などから体内に入り込むことによる感染（ノロウイルスやコレラ菌がその代表例）。飛沫感染――咳やくしゃみをしたとき口から飛び出す飛沫が近くにいる他者の口や鼻、目などに入ることによる感染（ムンプス〈おたふく風邪〉や百日咳などが代表例）。インフルエンザの一般的な感染様式は接触感染と飛沫感染であると考えられてきた。ただし、飛沫感染の水滴の到達距離は2メートルまでとされており、それ以上離れた人にも感染するとしたら、それは飛沫の水滴から水分がなくなってより小さな乾いた粒子状態となった「飛沫核」が、ある程度の時間にわたり空気中に浮遊するためだとされ、「飛沫核感染」ないし「空気感染」（エアボーン（airborne）＝塵などが空気で運ばれること）に分類されていた。水分を含む「飛沫」は直径5μm以上の大きさで、「飛沫核」はそれより小さい。空気感染の代表例は結核、麻疹（はしか）、水痘（水疱瘡）である。新型コロナウイルスの主要感染経路は、当初は接触感染と呼吸性飛沫感染と考えられていたが、一部の専門家により早くからエアボーンの可能性が指摘されていた。新型コロナでは「エアロゾル感染」と呼ばれることが多いが（初期には一部で「マイクロ飛沫感染」とも呼ばれた）、飛沫核とエアロゾル粒子の定義上の区別は明確ではなく、たとえば空気中で数時間生存する麻疹ウイルスと、そこまでの確証が得られていない新型コロナウイルスでは対策を区別すべきだとの考えもあり、現在も世界中でどのような伝播・拡散モデルが新型コロナに対して適切なのか研究が進められている。第七章で言及する、東北大学の本堂毅らがまとめた「最新の知見に基づいたコロナ感染症対策を求める科学者の緊急声明」（2021年8月18日）ではエアロゾルの専門的定義がないことを指摘したうえで、「エアロゾルは空中に浮く粒子すべてとそれが浮いている空間の空気の総体をいい、通常の人間の呼吸や会話、歌唱、咳、クシャミなどの行為でも発生する」とある。

ワクチン　p.37

人は免疫作用により、一度体内に入った病原体の特徴を記憶して、それが再び体内に入ったとき免疫作用で攻撃・排除する仕組みがはたらく。その作用を利用して、あらかじめ弱毒化あるいは不活化した病原体を接種しておくことで実際に病原体に感染したとき重症化を防ぐことが期待できる。1798年、イギリスの開業医エドワード・ジェンナーが、牛に罹る牛痘の原因病原体を人に接種させて天然痘の予防と重症化抑制に役立てようとしたのがワクチンの始まりとされる。活性のあるウイルスや細菌を弱毒化して使用するのが生ワクチン、病原体をフェノールやホルマリン処理などで感染力を失わせてから用いるのが不活性化ワクチンであり、近年はさらに安全性に配慮してウイルスを構成するタンパク質部分だけを用いたり、あるいはそれらタンパク質の設計図である遺伝情報（DNAやRNA）を体内に送り、体内でウイルスのタンパク質を作らせて抗体を誘導したりする方法が考案されている。今回の新型コロナでは最後の方法によるmRNA（メッセンジャーRNA）ワクチンが史上初めて使用された。

抗インフルエンザ薬　p.37

人の体内でインフルエンザウイルスが増殖するのを抑える医薬品で、感染した細胞からウイルスが遊離する過程を阻害したり、宿主細胞への侵入過程を阻害したりすることにより、早期の投与・治療で重症化を防ぐことが期待される。内服薬としてオセルタミビル（タミフル）、アマンタジン（シンメトレル）、吸入薬としてザナミビル（リレンザ）、ラニナビル（イナビル）、ゾフルーザ（バロキサビル）、点滴薬としてペラミビル（ラピアクタ）がある。医薬品には一般名（薬の有効主成分の名前）と総称名（商品名・販売名）があり、それぞれ前者が一般名、カッコ内の後者が総称名。タミフルは２００1年から日本で使用され始めたが、当初は異常行動との関連が疑われ、メディアで批判が起こり、検証作業が行われた。最終的に２０１８年、厚生労働省は「因果関係はわからず」との判断を下し、現在は未成年者にも処方されている。２００９年の新型インフルエンザ・パンデミック以降、異常行動についての批判報道はほとんど見かけなくなったが、抗インフルエンザ薬の服用の有無または種類にかかわらず、インフルエンザ罹患時に異常行動が発現した例は報告されており、たとえば高層階からの転落事故等が起こらないよう十分な予防対応が必要であることは、今も添付文書に明記されている。

アビガンなど（新型コロナウイルス感染症薬） p.37

２０２０年前半頃、新型コロナへの抗ウイルス薬として特に期待されていたのがレムデシビル（商品名ベクルリー）、ファビピラビル（商品名アビガン）であった。どちらも既存の治療薬を新型コロナに適用しようと検討されたものであり、もともと前者はB型・C型肝炎治療薬、後者は抗インフルエンザウイルス薬であった。２０２２年末の時点で、日本で使用されている新型コロナへの抗ウイルス薬には、内服薬としてモルヌピラビル（ラゲブリオ）、抗ウイルス薬のニルマトレルビルと抗ウイルス薬効果増強を担うリトナビルの組み合わせ（パキロビッドパック）、エンシトレルビル（ゾコーバ）、点滴薬としてレムデシビル（ベクルリー）があり、中和抗体薬にはカシリビマブ及びイムデビマブ（ロナプリーブ）、ソトロビマブ（ゼビュディ）、チキサゲビマブ及びシルガビマブ（エバシェルド）がある。さらにサイトカインストームを抑える抗炎症薬や解熱鎮痛薬なども用いられている。ファビピラビル（アビガン）は２０２２年10月に新型コロナ感染症対象の開発が中止された。

第三章

高病原性鳥インフルエンザ p.77

インフルエンザウイルスのうち、８羽のニワトリに静脈注射でウイルスを接種して10日以内に6羽以上が死んだとき、そのウイルスを「高病原性鳥インフルエンザ」と定義する。「高病原性」という語はあくまで「鳥」、しかもここでは「ニワトリ」という限定された鳥類に掛かっていることに注意。ヒトに対して高病原性であるかどうかは定義上無関係である。ただし高病原性の鳥インフルエンザH５N1はヒトに対しても病原性が高く、致死率も高かった。野生水鳥を自然宿主とするこれら鳥インフルエンザウイルスが陸棲のニワトリ集団の中で感染拡大すると、人とニワトリは生活圏が近く食用にも使われるため、人とウイルスの接触機会が増えてアウトブレイクが生じる可能性が高い。さらに人から人へと感染する特徴も備えた変異株は人間社会でエピデミックやパンデミックを引き起こす危険性があり、十分な警戒が必要となる。養鶏場等で高病原性鳥インフルエンザが発見されたときは、速やかに農場のすべての鳥を殺処分して流行を封じ込める対策が取られる。しかし２０２２年に高病原性の疑いがある鳥インフルエンザが日本の農場のエミューに感染したとき、「全数殺処分はかわいそうだ」との声が一部の市民から上がり、社会道徳観の変化がうかがわれ、私たちはどこまで共感と思いやりをはたらかせるのが適切かという問題が浮き彫りとなったといえる。今後は農場で鳥インフルエンザが広まっても一定期間一羽ずつ隔離し病状を確認して、陰性の家禽は殺処分しないよう強い動物倫理的配慮が為されるようになるかもしれないが、莫大な費用と手間もかかる。讀賣新聞オンライン「エミューの鳥インフル感染、全国で初確認…網走で飼育の５００羽を殺処分へ」（２０２２年4月16日）（https://www.yomiuri.co.jp/national/20220416-OYT1T50203/）

フィジカル・ディスタンス p.87

感染予防対策の1つで、人と人との距離を一定以上保つこと。商店のレジ前で距離を置いて並ぶ行動変容などを指す。当初は「ソーシャル・ディスタンス（Social distancing）」と呼ばれ、日本では2メートル以上の間隔が推奨された。しかしこうした一律の「社会的距離」の要請は、愛する人や家族との関係を社会的に絶たねばならないと誤解されがちで、集団差別問題にもつながりかねない。そのためWHO

は２０２０年４月という早い時期から、「身体的、物理的距離の確保」と共に「人と人とのつながりは保ってほしい」という願いを込め「フィジカル・ディスタンス（Physical distancing）」への言い換えを提唱した。

第八章

A型インフルエンザウイルス　p. ２１０

インフルエンザウイルスにはA、B、C、Dの4型がある。D型は家畜にのみ感染、B型とC型はヒトにのみ感染し、A型はヒトだけでなく広く動物にも感染する人獣共通感染症である。C型はヒトの間であまり大きな流行はしない。B型には亜型は存在せず、まったく異なるウイルスがヒトの間に出現することはないので、パンデミックは起こさない。A型は多くの動物に感染し、互いの体内を行き来するため、異なる株同士が結合して遺伝子再集合（リアソートメント）を起こして新たな変異株を作りやすい。しかも理論上多くの亜型の組み合わせが可能であり、ヒトの間でも大流行が発生しやすい特徴がある。〔図14-2〕参照。

H1N1　p. ２１０

A型インフルエンザウイルスの亜型の一つ。ウイルス上の突起物（スパイク）であるH（＝ヘマグルチニン）とN（＝ノイラミニダーゼ）の種類の組み合わせによって、多数の亜型が形成されうる。インフルエンザウイルスはヘマグルチニンを介して宿主細胞表面のシアル酸と結合して感染し、またノイラミニダーゼの作用によって細胞表面と切り離されて外へ出て行く。A型インフルエンザウイルスのヘマグルチニンはH1～H18の18種類、ノイラミニダーゼはN1～N11の11種類の存在が知られている（２００９年新型インフルエンザ・パンデミック時にはH14及びN9までしか知られていなかったが、後に発見が続いた）。H1N1亜型については、２００８年まで「ソ連型」と呼ばれるものが流行していたが、２００９年に発生した新型インフルエンザがソ連型に置き換わった。

遺伝子再集合（リアソートメント）　p. ２１０

近縁のウイルスが同一の自然宿主の細胞に同時に感染し、遺伝子が混じり合って新型のウイルスが出現すること。A型インフルエンザウイルスには遺伝情報として殻内に8本のRNA分節が入っているが、二つの異なるウイルスが混じり合うと、この8本のRNA分節の組み合わせそのものも変わってしまう。この大きな変異が遺伝子再集合（リアソートメント）である。

人獣共通感染症　p. ２１８

同一の病原体により、ヒトだけでなくヒト以外の脊椎動物にも感染する感染症のこと。鳥インフルエンザ、日本脳炎、狂犬病、アニサキス症など多数の種類がある。A型インフルエンザウイルスの宿主域の広さは〔図14-5〕参照。

ACE2　p. ２２１

アンジオテンシン変換酵素2の略称。SARSウイルス（SARS-CoV）は、その表面のとげ（スパイク）がヒトの細胞膜上に存在する「ACE2受容体」という構造と結合することでヒトに感染する。ACE2には血管拡張機能が知られており、その受容体は加齢と共に増える。新型コロナウイルス（SARS-CoV-2）もこの経路から感染するため、若年層への感染は少ないと、当初はされていた。オミクロン株は、ヒトの免疫を回避する能力を獲得すると同時に、ACE2受容体との結合能力を強化したことで伝染・伝播性を高めたとする説もある。

シアル酸　p. ２２１

ヒトの細胞に存在する糖鎖の中の糖の一種（酸性）。主に細胞の表面に存在することで、細胞に何かがくっつくのを助けるはたらきをしている。

第十章

五類感染症　p. ２８８

感染症は、感染症法によって重症化リスクや感染力に応じて1類から5類に分けられており、国や自治体が行える措置の内容が決まっている。新型コロナ感染症は2類相当の扱いであるため、国や自治体は患者に対し、入院の勧告、就業制限、外出自粛の要請が可能となると同時に、検査や治療の費用は国が公費で全額負担する。２０２３年1月27日、政府は新型コロナウイルス感染症の分類を同年5月8日から5類に変更することを決定した。季節性インフルエンザと同じ5類扱いとなると、入院の勧告、就業制限、外出自粛の要請、検査・治療費用の公費負担がなくなるが、今回の新型コロナに関しては、公費負担の廃止は段階的に行われるとされている。

免疫　p.289

自己の細胞と体内に侵入した異物（抗原）を見分ける仕組み。広く異物から身を守る「自然免疫」と、二度目に同じ異物が侵入してきたときすでに記憶されている免疫が反応する「獲得免疫」がある。後者の獲得免疫では、抗原を撃退するための抗体が形成されると、同じ種類の抗原の再侵入への防衛が固められる。ワクチンはこの仕組みを利用している。

糖鎖ウイルス学　p.303

Glycovirology。糖鎖生物学とウイルス学をカバーする新しい学術研究領域。生物の体内では遺伝情報＝核酸（DNA）をもとにタンパク質が作られるが、核酸やタンパク質にはさまざまな「修飾」を受けてその3次元構造が変わることにより、活性化したり機能を失ったりする特徴がある。DNAが「メチル化」という修飾作用によって遺伝子発現を抑制されたり、がん遺伝子タンパク質が「リン酸化」という修飾作用によって活性化したりするのはその一部だが、ウイルス感染にも「糖鎖」によるタンパク質や脂質への修飾作用が大きな意味を持っていることがわかってきた。糖鎖は英語ではグリカン（glycan）と呼ばれ、ヒトを始め哺乳類、鳥類、魚類、植物などあらゆる生物に存在すると考えられる。木の枝のように分岐してつながることもあり、細胞表面の脂質やタンパク質に付加することでその3次元構造が変わる。一部のウイルスはそうした糖鎖を含めた3次元構造を認識して、鍵と鍵穴の関係のようにうまく接合することで宿主細胞に入り込んで感染する。インフルエンザウイルスがその代表例で、ヒトやニワトリなどの細胞表面に存在するシアル酸という糖鎖のかたちを極めて高い特異性でもって認識する。そのためウイルスが変異してヒトの細胞膜糖鎖、とりわけ呼吸時にウイルスと接触しやすい上気道上皮細胞の糖鎖に結合できるようになると、人間社会で感染拡大が起こりやすくなるため、十分な監視体制が必要となる。糖鎖ウイルス学とは生物の糖鎖に注目してウイルス感染制御に貢献しようとする学問である。

鈴木康夫「糖鎖ウイルス学」（Disease and Glycoscience, vol. 11, 2007）（https://www.glycoforum.gr.jp/article/11A4J.html）、瀬名秀明『インフルエンザ21世紀』の第2章「糖鎖ウイルス学の挑戦」（pp. 116-192）参照。

バイオセーフティーレベル（BSL）3　p.312

ウイルスや細菌（バクテリア）などの微生物・病原体を扱う実験施設の格づけ分類の一つ。WHOが制定したマニュアルに基づきBSL-1から4までの段階があり、リスクの高い病原体は、より高いリスクグループの施設で扱わなければならない。新型コロナ、SARS、MERSウイルス、高病原性鳥インフルエンザウイルスなどはBSL-3で扱う。2009年の新型インフルエンザウイルスは当初BSL-3の扱いだったが、後にBSL-2へと引き下げられた。

第十一章

ゲノム　p.365

その生物が有する遺伝情報の総体をさす言葉。具体的には動物などでは染色体上のDNAを構成する塩基配列。

第十二章

サイトカインストーム　p.433

さまざまな疾患で生じる全身性の炎症反応。「サイトカインの嵐」の名の通り、何らかの原因で血中のサイトカインが過剰に産生されて自分自身を攻撃し、ときに死へと至ることもある病態をさす。いわゆる「免疫、炎症反応の暴走」。サイトカインとは、単球、マクロファージ、リンパ球など主に免疫系細胞から分泌されるタンパク質物質群の総称で、体内において複雑な情報ネットワークを形成し、普段は細胞増殖や細胞死にも関連している。新型コロナウイルス感染症（COVID-19）では一部の高齢者や既往症のある患者でサイトカインストームが生じやすく、多臓器不全により重症化の危険性が高まる。その原因は複合的であり、現在も詳細な研究が続けられている。

第一章 〝お役所仕事〟の新型コロナ対策の現場

新型コロナウイルス感染症対策のために政府が招集した「専門家」がどこで何をしていたのか、国民の目には見えていませんでした。

聞こえてきたのは、「夜の街」とか「三密」といったキャッチフレーズのみ。

東北大学大学院歯学研究科副研究科長で公衆衛生学が専門の小坂健教授は、2020年2月25日に設置された厚生労働省クラスター対策班の一員として感染症対策の最前線で活動してきました。

小坂教授に、感染症対策の現場について語ってもらいました。

その結果、浮かんできたのは、“お役所仕事”のお寒い状況でした。

（2020年9月10日収録）

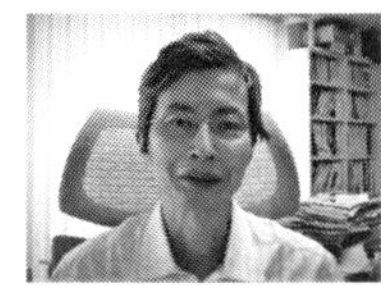

瀬名秀明

小坂健
公衆衛生学

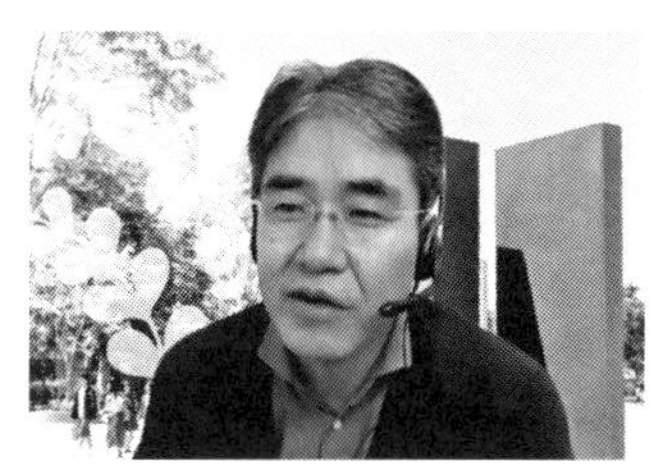

2020年9月10日

小坂健（おさか けん）
東北大学大学院歯学研究科教授。東北大学医学部卒業、東京大学大学院医学系研究科修了、国立感染症研究所・主任研究官、ハーヴァード大学公衆衛生大学院客員研究員（タケミフェロー）の後、厚生労働省老健局老人保健課・課長補佐を経て現職。

瀬名　小坂先生は、国立感染症研究所[*1]、厚生労働省の本省、東北大学に在職され、感染症研究者、行政官、大学教員というキャリアパスを経験されてきました。今回、厚労省のクラスター[*2]対策班[*3]に参加されたのも、そういう経緯からなのでしょうか。

小坂　そのことは大きかったと思います。声をかけられたのは、当時北海道大学にいらした西浦博[*4]先生からでした。西浦先生とは、厚労省の食品安全委員会専門家会議等でご一緒したことで懇意になっていました。私のキャリアがつなぎ役として役立つと思われたのでしょう。

瀬名　押谷仁先生からではなかったのですね。

小坂　クラスター班の当初の構成は、感染のモデリングを担当する西浦先生の北大チーム、クラスター対策を担当する押谷先生の東北大チーム、それと本省との連絡役を担う厚労省チームでした。東北大での私の活動の中心は、感染症ではなく、岩沼プロジェクト[*5]に代表されるような、地域のあり方、人と人との関係、ソーシャル・キャピタル[*6]（絆）と健康というテーマです。なので押谷先生も、自分のチーム専任で呼ぶということをしなかったのだと思います。

　西浦先生からは、フェイスブック上で、「まじで招集されてくれませんか」という、彼独特の誘われ方をしました。それで私も、「私に手伝えることがあればいつでもうかがう用意があります」と即答しました。クラスター対策班が厚労省内に設置されたのは２０２０年2月25日で、初日から参加しました。3月くらいまでは現地で、4月以降は仙台から遠隔で対応していました。

＊1　東京帝国大学附属伝染病研究所（現・東京大学医科学研究所）の一部を独立させるかたちで１９４７年に設置された予防衛生研究所を起源とし、49年に現在の名称に変更。「業務の目的は、感染症を制圧し、国民の保健医療の向上を図る予防医学の立場から、広く感染症に関する研究を先導的・独創的かつ総合的に行い、国の保健医療行政の科学的根拠を明らかにし、また、これを支援することにある」（同研究所ウェブサイトより）。

＊2　本来の意味は、一塊になるデータの集合や建物などの区域などのこと。感染症では、同じ感染源による感染者集団をさす。

＊3　患者クラスター（集団）が次のクラスターを生み出すことを防止する目的で、感染症の専門家を集め、２０２０年2月に厚生労働省内に設置された。クラスターが発生した自治体と連携し、クラスター発生の早期探知、専門家チームの派遣、データの収集分析と対応策の検討などを行ってきた。

瀬名　それとは別に、東北大学の新型コロナ対策にも参加されていたのですか。

小坂　最初は東京から、東北大学の対応に関する押谷先生の助言を、押谷先生に代わって私が電話で理事に伝えていました。４月５日に大学から感染者が出たことで、新型コロナ対策班が８日に設置され、毎日、11時と17時に対策会議を開いていました。大学の最初の対応としては、１月30日に「東北大学感染症対策本部」、３月３日に「東北大学新型コロナウイルス感染症対策本部」が設置されました。私もそのメンバーでした。

私自身としては、２００９年の新型インフルエンザ騒動[*7]の際に、「学内にそういう対策室を設置したほうがよい」と提言して実際に設置され、専門家を集めて情報交換をしていたという経緯がありました。今回、その仕組みが参考になりました。新型コロナ対策班は、主催者は青木孝文理事・副学長で、理事、事務系幹部のほか、大野英男総長もほぼ皆勤されています。

留学生向けの寮で感染者が発生しましたが、その対応は機能的に実施されました。寮は個室なのですが、ユニットごとにトイレと食堂が共用なので、感染者が出たユニットの寮生の避難隔離対策を実施しました。ホテルを確保し、部局長が食事を届けるほどの手厚い対応をし、感染を最小限に食い止めたことで、他大学から参考にされるほどの成果を収めました。私は、新型コロナウイルスの最新情報を共有する役割で、個々の担当理事が迅速に対応されました。

瀬名　厚労省のクラスター対策班では、どのような対応をされていたのでしょう。

小坂　クラスターの発生を見つけるために、常時データを追跡し、マップに落とす地道な

＊4　１９７７年生まれ。京都大学大学院医学研究科教授、専門は理論疫学。クラスター対策班の一員としてクラスター対策にあたると同時に、積極的な情報発信を行っている。

＊5　東日本大震災により甚大な被害を受けた宮城県岩沼市との共同研究により、「絆（ソーシャル・キャピタル）」が、被災地に暮らす高齢者の健康に及ぼす影響を学術的に検証したプロジェクト。

＊6　人々の協調行動を活発にし「信頼」や「規範」などの社会効率性を高めることで、社会や地域コミュニティにおける人々の相互関係や結びつきを支える仕組みの重要性を説く考え方。社会的資本、社会関係資本ともいう。

＊7　２００９年４月にメキシコでの発生が確認され、日本では５月以降に兵庫県と大阪府で、高校生を中心に感染が拡大した。患者が発生した高校には心ない誹謗中傷が投げかけられた。

作業をしていました。「クラスター班」と言いつつも、情報発信やＩＴを用いた解析やアプリの開発など、必要に迫られたことは何でもやっていました。私が最初にやったのは、東北大学の中谷友樹先生（環境地理学）にデータを地理情報に落として解析する地理情報システム（ＧＩＳ）の作業を依頼したことでした。中谷研究室の院生を派遣していただきました。

北海道で最初のクラスターが発生した際には、携帯電話会社にデータの無償提供を依頼し、匿名の人の移動の解析を2月末だったか3月の初めに開始しました。それ以後も、人の動きの解析は続けられています。

瀬名　ぼくは２００９年の新型インフルエンザ騒動を取材して2冊の本を出しました。そのときも、「ＧＩＳの解析ができないのか」と、知り合いの工学系の専門家に聞いたのですが、当時はほとんどできていなかったと思います。昼と夜のおおよその人口動態を解析できる程度で、プライバシーの問題で限界がありました。この11年でそのあたりは変わったのでしょうか。クラスターを追えるくらいの解析ができるようになったのですか。

小坂　同じ課題はいまも引きずっていて、個人情報にかかわる問題はあちこちで壁になり、それでうまく進んでいないというのが実情です。無償提供してもらえたのは、個人情報が入っていない、人の動きだけの情報でした。しかも、同じ５００メートルメッシュ[*8]の情報といっても、会社ごとに情報の中身が異なっているのです。クラスター班の解析では、携帯電話会社以外のＩＴ企業にも声をかけ、いろいろなデータの提供を交渉したのですが、結局、個人情報の壁があって断られてしまいました。

＊8　地表面を一定の方法で分割したものをさす。ここでは５００メートル四方ごとに区切って統計データを分析していることを意味するが、上下方向の分割はしていないので、たとえば高層ビル内での各階の状況は把握できない。

アプリとしては、ラインがコールセンター用のアプリを作ったようですが、富士通にいる友人に頼んで濃厚接触者や感染者の自宅待機のための専用アプリを作ってもらいました。しかし、導入するにあたっては〝お役所の壁〟にぶつかってしまった。厚労省内のどこの部署が所掌するかも、はっきりしませんでした。接触者アプリは2月中に作ってくれたのですが、その導入を各自治体に持って行ったところ、そこでも日の目を見ませんでした。たとえば東京都は、23区ごとに個人情報諮問委員会があり、年1回のその会議を通さないと実施できない、といった調子です。唯一、長崎県だけが、乗員にクラスターが出たクルーズ船[*9]が寄港した際に、その対応でそのシステムを使ってくれました。

瀬名　では、どうやってクラスターの追跡をしていたのですか。

小坂　クラスターの追跡は、保健所の担当者が電話や対面で情報収集をしているので、とても大変です。スマホアプリでできれば助かるはずなのですが。宮城県でも、保健所長レベルではデータをエクセルに落とせるようにするという条件付きでOKが出たのですが、県庁レベルでは、個人情報を理由にはじかれました。副知事に2回面会し、最終的には導入していただいたのですが、すべて手弁当で走り回ったのに、当初はけんもほろろでした。緊急事態なのに、そういう技術を使うことができないのです。

瀬名　日本はそんなお寒い状況なんですか。

小坂　日本の行政システムでは、みんながふつうに使っているITシステムが使えません。たとえば厚労省の担当者も、自分のPCではオンライン会議ができません。オンライン会議専用のPCを持ってきて、省内のラインには接続できないので、モバイルWi-Fiに

*9　2020年4月20日、長崎市の造船工場に停泊中の《コスタ・アトランチカ号》で新型コロナの感染者が確認された事例。33名の陽性者が出て1名が重症となったが、国立感染症研究所や長崎大学、関連省庁、DMAT（災害派遣医療チーム）などが対応にあたり、死亡者を出さず収束した。長崎県・長崎市「クルーズ船『コスタ・アトランチカ号』における新型コロナウイルス感染症クラスター発生事案検証報告書」（2020年10月）参照（https://www.pref.nagasaki.jp/shared/uploads/2021/02/1613637731.pdf）。

つなぎ、全員がそこに集まってオンライン会議をするといったありさまです。県庁も同じです。ソフトも勝手にインストールしてはいけません。インターネットで情報収集しようとしても、サイトによってはアクセスできない。一人10万円の特別定額給付金[10]の支給も、オンラインと言いつつ、すべてプリントアウトして処理しているのが実情なのです。

　こういうことを根本から変えないかぎり、ITをいくら磨いたところで、使えないのですから意味がありません。

立ちはだかるITと個人情報の壁

瀬名　ITもダメ、個人情報もダメなんですね。どこから変えていけばいいのでしょうね。

小坂　がん登録[11]など、公衆衛生上の利益になる必要な情報は個人情報保護から外されています。なので、新型コロナの感染情報も除外対象にすればそれですんだはずなのですが、省庁間の調整が壁になりました。

瀬名　国別のPCR検査[12]の対応の差が話題になりましたが、それ以上に顕著だったのが[13]、IT対応の差でした。新型コロナの拡散防止には、IT対応が有効だったと思うのですが。

小坂　韓国は、感染情報がクレジットカードやスマホ決済の情報とつなげられ、全国に公開されました。その対応が功を奏したといえます。その後に出た論文を見ても、韓国は、五次、六次の感染まで追跡できていました。スポーツジムで感染したという内容の詳細も、ヨガ教室では感染者はおらず、激しい運動をしていた教室で感染者が出たことがわかって

＊10　「新型コロナウイルス感染症緊急経済対策」の一環として、家計への支援を行うことを目的に、２０２０年４月27日において住民基本台帳に記録されている住民１人当たり10万円が給付された。

＊11　正式名称は「全国がん登録」。がんと診断されたすべての人のデータを、国で一つにまとめて集計・分析・管理する仕組みとして２０１６年１月に開始された制度。

＊12　ここでは、唾液などのサンプルに含まれるわずかなDNAから特定の配列だけを短時間で増やすことで、体内にウイルス由来のDNAが存在するかどうか検出することをさす。

＊13　信山社編集部（編）『感染症法／検疫法』（２０２０年、信山社出版）参照。

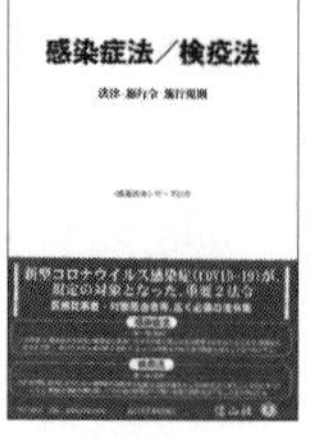

います。その後の解析でも圧倒的な差が出ているのです。中国では、スマホにレッド、グリーン、イエローの色分けが出て、外出が規制されています。台湾も、スマホがGPSで追跡され、外出禁止を破ったら罰金が科せられるシステムができています。それらの国や地域は、それで抑え込んでいるのです。

瀬名　それでも日本は、比較的うまく抑え込んでいた印象があります。

小坂　日本では、「そこまでやらなくてもクラスターが抑え込めた」と言えば聞こえはいいのですが、やりたくてもできないことがたくさんあったのが実情です。感染症法[*13]の策定にあたっては、「患者の隔離は人権を侵す」ということで、隔離の強制は多くの場合できません。感染者の人権は守られても、感染させられる側の人の人権はどうなるのでしょう。新型インフルエンザでは、アメリカでさえ、患者の隔離を厳格に実施していました。日本では、人権や個人情報ということで、法的な規制ができないうえに、現金支払いが多い現状では、インフラ的にもできないことが多いのです。今回の対策にかかわって、改めて痛感しました。

スケープゴートと陰謀論

瀬名　最初に北海道で発生したクラスター[*14]の追跡はうまくいったのではないでしょうか。その一方で、5月25日の緊急事態宣言[†]解除後、東京では感染が静かに拡大し、クラスターが追いにくい状況になりました。クラスターを追えない5月以降の状況と比べて、北海道

＊14　2020年1月下旬から3月下旬まで北海道内各地で発生した新型コロナの「第1波」。168名の陽性者が確認された。1月31日から開催された「さっぽろ雪まつり」や観光シーズンの到来による人流増大により感染が拡大したものと見られるが、北海道知事による道独自の「緊急事態宣言」を同2月28日に表明し、また患者集団を十分に把握できたため爆発的な感染増大は抑えられた。緊急事態宣言は同3月19日に終了。北海道「北海道における新型コロナウイルス感染症対策に関する検証中間取りまとめ」（2020年9月）（https://www.pref.hokkaido.lg.jp/fs/5/0/4/2/8/0/_/torimatome1.pdf）、ならびに新型コロナウイルス感染症対策専門家会議「新型コロナウイルス感染症対策の状況分析・提言」（2020年3月19日）（https://www.mhlw.go.jp/content/10900000/000610566.pdf）参照。

の初動でうまくいった勝因はどこにあったのですか。

小坂　北海道は地方で発生したにもかかわらず、すぐに追跡できました。これには、感染症研究所が全国の衛生研究所にＰＣＲ検査用の試薬を配布していたことが功を奏しました。ＰＣＲ検査に関してはメディアが陰謀論[＊15]を煽(あお)りましたが、それはありません。世界的にも類を見ない地域での検査体制があり、信頼できる検査システムが機能した結果なのです。

　もちろん、検査のキャパが少ないので、検査数の限界があったことは確かです。しかしアメリカでは、ＣＤＣが配った検査試薬の信頼性に問題があり、「偽陽性が3割も出た」という報告まであり、訂正されました。日本は、行政レベルでの検査体制という意味ではできていたのです。ただし、韓国や台湾は、ＳＡＲＳ[＊16]を教訓に、民間企業による検査体制の整備を進めていたのに、日本はそれがなかったことで、ＰＣＲ検査数に大きな差が出てしまいました。

　新型コロナウイルスは人の動き、特に無症状の若者の移動が感染を広めるので、大学など、若い人を多く抱える機関がリーダーシップをとって実施したこともよかったと思います。感染症対策は、国レベルよりも、自治体レベルでの地域ごとの特徴をつかんだ対応が基本です。国の役割は、自治体の側面支援です。

瀬名　役割分担が大事ということですね。

小坂　そうです。北海道で初めてクラスターが出たとき、大学生などの若い人たちを中心に広まった後で高齢者に感染して初めて見つかる、というパターンが見えました。そこで、「若い人たちが鍵だ」ということで、若い人たちにはたらきかけることをやりました。北

＊15　「国立感染症研究所が自分たちの利権のために制限していた」などの陰謀論があった。

＊16　重症急性呼吸器症候群の略。２００２年から03年にかけて世界の30近い国と地域で感染が拡大した。

大の先生たちとも連携をとりましたが、北大では学部生が啓発チームを作ってくれていました。全国の若者にも伝えるべきなので、企業、広告代理店、コミュニケーションの専門家と相談したほか、ツイッターでの情報拡散を奨励することもやりました。しかし、いろいろな反対もあり、結局うまくはいきませんでした。西浦先生がツイッターで流したり、クラスター班の動画を流したりもしたのですが。

瀬名　そういえば当時、渋谷の繁華街のビルの電光掲示板に、タレントが若者に自主的行動を呼びかける映像が流れていたのを、テレビのニュースで観ました。「きみたちの行動変容にかかっている」と。

小坂　その結果として、若者をスケープゴートにして社会を分断してしまったかもしれません。次は夜の街がスケープゴートになりましたが、クラスターを追跡していくと、そういうパターンが見えてくるのです。

瀬名　「夜の街」という言葉はどこから出たのですか。クラスター班の中からですか。

小坂　そうです。クラスター班の中で話しているうちに、どこからともなく出てきました。ただ、班内で最初に使われた「夜の街クラスター」は、都心に住む50代、60代の裕福な男性の接待付き飲食店に関係した感染者が多いことに関してでした。

瀬名　緊急事態宣言解除後の東京で追跡がしにくくなったのは、夜の街での個人情報の関係からデータをとりにくいことがあったからでしょうか。

小坂　ホストクラブの男性従業員は、集団生活をしていることもあって、追跡しやすかったようです。女性のほうは、働き場所として歌舞伎町にこだわる必要がないので、ほかの地域に移動してしまうこともあるようです。追跡調査は、保健所の担当者が電話で問い合わせます。保健所からの電話で、過去2週間の行動を問われて、話しにくい人は言わずにすませたはずです。そういう場合は、感染経路不明になっています。

瀬名　新宿のホストクラブなどを対象に、全員のＰＣＲ検査が行われたりしましたが。

小坂　新宿の夜の街には、以前からＨＩＶ[*17]対策で入り込んでいた行政の専門家がいたので、そういうことができたのです。夜の街に突然乗り込んでいって「検査させろ」と言っても、ふつうは実現しないでしょう。ただ、先ほども言ったように、集団生活をしているホストクラブは追えますが、女性従業員のほうは、検査を逃れて全国どこへでも移れるので、追いにくいことがあります。検査をしようにも、夜の街の一部の一部しかできないのです。そこで、検査を受ける動機づけとして、新宿区では検査を受けて感染が判明した人に10万円を出すことにしました。しかし、保健所の担当者が、感染者の住所確認だけで疲弊してしまいました。そういう動機づけではなく、社会の偏見とか差別とかをなくさないと、感染源を追いにくいという状況があります。

瀬名　個人情報をマスクしながらＩＴでもサポートできる集め方、個人情報を話してもサポートしてもらえるような仕組みがあれば、人の心も変わるかもしれませんね。

小坂　韓国では、入店の際にスマホのＱＲコードをかざすだけでメールアドレスの登録ができて行動のログが採れるシステムを導入しています。日本でも導入している地域も出てきましたが、これがあれば、聞き取り調査が正確になり楽になります。保健所が電話をかけなくても、自分でどこの店に行ったかわかるし、店のほうでもわかる。もちろんそれは

＊17　エイズの原因ウイルスであるHuman Immunodeficiency Virus（ヒト免疫不全ウイルス）の略。

＊18　「ＧｏＴｏトラベルキャンペーン」とは、新型コロナウイルス感染症の流行によって経済的損失を被った旅行業界や国内旅行の再活性化を目的に、国が主導するキャンペーン。2020年7月16日、政府は「ＧｏＴｏトラベル」から東京都発着の旅行を除外し、12月14日、全国一斉に一時停止することを決定した（期間は2020年12月28日から2021年1月11日まで）。その後、2021年2月7日まで中断期間は延長になり、さらに2021年3月7日まで中断期間は延長になった。ＧｏＴｏトラベルの実施に当たっての方針が二転三転したり、制度にまつわる不備やトラブルが指摘され、さまざまな混乱が生じた。

個人情報を残すことになるのですが、感染症対策では有効な方策です。中国のように強制的に実施するわけにはいかないので、導入するとしたら、「感染症対策にしか使わない」という条件で納得してもらうしかないでしょうね。もっとも、メールやＳＮＳ、ウェブ検索などで情報が抜かれているという厳然たる事実がある一方で、「国がやること、国が配るアプリをスマホに入れることには抵抗がある」という心理の背景には、国に対する信頼感のなさがあるのかもしれません。

リスクコミュニケーションの課題――「ゼロリスク」という幻想

瀬名　それは以前から話題になっていたことですね。２００９年の新型インフルエンザの際にはできないままやらずにきたことの弊害がいまになって出てきた感じです。

スケープゴートの話では、最初は若者、次は夜の街、その次は「ＧｏＴｏトラベル」[*18]が責められることになり、地方の人が、東京からの来県に目くじらを立てるようになりました。福島在住の作家・柳美里さんが、大震災の原発事故の際は多くの人に助けられたのに、今回は「東京の人は福島に来るな」ということになって複雑な思いになっていると、エッセイ[*19]に書いていました。スケープゴートに仕立てられたり、感染者が出た学校や施設の関係者が、教育実習やアルバイトを断られたりするスティグマ（烙印（らくいん））[*20]を押されたりするという問題については、２００９年の取材時よりはよくなった面もありますが、ＳＮＳのせいでかえって悪くなった面もありますよね。

＊19　柳美里「先行掲載 ステイホーム中の家出」。「ゲンロンβ52」（テキスト版）掲載（２０２０年８月21日発行）。

＊20　いわゆる風評被害のこと。社会心理学者・吉川肇子に拠れば、もともとこの言葉は原発関係で用いられていたが、１９９７年に島根県沖で起こった《ナホトカ号》原油流出事故で油回収作業に遅れが生じ、近隣の海産物や魚介類が汚染されたと噂が広がったことで広く知られるきっかけとなったという。英語ではこれに相当する表現は存在しない。瀬名秀明『インフルエンザ21世紀』（p.２９１）参照。

小坂　そうかもしれません。

瀬名　あと、先生もおっしゃっていたコミュニケーションの問題があります。２００９年の新型インフルエンザのときは、行政の人が前面に出て会見を行い、専門家はその後ろに控えていました。専門家の意見が直接聞こえることはありませんでした。今回、西浦先生たちが自らツイッターなどで発信したのは、「それはまずい」という反省からなのでしょうか。生の声が聞けるのはいいのですが、「８割減[*21]」の言葉だけが独り歩きしました。感染症専門家によるコミュニケーションについてはどう思われますか。

小坂　私自身、原発事故の際に、コミュニケーションの重要性を痛感しました。人は、ゼロリスクを求める傾向があります。リスクゼロでなければ不安になってしまう。リスクを理解しないまま、東京からの来県に反発することになっています。宮城県内では、地方の人が「仙台から来る人には気をつけろ」と言っています。これは、五十歩百歩の争いですよね。

この時点で、10人が集まって、その中に感染者がいる割合はほんのわずかで、０・００３％程度とかです。％で言えばごくわずかだけれど、高齢者や持病を抱えていて「重症化しやすい」と言われている人たちは、「少しでもリスクがあるなら、それを避けなければいけない」と思ってしまいます。恐怖によってスティグマが生まれます。つまり、人々にとっては、安心と安全は違うということなのです。その中で安心を作っていくためには、正しい情報だけではダメで、身近な情報と比較した伝え方も重要だと思います。

瀬名　たとえばどんなことですか。

***21**　２０２０年４月15日、北海道大学（当時）の西浦博が、人同士の接触機会を８割減らして感染を抑え込む必要性を強調するために、個人的な立場で公表した。「８割おじさん」とも名乗っている。

小坂　イギリスでは、「毎日の生活で突然死する確率は100万分の1だ」という喩えを使っています。日本の突然死は、風呂のせいでもう少し高いのですが、「ふつうに生きることでさえ、ゼロリスクではない」ことをまずはっきりさせる。突然死のその確率を「1マイクロモート」と呼び、それと比べて、「あなたの手術のリスクは、10日生きているのと同じリスクですよ」という伝え方をしています。ゼロリスクへの固執を排除するリスクコミュニケーションを考えていかなければいけないと思います。

そういう意味では、今回の新型コロナでもうまくいっていません。医療施設でさえ、自分たちを守るために極端に走っているところがあります。しかし、現状としては、東京と宮城のリスクにはさほど差がありません。にもかかわらず、東京から来る人に不安を感じてしまうのは当然の心理です。岩手の人にとっては、宮城の人が怖い。「立場が変われば……」という考え方をすべきなのですが、実際には難しい。スティグマを取り払うコミュニケーションは可能なのか、というジレンマをいつも感じています。

瀬名　専門家による情報発信についてはいかがですか。

小坂　西浦先生や押谷先生が積極的に発信したのは、「国が動かないから仕方なしにやった」という側面が強いです。私も厚労省で働いたことがあるので言うのですが、厚労省には技官もいるのだから、役割を分担をして、研究者ではなくトップ技官が記者会見をやるべきでした。そうしないと、「クラスター班が省内で変なこと、勝手なことをやっている」という雰囲気になってしまいます。しかし、役人は動けなかったように見えました。なので、「国家の危機なのだから、研究者がやむなく発信するしかなかった」というのが実情です。

瀬名　海外の事情はどうなのでしょう。

小坂　スウェーデンでは、任命された研究者がすべてを決めて、政府は口を出さない方式です。これはかなり極端な例でしょう。

日本では、政治家は「専門家がこう言ったから」という言い方で、専門家に責任を押しつける発言をしながら政治判断をしていました。これは専門家にとって危険なやり方だと思っていました。「西浦先生や押谷先生の責任問題になりかねない」という話が出ていたのです。しかし、新型コロナウイルス感染症対策専門家会議副座長の尾身茂先生[*22]などは、「ルビコン川を渡ってしまった[*23]のだからこれでやっていくしかない」と覚悟を決めて発言していました。一つひとつの情報発信について悩みながら、「とにかく有効な対策をとっていかなければならない」という思いで、その時点で最善と思われることをやっていたのです。専門家会議に対しての偏見や陰謀説、インフォデミック[*24]が未だに言われていますが、陰謀論に仕立てたほうが、メディアにとってはおもしろいのでしょう。何ともしがたいところです。

そこで、「専門家は議論を経た判断による提言をし、最終的には政治家が決めていくのが理想だろう」ということで、専門家会議の役割を見直そうということになりました。

瀬名　悲観的な話ばかりですが、そんな中で、光明が見えたことはありましたか。

小坂　ないに等しいですね。あえて言えば、東北大学だけでなく長崎大学の人も入ったチームで、誰がトップということもなくフラットな関係で、みんなが言いたいことを言い

＊22　1949年生まれ。1990年から2009年までWHOに所属し、西太平洋地域におけるポリオ根絶で主導的な役割を演じた。2002年のSARS発生時には西太平洋地域事務局長として制圧の陣頭指揮をとった。今回の新型コロナウイルス感染症対策では、新型コロナウイルス感染症対策専門家会議副座長、新型インフルエンザ等対策有識者会議会長等を務めてきた。

＊23　「ルビコン川を渡る」とは、後戻りはできないという覚悟を持って、ある重大な決断や、ある重大な行動をすること。

合う中で対策が進んでいったことですかね。押谷先生がぽろっと口に出す「妄想」とでも言うべき希望的観測をかたちにすべく、みんなが自分にできることを探しながら動いていったのがよかったことでしょうか。

それ以外のこととしては、「日本で働いている外国人研修生に、必要な情報が届いていない」という思いから、元東北大学東北メディカル・メガバンク機構の土屋菜歩先生（予防医学・疫病）にお願いして多言語発信をしたとか、がんばっているのに暴言の電話対応をしなければならない保健所職員のメンタルケアなどです。作り上げていたネットワークから現場の声が届いていましたので、表に出ていないことで迅速に実行できたこともありました。

「安心」と「安全」は違う

瀬名　「安心と安全の切り分け」という話がありました。この問題意識は原発事故のときからありました。「放射性物質の飛散に関する情報をそのまま流すと、人々が恐怖でパニックを起こしかねないから抑えた」という話もありました。「安全だ」といくら言われても、安心できない。その根底には、不安感を払拭できないことがあるのではと思います。

ぼくはホラーも書く作家ですが、ハリウッドのホラー映画にあるように、ゾンビのような、かたちあるものが襲ってくるのが恐怖（ホラー）の定番描写です。ただし「ゾンビは噛（か）まれると伝染する」という設定も一部にはあって、つまり、ゾンビは目に見えない感染症のメタ

＊24　Infodemic。デマや不正確な情報があたかもウイルスの世界的大流行（パンデミック）のように急速に拡散してゆき、人々を惑わせる状態を指す。新型コロナパンデミックに際し、情報網が拡大した現代社会において顕著になった問題であり、WHOが命名して警鐘を鳴らし、対処の指針を示している。WHO「Whole-of-society challenges and solutions to respond to infodemics」（２０２０年10-12月）（https://www.who.int/publications/i/item/9789240034501）

ファー（隠喩、暗喩）なんですね。では主人公たちはどうするかというと、ひたすら逃げるか、シェルターの中に閉じこもる。相手が「恐怖」ならば、逃げて隠れることができれば安全でしょう。

しかしその一方で、「不安」感のほうは、この先どうなるのか。将来の計画が立てられないことから生じる感情で、心の問題です。なので家に閉じこもっても逃れることはできず、安心できない。いまは、社会的な閉塞感や不安感がまん延しています。安心と安全は、恐怖と不安との関係にも似ているのではないでしょうか。

小坂　私は、以前バングラデシュでエレベーターに閉じ込められて以来、エレベーターに乗るのも怖いところがあって、不安感は人より強いかもしれませんし、どうしたら克服できるのか考えて暮らしてきました。世の中の人たちがみな、新型コロナのことばかり心配するようになっています。人は、一人では不安で生きていけません。

そこで、視線の方向を変えると、不安や恐怖から抜け出せるかもしれません。マスクをしても、自分の感染は防げないかもしれません。しかし、他人への感染は防げるかもしれない。不安は、自分に閉じこもることでかえって高まってしまいます。人にうつさない行動を心がけることで、前向きになれるのではないでしょうか。

とはいっても、「マスクをする」「密にならない」「距離をとる」といった新しい生活スタイルは、人間本来の生活スタイルからかけ離れています。アメリカの大学では、新学年を迎えるにあたり、パーティーが開かれて感染者が増えています。それに対して、懲罰を科している大学もありますが、学生のそうした行動を「一概に責めるべきではない」という意見が出ています。みんなで騒げない大学生生活に意味はないので、むしろ、なるべく危険を避ける騒ぎ方を奨励すべきだというのです。これは「ハームリダクション（harm reduction）」[*25]という考え方です。

瀬名　それはおもしろい視点ですね。

小坂　ええ、たとえば日本では、薬物は少しでもやったらアウトですが、オランダなどでは、薬物中毒者が一定割合存在するのは避けられないことを前提に、「HIV予防のために、注射針の使いまわしはやめよう」というキャンペーンをしているのが、ハームリダクションです。「絶対ダメ」と拒絶すると、それがスティグマになって立ち直れなくなる。排除ではなく、受け入れる。

　ともすると日本では、「健康は善で病気は悪」「病気になる人は生活態度が悪い」という自己責任論が言われがちです。そうではなく、社会全体として受け入れていく捉え方がないと、感染症、弱者、夜の街、ドラッグユーザーなどを救うことはできません。思いやる心、共感が大切なのです。

瀬名　「密は危険だから、カラオケや飲み屋、パチンコ店は避けろ」[*26]と言われても、行く人はいますよね。西浦先生の8割削減論には、そういう人も計算に入っていたのでしょうか。

小坂　西浦先生のモデリングに関しては、クラスター班内でも自由に批判し合い、侃々諤々の議論をしました。あの8割は、そういう人も計算に入れたうえでの8割でした。ただ、「接触を減らす」といっても、接触の中身についての言及はありませんでした。

＊25　個人が健康被害や危険をもたらす行動習慣をやめることができないとき、その行動に伴う害や危険をできるかぎり少なくするために、公衆衛生上の実践・指針・政策。主に嗜癖・依存症に対するものをさす。

＊26　パチンコ店内でクラスターが発生したかどうか、これまでのところ、はっきりした報告は見当たらない。従業員同士の会食で発生した事例は存在し、また「遊戯施設」でのクラスターでパチンコ店と推測される事例はわずかにある。それらの中には従業員同士の会食によるものも含まれるだろうが、客と従業員の間で感染が起こったと思われるものもある。いずれにせよ、パチンコ店でのクラスター発生は非常に少ないと思われる。その理由としては、客がみな前を向いて黙々とゲームをするため、また煙草の臭いが充満しないよう強い換気システムがはたらいているためなどが考えられる。初期のパチンコ店への休業要請は、行政側の行き過ぎたスティグマタイゼーションとして大きなしこりを残した。ただし適切な換気の継続は重要。

「三密[*27]の対策（密集・密接・密閉）」は早期にできていました。換気の重要性を入れたのは、従来の飛沫感染対策だけでは感染予防が難しいことを織り込みずみだったからです。モデリングには、ブラックボックスの部分があって、専門家会議でも叩かれていました。最悪のシナリオを考えるのは当たり前なのですが、「メディアはそれ（最悪のシナリオ）に飛びつきやすい」という特性も考慮したうえでコミュニケーションする必要があったのかもしれません。

瀬名　安心と安全の伝え方、コミュニケーションについて、何かお考えはありますか。

小坂　生きているのにもリスクがあります。放射線の場合でも、宇宙からの放射線にふだんからさらされていますし、体内にも一定程度の放射性物質を取り込んでいます。そのことの理解がまず必要です。以前、「どういう人が大きな不安を抱きやすいか」という調査をしたことがあります。ハーヴァード大学が行ったある調査では、「情報が伝わっていないから人々は不安になる」という結論でした。

しかし、誰もが不安を感じるが、重要なのは、それで行動を変えられるかどうかです。それには、学歴や収入が関係しているというある調査結果が出ました。前述したように、身近なリスクとの比較で理解してもらう伝え方が有効だと思います。頭では安全とわかっていても、飛行機に乗るたびに抗不安薬を服用している私としては、実体験を繰り返すことでリスクを実感していくしかないのではないかと思っています。

瀬名　一部コメンテーターから、「日本人はあまり感染しないし重症化もしていない。季節性インフルエンザの死亡リスクのほうが高いのだから、新型コロナウイルスについては

＊27　「三密」は専門家会議がつくった言葉ではなく、一般市民が使用し、それがツイッターなどで広まったもの。2020年、新語・流行語大賞の年間大賞を受賞。

騒ぎすぎだ」という声が出てきています。そうはいっても、報道の大きさと人々の不安感は相関します。飛行機よりも自動車のほうがリスクが大きいけれど、身近なリスクには鈍感です。「新型コロナで、アメリカでは数十万人亡くなっている。アフリカはもっと大変なことになるかもしれない」というところには、想像力が及ばないのが実情ですよね。

小坂　二つの病気を比較するのは難しいことです。インフルエンザでは、超過死亡[*28]だと1万人、子どものインフルエンザ脳症[*29]でも数十人は亡くなっています。インフルエンザには、それほど効かないけれど重症化予防のためのワクチン†があるし、抗インフルエンザ薬†も、熱を早く下げるくらいの効き目しかないけれど、とにかくあります。「予防や治療でできることがある」というのが、救いになって安心につながっているのかもしれません。最後の切り札があることが、安心につながるのでしょう。有効なワクチンがすぐにできるかどうかは疑問ですが、ワクチンに関する過剰な報道がありますよね。あるいは、信頼できる研究者までが、アビガンなどの薬†に過度の期待を寄せて、「早く認可しろ」と言い出したのには驚きました。最後の拠りどころを求める気持ちが強いのでしょう。新型コロナについても、軽く感染した人が増え、「それほどでもなかった」という声が広まっていったり、ワクチンや治療薬がまがりなりにもできれば、死亡者数は変わらなくても、捉え方はインフルエンザと同じような認識になっていくかもしれません。

瀬名　その一方で、「リスクを忘れてしまう」こともありますよね。2009年の新型インフルエンザのことを覚えている人は、いまはもうほとんどいません。つい先日の（2020年）9月9日、日本も購入契約をしているアストラゼネカ社のワクチンが、「副作

＊28　特定の集団において、たとえばインフルエンザ流行期に、例年同時期の死亡数をもとに推定されるインフルエンザによる死亡数のこと。

＊29　主として、インフルエンザを発症した5歳以下の幼児に意識障害や異常言動、痙攣などが生じる急性の脳炎・脳症のこと。ただし成人でも起こりうる。原因は一つではなく複数の症候群の集合体と考えられている。現在は5類感染症の全数把握疾患であり、診断した医師は保健所への届出義務が定められている。

用が出たかもしれない」ということで、治験をいったん世界中で中断したとの報道が出ました。するとメディアの人たちの間でさえ落胆が広がって、失望感につながる論調になりかかりました。その後、11日にイギリスで「治験が再開された」と追加報道がありましたが[*30]、このことはいま多くの人がワクチンの可能性にすがって生きている状況を如実に示したと思います。「ワクチンができるまでは不便な生活を我慢しよう」という心情です。でも、これでもし有効なワクチンができなかったら、そうやって期待にすがっていた人ほど、心の拠りどころを失ってしまうのではないかと危惧しています。

小坂　インフルエンザのワクチンだって、あまり効かないシーズンもあるわけです。インフルエンザワクチンの効果は重症化予防であって、感染を防ぐことはできないにしろ、何かあったときに重症化を防ぐ車のシートベルトのような効果はあるという話です。それでも、ワクチンを打つことが、安心感につながることはあるのでしょう。メディアは、インフルエンザの患者が出ても毎日は報道しないですよね。

瀬名　そうですね。ただ、さらに例を出しますと、ほとんどの人は忘れていますが、2009年の新型インフルエンザのときも「ワクチンが足りなくなる」「早くワクチンを」と、世論が湧き起こりました。優先順位の決定でもかなり揉めました。ところが年末以降にいったん流行が収束すると、人々は急速に関心を失ってしまった。あのとき日本は国産ワクチンと海外からの輸入ワクチンを合わせて1000億円以上の値段で買い上げたのですが、ワクチンが出回ったときはもう流行は収まっていて、結局、輸入ワクチンのほとんどは使われず257億円分が解約されました。余った在庫も、返品作業に多額の負担がか

*30　日本ではその後、2021年4月14日にファイザー社のワクチンが、また2021年5月21日にモデルナ社とアストロゼネカ社のワクチンがそれぞれ薬事承認され、予防接種法に基づいて接種が開始された。

〔図1-1〕**感染症共生システムデザイン学際研究重点拠点**

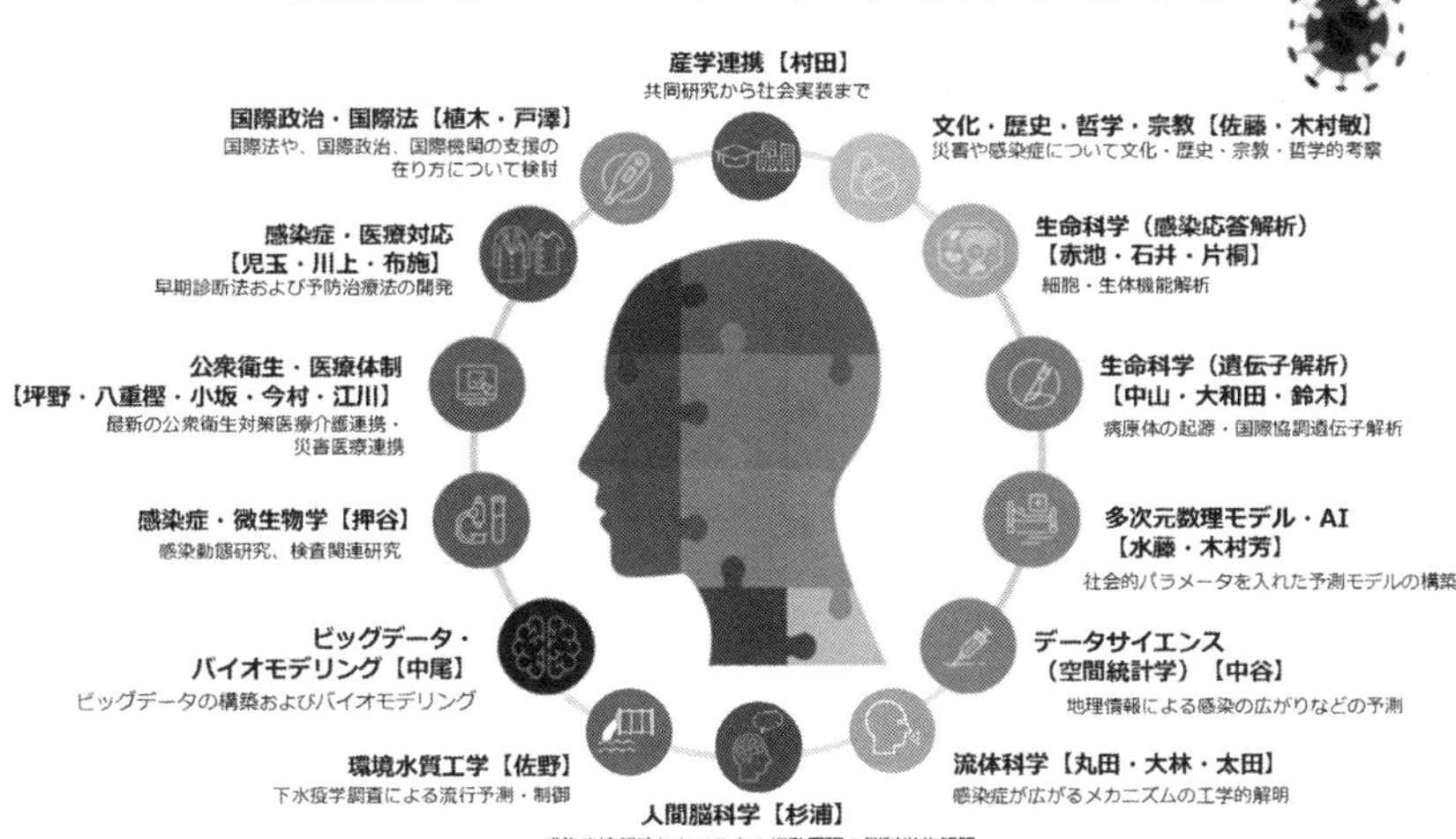

東北大学「感染症共生システムデザイン学際研究重点拠点」
http://www.bureau.tohoku.ac.jp/kenkyo/shingikai/pdf/systemdesign.pdf

かることになって廃棄処分にされてしまいました。当時のワクチン卸業者の人がこのことを嘆いて本に書いています[*31]。いかに私たちは忘れやすい生きものであるか。1000億円は「安心料」だったのか。多くのことを考えさせられます。

「よい妄想」から出た、東北大学の新たな取り組み

瀬名　東北大学の学際研究重点拠点で「感染症共生システムデザイン学際研究重点拠点（SDGS-ID[*32]）」が立ち上がりました。そこでの先生の役割を教えてください。

小坂　これも押谷先生のよい意味での「妄想」から出たプロジェク

＊31　鹿目広行（著）『パンデミック発生！　その、誰がワクチンを運ぶのか？――もう一つの命を支える力、医薬品卸売業の真実』（2010年、ダイヤモンド・ビジネス企画）

＊32　System Design of Inclusive Society with Infectious Diseases（http://www.sdgs-id.med.tohoku.ac.jp）。東北大学学際研究重点拠点の一環として設置された。拠点長は東北大学の押谷仁教授。2020年10月27日に行われたキックオフシンポジウムの模様はユーチューブで視聴できる（https://youtu.be/huOeWhy7zTM）。

トです。感染症のモデリングから国際法や宗教学まで、学際的な英知を集めてやっていこうということで、押谷先生の「妄想」を文章化して図にしました〔図1-1〕。私としては、「地域の自治体と協力して、ITなどを社会実装して、感染症と共存していきたい」という思いがあります。すべての部局の研究者が参加して、この拠点を使って若い研究者が世界とつながって自由に研究できるプラットフォームをめざしたいと思っています。

瀬名　IT系の研究は、20代、30代の研究者が優れた成果を上げていますからね。ジョンズ・ホプキンス大学の「新型コロナ感染症マップ」[*33]を作ったのも学生でしたよね。

小坂　そうなんです。「中国にいる親が心配」ということで、大学院生が一人で数時間で作ってしまいました。

瀬名　WHOより動きが速かった。しかも最初はデータを手打ちしていたのに、すぐにAIを使ってデータを取得するように改良しました。若い人の才能や行動力を後押しできるといいですね。具体的なプログラムは決まっているのですか。京都大学などでもやっていますが、東北大ならではの観点があれば。

小坂　京都大学では有名な先生たちがリレー講演をしていますよね。それもいいけれど、私の思いは、若い研究者が中心となって具体的な社会実装や変革につながることをやっていくことです。国の大型予算を使って、KPI（重要業績指標）や評価を気にしながらがむしゃらに働くというようなことではなくて、さまざまな分野の若い人たちが自由な発想で社会の課題に挑戦していくのを、大学や教授がサポートしていく、というのが私の理想です。クラウドファンディング[*34]や企業の寄付なども含めて、新しい研究資金の獲得方法を実

＊33　「COVID-19 Dashboard」https://gisanddata.maps.arcgis.com/apps/dashboards/bda7594740fd40299423467b48e9ecf6

＊34　自分の活動や計画をインターネットを通して発信することで、その想いに共感した人から活動資金を募る仕組み。途上国支援や商品開発、研究費の調達など幅広いプロジェクトが実施されている。

践していきたい。

　仙台市は特に、スタートアップをすごく一生懸命やっているのに、手を挙げるメンバーはいつも同じだったりします。「学生は授業で忙しいから」と。社会にある課題を解決する研究をするためには、現場を知らなければなりません。それを見つけるには、授業を受けて勉強しているだけではダメ。教育の仕方も変えて、社会の課題を自分で見つけてチャレンジする意欲を持たせなければいけない。

　一つのアイデアとしては、「当事者を入れる」という方法があります。その点、イギリスは進んでいて、認知症の対策を進めるプロジェクトには認知症の人が入っています。新型コロナの場合でも、冬に向けた対策で、社会的弱者が出している声明を同時に公開しています。それで言うと、カリキュラムの作成に当事者である学生が入っていないのでは、魅力的なカリキュラムはできないでしょう。医学領域は、教えるべき標準は世界的に決まっているのだから、講義は世界でいちばんうまい人がネットでやればいい。大学は、学生を鼓舞することに力を入れるべきです。

瀬名　東北大学研究担当理事の小谷元子先生が、「学際研究が大事と言ってきたけれど、本当に学際的なことはやってこなかったことを実感した」とおっしゃっていました。私は東北大の薬学出身の作家であり、学際の巨人だった小松左京さんがやったことを継いでいきたいと思っています。なので、学際的な知をつなげるにはどうやったらいいのか、どうしたらそういう場が作れるかに興味がありました。それもあって、今回、この企画を始めたわけで、東北大が本気でそれをやるなら期待したいです。

クラウドファンディングについてもお聞きしたいのですが、先生が立ち上げた「新型コロナウイルス感染症：拡大防止活動基金[*35]」は、さしあたっての予算がないことで始められたのでしょうか。結果的に寄付がたくさん集まりましたが、今後もうまくいけるとお思いですか。社会の関心が薄れたら下火になりそうな気がしますが。

小坂　国のお金は遅いんです。震災のとき、日赤の基金にお金が集まりましたが、被災者に電化製品が届いたのはずいぶん後のことでした。その結果、リサイクルショップに新品の電化製品がずらりと並ぶことになってしまいました。「1年後に100万円もらうより、いまの10万円がありがたい」というのを見てきたわけです。

当初、「必要なところにマスクが届かない」ということがあった中、中国にツテがあって入手できる人もいました。しかし、行政には迅速な対応ができない。そういう社会的正義があったので、たくさんの寄付が集まったのでしょう。ソニー（SONY）は、社員が寄付したのと同額を寄付するマッチングファンドを実施しましたし、元楽天の選手で大リーガーの田中マー君[*36]も寄付してくれました。プラットフォームを提供してくれたレディーフォー（READYFOR）のCEOの米良はるかさんも、本気で取り組んでくれたので、逆にこちらのノルマがたいへんでした。協賛できる研究者を3日で集めたり、ツイッターで発信したり、電通の協力を得たり。そういうことで、何とかなった特殊な例だと考えています。

一方、趣旨はとてもすばらしいクラウドファンディングなのに、支援があまり集まっていないものがあります。「困っている人の手助けになるんだ」という社会的正義、「よいこ

＊35　https://readyfor.jp/projects/covid19-relief-fund

＊36　2021年のシーズンから東北楽天ゴールデンイーグルスに復帰した野球選手・田中将大（まさひろ）の愛称。

とに参加できる」という思いに共感できなければ、成功につながりません。人の顔が見えて自分事としてとらえられるような工夫が必要なのです。われわれも「文科省からもらえる研究資金がない」と嘆く暇があったら、いろいろなことに挑戦すべきなのかもしれません。

瀬名　ありがとうございました。なるほど、小坂先生はアイデアと実行の人だということがよくわかりました。

「共感」という言葉が出ましたが、みんなで共感の力をよりよい方向へ持っていける社会作りができたらといつも思います。共感の力については、ぼくも小説家なので、ふだんから考えるところがあります。小説は、読者との共感の連携をどう設計するかが大きなポイントなので。

最近思い出すのは、２０１１年の東日本大震災のとき、日本文学研究者のドナルド・キーンさんが、「被災地で暴動も起こさず粛々と秩序を守る人たちや、被災地の人たちへ共感を寄せて応援する全国の人たちの姿を見て感激した」という話[37]です。キーンさんは、第二次世界大戦後に焼け野原になった東京でも整然と列を作って列車を待つ人々を見た詩人の高見順が「私の眼に、いつか涙が湧いていた。いとしさ、愛情で胸がいっぱいになった。私はこうした人々と共に生き、共に死にたいと思った。……私は今は罹災民ではないが、こうした人々の内のひとりなのだ」と書き綴っていたことも思い出し、日本人の持つ共感性に改めて感じ入り、震災を機に日本国籍を取得して日本への永住を決めたそうです。

ぼくはキーンさんのこの気持ちを忘れたくないと思っています。共感性はクラウドファ

＊37　ＮＨＫクローズアップ現代「我が愛する日本へ～ドナルド・キーン89歳の決断～」２０１１年６月29日放送ほか。

ンディングを成功させる原動力にもなりますが、逆に「東京の人は来るな」とみんなで口走ってしまう怖さも秘めている。共感のよい面を後押しして、危険な側面をうまく抑えるような仕組みはできないものか。

「新型コロナは季節性インフルエンザより死亡者が少ないんだから、大げさに騒ぐな」という意見の人もいますが、ぼくはそう考えたくはありません。新型コロナでの重症患者を一人でも減らすこと、季節性インフルエンザで亡くなる人を一人でも減らすこと、そのどちらも同じように大切だと思うんです。

もし数の論理ですべてを考えるなら、希少疾患の患者さんを治す薬の開発など切り捨ててかまわないことになってしまう。自動車のほうが飛行機より事故が多いとはいえ、世界中の工学者や技術者は、ＡＩを使って危険を少しでも早く予測できないか、自動運転機能で人の負担を軽減できないかと、自動車事故を少しでも減らそうといまも努力しています。どちらか一方だけをとるのではなくて、どちらのリスクも減らせるよう努力を続けることが大切なのだと思います。

お話を聞いて、２００９年の新型インフルエンザ騒動の教訓を活かしてインフラを整備していれば、今回の新型コロナへの対応も違っていたかもしれないことがわかりました。そして、「患者や支援者への偏見やスティグマはなぜ避けられないのか」も課題として心に残りました。今後、この対談シリーズで、そういうことをもっと学際的に考えていけたらと思っています。

〈対談を振り返って〉 多くの教訓は変革のためのチャンスともいえる

小坂健

新型コロナのパンデミックからすでに2年以上が経ち、さまざまなことが明らかになった。アメリカではは感染状況に応じて、マスクの着用を義務づけようとしたが、連邦裁判所に否決された。日本ではマスクの義務化といったことはしなかったにもかかわらず、多くの国民がマスクを着用し、屋外でも着用している方が多い。日本ではワクチンも義務化していないが、高齢者の95％以上がワクチン接種を実施している。香港では情報共有がうまくいかずに高齢者のワクチン接種が進まず、多くの死者を出したことが報告されている。

海外のよい面ばかりがメディアで報道される中で、国内の対策に不満を持つ人もいたに違いないし、改善すべき点も多かったに違いないが、結果だけを見れば、欧米などに比べれば、日本は感染者が抑えられ、死者も比較的少なく収まっている。

しかし、これからのパンデミック対策を考えるときに、改善すべきことも多いだろう。イギリスの医学雑誌に以下のようなコメントが紹介されている。「〝研究が命を救う〟と〝データが命を救う〟——この二つの格言は、パンデミックの過去2年間で、イギリスだけでなく世界中で世に出た」。残念ながら、日本でパンデミック中に「研究にもっとお金を使え」、あるいは「きちんとしたデータを収集して共有しろ」といった声は一部でしか聞かれなかった。アメリカは新型コロナの後遺症のために、日本の全科学研究費の2分の1くらいに相当する研究費を投入している。あるいはイギリスなども、感染者の医療情報データをNHSデータストアとして広く共有している。

こういったシステムの体制整備というのは、一朝一夕でできるものではない。これからの対策は、データが勝負を決めることがある。そういったデータをみなの力で集めることが社会にとって重要であることを認識してもらい、マイナンバーの有効活用やさまざまな場面でのデジタル化の進展が必要である。

また、新型コロナ感染による死亡者数は比較的抑えられた一方で、日本での自殺者数が非常に増加したことが指摘されている。絶対的な数としては、男性のほうが多いものの、女性では各年代で増加していることが報告され、衝撃を与えている。新型コロナの感染対策による副作用として、経済的な困窮者への影響、COVID-19の後遺症、あるいは人とのコミュニケーションの不足といったことが、われわれの生活に多くの影響を与えていることもその要因の一つかもしれないが、今後の解明が待たれる。

私が知っている在宅の医療関係者、あるいは介護施設の職員の中には、未だに外食を避け、昼食も車の中で一人で食べているといった状況を続けている人たちがいる。

新型コロナ対策といっても、単なる感染症対策では終わらない。「社会のあらゆる分野との知見の共有によって、バランスのとれた対策をしていく」という課題への対応も道半ばであろう。

アメリカは新型コロナのこれからの対策として、N95という高性能マスクを国民に配ることや建物に換気設備をインストールすることなど、エアロゾル対策に力を注いでいる。さらにワクチンの奨励や抗原検査キットの自宅への配布といった対策により、COVID-19との共存への対応を明確化している。日本でもこういった明確なコミュニケーションが多くの国民への不安の解消につながるかもしれない。

今回のパンデミックに対して、WHOのテドロス事務局長は「これは単なるウイルスとの戦いではなく、間違った情報の拡散＝インフォデミックとの戦いである」とした。多くの不安があるときに陰謀論などが出回ると、それを信じることにより物事を単純化し理解したような気持ちになる。インフォデミック対策は、WHOでも何度も専門家会議が開催された。われわれも行政や自治体などとは何度も検討会を開催してきた。

日本のリスクコミュニケーションにおいて欠けているのは、「地域の人や一般の方々をいかに巻き込むか」ということである。イギリスでは、「インフルエンザとの共存が予想されるこの冬に備えて」という対策の中で、「当事者あるいは社会的弱者が参加しない意思決定はつねに間違うものである」ということを宣言している。

「一部の専門家や為政者の意思決定に従うだけでなく、いかにして多くの方を巻き込んで意思決定やコミュニケーションにつなげていくか」といった課題を考えることは、今後、パンデミックだけでなく、災害対応といったさまざまな場面でレジリエントな地域社会を作っていくためにも多くの教訓を含んでいる。逆に言えば、そのような変革のためのチャンスがたくさん残されているともいえる。

文献

How Hong Kong's vaccination missteps led to the world's highest covid-19 death rate
BMJ 2022; 377 doi: https://doi.org/10.1136/bmj.o1127 (Published 09 May 2022)

Living with covid cannot save lives, but research can
BMJ 2022; 377 doi: https://doi.org/10.1136/bmj.o1361 (Published 30 May 2022)

Trends in Suicide in Japan Following the 2019 Coronavirus Pandemic
JAMA Netw Open. 2022;5(3):e224739. doi:10.1001/jamanetworkopen.2022.4739

People's Perspective: Preparing for a challenging winter 2020/21 Nothing about us, without us.
https://acmedsci.ac.uk/file-download/39133546

第二章 人はなぜ攻撃的になるのか

新型コロナウイルス感染症が猛威を振るう中、人間の本性が試されています。
他人に思いやりを寄せる人もいれば、匿名性に乗じて他人を攻撃する人もいる。
社会心理学者で、人間の攻撃性、社会的公正、犯罪心理学が専門の
大渕憲一東北大学名誉教授に、新型コロナウイルス禍がもたらしている
社会問題解決の糸口について語っていただきました。
（2020年10月30日収録）

瀬名秀明

×

大渕憲一
社会心理学

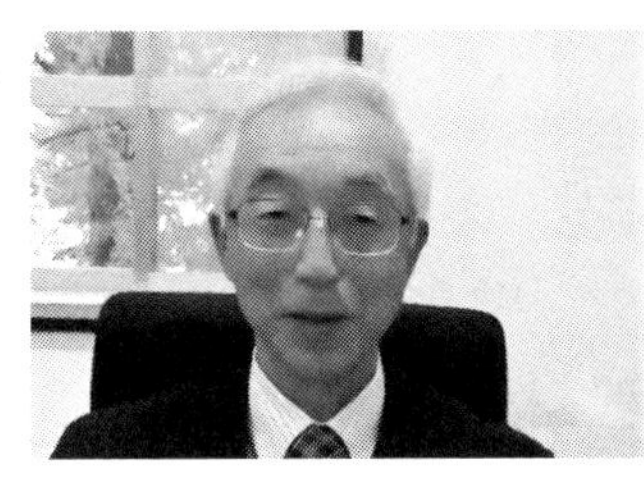

2020年10月30日

大渕憲一（おおぶち けんいち）
東北大学名誉教授、放送大学宮城学習センター所長。東北大学大学院文学研究科教授を2016年3月に定年退職後、同年4月より現職。

瀬名　先生がお書きになった『新版 人を傷つける心――攻撃性の社会心理学[*1]』、『満たされない自己愛――現代人の心理と対人葛藤[*2]』を読み、感銘を受けました。

昨今の新型コロナウイルスパンデミックでは、感染症そのものへの対応とは別に、ウェブ上や現実世界での誹謗（ひぼう）中傷行為、歪（ゆが）んだ正義感による暴力的言動行為などが顕在化しています。まずこれらの現状について、大渕先生のご感想、ご意見をうかがいたいと思います。先生のご研究とご経験は、現在の社会問題解決への有用な手がかりになると思っているからです。

大渕　現在の問題に直接役立つかどうかはわかりませんが、瀬名さんの問題提起には、人間の心のシンパシー（同情心）とか共感性（エンパシー）[*3]が関係するのではないかということで、まず、利他性について心理学者の見解を紹介したいと思います。

瀬名　はい、ぜひお願いします。

人間は利己的なのか利他的なのか

大渕　人間には利己的な行動と、他人に優しくする利他的行動の両方が見られます。社会科学の多くでは、利己的人間観をもとに仮説を立てて研究してきました。しかし実際には、利他的な行為も多く見られます。道を聞かれれば教えてあげますし、場合によっては道案内もします。利己的人間観では、こういう利他的行動をとる背後には、利己的な動機があると考えます。見返りを期待する利己心がはたらいて利他的な行動をしていると解釈する

＊1　大渕憲一（著）、2011年、サイエンス社

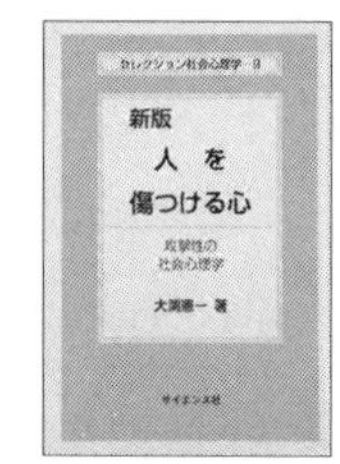

＊2　大渕憲一（著）、2003年、ちくま新書

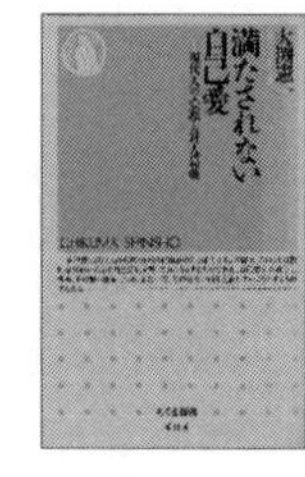

＊3　本書では今後もシンパシーやエンパシーの意味づけが重要な論点となる。

わけです。「情けは人の為ならず」と言いますよね。しかしこの説明では、見ず知らずの初対面の人にも親切にする行動が説明できません。

これについては、誰彼問わず親切にしていれば、いずれ回りまわってよいことがあるだろう、という間接的互酬性で説明していました。心理学的には「評判操作」といい、あるコミュニティ内でよい評判を得ておけば、どこかで利益が出るだろうという説明です。心理学では長らくこれが主流だったのですが、まだ実証の段階には至ってません。ところが、最近になって、「人間には真の利他心もあるのではないか」と言われるようになりました〔図2-1〕。

瀬名　利他心についての研究には、そういう経緯があるのですか。ぼくも「真の利他心」が人間には備わっていると信じたい立場です。

大渕　利他的行動を実証しようという実験としては、行動経済学の分配ゲームが有名です。これは、2017年にノーベル経済学賞を受賞したシカゴ大学のリチャード・セイラーがよく使ったものです。二人の間で財物を分ける場面を作り、Aに全部渡したうえで、「好きなように分けてよい」と告げておいて、

〔図2-1〕**利他心論争**

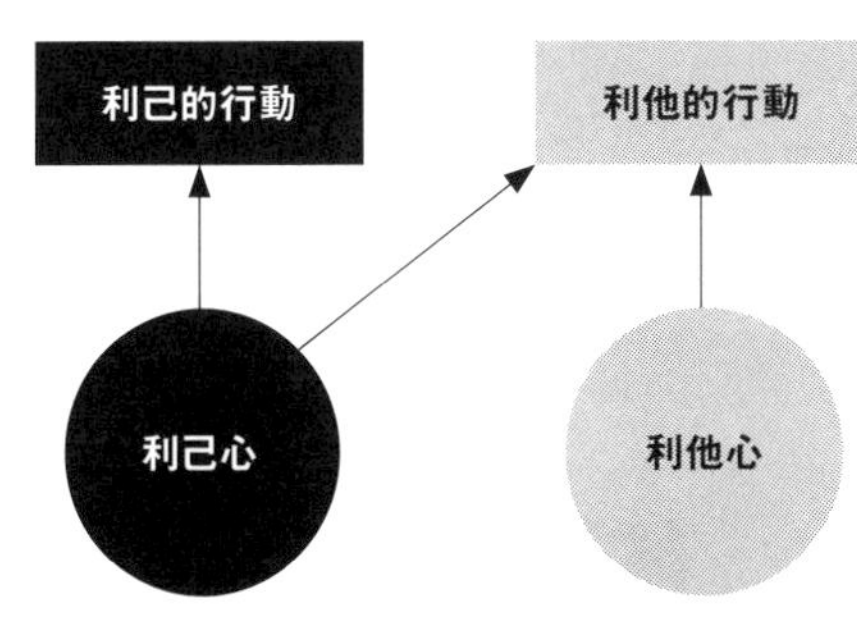

1 社会科学は人間の行動を利己的人間観に基づいて理論化してきた。

2 しかし、人間には、利己的人間観に反する利他的行動も見られる。

3 多くの心理学者は、その背後にも利己的動機があると仮定してきた。

4 一方、真の利他心もあると信じる研究者もいる。

相手に何割渡すかを見る実験です。利己的人間観では、独り占めか、少しだけ分ける行動が予想されます。しかし、世界中でさまざまな文化、年代、身分の人を対象に分配ゲームが試された結果、独り占めにする人はほとんどおらず、大半の人は半々に分けようとすることがわかりました。私の研究室で行った実験では、半々に分けたケースが6割強でした。つまり、実際には利他的な分配が起こるのです。もちろん、利己的な観点に立った解釈も可能です。他人、この場合は実験を設定した研究者の評価を気にしての行動だという解釈がそれです。

そこで、他人の目を気にしない子どもを対象にした実験も行われました。その結果、10歳くらいでは、半々の利他的分配をするのに対し、幼い子どもでは利己的分配が多いことがわかりました〔図2-2〕。3、4歳では独り占めをするけれど、5、6歳では少し利他的分配をするというように、幼い子どもは利己的行動で、年齢と共に利他的行動を示すようになるのです。

こうした結果から、個人差はあるものの、利己性は生まれつき備わっていて（内発的）、利他性は教育やしつけなどによって後天的に形成される（外発的）とされてきたのです〔図2-3〕。これは、一般的な常識とも一致する見解でしょう。

〔図2-2〕**子どもは、利他的分配ができるのか？**

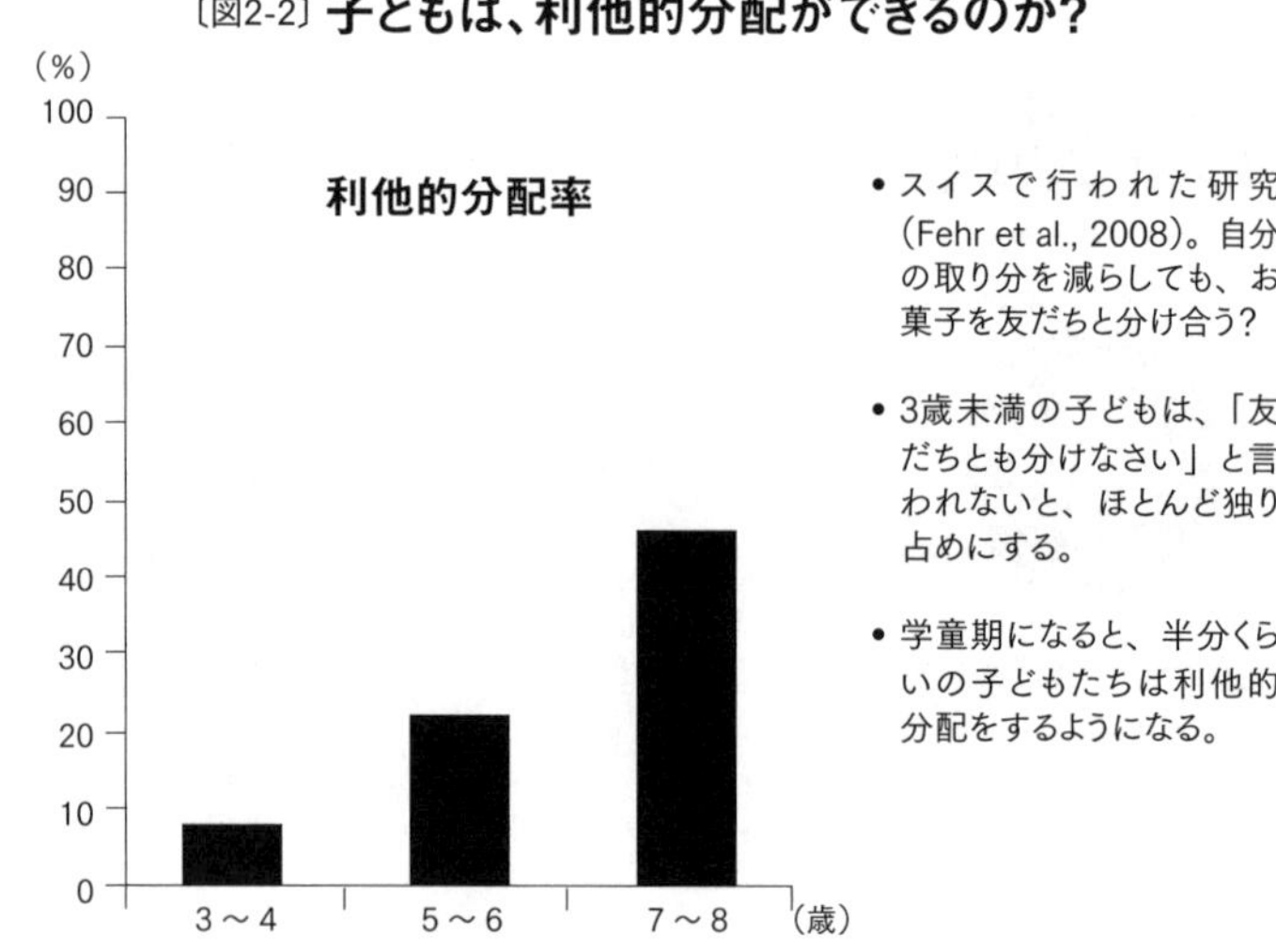

瀬名　なるほど。では、真の利他心もあるという見解のほうはどうなるのでしょう。

大渕　ごく最近になり、「利他性にも内発性がある」という意見が出てきました。１歳前後の幼児に、いじめを描いたアニメを見せると、それを止めようとしたキャラクターに好意を示す結果が得られます。バンクーバー大学と京都大学で行われた実験ですが、青いキャラが黄色いキャラを追いかけまわして、ときに、壁に追い込んでつぶしてしまう動画を見せます。赤いキャラは見ているだけなのに対し、緑のキャラは、ときどき仲裁に入って黄色を助けようとします（利他的行動）。見終わった幼児に、赤と緑のキャラの積み木を示すと、緑に手を伸ばす子が多いという結果が得られました。

人の苦しみに同情を示し、助けたい、苦痛を和らげたいという気持ちがあり、それを実行するキャラを好むのではないかという解釈

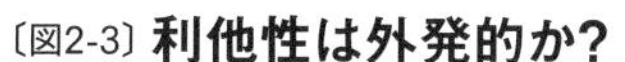
〔図2-3〕利他性は外発的か？

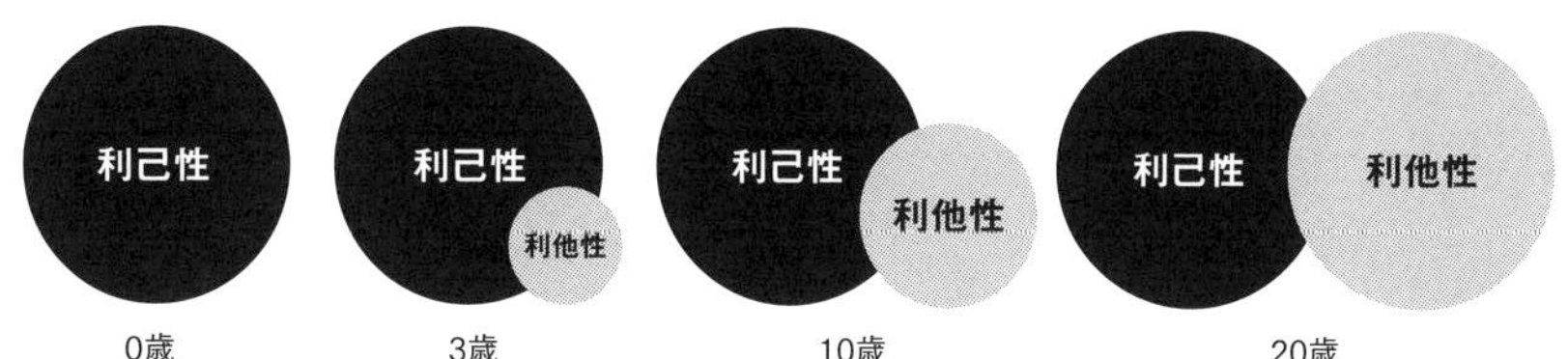

常識的展開

- 利己性は人の心に初めから備わっている（内発的）。
- 利他性はそうではなくて、教育やしつけなどによって、後天的に形成される（外発的）。

〔図2-4〕利他性は内発的かつ外発的

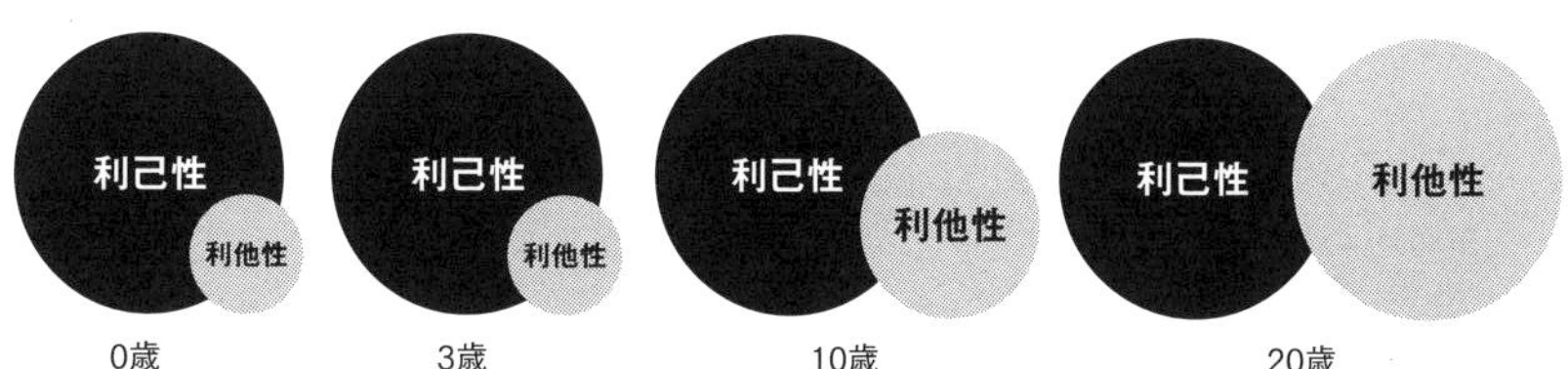

近年の心理学成果から

- 利他性の萌芽は人の心に初めから備わっている（内発的）。
- そうであるがゆえに、それは教育やしつけなどによって成長していくことができる（ゼロからは育たない）。

〔図2-5〕**社会的影響：利他性を促す**

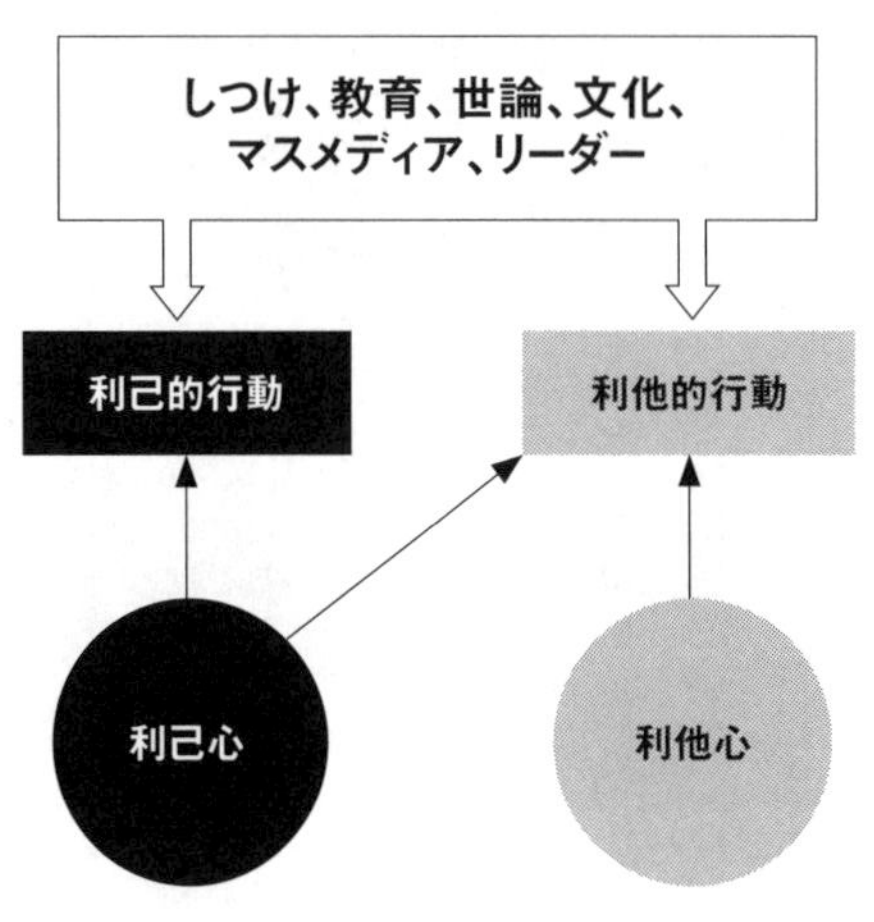

1 人の考えや行動はつねに社会的環境から影響を受けている。

2 利己的利他性であっても、社会全体の福利に貢献する。

3 社会的影響力を持つ、そうしたエージェントに利他性を増やすことが重要。

が可能です。もちろん、解釈のしすぎという批判もあります。

こうした近年の心理学の成果から、利他性の萌芽（ほうが）は初めからあり（内発的）、その芽が教育やしつけで成長していくという見解が提唱されているのです〔図2-4〕。利他性がゼロから育つことはないだろうというのです。

瀬名　その結論は納得しやすいですね。だとすると、改めて教育やしつけがとても重要だということになります。

大渕　そういうことになります。子どもの教育だけでなく、社会的影響が利他性を促しうるわけですから、世論、文化、オピニオンリーダー、政治的リーダー、メディアなどの影響も無視できないことになります〔図2-5〕。

瀬名　ということは、文化によっても利他性の発揮に違いが見られるのでしょうか。

＊4　1954年生まれ。ハーヴァード大学の心理学教授。人の心的能力は自然淘汰によって進化した適応形質であるとする進化心理学の論客として知られる。

＊5　スティーブン・ピンカー（著）、幾島幸子・塩原通緒（訳）、2015年、青土社

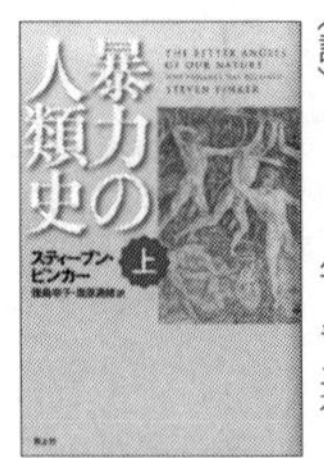

大渕　そうですね。ハーヴァード大学の心理学者スティーブン・ピンカー[*4]は、その著書『暴力の人類史』[*5]で、人間の暴力性は時代と共に弱まってきた、一般的な認識とは異なり、現代人は人類史上、最も平和な時代に生きていると主張しています。この暴力性を利己性と読み替えれば、時代と共に利他性が強まってきたということになります。

その根拠としてピンカーが挙げているのは、人口比で見ると、戦争による死者数は減ってきたということです。先史遺跡からは、暴力痕のある人骨が見つかる。かつて調査された未開民族では、部族間紛争による死者数が多い。20世紀には二つの世界大戦で1億人の死者が出たが、人口当たりの死者数は古代のほうが多かったというのです。西ヨーロッパ諸国の殺人発生率も、過去1000年間で見ると減少傾向が顕著であり、人類全体は、暴力を減らす方向に歩んできた、時代と共に利他性が強まってきたと主張しています。

その原因として、文明化、人道主義的啓蒙（けいもう）、教育の普及やメディアの発達、民主主義の発展などを挙げ、そうした歴史的動向が人々の心に影響を与え、利他性を高めてきたのだろうと結論しているのです。ピンカーの主張には楽観的過ぎるといっ

〔図2-6〕**非暴力文化の醸成**

1 ピンカーの『暴力の人類史』の主張には批判も多いが、非暴力文化の醸成を考えるうえで示唆に富むところがある。

2 近代社会には、多くの人々が支持するいくつかの普遍的価値がある。

3 それらは、いずれも非暴力文化の醸成に寄与する面を持つ。

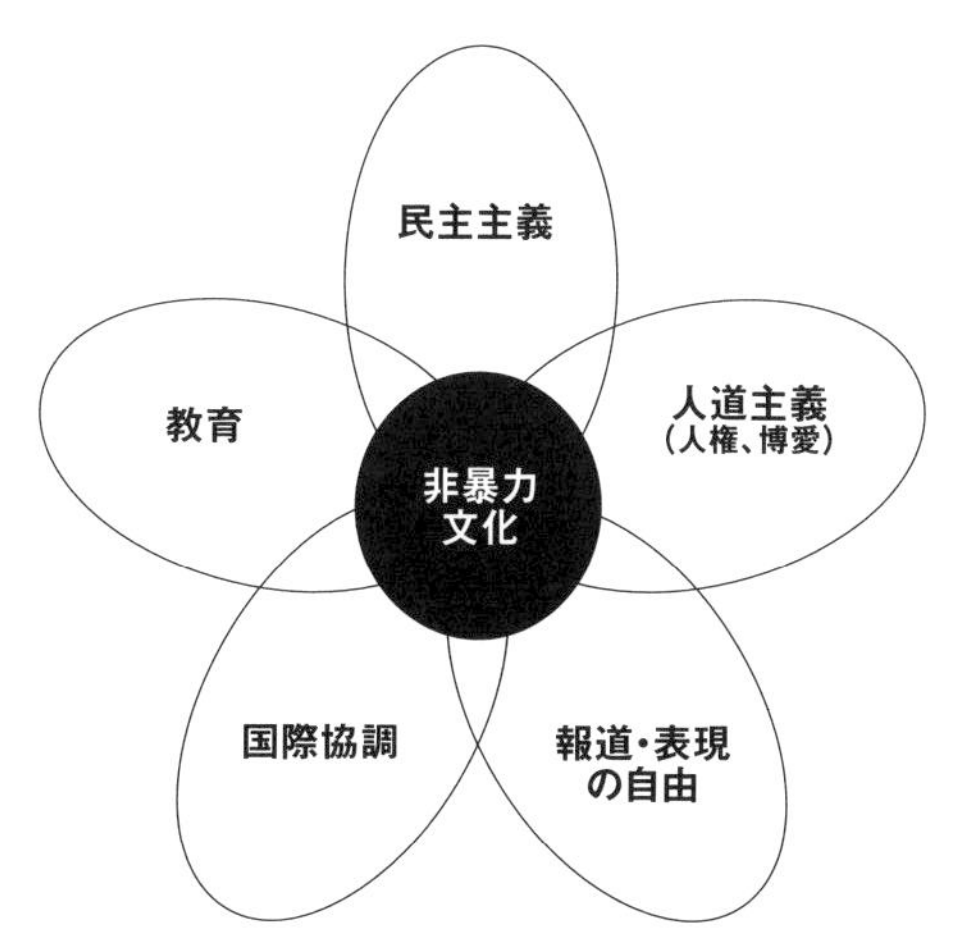

た批判もありますが、非暴力文化（利他性）の醸成を考えるうえで示唆的です〔図2-6〕。

利他性をアピールするメッセージも重要ですが、教育など、一般の人々が持っている普遍的な価値の重要性を認識すべきです。もちろん、戦争の歴史に見るように、教育には暴力を煽る力もありますし、報道・表現の自由が人々の反感を煽ることもあります。しかし、長い目で見れば、そうした普遍的価値観が非暴力文化、利他性を高めるのではないかと、私は思っています。

ポジティビズム（前向き主義）の勧め

瀬名　とても腑に落ちました。利己性、利他性という観点で新型コロナウイルス問題を見ると、社会的な状況が少し読み解けます。コロナが広まり始めた2月から3月にかけて、日本も閉塞感に覆われるようになりました。やがて、8割自粛の要請も出て、人々の心が鬱屈していった。当初は、行動制限にも科学的な理解を示して人々は自粛していましたが、4月下旬から経済が回らなくなってきたことを実感するようになり、不安に駆られるようになりました。そうした中で、感染症対策の専門家や政府に対して、メディアをはじめとして批判的な世論が高まり、残念なことに専門家への人格攻撃まで始まりました。

ぼく自身は、人間の心理と新型コロナウイルスとのつきあい方を考える中で、フランスの思想家ジャック・アタリ*6の『危機とサバイバル――21世紀を生き抜くための〈7つの原則〉』*7という著書を読んだり、彼の出演番組*8を見たりして、とても感銘を受けました。

*6　Jacques Attali。1943年アルジェリア生まれ。経済学者、思想家。ミッテラン大統領の大統領特別補佐官（1981～1991）ほか、政府の要職を歴任。新型コロナウイルス感染症の流行下では、「自己利益のためには、利他こそが合理的な選択である」という合理的利他主義を提唱し注目されている。

*7　ジャック・アタリ（著）、林昌宏（訳）、2014年、作品社

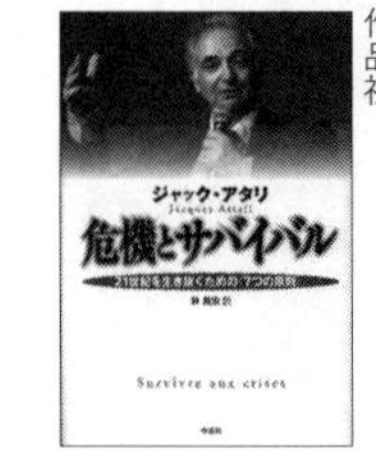

*8　NHK Eテレ「ETV特集 緊急対談 パンデミックが変える世界～海外の知性が語る展望～」（2020年4月11日放送）。

アタリは、「自己の尊重」「共感性（エンパシー）」「レジリエンス」[*9]などのキーワードを挙げて、人間の利他的な精神が発揮される必要があると昔から唱えていた人です。ミッテラン大統領以降のフランス政権にも政策助言をし、つねにポジティブな発信をしてきました。ぼくが見た日本のテレビ番組では、「あなたのポジティビズムやオプティミズムはどこから来るのか」とキャスターに問われ、「ポジティビズム（前向き主義）とオプティミズム（楽観主義）とは違う。自分がサッカー選手になってこうやれば勝てると思うのがポジティビズムなのだ。私はこの新型コロナウイルス禍にも人類すべてが、ポジティビズムで対処すれば勝てると思っている」と答えていました。「あなたのそのポジティビズムはキリスト教の博愛主義なのか」と問われると、「いや違う。私が言ってきたのは利己的な利他心だ」と返しています。「自分が感染しないことは、相手にも感染させないことに通じるということなのだ」と。

「アタリはいいことを言うなあ」と思い、ぼく自身、テレビ出演などでもそう発言してきました。利他性その他に関する先生の説明も、それに通じると思います。アタリはこの話をアダム・スミスの『国富論』[*10]や『道徳感情論』[*11]と関連づけて話しているのですが、つまり感染症対策と経済を回すことは必ずしも対立関係ではない、自分やその家族が感染しない対策をとる利己的行動も、ひいては他者を感染させない利他性へとつながるのだと、わかりやすく説きたかったのだと思います。

ただ、現在、多くの人は、暴力的な言動が増えていると感じています。ネット上では、ちょっとしたことでスケープゴートにされる人が出ています。行動自粛に無自覚な若者や、

＊9　「精神的回復力」ともいい、困難で脅威を与える状況の中でもうまく適応する過程や能力のこと。

＊10　アダム・スミス（著）、高哲男（訳）、2020年、講談社学術文庫

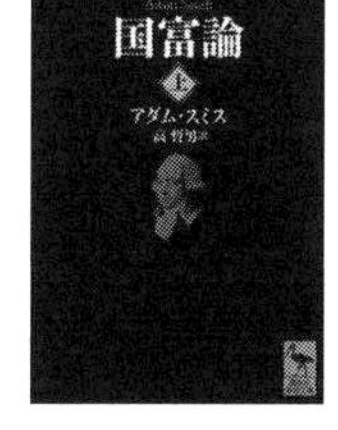

＊11　アダム・スミス（著）、水田洋（訳）、2003年、岩波文庫（※書影は村井章子・北川知子（訳）、2014年、日経BP）

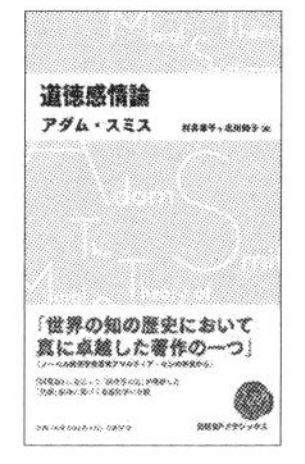

行政の失策への批判、クラスターが発生した店や学校への反感[*12]、他県ナンバーの車の排斥[*13]などです。歪んだかたちの暴力性が顕在化して、人々の心を圧迫しています。この状況は、これまでの疫学、感染症の専門家には対応できないことなので、今回、大渕先生にご登場願ったしだいです。いまこそ、他者への思いやりを深く考えることが大切なのではないかと。

大渕　健康ストレス、貧困などの社会ストレスが高まることで、暴力性、攻撃性が高まるというのはその通りです。すべての人間には、利己性と利他性の両面があります。ストレスが高まると利己性が高まり、他者を攻撃するようになることがあるのです。

しかしその一方で、それを抑える言動も多数存在するので、社会全体が急速に利己性に向かっていくとは、必ずしも考えていません。利己性が強く出ている面もありますが、ブレーキ役もたくさん出ていて、利他性を強調する言動も増えているからです。その意味で、仙台でのクラスターもそうですが、「差別はやめよう」というメッセージを公的機関が出すことが重要です。影響力を持つオピニオンリーダーの決然とした態度表明が効力を発揮します。

瀬名　２００９年の新型インフルエンザのパンデミックが起きたときは、自治体のリーダー、行政官が正確な情報発信に腐心していたことを覚えています[*14]。感染者を出した関西の高校が誹謗中傷にさらされ、役所や専門家が苦戦を強いられました。一方、4月末に初の疑い例が出たときは、ときの舛添要一厚生労働大臣が真夜中に会見[*15]を開いたことで、逆に国民に不安感や緊張感を与えることになったということもありました。そのときのこと

***12**　たとえば、真子弘之助「誤情報『クラスターの店』書き込みで拡散被害」（中日新聞２０２１年１月24日）、NHKウェブ特集「新型コロナ〝高校クラスター〟はこうして炎上した」（２０２１年４月６日）（https://www3.nhk.or.jp/news/html/20210406/k10012956881000.html）。

***13**　たとえば、本田雅和『県外者お断り』『県内在住』区別がはらむもの」（朝日新聞デジタル岩手２０２０年６月24日）（https://www.asahi.com/articles/ASN6R74D0N6NULUC00L.html）。

***14**　神戸、大阪の例など。瀬名秀明『インフルエンザ21世紀』（pp. 50、65）参照。

や東日本大震災時の反省を踏まえて、科学の専門家が行政にできない部分の情報発信に乗り出し、国民に直接語りかけるようになりました。サイエンスコミュニケーションとしてはよいことでしたが、逆に科学の専門家が矢面に立つことになり、政策への不満のはけ口にされることになってしまいました。リーダーによる発信の仕方、リスクコミュニケーション、クライシスコミュニケーション[*16]の仕方が問われています。

大渕　「国民がパニックに陥るから」という理由で、情報公開を抑えることがあってはいけません。政治的リーダーの多くは、「人間は利己的に行動する」という利己的人間観に凝り固まっていて、「脅威的な情報を流すと利己心に走る」と思っているのでしょう。そうではなく、情報をきちんと提供すれば、大方の人は、利己心に走ったりはしません。リーダーには、国民を信頼する気持ちを持ち、情報を正確に流すことを心がけてほしいものです。

瀬名　そうですね。政治家のことはいざ知らず、今回の専門家による発信は、国民への信頼をもとに発言していたと思いたいです。ワイドショーで危機感を煽った一部の人を除き、多くは不安を煽ることもなかったし、誇張することなく言葉を選んでいました。

それでも、国民の心は揺れました。何が正確な情報かわからなくなったからです。

２００９年の新型インフルエンザ流行時までは、ある程度まで「正しい」と考えうる情報が共有できていたように思います。「手洗いとマスクで、自分の感染も他人の感染も防げる」という科学的な知識が信頼され共有されていました。ところが今回は、同じ情報が繰り返し発信されましたが、マスクで防げることすら不明確になってしまいました。マス

＊15　２００９年５月１日午前１時過ぎ。瀬名秀明『インフルエンザ21世紀』（p. 37）参照。

＊16　緊急事態が発生した際の企業や組織がとる危機管理対応（リスクマネジメント）の一つで、消費者や株主などのステークホルダー、メディアを対象としたコミュニケーションのこと。

ク不要論を唱える専門家もいて、多様な意見がそのまま国民にさらけ出されてしまった。その結果、専門家という肩書きそのものへの信頼感が揺らいでしまいました。

以前、心理学の解説本を読んで「なるほど」と思ったのですが、ある物事に対して他者の意見を信頼するかどうかにはいくつかの要因があって、もともとその物事に関心のない人は、相手の肩書きが「専門家」かどうか、熱意を持って話しているかどうかで信頼度を決めるのだとありました。一方、もとから関心の高い人は、自分と同じ意見を言う専門家を信頼する傾向があるとのことでした。

今回、テレビに出て熱意を持って語る「専門家」が支持を集めました。専門家同士の間でも、同意見の研究者を支持することで分断が生じました。西浦博先生の8割自粛を批判した高名な科学者もいて……。しかしこうなるともう多くの人が、誰の発言についていけばいいのかわからなくなってしまっただけでなく、「いったい専門家とは何なのか」という根本まで確信が持てなくなってしまいました。そのようにして生じる信頼感の揺らぎはどうすればよいのでしょう。

求められる専門家の矜持

大渕　不確かな段階でも、科学的な見地から発言する義務が、専門家にはあると思います。後で批判されるとしても、発言しなければならないことはあります。学術団体として、社会に発信する窓口を用意しておく必要があるかもしれません。犯罪心理学では、何人かの人がその役割を担っています。今回のことを教訓に、社会問題に関する専門家の意見を発信する窓口を用意する必要を考えてもよいかもしれません。専門家集団に属し、リスペクトできる研究者の中から発信できる人が出てきてくれるとありがたいですね。批判を覚悟で発言してくれる人が。

瀬名　長く続く災害では、各段階で最善と思われる発言をしていくのが専門家の役割だと思います。先を見越した前向きな情報を。一方、情報を受ける側の国民には、それが限定的な発言であることを承知したうえで耳を傾ける必要があります。「専門家にもわからないことがある」「間違えることがある」ということを強調したいですよね。新型コロナウイルスがこれほど世界中に広まるなどとは、誰にも予測できなかったことですし。「昨日まで最善と思われていた方策が、明日には変わるかもしれない」という前提を両者間で共有しないと、サイエンスコミュニケーションは成り立ちません。今回は、この点がずれたせいで、批判が出たのかもしれません。

専門家の側も、批判を恐れずに逃げないで話すには勇気がいります。間違っていたことがわかった時点で、修正できるかどうか。修正すると、社会的に抹殺されかねないことも覚悟のうえで。人々の感情は急激に揺れ動きますが、専門家はふつう、人格攻撃に慣れていません。それでは個人的に傷ついてしまいます。

大渕　求められるのは専門家としての矜持（きょうじ）です。そういう覚悟が求められている。私は、矜持を持つ人を尊敬しています。そういう人を応援します。

瀬名　コメンテーターが不満を代弁すると、そっちに意見が流れてしまいます。心地よい言葉を聞くと、信じたくなります。専門家の言う「外出を控えろ」といった耳に痛い言葉に反発が出ます。間接的な被害しか受けない相手に、「正義」をぶつけたくなり、スケープゴートに批判が集中します。それは一般的、普遍的な心理なのでしょうか。

大渕　利己的な考えをぶつけたくなる心理は、誰にでもあるものなのです。

瀬名　でも、ぼくの周囲に攻撃的な人はいません。なのにメディアは、自粛警察や、過剰な正義感を振りかざす人の出現を報じています。ネットを見ると、「Ｙａｈｏｏ！ニュース」などのコメント欄は荒れており、一部の過激な意見を目にしやすい状況です。自宅待機が長引く中で、家庭内暴力や児童虐待への懸念が改めて浮き彫りになりましたし、自殺者の増加も報じられています。ぼくも、これまでの作家活動の中で、理不尽な攻撃をされることがありました。先生の『満たされない自己愛』を読むと、攻撃的な行動をとる一部の人は自己愛の人で、その自己愛が満たされないから、承認欲求で攻撃に走るのかなと思ってしまうのですが、どうなのでしょう。[*17]

大渕　すべての人にあてはまることではないのですが、近代では、自己愛の人たちが増えているという説もあります。封建社会では、主人への忠誠心に生きがいを見出せました。ところが現代社会では、他人のために生きることを生きがいにはできません。自由な中で何を目標にするか、自分を満足させるため、そこから自己愛に走るというのです。そこに現代人の悩みがあります。

瀬名　そもそも、個人主義と公衆衛生の概念は相いれない。「公衆衛生は植民地時代の名残りだ」という意見もあります。いまの世の中では、「個々人の自由に任せたほうがよい」

＊17　歪んだ正義感の問題を取り上げた近年の書籍として、大治朋子『歪んだ正義──「普通の人」がなぜ過激化するのか』（２０２０年、毎日新聞出版）、齋藤雅俊『自己責任という暴力──コロナ禍にみる日本という国の怖さ』（２０２０年、未來社）、山口真一『正義を振りかざす「極端な人」の正体』（２０２０年、光文社新書）、安藤俊介『私は正しい──その正義感が怒りにつながる』（２０２１年、産業編集センター）も参考になる。

という意見も。ただ、「自由」という言葉の意味が暴走してしまっているのではないか、という気もするのです。「マスクをしよう」「境界を跨(また)ぐ移動を避けよ」という公衆衛生学的な対策や啓発が、個人の自由を奪うお上の圧政だと、ねじれてとらえられている。ヨーロッパで、マスクをしない自由を求めたデモが起こっているのはその流れかもしれません。

その一方で、日本では自己責任論に走りがちです。「自分と家族さえ安全ならばいい」「感染したのは本人が悪い」と。テロリストに捕まったジャーナリストに自己責任論が出るのと似ています。フランスでは、捕虜になったジャーナリストは、紛争の実態の報道に命を懸けた英雄扱いだそうです。自己愛が歪められて自己責任論につながっているような気がします。これでは、「みんなで防疫しましょう」という公衆衛生は破綻してしまいます。

大渕　ジャック・アタリのポジティビズムに近いのですが、私は大衆を信じたいと思っています。自分たちの周囲の多くの人たちは冷静に対処していますから。メディアで取り上げられているのは極端な少数意見です。大多数の人たちの利他性を信じたい気持ちです。

報道の自由は、社会の健全性を支える柱です。日本は、そこの認識が低く、報道の自由が失われれば、社会は急速に悪化していくという自覚に乏しいのが困ったところです。歴史に学んでいないのです。だから、自己責任論に走ってしまう。

シンパシーとエンパシー

瀬名　実は昨日、日本ロボット学会のトークセッションに登壇[*18]しました。そこで、「ロ

*18　第38回日本ロボット学会学術講演会（2020年10月9〜11日）でオンライン配信された、大阪大学（当時）・浅田稔教授、カリフォルニア工科大学・下條信輔教授、ならびに瀬名秀明による特別講演と、後日開催された「RSJ2020特別講演会の講演者3人による討論会」（同じくオンライン配信、10月29日）。『日本ロボット学会誌（ロボ學）』vol．39、no．1、2021に各人の講演録と討論内容の報告が掲載された。

ボットには、他人の痛みを感じるシンパシー（同情心）、エンパシー（共感性）がない。ロボットにそれを組み込んで人間と共有できるようになれば、人間の心を理解できるロボットができるのではないか」という話になりました。ロボット学者の浅田稔[*19]大阪大学特任教授は、実際にそれに取り組んでいます。

感染者や死亡者数が世界的に増大しているのに、国内ではのほほんとしています。「日本人は感染しにくいし、高齢者と持病がある人以外は重篤になっていないのだから自分は大丈夫だ」と思ってしまうのかもしれませんが、見知らぬ他人のことや、他国のことには想像力がはたらかない。それが結果的に、感染拡大を引き起こしてしまう。「自分とは無関係」と切り捨ててしまっているのではないか。「痛み」を感じるエンパシーの範囲が私たち人間の「身体性」なのだと思うのですが、その想像範囲がどうも歪んでしまっているのではないかと思われてなりません。

ボノボ（ピグミーチンパンジー）の研究で有名なフランス・ドゥ・ヴァールは、『共感の時代へ——動物行動学が教えてくれること[*20]』の中で、「エンパシーはマトリョーシカ人形のように段階的に発達する」という考えを述べています。それは内在的なもので、社会的な関係を通して発達し、他者の心を思いやられるようになるというのです。エンパシーの定義は多様ですが、ぼく自身は、相手の気持ちに入り込めて、自分とは立場の違う他者の心を推察でき、かつその人のためになることをしようと行動する、能動的な力だと考えています。人間ではこの能力が大切で、これが利他性にもつながっているような気がします。

ネットの発言を見て、「エンパシーが欠けている人がこんなにいるのか」と多くの人が

＊19　1953年生まれ、工学博士。人とロボットの共存社会実現には心の発達メカニズムを探究する必要があると考え、90年代終盤から認知発達ロボティクスを推進した中心的人物。赤ちゃんロボットや「痛み」を感じるロボットの開発などを通して総合的なロボット学（ロボ學）を提唱。大阪大学名誉教授、大阪国際工科専門職大学副学長。日本ロボット学会元会長。著書に『浅田稔のAI研究道——人工知能はココロを持てるか』（2020年、近代科学社）など。

＊20　フランス・ドゥ・ヴァール（著）、柴田裕之（訳）、2010年、紀伊國屋書店

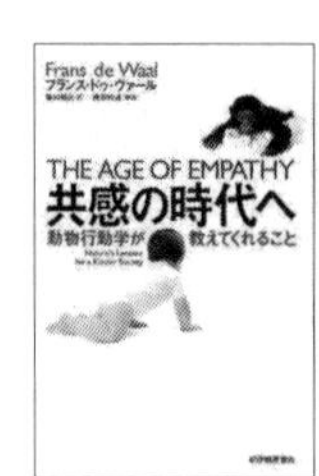

不安になっているのではないでしょうか。いまの時代に利他性、エンパシーをよりよく発揮できるようにするにはどうすればいいのでしょう。私たち一人ひとりにエンパシーは内在しているのだとすると、いまその能力を鼓舞することが求められていると思うのですが。

マトリョーシカ人形

大渕　本来的にはエンパシーは存在します。しかし、自然な気持ちに任せていると、内集団に閉じこもってしまいます。ドゥ・ヴァールの意見は、進化論的な見解ですよね。共感性を進化の産物と見ている。それは、適応して生き延びるために有用な特性であり、仲間同士でうまくやるためのツールとしての共感性です。進化や適応の観点からエンパシーを論じると、内集団での話になってしまいます。

ここで大切なのは、「仲間を乗り越え、外部の人間にまで共感を広げられるかどうか」という問題です。自然の縛りを乗り越えるにはどうすればいいのか。危険な紛争地帯に乗り込むジャーナリストの存在が重要なのは、そこだと思います。縛りを乗り越えるために必要なのが、教育や文化、リーダーなどの力なのです。

瀬名　やはり以前に感銘を受けた本があるのですが、ハーヴァード大学の道徳哲学者・心理学者であるジョシュア・グリーンの『モラル・トライブズ——共存の道徳哲学へ』[*21]を読むと、「道徳観は小規模集団でうまくはたらくように進化してきた」とあります。なので、集団内での道徳は共感性が自動的に機能する（オートモード）が、価値観の異なる部族との

＊21 ジョシュア・D．グリーン（著）、竹田円（訳）、2015年、岩波書店

出会いでは紛争になりやすい。現代社会では、価値観の異なる集団との間ではオートモードがはたらかず、理性を「マニュアルモード」ではたらかせる必要があるというのです。

人間だけにできるのがマニュアルモードであり、人間らしさでの連帯で危機に対処するためにマニュアルモードで理性をうまくはたらかせるにはどうすればよいのでしょうか。

大渕　「マニュアルモード」とはうまい言い方ですね。人間は、家族や職場、国家、民族など、集団の力に左右されます。なので、もちろん個々人の努力も必要ですが、個人に任せるより、集団でできる体制や制度を考えないと、現代の危機に対応できないのではないでしょうか。

瀬名　国民全員がいつもマニュアルモードである必要はないと思いますし、そんなふうにしていたら疲れてしまうのでとても現実的ではないのですが、やはり「ここぞ」という場面では個々人がマニュアルモードに切り替えて考えられることも大切だと思っています。それと、行政担当者や企業のトップリーダーといった、他者を導く立場の人は、このマニュアルモードを柔軟にはたらかせて交渉し、決断していく必要がある。「レジリエンス（再起力、回復力、しなやかさ）」というキーワードにもつながる気がします。

オピニオンリーダーの役割

瀬名　大渕先生の著書にもあるように、「スティグマ（負の烙印）」をつけてしまう人がいて、世の中の悪い面ばかりが目に入ってきます。それに対してはあきらめるしかないのか、それとも、一方には理性的な人が多数存在することを意識するしかないのでしょうか。

大渕　人には利己心も利他心もあります。そのため、扇動されると攻撃性が増しがちなのです。誰にでもその傾向はあるといってよいでしょう。戦争のときがそうでした。暴力的、差別的な人たちは、賛同者が多いと思ってやっています。

そこで重要なのが、繰り返しますが、メディアやリーダーの発言なのです。それしだいで決まるところがありますから。それと、コロナの正体がわからないせいで不安が募るということがあるのでしょう。治療や予防法の進展がきちんと伝えられるようになれば、不安も少しは減るのではないでしょうか。

瀬名　それはよくわかります。ただ、メディアも、市場原理に流されやすい。テレビ番組も「これはしゃべらないようにしよう」という忖度（先回り服従）＊22がはたらくことがあるでしょうし、逆にこれは受けると判断されたら意見がエスカレートしていく危険性をつねに孕んでいる。出版業界でも、たとえ内容がよくても、「売れそうにない」と営業側が判断すれば出版されない。感染症やパンデミックに関する良質な本は過去にもたくさんあって、今回幸いにも再版されて人々の手元に届くようになったものがいくつかあります。しかし、やはり扇情的なものや、その場かぎりの雰囲気を代弁するだけの、売り逃げにも似たもののほうが、売れてしまうという悔しい現状もあります。

個人の攻撃性にしても、非暴力文化の醸成をどのように強化していけばよいのか。SNSへの投稿で「ちょっと待て」ボタンを設定したり、「誹謗中傷ではないことをチェックしてください」というメッセージを入れたりしないと、抑止できないものなのか。人間

＊22　「忖度」とは本来、他人の心を推し量ることを指し、エンパシーの意味に近く、ネガティブな意味合いはなかった。しかし森友学園問題において当時の学園理事長が2017年3月23日の会見でこの言葉を用い、財務省の官僚が特定の人物の意向を推し量って「忖度」し行動したと思うと述べたことをきっかけに、「先回り服従」の意味に取って代わられた。

本来の非暴力性をうまく発揮させる方式はないのでしょうか。

大渕　健全なメディアを育てるのも大切ということですね。

瀬名　確かに、触れる機会の多いメディアであるテレビ業界には、特にしっかりしてもらいたいですよね。健全なオピニオンリーダーを育てる気概を、もっと持ってほしい。まともな発言をしていた有識者が、途中で気持ちが折れて姿を消すケースがよくあるような気がします。冷静に対応しようとしても掛け合い論になって、くじけてしまう。少し時間がかかってもいいから、そういう優れた人はやはり再起して、これからも私たちをよりよい方向へ引っ張っていってほしいと願います。そういう気風を守っていくのも私たち一人ひとりの役目であるし、ひいては学際のあり方であると思いました。

文献

Fehr, E., Bernhard, H., & Rockenbach, B. (2008). Egalitarianism in young children. Nature, 454. doi:10.1038/nature07155

〈対談を振り返って〉人間の本性の二面性が人類の命運を左右する

大渕憲一

瀬名さんとの対談では、私の研究テーマである人間の攻撃性の観点から感染症に対する人々の反応の分析が試みられました。その中で、実社会やネット社会に氾濫する感染者に対するスティグマや差別などの攻撃現象が取り上げられましたが、それを通して「利己性」と「他者性」という人間の二面性に光が当てられました。「有害なものから自分や家族を守りたい」という利己心は誰にでもありますが、一方で、弱い立場に置かれた者に共感し、「苦難に立ち向かうために協力し合おう」という利他心も人間の本性の一部です。

対談から1年数カ月を経たいま（2022年5月中旬）、われわれは人間の攻撃性のより深刻な問題に直面しています。それは言うまでもなく、ロシアの軍事侵攻に始まるウクライナ戦争です。多くの人が「人間とはこんなにも残忍に振る舞えるものなのか」と、改めて人間の暴力性に衝撃を受けています。歴史を振り返ると誰もが気づくことですが、実は、人間の歴史は暴力と殺戮（さつりく）に満ちています。メディアの発達した今日、目の前で生々しく繰り広げられる人間の醜悪な姿に、「これは現実なのか」と改めて信じられない思いでいる人も少なくないでしょうが、これこそがまぎれもない人間の本性なのです。

しかし、強力な利己性と暴力性の一方で、被害者たちに同情し、「支援したい」と思い、直接・間接に利他的活動を始める人たちも少なくありません。戦争を起こし殺戮を行う人たちも、被害者を救おうと尽力する人たちも同じ人間です。人間の二面性をこれほど顕著に表す事態はほかにないともいえます。

現在進行中のウクライナ戦争の推移を見ながら、多くの人は社会心理的要因の重要性に気づくようになりました。一つは集団の影響力の大きさです。利己性と利他性、人間の本性のどちらが、どのように顕現するかに大きな影響を与えるのは、国家や民族などの集団です。自分がある国家や民族の一員であると感じることによって、その集団の利害や栄誉と自己の利害や栄誉が同一化されます。利害や栄誉が脅かされることによって、内集団はよりいっそう結束して協力し合おうとします。半面、敵対する他国家や他民族に対しては、激しい敵意が喚起され、どんな残酷な行為も行えるようになります。言い換えると、対立状況では、人の利他性は内集団に向かって展開され、外集団に対しては利己性が先鋭化します。紛争や戦争はその最も典型的な社会的状況で、このことは、いま、多くの人が身にしみて感じていることでしょう。

現在、死の危機に直面し、心身共に困難な状態に置かれている人々が多くいる中で、この状況を学術分析の対象とすることには自責の念を覚えますが、あえて戦争と感染症を「紛争」という観点から比較するとすれば、前者は「人類内部での紛争」であるのに対して、後者は「人類とほかの生物の間の紛争」であるという構図の違いが浮かび上がります。対感染症の中でも国家や民族などの集団意識が頭をもたげ、人類内部に亀裂が生じる場面も少なからずあったのですが、何しろ相手が危険なウイルスであることから、「結束してこれに対抗しよう」という姿勢が人々の間で優勢だったと思われます。その意味では、対ウイルス戦では、人々の利他性をいかに喚起するかが主たる関心事となっており、瀬名さんと私の対談でもそれが中心テーマでした。

しかし、そうした対ウイルス戦にみんなが四苦八苦している（と思われた）最中、「他国を武力侵攻する準備をしていた国があった」ということを知って驚愕したのは、私が国際政治に疎いせいかもしれません。「核戦争による人類滅亡の危機が、フィクションの世界だけの出来事ではない」と切実に感じられるいま、人間の本性の二面性、利己性と利他性の相克が、文字通り、人類の命運を左右するまでに激越化しました。

ウクライナ戦争の推移を不安な思いで見守りながら、人間の二面性との関連で、多くの人が再認識したもう一つの社会心理とは、「情報の力」ではないでしょうか。報道が統制され、内集団脅威を強調する一面的な情報提示に晒されるようになると、多くの人が集団的利己心を刺激され、攻撃的になります。殻を割った卵が皿のかたちに応じて変形するように、人の心も情報環境しだいでかたちを変え、楯にも鉾にもなります。

誰もが、「自分がその一員である集団（国家や民族）は正しいものであってほしい」と願う気持ちを持っているので、その願望を満たすような情報が提供されると、それに飛びつき、集団を批判的に見る気持ちは失われます。「隣国で迫害されている同朋を救済する」というのが軍事侵攻国の挙げる正当化の一つのようですが、国民の多くはこの子どもだましの口実に縋りついているかのように見えます。実は、ナチスドイツがポーランド侵攻をするときもまったく同じ口実を使っていたのですが。

それほどに、人間の心は柔らかく、そして脆いものです。その脆弱さが利己心を誘発して、残虐さを発揮させます。人間の暴力性は心の脆弱さの裏返しなのです。情報操作に対する人間の脆さを見せつけられると、表現・報道の自由がいかに大切かが実感されます。瀬名さんとの対談でもお話ししたのですが、長期的な目で見て、人間の暴力性を抑える基本戦略は、社会のこうした普遍的価値を守ることだと改めて思いました。

第三章 専門家の枠を打ち破る〈総合知〉

新型コロナウイルス感染症対策では、
感染症対策の専門家と政治・行政、市民との関係にひずみが生じています。
リスク管理における専門家の役割、政府のガバナンス（統治）のあり方、
市民の行動はどうあるべきなのか。
科学哲学、科学技術社会論が専門の
野家啓一東北大学名誉教授に語っていただきました。
（2020年12月11日収録）

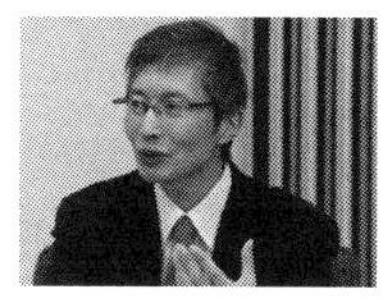

瀬名秀明

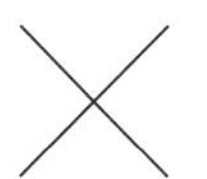

野家啓一
科学哲学

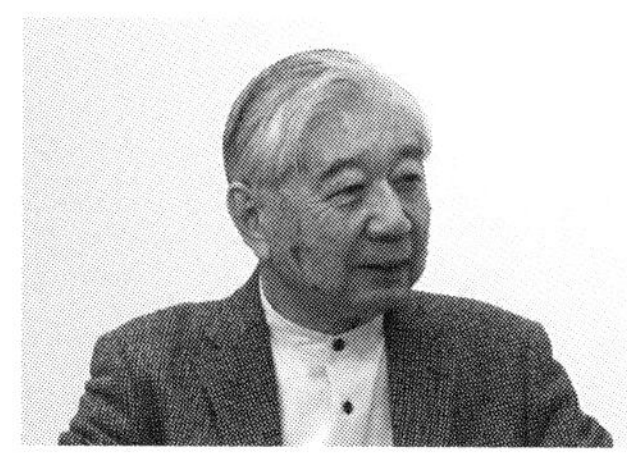

2020年12月11日

野家 啓一（のえ けいいち）
1949年仙台生まれ。哲学者、東北大学名誉教授。東北大学副学長、同大総長特命教授などを歴任。日本哲学会元会長。近代科学の成立と展開のプロセスを、科学の方法論の変遷や理論転換の構造などに焦点をあてて研究してきた。主な著書に、『言語行為の現象学』『無根拠からの出発』（勁草書房）、『物語の哲学』（岩波現代文庫）、『歴史を哲学する』（岩波現代文庫）、『科学の解釈学』『パラダイムとは何か』（講談社学術文庫）など多数。1994年第20回山崎賞受賞。

瀬名　ここまで、新型コロナウイルス感染症感染防止対策にあたっている小坂健先生、専門家や政府のみならず市民同士でも攻撃的な言説が出ている背景について、大渕憲一先生にお話をうかがってきました。

東京都は２０２０年11月以降、過去最高の感染者数を記録し、全国的にも感染者数は急増中で、医療現場はひっ迫しています。大阪と北海道では自衛隊に看護師派遣要請が出ました。宮城県でも毎日20名あまりの感染者が出ています。

９月下旬に「ＧｏＴｏトラベル」（以下「ＧｏＴｏ」）が始まり、東京発着の「ＧｏＴｏ」が解除されたのを皮切りに、移動が活発になったあたりから空気が変わったような気がします。「勝負の３週間」と言いつつ、「ＧｏＴｏ」に参加する人が増えています。政府は「経済重視」と言っていますが、感染拡大を憂慮する専門家との認識にずれが出ています。

９月以降、「専門家」を糾弾する論調の本も出版されました。たとえば、漫画家の小林よしのりさん[*1]らの『新型コロナ――専門家を問い質す』[*2]という本などです。そのほか、「専門家」と呼ばれる人の「マスク不要」を唱える本も出ています。

２００９年の新型インフルエンザ・パンデミックのときも、２０１１年の福島第一原子力発電所事故のときも、「専門家」への不信感が噴出し、信頼感が失墜しました。そういう動きについて、野家先生はどうお考えですか。日本はどう対処すればよいのでしょうか。

トランス・サイエンスの正念場

＊1　1953年生まれ、漫画家。『東大一直線』『おぼっちゃまくん』で人気を博す。その後、『週刊SPA!』に2ページの見開き連載で開始したオピニオン漫画『ゴーマニズム宣言』が、「ゴーマンかましてよかですか?」のキャッチフレーズと共にその熱量の高さから注目され、自身も深夜討論番組「朝まで生テレビ!」に出演し論客として活躍の場を広げる。新型コロナの諸問題を扱った『ゴーマニズム宣言SPECIAL コロナ論』シリーズ（扶桑社、2020年～）はベストセラーとなった。

＊2　小林よしのり・泉美木蘭（著）、2020年、光文社

野家　第1波のときは、新型コロナウイルス感染症対策専門家会議の発信力が強かったように思います。その後、新型コロナウイルス感染症対策分科会になり、経済など他分野の専門家も加わったわけですが、専門家の科学的知見と政府の政策決定との間にずれ、軋轢（あつれき）、齟齬（そご）が出てきています。そこに、一般国民もいらだたしさを感じているのではないでしょうか。

科学の専門家という存在を考える機運を呼び起こしたのは、科学技術社会論（ＳＴＳ）[*3]という研究領域によってです。特にＳＴＳ学会を立ち上げた小林傳司さんが２００７年に出版した『トランス・サイエンスの時代――科学技術と社会をつなぐ』[*4]という本が一つの節目になりました。

瀬名　そうですね。大学入試センター試験の国語の問題でも、その本の一節が使われました。

野家　「トランス・サイエンス」という概念は、アメリカの核物理学者で科学行政官でもあったアルヴィン・ワインバーグ[*5]が１９７２年に提唱したものです。当初は「領域横断科学」と翻訳されたこともありましたが、いまはそのままトランス・サイエンスと呼ばれています。

かつては、「事実判断は自然科学が、価値判断は人文社会科学が受け持ち、時代状況や価値観の対立を調停しながら結論を導けばよい」という状況でした。ところが、公害や原子力発電などの社会問題では、事実判断と価値判断が微妙に交錯しています。感染症予防にあたる公衆衛生の分野でもそうです。そのように、事実判断と価値判断を分離できない状況をトランス・サイエンスと呼びます。ＳＴＳ研究者の平川秀幸さんは、「科学なし／

＊3　科学と技術と社会との間に発生する問題について、人文・社会科学の方法論を用いて探求する学術分野。

＊4　小林傳司（著）、２００７年、ＮＴＴ出版ライブラリーレゾナント

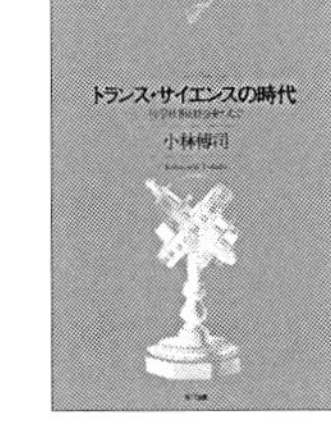

＊5　Alvin Weinberg。１９１５年生まれ、２００６年没。アメリカの核物理学者、科学行政官。長年にわたって核開発と原子力平和利用の政策にコミットし、１９７２年に、科学だけでは解決できない科学政策の問題点に着目し、「トランス・サイエンス」という概念を提案した。

だけ問題」というまい表現をしています。「科学なしでは解けないが、科学だけでも解けない問題」というわけです。さまざまな社会問題には経済格差、差別、偏見なども絡まってきます。それらの間で板挟みの状況となるような問題です。

20世紀後半から、トランス・サイエンス的な問題がどんどん増えてきています。「科学者からなる専門家委員会と、政府の政策判断をどう調整すればよいのか」という問題もそうです。調整するためのルールが決まっていない。そのせいで、「政府は及び腰」「決断が遅い」などの不満が噴出してくるのです。

瀬名　トランス・サイエンス自体、概念としては新しいものではないのに、解決策は見えていない、解決の試みが深まっていないのが現状ということでしょうか。

野家　そうです。まさにＳＴＳの正念場といえる状況です。

イギリスでは、１９９０年代に牛海綿状脳症（ＢＳＥ）[＊6]をめぐる混乱で、専門家に対する信頼が揺らぎました。専門家の委員会は、「ＢＳＥが人に感染する可能性は極めて低い」と提言しました。ところがその後、人への感染が判明したことで、専門家委員会と政策決定した政府の両方に批判が出ました。しかし科学には、完全に白か黒か断言できない不確実性の部分があり、そこから引き出す結論にはさまざまな状況判断が絡んできます。「人に感染する可能性は極めて低い」という提言は、不安におびえる国民にすれば畜産業界への忖度（そんたく）と映ります。それに追従した政府も批判の的になりました。

福島第一原子力発電所事故でもそれと同じで、当初は「原子力村」と揶揄（やゆ）される専門家の楽観的意見があり、政府の方針が二転三転しました。そういうことへの批判は出たのに、

＊6　プリオンと呼ばれる病原体を原因とする人畜共通感染症。感染した牛の脳の組織がスポンジ状になり、異常行動、運動失調などを示し死ぬ。当初、人への感染はないとされていたが、１９９６年にイギリスで初めてクロイツフェルト・ヤコブ病として感染者が確認された。イギリス政府がそれまでの対応の間違いを検証した姿勢は、サイエンスコミュニケーションの好事例とされている。

これを解決する方策、社会装置が整備されませんでした。専門家と政府をつなぐサイエンスコミュニケーション、リスクコミュニケーションの社会装置が、日本には用意されてこなかったのです。

瀬名　イギリスでは、BSE騒動を徹底的に検証し、政府の科学顧問の役割などの見直しを行いました。ところが日本では、検証してその結果をその後の政策に反映させることが行われてきませんでした。たとえ第三者の検証委員会が設置されて報告書を出しても、それっきりです。それと、大渕先生との対話でも問題にしたことですが、日本特有の問題として、「世論が弱者をスケープゴートに仕立てる」という傾向があります。

2005年、高病原性鳥インフルエンザ†が問題になったとき、発生した関西の養鶏場をマスコミが叩き、創業者のご夫妻が自殺してしまいました。*7 2014年のSTAP細胞事件では、優秀な研究者がやはりマスコミの過熱報道に耐えきれず自殺してしまうという、あまりにも不幸な事態へと至りました。*8

今回、当初、政府は専門家の意見を聞きませんでした。クルーズ船で集団感染が出たことで専門家会議を立ち上げ、指針を募るようにはなりました。しかし、専門家と政治家、行政との間で軋轢があり、提言が歪められたりしました。そこで押谷仁先生たちが、やむにやまれず発信するようになったわけですが、逆に批判の矢面に立たされてしまった。「すべてを専門家が決めている」という誤解を招く結果になったからです。それで、ほかの専門家も入れた分科会に発展的解消されることになりました。正直な話、ぼくは世間の攻撃もすさまじくて殺伐となった3月、4月には、専門家会議や厚生労働省クラスター班から自

＊7　瀬名秀明『インフルエンザ21世紀』（p.198）参照。

＊8　理化学研究所発生・再生科学総合研究センター（CDB）（現在の理化学研究所・多細胞システム形成研究センター〈CDB〉）の笹井芳樹副センター長が、2014年8月5日に亡くなった事件。笹井氏はネイチャー誌に掲載され、後に撤回されたSTAP細胞論文の共著者の一人。世界で初めてES細胞から網膜細胞を分化誘導し立体的な網膜を生成するなど、細胞自己組織化の研究分野で優れた成果を挙げていた。

殺者が出るんじゃないか、と心配していたほどです。

専門家会議のメンバーの方々が御用学者だったとは思いません。ただ、「三密」「夜の街」などの言葉が独り歩きし、「8割削減」というキャッチコピーが先行して、まだ精緻な数理モデルではないのに、極端な政策を促しました。提言が極端な政策につながるという、メリハリのない対応を招く結果となりました。

野家　私も専門家会議が御用学者だとは思っていません。ただ、8割削減は、専門家としては踏み込んだ発言でした。政策決定は、あくまでも政府の責任です。注意を促す警告だったのに、スクリーニングにかけられず生のまま社会に出てしまったことで、それを鵜呑みにした人たちが混乱し、批判が出たのでしょう。その間をつなぐ社会的仕組みがないと、とんでもないことになる好例です。

ドイツのメルケル首相は、旧東ドイツ出身で移動の自由のなかった時代を知っていることから、それを制限することに関して苦渋の決断をくだした胸の内を訴え、評価されています。それに対して日本の首相は、突然「全国一律休校」を実施したほか、宮城県知事は「9月入学」まで言い出しました。前もって、教員や教育問題の専門家の意見を徴することなしにです。専門家と政策決定のバランス、両者をうまくつなぐ回路がないのが現状です。日本の政治家が説得的なメッセージを発することもなかった。コミュニケーションがなっていません。きちんとした政策決定の道筋がないことを、国民の前に露呈してしまったのです。これでは国民は納得できません。

「専門家」とは誰か

瀬名　専門家の間で方向性を決めるのが原則であるはずなのに、今回にかぎらず、いろいろな「専門家」がいろいろなことを言い出しました。「この人がいま新型コロナウイルス感染症を語るのに本当に相応（ふさわ）しい人物だろうか」と思ってしまうような「専門家」までがテレビで繰り返しコメントしました。

「専門家、科学者による情報発信が重要だ」というのはサイエンスコミュニケーションの原則で、原発事故の頃よりもそのことは浸透していますが、新型コロナウイルス感染症では、それが裏目に出ている面もあります。たとえば、「死者が42万人になる」と言ってしまった西浦博さん。ノーベル賞受賞者の山中伸弥さん、本庶佑[*9]さんも。

山中さんは、「感染症については素人」と断っていましたが、ファクターX説[*10]を言い出して世間に広めてしまいました。「要因は一つではないだろう」と何度も念を押していたのは好感が持てましたし、純粋な科学的探究心の発露からの発言、指摘だったことは理解できますが、結果的に「日本人は重症化しにくいから大丈夫」という油断を人々に促してしまったように思います。本庶さんは、生きものと免疫学の専門家という自負を抱きつつ、PCR検査拡充の必要性を広めました。その中でやや強引と見える場面もあったように感じました。西浦さんも優れた研究者だと思いますが、「42万人」発言はさすがに行きすぎだったのではないかと思います。

科学者の間でコンセンサスがまったくとれていない状況はあからさまです。一般人から

＊9　1942年生まれ、京都大学名誉教授。専門は分子免疫学。2018年にがんの免疫療法の研究でノーベル生理学・医学賞受賞。

＊10　日本やアジアで、感染者や死亡者が少ないのは、何か未知の要因Xがあるとする説。

見ると、「専門家」の見分けはつきません。誰がその状況において本当の「専門家」なのか判断できない。そのため、十把ひとからげの批判になりがちです。政策決定者も、どの専門家の意見を聞くべきか判断に迷ってしまいます。

「専門家」の立ち位置について、野家先生はどのようにお考えですか。

野家　個々の専門家は、あくまでも特定の領域の専門家です。それを科学全般に通じたジェネラリストとして処遇することで齟齬が出るのです。原発事故のときは、「科学者集団のワンボイス（統一見解）が必要」という意見がありました。しかし、たとえばいま、やり玉にあげられている日本学術会議[*11]にしても、ワンボイスのとりまとめには即応できません。多種多様な専門家がいるわけですから、「ワンボイスを出せ」という要望に応えるのは難しい。かといって、個々の専門家が自分独自の見解を言い出したら収拾がつかない。ほしいのは、複数の選択肢でもよいから、根拠を説明できる科学者共同体の意見の集約です。

一方、マスメディアからは、それぞれが抱え込んでいる「専門家」のワンボイスしか聞こえてきません。本来なら、複数の声を伝えるべきです。「『専門家』は特殊な素人にすぎない」という認識が得られていないせいです。そこのギャップが埋まっていないことが問題です。

社会的な問題を、専門家の見解を聞きながら多様な市民が論じ合う「コンセンサス会議[*12]」という、市民参加のテクノロジー・アセスメント[*13]があります。あるコンセンサス会議に参加した化学者が、「自分はこの化学物質のミリグラム以下のレベルの振る舞いでは世

＊11　1949年に設立された日本を代表する科学者の審議機関。第一部（人文社会科学）、第二部（生命科学・医学）、第三部（理工学）から成る210名の会員で構成され、「学者の国会」とも呼ばれる。2020年10月に政府が慣例を破って6名の任命を拒否したことから「学問の自由」をめぐる大きな論争となった。

＊12　1980年代半ばにデンマークで誕生した、市民参加によるテクノロジー・アセスメントの一方式。テーマに応じて専門家パネルを構成し、募集した市民パネルに勉強会、専門家パネルと討議、市民パネル内での討論（非公開）を実施してもらい、市民パネルの合意事項（あるいは合意に至らなかった経緯）の公表を行う。

＊13　新しい技術の開発に先立ち、開発過程や新技術が社会や自然環境に及ぼす負の影響を事前に想定し、開発の方向や優先順位を総合的に検討評価し、意思決定のための資料とする方法。

界有数の専門家だが、何トンもの量が社会にまき散らされたときの影響はわからない」と発言するのを聞いたことがあります。

瀬名　この話題に関連する本で、『我々みんなが科学の専門家なのか？』[*14]と、その続編『専門知を再考する』[*15]があります。そこでは「専門家コミュニティの中では誰が専門家かはわかる」と書いてあります。しかし、「そこじゃないだろう。こっちから言わせてもらえば、外部の人間からはわからないじゃないか。だから社会は困っているんだ」と言いたいです。

「移動する自由」に対する意識の違い——法で決める欧米と〝空気〟ですます日本

瀬名　福島第一原発事故の後に来日したイギリス政府の主席科学顧問が、「科学者というのは人と違う意見を言うのが商売だから、意見がまとまるはずがない。多様な意見を踏まえて政策決断をくだすのが政治家の責任だ」と発言していたそうです。確かにそうかもしれませんが、それも難しいですよね。メルケル首相はもともと物理学者なので、「状況判断に長けている」「スピーチもすばらしい」と高く評価されていましたが、残念ながらドイツは初期段階で感染を抑えられませんでした。科学がわかるから正しい決断ができるとはかぎらないということなのか、あるいはスピーチがいくら見事でリーダーシップをアピールできたとしても、実際の政治の舵(かじ)取りはそれ以上に難しくてうまくいかないものなのか。

＊14　ハリー・コリンズ（著）、鈴木俊洋（訳）、2017年、法政大学出版局

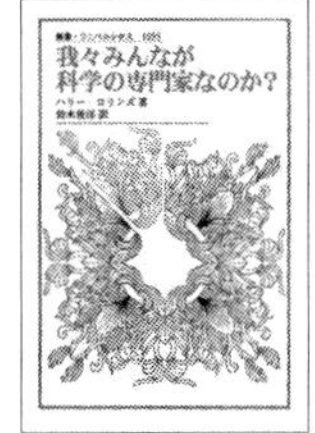

＊15　ハリー・コリンズ／ロバート・エヴァンズ（著）、奥田太郎（監訳）、和田慈・清水右郷（訳）、2020年、名古屋大学出版会

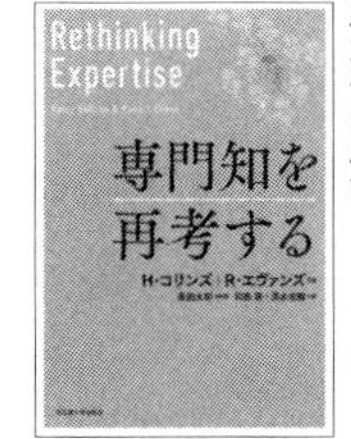

メルケル首相の演説[*16]とも関係しますが、ドイツやフランスなどでは、マスクをしない自由とか移動の自由を求めるデモなどが行われているのを見て、あちらでは「自由」という概念が重要であることを改めて感じました。哲学者の國分功一郎さんと社会学者の大澤真幸さんの対談『コロナ時代の哲学——ポストコロナのディストピアを生き抜く[*17]』などを読むと、ロックダウンの危なさをここまで問題にするのかと思ってしまいます。

「自分が行きたいと思うところにいつでも行けるのは、いちばん基本の自由なんだ。そこを抑圧するロックダウン政策は、自由の基本を奪うものだ」というのですが、ぼくには正直なところそこまで強くこだわる理由がうまく理解できません。そんなに人間の「自由」とはやわなものなのか。自由への道は別の方向でいくつも残されているように思うのですが、どうして哲学では「移動の自由」をここまで重視するのでしょうか。

野家 西ヨーロッパ諸国では、基本的人権としての移動の自由が憲法や法律で認められています。それは王権と闘って勝ちとられたものです。そのため、自粛ではなく、法律で決めないとロックダウンはできません。「移動の自由の制限は、立法手続きでやらなければいけない」という考えが根づいているのです。

それに対して日本は、行政判断、言うなれば〝空気〟でやっています。日本には行動制限の法律がないし、新型インフルエンザ等対策特別措置法（特措法）[*18]にもそうした条項はないからです。

瀬名 では、日本でも立法化したほうがよいのでしょうか。

野家 それは難しいでしょうね。感染症のようなものから社会を防衛するにあたっては、

＊16 アンゲラ・メルケル首相は2020年3月18日、新型コロナウイルス感染症対策に関し、テレビ演説を通して次のように国民に呼びかけた。「本日は、現下の状況における首相としての、また政府全体としての基本的考えをお伝えするため、このように通常とは異なるかたちで皆さんにお話をすることになりました。開かれた民主主義のもとでは、政治において下される決定の透明性を確保し、説明を尽くすことが必要です。私たちの取り組みについて、できるだけ説得力あるかたちでその根拠を説明し、発信し、理解してもらえるようにするのです」(https://japan.diplo.de/ja-ja/themen/politik/-/2331262)

＊17 大澤真幸・國分功一郎（著）、2020年、左右社

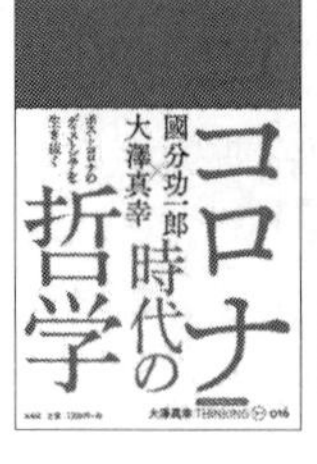

立法化ではなく、空気ですませる風潮が根づいていますから。

ただし日本の自粛は、「個人判断に任せる」という意味では民主的なのですが、その反面、「自粛警察」を生んでしまっているし、下手をすると、戦時中の隣組のような「相互監視社会」を生み出しかねない。

瀬名　自由に関して、立法を基盤とする欧米と、空気で決めてしまう日本の違いが明確に出たということですね。しかしそのせいで、８割減のときは自粛したものの、自粛に疲れてしまい、感染拡大もさほどではなかったせいで、「自粛しなくてもいいんだ」という空気がしだいに支配的になりました。そこに「Ｇｏ Ｔｏ」が発動され、空気を一気に変えた。「自粛なんかしないぞ」という同調圧力[＊19]に振れてしまいました。「ほどほどな自粛」というところでは止まらずに。

野家　１００から０まである自粛のどこをとるかが曖昧だからですね。かといって、法律で自由を制限することにも問題が多い。

「自由」という概念は、明治にできたものです。江戸時代までは「勝手気まま」「自由放埒」という意味だったのに、海外から入ってきた「freedom」や「liberty」という言葉に「自由」という訳語をあてたことで混乱が続いているのです。ヨーロッパでは王権からの「自由」、アメリカではイギリス支配からの「自由」が骨身に染み込んでいます。フィラデルフィアにあるリバティ・ベル（自由の鐘）[＊20]がその象徴です。日本では市民革命がなかったので、自由は外から与えられたものであり、譲ることのできない「自由」に対する思い入れがありません。そこが、立法化か自粛かの違いを生んでいるのかもしれません。ところ

＊18　特措法については、第六章で取り上げる。

＊19　社会共同体の中で多数意見に合わせるよう無言の心理的強制が働く状態のこと。英語では「仲間内の圧力」ピア・プレッシャー（peer pressure）と呼ぶ。「マスク警察」などの過剰な正義行動のほか、ワクチン接種に反対ないし消極的な医療従事者も周囲の雰囲気に押されて接種せざるをえなかったなどさまざまな社会問題が発生した。

＊20　１７７６年７月８日、アメリカ独立宣言が初めて朗読された際に打ち鳴らされるなど、自由と独立の象徴とされる鐘。

が、落としどころが曖昧で、自粛の範囲を明確にしていないことが混乱を招いているのでしょう。科学者に8割削減といった警告を発せさせるのではなく、政府がきちんと判断して責任を果たすべきなのです。

リーダーシップとガバナンスの問題か？

瀬名　分科会の尾身さんが11月に深夜の会見を開き、『経済を回してくれ』という声が強くて、政策決断の舵がそっちに切られがち」とか「中央と地方、省庁間でのガバナンスが問題になっている」と発言したのは本音だったと思います。

今回のパンデミックでは、東京がエピセンター[*21]になりました。原発事故や地震のときはそうではありませんでした。２００９年の新型インフルエンザでさえ、東京は直撃を受けたわけではない。ところが今回は、首都である東京がまず危機に直面した。ここがこれまでの災害と決定的に違うところだったと思います。エピセンターになった東京のメディアが最初にオタオタし出した結果、東京の恐怖感が地方にまん延しました。ところが感染が地方に広がったときには、東京の空気はすでに冷めていました。

野家　東京や大阪への一極集中がマイナスにはたらいた結果ですね。東京での判断が全国に適用されてしまいました。「Ｇｏ Ｔｏ」には省益も関係しています。菅首相も政治基盤が脆弱（ぜいじゃく）なのでリーダーシップがとれず、ガバナンス[*22]が右往左往しています。政治システムの弱点が露わになってしまいました。

＊21　本来は「震源地」の意味。感染症分野では感染拡大の発生地、中心地といったニュアンスで用いられる。２０２０年7月16日、参議院予算委員会に参考人として出席した東京大学先端科学技術研究センター・児玉龍彦名誉教授が「東京のなかに（新型コロナの）エピセンターが形成されつつある」と発言し注目を集めた。

＊22　関与するメンバーによる主体的な意思決定、合意形成のこと。

この3月にフランスのマクロン大統領が、「われわれはいま（ウイルスとの）戦争状態にある」と言ったことには、国民の団結を促す意味があったのでしょう。戦争にたとえると専制政治礼賛につながりかねないのでどうかと思いますが、空気に頼る日本の首相は、説明責任を果たさず、ガバナンスのなさを露呈しました。

政治学者の丸山真男[＊23]が言ったように、日本の政治は誰も責任をとらない「無責任の体系」なのです。総合的に判断し、経過を見ながら方針を変更していくということをしない。

瀬名　小池都知事が都庁やレインボーブリッジを赤くライトアップしたのは、まさに「空気」を作る仕掛けだったといえますね。それと、政治家が専門家の意見を隠れ蓑（みの）にするような感じは、やはりよい印象が持てません。それまでさんざん「専門家の意見を聞いて判断する」と言っておきながら、「Ｇｏ Ｔｏ」の話になった途端、「Ｇｏ Ｔｏトラベルで感染拡大したというエビデンスはない」と言い出す。これでは科学が政治のアリバイ作りに利用されているととられても仕方がない。国民は政治への信頼を失ってしまいます。海外ではどうなんでしょう。

野家　海外では、政治・行政のリーダーが明確なメッセージを発するため、責任の所在が目に見えますよね。ニューヨーク州で感染者が初めて確認された3月初旬から感染状況が落ち着き始めた6月中旬まで、連日記者会見を開いて警鐘を鳴らした、クオモ知事がよい例[＊24]です。その対極が、ブラジルのボルソナロ大統領です。

これは科学史家の田中祐理子さんから教えてもらったことですが、自らが陽性から回復した直後、彼は「私は遺憾に思う。死ぬ人もいるだろう。彼らは死ぬ。それが人生（I'm

＊23　1914年生まれ、96年没。政治学者。独自の日本政治思想史研究を展開し、論壇、思想界に大きな影響を与えた。

＊24　2011年から21年までニューヨーク州知事を務めたアンドリュー・クオモは、2020年3月、新型コロナウイルスがアウトブレイクしたニューヨークを救うための政策を矢継ぎ早に打ち出すと同時に、テレビ記者会見を連日行い、メディア等で絶賛された。しかし死者数の隠蔽疑惑やセクハラ疑惑により、任期途中で辞職に追い込まれた。

sorry, some people will die, they will die, that's life)」と発言したそうです。つまり、生き延びる「we」と死に絶える「they」の間に一線を引いて分断したのです。

専制的に分断を進めるそういう国がいいのか、手間がかかっても合意形成を積み重ねる社会のほうがいいのか、そこが問われています。ガバナンスやリーダーシップを強調するのもわからないではありませんが、野党までが私権を制限する「緊急事態宣言を出せ」という動きは理解できません。分断社会では弱者や貧困層が犠牲になります。それに拍車をかけるのは避けてほしい。民主政治には時間がかかりますが、立憲民主主義の遺産を踏まえたガバナンスが大切です。

瀬名　「感染症対策か経済優先かどちらかの二分法に走るのが、リーダーシップではない」ということですね。

小林よしのりさんは、ボルソナロ大統領と同じように、「日本でコロナの死者はそれほど多くない。高齢者と基礎疾患の人にかぎられている。そういう人たちが死ぬのは仕方ない。だから、経済を優先すべきだ」と主張しています。小林さんなりの正義感からの発言でしょう。著書も売れているので支持者も多いのかもしれません。

しかし、日本がそういう社会に傾きすぎてしまっては困る、とぼくは思うのです。自分がweの側にいるならそれでいいかもしれないけれど、いったんtheyの側に入ってしまったら、社会から助けてもらえなくなる。そういう社会にはなってほしくない。最後まで他者への思いやりをあきらめない社会のほうをぼくは選びたい。21世紀の倫理観では、人の命の重さ、重症者、軽症者にかかわらず、命の重さは同じだったはずです。一人ひとりの命を大切にする、バランスのとれた政策決断を期待します。

身体性を通じた他者理解ができない中で…

野家　「倫理観が問われている」というのはその通りです。「経済を止めれば困窮して死ぬ人が出る」という意見がありますが、そもそも感染死と困窮死を秤（はかり）にかけることはできません。どちらに転んでも人命軽視の誹（そし）りを免れません。

瀬名さんが『ウイルスVS人類[*25]』で書いておられる、共感（シンパシー）と感情移入（エンパシー）をめぐる意見にまったく同意します。現象学者のフッサールが、「『他者の認識（他我認識）』は感情移入（アインフュールング）を基盤としており、それは身体性を通じて行われる」と言っています。他者を認識するには、ハグとか握手とかが重要だというわけです。現象学を発展させたメルロ＝ポンティはそれを「間身体性」と呼び、身体性を通じたエンパシーの大切さを強調しました。倫理の根幹にあるのが、シンパシーとエンパシーとコンパッションです。哲学者の大橋良介さんは、コンパッションを仏教用語の「慈悲」「大悲」と呼び代えています。

ところが、三密禁止とかフィジカル・ディスタンス[†]を守らなければいけない新型コロナウイルス対策では、身体性を通じた他者理解ができません。その中で、「シンパシーとエンパシーをどう回復すべきか」を考える必要があります。

瀬名　先ほど挙げた『専門知を再考する』には、「専門家にも対話型能力を持つ人が重要

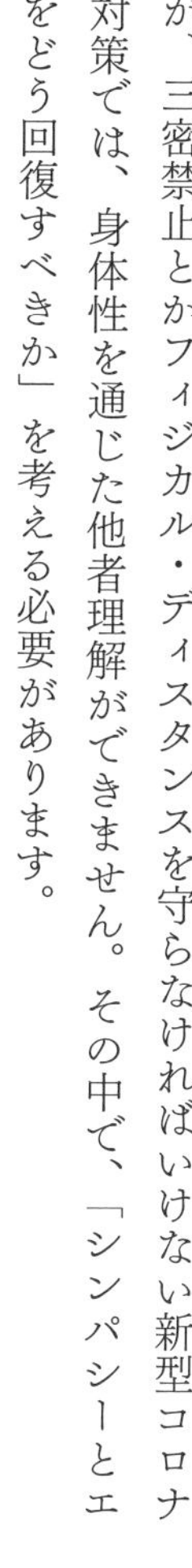

＊25　瀬名秀明・押谷仁・五箇公一・岡部信彦・河岡義裕・大曲貴夫・NHK取材班（著）、2020年、文春新書

だ」という記述があります。サイエンスコミュニケーションを意識しているのかもしれません。ただ、「対話型専門知に身体は必要ない」という意見には、ロボティクスの研究者からたくさんのことを教えていただいたぼくには、どうも納得できません。「社会の身体性は、専門知を築くうえでは関係ない」というのですが、どうでしょう。

大渕先生との対話で、「現在は、他者に対する想像力や痛みを感じる力が発揮できない状況なのではないか」という話をしました。想像力でわかる痛みの範囲が、身体性だと思うからです。

野家先生がおっしゃった「アインフュールング」というドイツ語は、大渕先生との対話で言及した動物行動学者フランス・ドゥ・ヴァールも自著の中で紹介していて、英語では「feel into」の意味にあたると言っています。アインフュールングはエンパシーの基本であり、それはまさに他者の心に「into」して、他者の気持ちを能動的に理解することから始まるというのです。一方、こうしたパンデミック状況下では、「人と人との間のフィジカル・ディスタンスをとることが対策の原則だ」と言われている。物理的に他者と離れざるをえないのだから心でつながるほかないのですが、やはり人間にはそれが難しい。想像力でわかる痛みの範囲が身体性だと思うので、他者に対する想像力や痛みを感じる力が発揮できない状況が問題です。

野家　なるほど、feel intoですね。

瀬名　AIやロボットのコミュニティでは、シンパシー、エンパシーをどうするか、という研究が進んでいます。日本ロボット学会では「ロボットの法及び倫理に関する研究専門委員会」[*26]というのが立ち上がっていて、ぼくも作家としてメンバーに入っているのですが、その集まりで、「ＡＩで『空気』を読む（ビッグデータ解析する）仕組みができないか」という話をしています。「あなたはいま、空気に飲まれていますよ」と、サポートしてくれる技術があってもいいのではないか、という提案です。ただこれには、工学系には賛成する人が多いのですが、倫理学など人文社会系の先生は、やはり「うーん」という感じのようです。

*26　http://www.ams.eng.osaka-u.ac.jp/rsj-robolaw/

問われているのは、バイオポリティクス（生政治）の真価

瀬名　大渕先生との対話で、ノーベル経済学者リチャード・セイラーが提唱している「ナッジ」という概念を教えていただきました。セイラーの共同研究者である法学者キャス・サンスティーンの『ナッジで、人を動かす――行動経済学の時代に、政策はどうあるべきか』[*27]という本がちょうど出ていたので読み、なるほどと膝を打つ思いがしたんです。

「ナッジ」とは、自発的に望ましい行動を選択するきっかけを与えてくれるものなんですね。それによって、道徳的な選択が促されることもあります。保険で自動更新がデフォルトだと自動更新を容認するけれど、更新しないがデフォルトだと、自動更新をあえて選ぶ人は少ない。一種のバイアスですが、「どうせ人間には心理バイアスがあるのだから、それをよいほうに使おう」ということだと思います。

本の中で、「『ナッジ』とはちょうどカーナビのようなものだ」と説明されていました。

*27　キャス・サンスティーン（著）、田総恵子（訳）、2020年、NTT出版

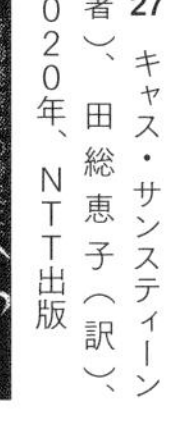

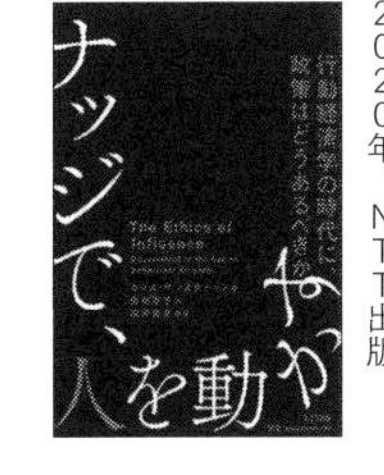

カーナビに目的地を入力すると、最善と思われるルートを表示してくれるわけですが、運転手はそれを参考にしつつも、自分であえてルートを変更する自由も保証されている。『ナッジ』は人間の自由や尊厳、福利の制御ではなく、自由を補助する役目を担うんだ」という考え方で、先ほどのAIサポートの話はナッジに近いと思ったしだいです。

野家　それは興味深い考え方ですね。

瀬名　「人間の判断には時間がかかる」というご意見にも納得できます。ちょうど『ナッジで、人を動かす』でも、人間の無意識の即断を「システム1」、熟慮しての決断を「システム2」と区別して、ナッジは「システム2」の発揮に有効と書かれているのですが、言うなれば「将棋の早指しと熟考の両方をうまく使い分けられる社会にしましょう」ということだと思います。そのうえで、「どうしても人間という生きものは、しっかり考えようとすると、それなりの時間がかかる」ことも前提として認める必要がある。

　ぼくはプライベートパイロット免許の勉強をしたことがあるのですが、飛行機の操縦士は、飛行中に事故が生じた場合、まずは高度を維持する努力をしたうえで、どこに着陸すればいちばん安全かを見極めて決断をくだす、というのが鉄則です。高度があればあるほど、考慮できるオプションが増えて、より安全な対策を実行できるからです。これは感染症対策と似ているかもしれません。クリント・イーストウッド[*28]監督の『ハドソン川の奇跡[*29]』はご存じですか。

野家　いえ、あいにく見ていません。

瀬名　実話をもとに脚色した映画なんですが、そのテーマもそれでした。旅客機が離陸

***28**　Clint Eastwood。1930年生まれ、アメリカ出身の俳優、映画監督。TVドラマ『ローハイド』（1959～1965年）への出演やセルジオ・レオーネ監督の映画『荒野の用心棒』（1964年）の主演で人気を博す。『ダーティハリー』（1971年）シリーズのハリー・キャラハン刑事が当たり役となった。また1971年の映画『恐怖のメロディ』で監督業に進出。主演を兼ねた『許されざる者』（1992年）と『ミリオンダラー・ベイビー』（2004年）で2度、アカデミー賞監督賞、作品賞を受賞。「英雄（ヒーロー）とは何か」というテーマを生涯にわたって追究し続けている。

早々にバードアタックでエンジン停止してしまい、機長はハドソン川への着水を決断し、乗員全員の命を救って英雄になります。レコーダーの記録によると、事故発生から着水まで208秒。ところが、航空機事故調査委員会のシミュレーションでは、「208秒あったならラガーディア空港[*30]に安全に戻れたはずだ」と結論され、公聴会にかけられます。しかし、「AIはそう判断するかもしれないが、人間の判断には時間がかかる。エンジン停止から決断をくだすまでの35秒間の空白を計算に入れれば、着水の選択しかなくなるはずだ」という機長の主張が認められるのです。この新型コロナウイルス感染症でも、なんとか高度を維持しながら、同時に少しでも早く、最善の決断をしていく必要があるはずです。

野家　最近では効率性や経済性ばかり言われがちですが、確かに重大な問題になるほど即断即決はできず、最適解を見出すためには「緩み」や「遊び」が必要です。近代社会はグローバル化と新自由主義[*31]で突き進んできましたが、新型コロナウイルス感染症は、「一度立ち止まって熟慮する機会を与えてくれた」と考えてもいいのではないでしょうか。それで判断は遅くなっても、よりよい未来が開ける方向をめざすべきです。瀬名さんも、「別の未来を構想できたときに未来が意味を持つ」とお書きになっていますよね。

哲学者ミシェル・フーコー[*32]が「バイオポリティクス（生政治）」という概念を提唱しています。封建社会では王権が人々の生殺与奪の権利を持っていた。いわば「死」の政治です。それが近代以降は、人々の「生」を維持しながら経済発展をめざす方向に進んできた。そのための社会装置が、学校、監獄、兵舎だった。それらを支配の方法として、政府が出生率や公衆衛生、少子社会に気を配る社会の支配体制がバイオポリティクスになります。い

＊29　2009年に実際に起こった航空機の不時着水事故をもとに、クリント・イーストウッドが制作・監督し、トム・ハンクスが主演して2016年に公開された映画。

＊30　ニューヨーク市マンハッタンの北東に位置する空港で、国際民間航空機関（ICAO）空港コード（4レターコード）はKLGA。

＊31　ネオリベラリズムともいい、小さな政府と民営化（国家による福祉・公共サービスの縮小）、大幅な規制緩和、市場原理主義の重視を特徴とする、1980年代以降に世界で支配的となった経済思想。

＊32　Michel Foucault。1926年生まれ、84年没。20世紀フランスを代表する実存主義哲学者。主な著書は『狂気の歴史』『言葉と物』『監獄の誕生』『性の歴史』ほか。

まの新型コロナウイルス感染症の事態は、この近代以降のバイオポリティクスの真価が問われているといえます。うまくコントロールできれば互いに「生」を配慮（ケア）する社会になるし、下手をすると戦時体制下の相互監視社会になりかねない。

〈専門知〉から〈総合知〉へ

瀬名　そこで問題となるのが、〈専門知〉をどうやって〈総合知〉にするかですね。〈専門知〉を統合してよりよい決断をくだすためにはどうすればよいのか。

件の小林よしのりさんも、「かなり勉強した」と自著に書いていますし、「〈総合知〉が求められている」とはっきり述べています。そこまではぼくと同じなんです。ところが、「社会とどうやってコミットすべきか」という結論部分になると、ぼくとはまったく逆の意見に達している。ぼくにとっては興味深い点で、「勉強するとは何か」「専門家と語り合うとはどういうことなのか」と考えさせられます。ぼくから見ると、小林さんはご自分の考えとよく似た専門家を無意識に選んで話を聞き、自分がたまたま見えた範囲の経済困窮者に共感したことなどによって、意見が偏っていってしまったのではないかと感じるのですが、ぼくを含めて誰もがバイアスに嵌まる危険があります。

「学際が大切」と言われてきたけれど、もう一歩進んだ学際が必要なのではないでしょうか。

野家　科学は、17世紀にデカルトやニュートンが出たことに始まります。ニュートンは自

＊33　sensus communis。アリストテレスによれば、人間の五感（視覚、聴覚、嗅覚、味覚、触覚）はバラバラのものではなく、それらを統合し比較する働き、すなわち「共通感覚」が根底にはある。この共通感覚はローマ時代になると社会の成員に共通の（communis）判断力（sensus）と理解されるようになり、近代に入ると英語の「コモン・センス」すなわち「常識」の意味に変容して今日に受け継がれている。

＊34　アリストテレス（著）、桑子敏雄（訳）、1999年、講談社学術文庫

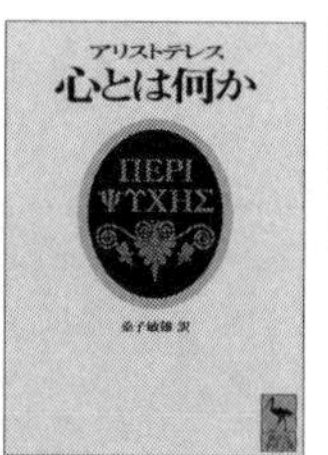

＊35　トーマス・ペイン（著）、小松春雄（訳）、1976年、岩波文庫

然哲学者でした。「科学者（サイエンティスト）」という言葉は、19世紀半ばに作られた言葉です。それ以後の歴史は、かつては〈総合知〉だった科学が細分化・専門分化されてきた歴史です。いみじくも「科学」という日本語は、まさに「専門分化した学問」という意味です。哲学ですら、一つの学問領域になりました。すべての学問分野が蛸壺（たこつぼ）化してきたのです。思想家の吉本隆明は「『井の中の蛙』であることを自覚した蛙（無知の知）は、そのことによって世界とつながっている」と言いました。

トランス・サイエンスが問題だといいますが、事実と価値の棲（す）み分けですむ問題ではありません。解決のためには、学問的交流を進めるしかない。自分の無知を自覚したうえでの異分野との対話の推進です。それによって、アリストテレスの言う「共通感覚（センスス・コムニス）」[33]、コモン・センスを回復することが第一歩です。

瀬名　ぼくも以前、とても学んだとはいえない程度なのですが、アリストテレスの『心とは何か』[34]や、アメリカ独立革命を支えたトーマス・ペインの『コモン・センス』[35]などあれこれ読んだりしました。ですが「センス」は言葉で説明するのが難しいですよね。

野家　一般に「五感」といいますが、決してバラバラではなく、音を聴いて色を思い浮かべるように共通部分はあります。「海暮れて　鴨（かも）の声ほのかに白し」という芭蕉の句がそのいい例です。コモン・センス、共通感覚ないしは常識を回復することを通じて、〈総合知〉を築くことです。

実は、東北大学初代総長の澤柳政太郎[36]がそもそもめざしたのが〈総合知〉でした。東北大学は理科大学から出発したのですが、当初から総合化をめざしたのです。一般教養にあ

＊36　1865年生まれ、1927年没。文部官僚、東北帝国大学初代総長、京都帝国大学第五代総長などを歴任。東北帝国大学総長時に、黒田チカ、牧田らく、丹下ウメの3名の女性を、帝国大学生として初めて受け入れた。

＊37　1885年生まれ、1962年没。哲学者、東北帝国大学講師から京都帝国大学助教授（後に教授）に転じた。

＊38　1870年生まれ、1954年没。物理学者、東北帝国大学総長。当時としては最強の永久磁石、KS磁石鋼を発明した。

＊39　1881年生まれ、1947年没。理論物理学者。アインシュタイン来日時は通訳を務めた。1921年、歌人、原阿佐緒との恋愛事件により東北帝大教授を辞任し、以後、著述業に専念、サイエンスライターの草分け。

たる「普通教育」を設け、随意聴講科目「科学概論」の講師に田邊元[*37]を招いたのもその一環です。「余が始めて当地の理科大学に哲学の随意講義をなすべき任務を委嘱せられたのは今より五年以前澤柳政太郎先生が総長の職に居られた時である」と田邊元自身が書いています。この科学概論とは、「科学哲学」のことです。したがって、科学哲学の講義が日本で初めて行われたのが東北大学でした。1913年のことです。

この年は、ご存じのように、帝国大学として初めて女子大生3名が東北帝国大学への入学を許可された年でもあります。数学専攻の牧田らくが、「大学では数学以外の科目も学べたことがよかった。本多光太郎[*38]の物理学と田邊元の科学概論が特にためになった」と回想しています。澤柳は、「専門家として縮こまってはいけない。いろいろな科目を身につけたうえでの専門家たれ」という理念を説いていたのです。

余談ですが、田邊元自身も、本多光太郎や物理学者石原純[*39]の講義を聴講し、『最近の自然科学[*40]』という本を出版しました。日本で最初にノーベル物理学賞を受賞した京都大学の湯川秀樹[*41]は、最初は数学に進もうと思っていたが『最近の自然科学』を読んだことで、相対論や量子論に興味をそそられ、物理学に進路変更したと、自伝『旅人――ある物理学者の回想[*42]』に書いています。澤柳の理念がノーベル賞の種子を蒔(ま)いたわけです。

瀬名　いまのお話、とても大切と感じました。田邊元さんの本はぜひ読んでみたいですね。探してみます。ありがとうございました。

＊40　田邊元（著）、1920年、岩波書店（※書影は2021年、電子版）

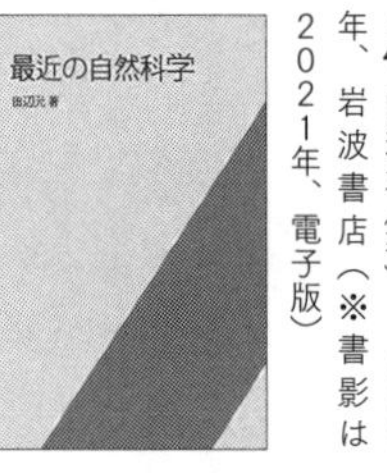

＊41　1907年生まれ、81年没。理論物理学者。1949年、日本最初のノーベル賞（物理学賞）を受賞した。

＊42　湯川秀樹（著）、1958年、朝日新聞社（※書影は2011年、角川ソフィア文庫）

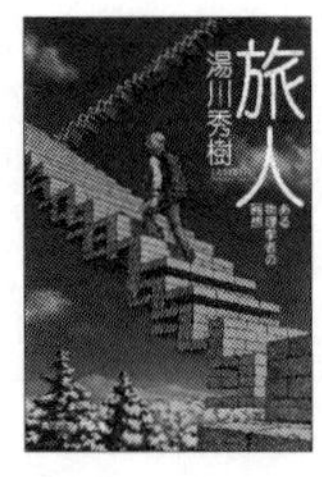

〈対談を振り返って〉〈総合知〉は、ボトムアップのかたちでしか育たない

野家啓一

1．〈総合知〉の理念

瀬名秀明さんとの対談は、東京都で感染者数が過去最高を記録するコロナ禍の真っ最中という危機的状況の中で、フィジカル・ディスタンスを保持しつつ行われた。話題は多岐にわたったが、瀬名さんのリードもあって、最終的には〈総合知〉という概念の周辺に落ち着いた。東北大学が総合大学であり、東日本大震災の折に文理連携の実を挙げたこともあって（そのシンボルが災害科学国際研究所である）、理系の知と文系の知との総合をめざしていたからである。

ただし、〈総合知〉がマスコミ等でクローズアップされたのは、さほど昔のことではなく最近のことに属する。従来の「科学技術基本法」では人文社会科学が対象領域から外されていたのに対し、それを衣替えして２０２０年６月に公布された「科学技術・イノベーション基本法」では、人文社会科学もお情けで（？）仲間に加えられたからである。基本法の第３条第６項には、「科学技術・イノベーションの振興に当たっては、あらゆる分野の科学技術に関する知見を総合的に活用して、次に掲げる課題その他の社会の諸課題への的確な対応が図られるよう留意されなければならない」との文言が見える。課題とは「少子高齢化、食糧・エネルギー、地球温暖化、雇用」など喫緊の社会問題のことである。典型的な官僚作文の見本だが、人文知をも巻き込むために「総合的に活用して」としたあたりが味噌（みそ）であろうか。

この基本法を受けて2021年3月に閣議決定された「第6期科学技術・イノベーション基本計画」においては、「はじめに」の部分に、前掲の課題解決のためには「自然科学のみならず人文・社会科学も含めた多様な『知』の創造と、『総合知』による現存の社会全体の再設計、さらには、これらを担う人材育成が避けては通れない」と記されている。〈総合知〉という耳慣れない言葉が政府文書に登場した、おそらく最初の事例であろう。ただし、〈総合知〉がいかなるものであるかはまったく不明のまま、定義なしに言葉だけが独り歩きしている。「仏造って魂入れず」とは、まさにこのことである。

私の考えでは、〈総合知〉とは、「科学なし」には解決できないが「科学だけ」でも解決ができない問題に適切な処方を与える知のことである。先に掲げられた諸課題は、すべてこの「科学なし／だけ問題」（大阪大学の平川秀幸教授のネーミングによる）に属している。したがって、研究組織は必然的に「文理連携」にならざるをえない。

2. 東北大学における〈総合知〉

イノベーションを掲げた政府の思惑とは独立に、東北大学は創立当初から〈総合知〉をめざしてきた大学である。東北帝国大学の初代総長であった澤柳政太郎は、大学教育について「専門教育に於ける最高教育は、当時の文明が有する処の最高の知識を与ふるを以て満足し、直に之を応用せんとするものであるが、大学はさらに進みて、新たなる進歩を企て、文明の先頭に立つて進まんとするのである」とその理念を掲げている。さらに、そのためには「大学は総合制でなくてはならぬことが明瞭になる」と付け加えている。

総合制とは、むろん文理両翼を有した総合大学を意味する。1907年に創立された東北大学は当初理科大学（理学部）のみであったが、澤柳は文系学部の設立を見越して、友人の狩野亨吉から江戸の古典籍を中心にした10万冊を超える膨大な蔵書を譲り受け、「狩野文庫」として附属図書館に納めた。その中には何と国宝2点が含まれており、現在では「江戸学の宝庫」として、狩野文庫の名は国内はもとより海外にまで知られている。

総合大学をめざした澤柳の念願は、1922年（大正11年）に法文学部が新設されたことで、ようやくかなえられた。法文学部という折衷的な編成をとったのも、もちろん財政上の理由があったとはいえ、「法律を修むるにしても、哲学、社会学、心理学、倫理学など文科的の補助を必要とする」という澤柳の信念を反映したものであった。法文学部の教員には経済学や教育学の専門家も含まれており、のちに戦後の文系4学部（文、教育、法、経済）の基盤となったことはいうまでもない。

澤柳は、優れた専門研究者となるためには、その知的基盤となる普通教育（一般教養）が不可欠だと考えていた。そのため理科大学（理学部）に共通随意科目の一つとして「科学概論（科学哲学）」を設け、そこに新進気鋭の哲学者田邊元を講師として招聘したのである。田邊は、東北大在任中に刊行した『最近の自然科学』の「序」に、「此機会に於て余は特に余に講義の聴聞を許された本多教授と、余の質問に一々親切な指教を与えられた石原教授とに対して感謝の意を表したい」と記している。本多教授とは本多光太郎、石原教授とは石原純のことである。このように、草創期の東北大学では教員同士の交流が盛んに行われていた。澤柳の評伝を書いた比較文学者の新田義之によれば、「澤柳はさらに教授たちが相互に刺激し合うことを重視し、教授たちが他の教授たちの講義を自由に聴講できるような、自由で開放された雰囲気を作るように気を配った」ということである。

このような雰囲気と相互交流は、法文学部ができてからも維持され、むしろ拡大発展をみた。法文学部の小宮豊隆や阿部次郎を中心に、医学部の太田正雄（詩人・木下杢太郎）らも加わって、連句の会や書画の会が開かれたのもその一例である。また戦後になって、文系4学部の教員たちが「社会科学の方法」研究会を組織し、研究成果や講演内容を小冊子『社会科学の方法』として定期的に刊行したことも忘れてはならない。それゆえ、〈総合知〉という言葉こそ用いなかったものの、東北大学では〈総合知〉を育むような交流と研鑽(けんさん)が長く続けられてきたのである。

3．〈総合知〉はいかに作られるか

これまで見てきたように、〈総合知〉はイノベーションと同様に、一片の法律ができたからといって一朝一夕に実現するようなものではない。必要なのは「異種混淆(こんこう)」、すなわち異分野の研究者たちが地道な交流を続けることによって、そこから研究上のヒントやアイデアを得たり、新たな分野の構想が芽生えたりするのを気長にサポートし続けることである。トップダウンの文理融合などは百害あって一利もない。結局は財政的に優位に立つ理工系の学問に人文社会系の学問が吸収合併されるか、ご挨拶に刺身のつま程度の扱いを受けるだけである。

私が1979年から1980年にかけて客員研究員として滞在したプリンストン大学の近隣には、有名なプリンストン高等研究所がある。亡命したアインシュタインや不完全性定理で知られるゲーデルらがスタッフとして名を連ねていた世界的な知性を集めた研究所である。もちろん理系の学者ばかりでなく、優れた哲学者や歴史学者をも擁していた。そこに短期滞在していた友人から聞いたところでは、研究所での唯一のオブリゲーションは、教授会に出席することではなく、週に一度水曜日午後3時から開かれるティータイムにホールに集まっておしゃべりすることだそうである。つまり、異分野の研究者が忌憚（きたん）なく会話し交流することをいかに重要視しているかがわかる。異質の知が交錯することによってこそ、新たな知は生み出されるからである。

それゆえ〈総合知〉を育もうとするなら、文科省や大学当局がなすべきことは、制約が多く使い勝手の悪い研究資金をばらまくことではなく、異分野の研究者たちが自由に交流できる環境を整え、あとは余計な口出しはせずに放っておくことにかぎる。〈総合知〉は、ボトムアップのかたちでしか育たないものだからである。

第四章 災害医療と地域パンデミック対応

新型コロナウイルス感染症対策では、地域ごとの取り組みが重要になります。
東日本大震災で被災した石巻赤十字病院で
災害医療コーディネーターとして医療崩壊を回避した立役者で、
現在は宮城県新型コロナウイルス感染症医療調整本部副本部長を務めている
東北大学病院総合地域医療教育支援部の石井正教授に語っていただきました。
「COVID-19対策にヒーローは不要」という、石井さんの言葉が印象的です。
（2021年2月17日収録）

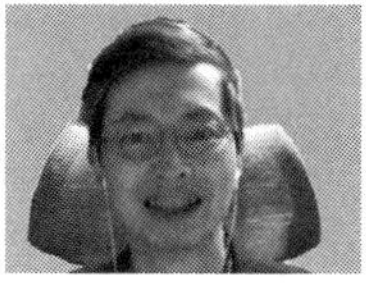

瀬名秀明

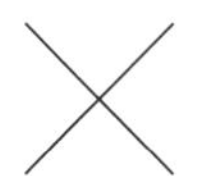

石井正
災害医療

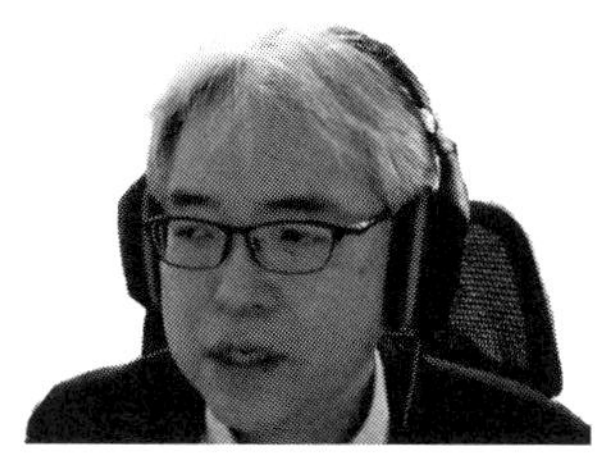

2021年2月17日

石井 正（いしい ただし）

1963年東京生まれ。89年東北大学医学部卒業。

東北大学病院 総合地域医療教育支援部 教授。

2002年に石巻赤十字病院外科部長、07年は医療社会事業部長に就任。

東日本大震災では、宮城県災害医療コーディネーターとして、石巻医療圏の医療救護活動を統括。2012年より現職。

著書に『東日本大震災 石巻災害医療の全記録』（講談社、2012年）がある。

瀬名　はじめまして。石井先生のことは、2011年の東日本大震災時、津波に襲われた石巻で唯一機能していた石巻赤十字病院の災害医療コーディネーター[*1]として、被災者診療の陣頭指揮を執った、いわばヒーローのような存在として名前を存じ上げていました。そのときのことを記録したご著書『東日本大震災　石巻災害医療の全記録――「最大被災地」を医療崩壊から救った医師の7ヵ月』[*2]も、発売直後に購入し、拝読していました。いま手元にありますが、巻末に付された長岡赤十字病院救急救命センター長の内藤万砂文さんという方の解説記事が印象的です。内藤さんは、次のように石井先生を評しておられます。

「すべての者に賛同してもらえる調整などできるはずもなく、誰かが断をくださなければ、物事は前に進まない。強い信念で明確な方向性を示すリーダーシップがなければ、支援救護班の力を結集することができない。心優しい調整型の人間では、この役はとても務まらない」

「彼はぶれない心と強いリーダーシップで、医療の枠を超え、何事に対しても抜群の実行力で闘い抜けた。震災発生後、政治や行政など、この国のあらゆるところで失われてしまったものが、ここにはあった。／繰り返すが、誰もが石井正になれるわけではない。だが、本書はこれからの災害医療にとって確固たる指標となるはずだ」

まさにヒーローへの称賛です。この解説も含めて当時、とても印象に残った一冊です。

石井　それはお恥ずかしい。ヒーローだなんてとんでもありません。

瀬名　まず、そのときのことをお聞かせください。もともとは東北大学医学部第二外科（現在の総合外科）のご出身だったのに、どういう経緯で災害医療を担当されることになった

＊1　災害時に、被災地の保健医療ニーズの把握、保健医療活動チームの派遣調整等に係る助言や支援の役割を担う目的で、都道府県により任命される。

＊2　石井正（著）、2012年、講談社ブルーバックス

のですか。

石井　石巻赤十字病院に移ったのは2002年のことで、それは単なる人事異動でのことでした。赤十字の本来の業務は、内規によれば災害救護なんです。なので、もともと災害救護活動に熱心な組織です。着任時は、上司の古田昭彦先生が災害医療担当の医療社会事業部長で海外支援などにも行っていました。その古田先生が乳腺外科を立ち上げることになって多忙になったことで、外科の診療もしながら、その部長職も追加で任されることになりました。そこで、院内のマニュアルを変えたり、地域の医療実務担当者ネットワーク協議会を立ち上げたりしていたこともあって、石巻市の医師会の推薦で、大震災の1カ月前に県から災害医療コーディネーターを委嘱されることになったのです。

瀬名　もともと災害救急医療[*3]を学んでいたわけではなかったんですね。

石井　ぜんぜんなかったです。ただ、救護班には入っていて、2008年の岩手・宮城内陸地震のときは先発隊の一員として出動してはいました。特に「災害医療をやりたい」と手を挙げたわけではありませんでした。

瀬名　県のコーディネーターになった直後に震災が起こったことで、指揮を執らざるをえなくなったということですか。

石井　そうなんです。災害が起こったら、石巻赤十字病院から石巻市役所の対策本部にリエゾン（情報連絡員）派遣するというのが院内のマニュアルでした。ところが、津波で保健所が流され、主導的役割を果たすべき市役所も機能不全に陥ってしまった。その中にあって、赤十字病院だけが電気、ガス、水道が無事で、被害も少なかったため、そこに支援救

＊3　災害発生時に、対応する側の医療能力を上回るほど多数の医療対象者が発生した際に行う医療のこと。最大多数の傷病者の救命と後遺症の軽減を図るために、搬送、トリアージ、安定化療法を行う。

護班が自発的に続々と集まってきました。なので、病院でとりまとめるしかなかった。「その担当は誰だ」ということになり、「災害医療コーディネーターのオレか」ということになったのです。石巻に参集した救護チームを束ねる「石巻圏合同救護チーム」を立ち上げ、同医療圏の災害医療救護活動を統括しました。

瀬名　ご著書の『東日本大震災 石巻災害医療の全記録』にも石巻市の被災地図が掲載されていますが、石巻市立病院のほうは海に近く、津波の被害を受けてしまった。そうした中、高台に位置していた石巻赤十字病院だけが何とか機能できたわけですね。

石巻といえば、漫画家、石ノ森章太郎[*4]さんの石ノ森萬画館[*5]が有名だろうと思います。UFOのようなかたちの銀色のドームで知られていますが、やはり海に近く、当時は1階が厳しい浸水被害を受けた。けれども幸いにして2階に保管されていた石ノ森さんの原画は難を逃れました。1カ月後の2011年4月、石ノ森萬画館はあえて鯉(こい)のぼりを掲げて、人々を勇気づけました。[*6]当時、ぼくもその光景を石巻で見ています。石ノ森萬画館はその後時間をかけて施設を再開し、鯉のぼりが復興のシンボルとなったことは、多くの方がご存じだと思います。

パンデミックへの初動対応

瀬名　当時の先生の活躍は、著書に克明に記録されています。そして今回、新型コロナウイルス感染症の地域パンデミック対策でも、医療調整本部副本部長として指揮を執られる

＊4　1938年生まれ、98年没。宮城県石巻近郊出身の漫画家。代表作に『サイボーグ009』、仮面ライダーシリーズの原作などがある。

＊5　2001年設立。沿岸部に位置するため東日本大震災時には津波の被害が甚大であったが、石ノ森の原画は2階に保存されており破損を免れた。(https://www.mangattan.jp/manga/)

＊6　井上良太「あたらしい石巻・復興支援レポート『石ノ森萬画館、再開への時間』」(2012年12月20日)(https://potaru.com/p/10000011406)

ことになった。その経緯を教えてください。

石井　厚生労働省から、「感染が疑われる患者の搬送コーディネーターを各県ごとに置くように」という通達がありました。その任には「統括ＤＭＡＴ[*7]が望ましい」という通達が２０２０年3月19日にあり、関係者が県庁に集まりました。そのときはまだ患者数は少なかったので、患者搬送コーディネーター[*8]は、ぼくと仙台市立病院救命救急センター長の山内聡先生と、宮城県医師会副会長の橋本省先生、東北医科薬科大学病院救急センター長の遠藤智之先生が指名されました。感染拡大がひどくなかったので、その時点では保健所の担当者と病院との直接のやりとりでおおむね間に合っていました。ところが、２０２０年12月くらいから感染が拡大し、保健師と病院とのやりとりだけでは入院の調整が難しいケースが激増したため、県の提案で調整本部を設置することになったのです。

瀬名　確かに、いまぼくが見ている参考の体制図〔図4-1〕には12月10日付とありますね。[*9]

石井　そうです、体制を改めて立て直す必要が出たのです。この本部の画期的な点は、宮城県と仙台市が合同事務局を設置して情報が一本化されていることです。この合同事務局設置がわれわれが提示した本部設置の条件だったのです。

それともう一つ、東北大学病院長が本部長を務めていることです。国立大学病院の病院長が本部長というのは、自分が知っているかぎり全国唯一だと思います。その下でぼくが副本部長に指名され、全体の指揮を任されています。ぼくを入れて9人の本部員のうち、遠藤智之先生と志賀卓弥先生は、重症患者さんのコンサルテーション専門本部員。残りの本部員は、全員が宮城県災害医療コーディネーター。この人選は、ぼくに任されました。

＊7　災害派遣医療チーム(Disaster Medical Assistance Team)の略称で、「災害急性期に活動できる機動性を持ったトレーニングを受けた医療チーム」と定義される。1チームは少なくとも医師1名、看護師2名、ロジスティクス(連絡調整係を受け持つ事務職員＝ロジと呼ばれる)1名で構成され、さらに保健師や薬剤師が加わることもある。１９９５年の阪神・淡路大震災の教訓を受けて、２００5年に日本ＤＭＡＴが発足した。隊員は多くの場合、通常は勤務病院などで個々に働いている。しかし大地震や航空機・列車事故、新興感染症のまん延時など、急性期の救急救援活動が必要なとき、登録隊員はチームを作って被災地域の都道府県の派遣要請に基づき可及的速やかに自力で現地に入り、医療体制を確立し、緊急治療と病院支援を行い、傷病者の搬送にも協力する。(http://www.dmat.jp/dmat/dmat.html)

人選のポイントは、2019年の台風19号の災害のときに、実際に病院避難や透析患者の移送の調整を現場で実施した強者(つわもの)たちであること。その人たちにお願いし、日替わりで県庁に詰めて、その日の新規陽性患者をホテル療養にするか、どこの病院に入院するかをきちんと調整する仕事をこなしています。ぼくの担当は原則毎週月曜日です。

瀬名　なるほど、災害現場を実際に経験した人を指名したわけですね。いまもそれが続いている。

東北大学病院*10としては、2020年4月16日からは軽症者等宿泊療養施設への医療支援、4月21日からはドライブスルー型PCR検査外来を開始したそうですね。緊急事態宣言は出ていたけれど、感染症医療調整本部が設置される前のスタート、ということになりますね。

〔図4-1〕**宮城県新型コロナウイルス感染症医療調整本部の体制図**（当時）

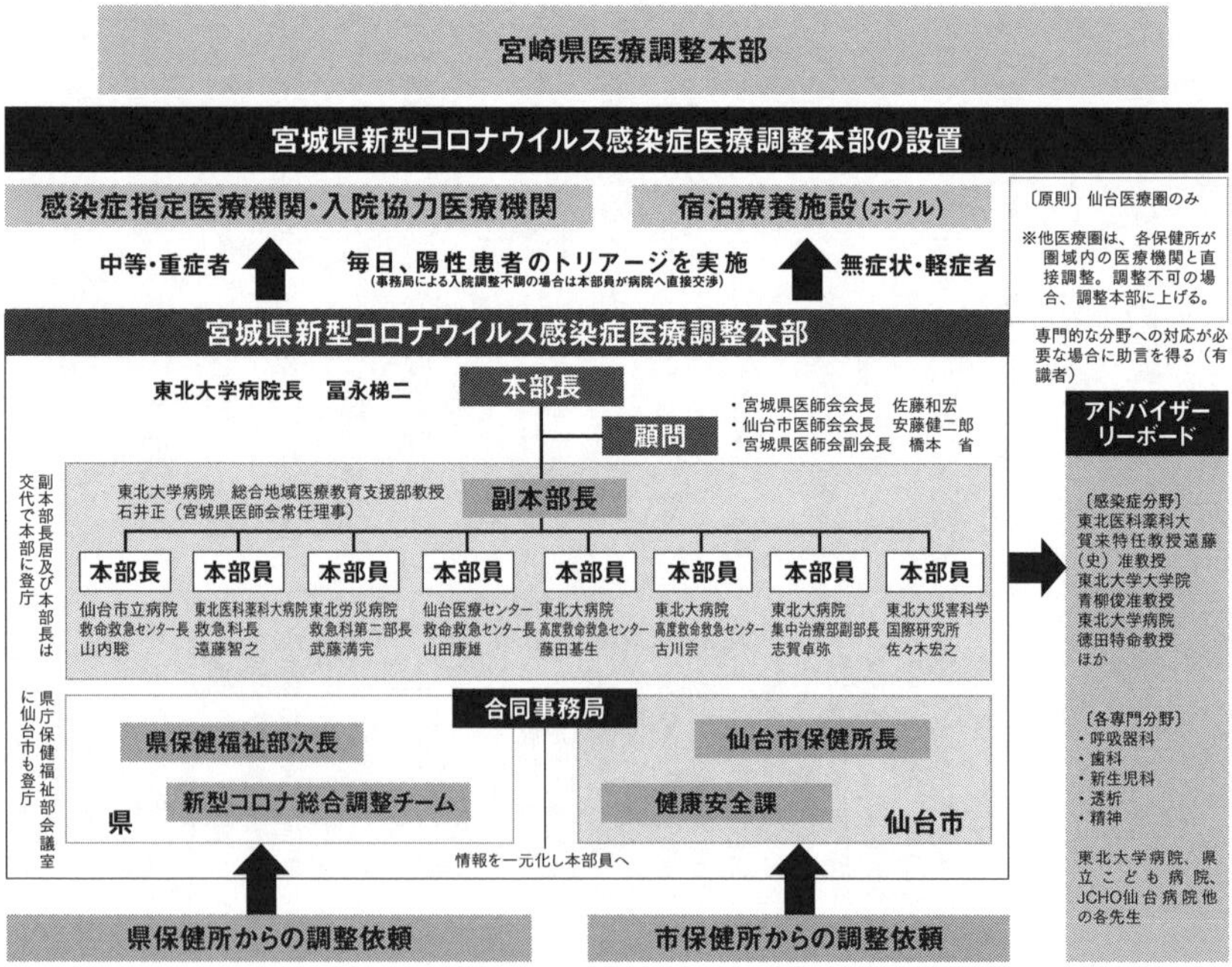

COVID-19対策にヒーローは不要

石井　当初は患者数が少なかったので、行政の担当者がメール等で感染症の専門家に意見を聞きつつ、新規患者のホテルか入院かの割り振りを調整していました。そのための有識者メーリングリストがあり、その当時はそれで足りていました。それとは別に、ホテルの医療支援とドライブスルー検査については大学病院が実施していました。

瀬名　それも、石井先生が指揮されていたんですか。

石井　そうです。最初、県にはPCR検査のキャパはあるのに、検体採取が間に合っていないという問題があり、4月13日に、八重樫伸生医学系研究科長と一緒に、県保健福祉部長と協議するために非公式に県庁に出向きました。すると知事室に呼ばれ、「大学でドライブスルー検査をやってほしい」という依頼があったのです。大学に戻って協議した結果、同日の夕方、ぼくが担当者に指名されてしまいました。びっくりでした。

瀬名　それはやはり、石巻赤十字病院の伝説的ヒーローだから？

石井　いえいえ、これからお話しするように、COVID-19対策にヒーローは不要です。そもそもぼくは、自分がヒーローだったとは思っていませんし。

最初の問題は、提示された場所が、大学病院から離れた屋外だったことでした。そこで検体採取という医療行為をするにあたり、そこに分院を作るのかという話になったのですが、それは法律的に問題があるということになりました。代わりに東北大学病院事務部の発案で、その場所に東北大学診療所を設置する申請を東北厚生局にすることにしたのです。

＊8　厚生労働省は、新型コロナウイルス感染症患者を重点的に受け入れる医療機関の設定などを早急に進めるよう各都道府県に要請し、患者が大幅に増加した際には調整本部を設置し、搬送調整の中心となる複数名の（24時間対応を行う）「患者搬送コーディネーター」の配置を求めた。

＊9　のちにさらに改組され、後述する本部員も仙台オープン病院救急科部長が入って増えた。

＊10　軽症者等宿泊療養施設として使用しているホテルに対し、東北大学病院では医師によるオンコールや往診、看護師夜勤支援のほか、X線検査や採血も行っている。

診療所を正式に設置し、東北大学総長名で診療所所長を拝命しました。餅は餅屋で、ぼくのような医師には思いもつかない方法です。

検査の業務フローは県庁の担当者と膝詰めで数日間協議して決めました。大学病院への予約リストの提出、受診者ID発行、紙カルテの作成、電子カルテの入力、問診、検体採取の手順などなど具体的業務フローを決めて、診療のかたちを整えました〔図4-2〕。

キックオフは4月21日。事務局は、院内のDMAT隊員中心で構成し、医師はぼくの教室員のほか、耳鼻咽喉科の香取幸夫教授、小児科の呉繁夫教授、救急科の久志本成樹教授が手を挙げてくださり、それぞれの教室の先生方を派遣してくれることになりました。その後、加齢医学研究所や災害科学国際研究所、[*11]仙台市医師会の先生方にもご支援いただけることになりました。採取した検体の取り違えや紛失のないよう確実性を期するために、鈴木由美看護部長にお願いして看護師さんの派遣もしてもらえることにもなりました。問診については歯学部が協力してくれることになり、初期研修医の有志も手伝っ

〔図4-2〕**東北大学病院が実施しているドライブスルー方式PCR検査の様子**（当時）

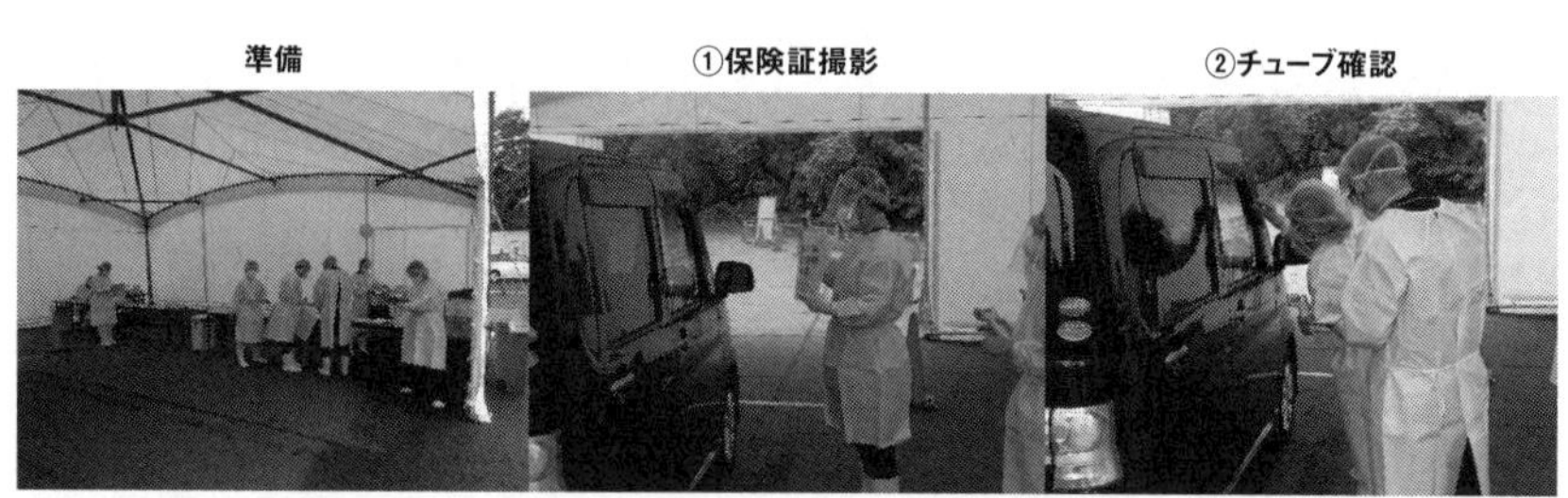

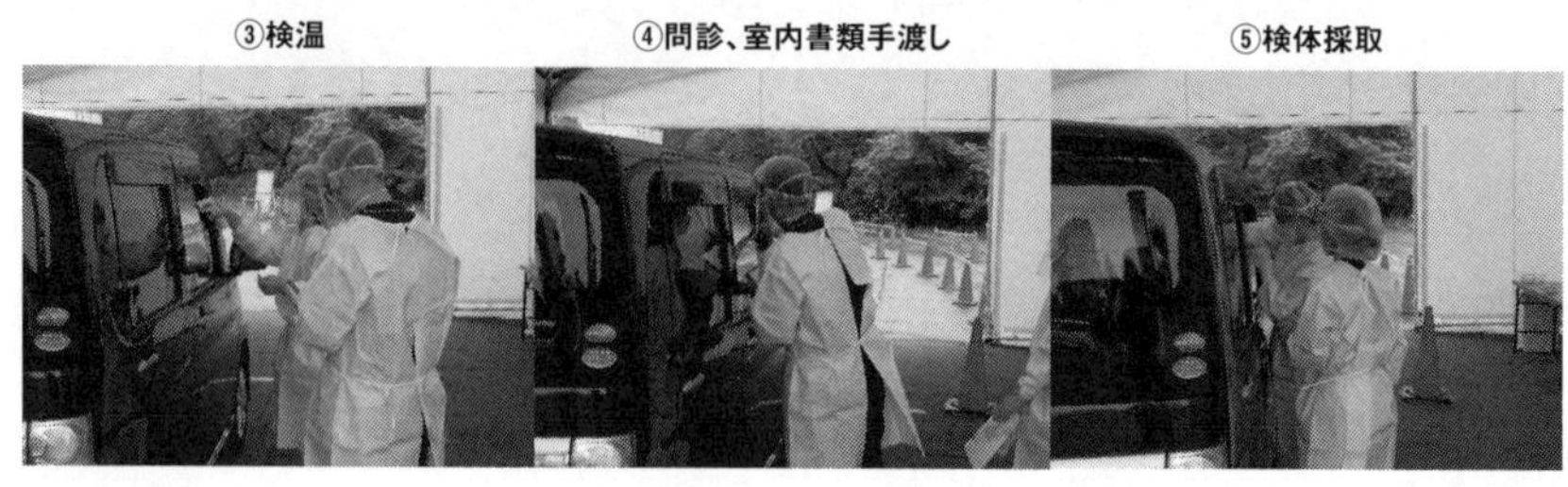

てくれています。それとは別に、ホテルに対しては本院医師の24時間オンコールや週3日の往診に加え、看護部による夜間の宿泊支援も行い、ぼくがとりまとめを担当しています。この1月からは、大学病院の放射線部と検査部のご協力を得て、ホテル入所者を対象にしたホテル内でのX線検査と簡易的な採血検査も実施しています。

そういうわけで、大学病院が一丸となってチームで取り組んでいるのです。

瀬名　実は、ぼくは宮城県がドライブスルー型PCR検査外来をやっていたことを、最近まで知りませんでした。村井嘉浩知事の発案だったというのも驚きです。知事が発案されたことには、何かきっかけがあったのでしょうか。

石井　詳しいことはわかりませんが、短時間で大人数の検体採取にはドライブスルーが向いていることは確かです。韓国など海外でもやっていましたし、確か新潟県でもやっていました。当初は、電話で保健所に相談した人やコロナ陽性者の濃厚接触者が、保健所の指示により、県内の協力病院に設置された帰国者接触者外来で検査を受けていました。協力病院では間に合わなくなったということで、ドライブスルー方式の帰国者接触者外来として導入したのです。ただし、韓国やアメリカのような、希望者がやってきて検査してもらう方式とは違います。

瀬名　そうですね。第1波の頃、「海外と同じように、日本でもドライブスルー型PCR検査を普及させるべきだ」という声がたくさんありましたが、お話をうかがうと海外のそうした事例とは別のものですね。一般の人が誰でも気軽に検査できるということではなく、濃厚接触者が予約を入れて、順番に検査場に来てもらう方式ですからね。検体採取を屋外

＊11　東北大学の附置研究所として、東日本大震災を踏まえて、2012年に設立された学際的研究所。

のドライブスルーでやったことのメリットは?

石井　病院で検体採取をするとなると、動線の確保や感染対策をしなくてはいけません。屋外の特設診療所なら、検査に特化しているうえに換気は十分で、流れ作業で、一人2分強で終わります。感染予防もしやすい。現時点で、スタッフから陽性者は出ていません。

瀬名　そうした中での、責任者としての石井さんご自身の手ごたえはどうでしたか。

石井　手ごたえというより、県から依頼されたことに対して、意気に感じてやれることを精一杯やっているという感じですね。まず初めに患者搬送コーディネーターに指名されたということもあったし、平常時にはない部署を新規で立ち上げてやるという点で災害対応に似ているから指名されたのでしょう。

大学の取り組みとしてユニークなのは、繰り返しますが、旧帝大の大学病院長が県の医療調整本部長をやっているところです。協力病院の多くが大学の関連病院であることから、大学病院長の号令一下で調整しやすいので、効果抜群です。東京では決して実現できないことです。

瀬名　なるほど、地方ならではということなんですね。しかもこの東北だから、この宮城県、仙台市だからできた。東北大学は東北地方で唯一の旧帝大ですし、何かをまとめるとすれば、やはり東北大がまず手を挙げるのが自然の流れですからね。卒業生も関連病院で活躍されていることと思います。そういう意味で、ちょうどほどよい大きさの地域に、今回は東北大の影響力が、うまく嵌(は)まったということでしょうか。「地域パンデミック対策」というものに対するユニバーサルな解ではないけれど、世界にはそれぞれいろいろな地域がある。それぞれの地域ごとに模索していくべき面もたくさんある。そうした調整を、地域色を活かしながら進めていったというのが、あえていえばユニバーサルな解につながる部分かもしれないという気がしました。きっと人間関係の調整も、地域ごと、場所ごとにやり方が違うんでしょうね。

「地域貢献」という東北大の学風

石井　保健師よりも、横のつながりのある医師がコーディネートしたほうが話が早いということがあります。県の部長が発案し、冨永大学病院長に相談して快諾されたという経緯なのではないでしょうか。東北大学を擁する宮城県仙台市という、地方都市ならではの融通性が活かされたと思います。

瀬名　副本部長の石井先生を入れて7名の本部員の先生方が交代で県庁に出向き、トリアージ[*12]をしているというやり方ですね。ただ、トリアージとはいっても、災害時のトリアージとは違いますよね。

石井　まったく違います。トリアージというと、軽症者は後回しにするイメージが強いので、いまは「マッチング」という表現を使っています。「自宅近くの病院がいい」という要望もあるし、「糖尿病の基礎疾患のある患者さんは対応できない」という事情を抱える病院もあったりするので、マッチングのほうがぴったりです。各病院の状況を報告し合って全体方針を決めるのは協力病院長会議で、冨永先生がリーダーシップをとっています。

＊12　医療スタッフや医薬品などがかぎられている災害時において、傷病者の治療をより効果的に行うために、傷病者に対する重傷（症）度や治療緊急度に応じた治療や搬送の優先順位を決定すること。

瀬名　確かに「マッチング」のほうがうまい表現ですね。「トリアージ」というと、どうしても「命の選択」といったイメージが強いので。震災や津波のときは、被災者の方が次々と病院に運ばれてきて、タグをつけられる。人手も圧倒的に足りない救急災害医療の現場では、一人でも多くの傷病者を救うために、どうしても治療や搬送の順番をつけないといけない。だからどうしても軽傷者や、回復の見込みがないと思われる重傷患者は後回しにせざるをえないせいで行われる救助システムがトリアージですからね。トリアージタグは端から破りとれるようになっていて、緑色タグなら軽傷で保留、一つ破りとって黄色なら治療の順番を待機、さらに破りとって赤色なら最優先、そして黒色タグは死亡者、という方式ですね。

今回の「宮城県新型コロナウイルス感染症医療対策調整本部」の本部員の中に、東北大学病院高度救命救急センターの藤田基生先生のお名前があります。ぼくは何年か前、作家の仕事の関係で藤田先生にお願いして、仙台でＤＭＡＴの訓練を見学させていただいたことがあります。医師、看護師、各所への連絡役である業務調整員（ロジスティクス）、そうした方々（薬剤師が入ることも多い）がチームを作って、トリアージを含む医療活動を行う。ドラマでもよく見る光景で、「トリアージ」というとそのイメージが真っ先に浮かんでしまいますが、今回、石井先生たちがなさっているのは、そういうことではないということですね。

石井　ええ、違います。

瀬名　東北大学が今回の新型コロナウイルス感染症のパンデミック対策を「感染災害」と

位置づけて独自の方策を実施している、といった報道が出ていますが、こうして具体的にお話をうかがっていくと、必ずしも2011年の東日本大震災の経験を、まったくではないにしても、直接的に役立てているという感じでもありませんね。宮城県や仙台市は、日本の大都市の中でも新型コロナウイルスの陽性者が少ないほうなんですが、それが「2011年の震災から得た教訓の成果だ」と積極的に評価するのもちょっと違う気がします。

一つは先に述べたように、ほどほどの大都市であるという土地柄ならではの方策を、先生方が一つひとつ模索されて実施されたこと。もう一つ、ぼくが思うに、宮城県や仙台は以前から地域パンデミック対策への意識が高く、有志の方々がふだんから勉強されていたこと。むろん県や市の対策が完璧とは言えなかったかもしれませんし、実際に県民や市民からは不満や不安の声もあります。ただ、そうした土壌があったことは幸いだったように思うのですが。

石井　そうなんです。強調しておきたいのは、宮城県独自の取り組みという報道をされたりしていますが、基本のところでそれは当たらないということです。患者搬送コーディネーターを統括DMATが担うことは、国の要請があってのことです。それについては、クルーズ船のクラスター対策にDMATが派遣されたという経緯も関係しています。旭川のクラスター発生[*13]でも、DMATが派遣されていました。ぼくが知っている山形でも福島でも、災害医療のコアメンバーが県庁に入って同じようなことをやっています。通常の自然災害では、県を跨いだ調整や支援があるのですが、COVID-19では日本全国が被災

＊13　2020年11月初めから旭川市内の病院でクラスターが発生し、厚生労働省の災害派遣医療チーム（DMAT）が派遣され、11月下旬から活動を始めた。12月には自衛隊への派遣要請もなされた。

地なので、それがない。県ごとに、災害医療コーディネーターがコアメンバーになってやっているはずです。阪神・淡路大震災や東日本大震災を教訓にして、災害医療コーディネーター制度ができ、非常時に対応するための訓練を受けた人が増えているので、各県で同じような体制が組めるのです。その中で宮城県は、「ほどほどの規模の大都市で、東北大学病院を中心にしたガバナンスが効きやすい」という特徴を活かしているのです。

その点で言えば、大学病院の入れ込みの大きさでは、宮城県は特殊かもしれません。東北大学では、地域貢献が当然の学風になっているからです。大震災時も、当時の里見進大学病院長の号令で、病院医師全員がそれぞれの専門を超えて被災地から受け入れた患者の診療を行いました。医師だけでなく、大学病院の看護部、放射線部、検査部もみんなそうでした。今回、ホテルでのX線検査ができたのも、そういう学風のおかげです。事務も、それを実現するための方策に知恵を絞っている。大学病院の隅々まで、非常時に地域に貢献するという学風が息づいているのです。

火事にたとえると、自然災害は大爆発、COVID-19は山火事

瀬名　クルーズ船のとき、まずDMATが入ったことで、それに違和感を表明される医師の方もいましたよね。でもその後の報告などを見たり読んだりするかぎり、DMATの方々は本当によくやられたと思います。[*14] ただ、そうしたDMATの方々も、最初に要請を受けたときは、「自分たちは感染症の専門ではないがいいのか」という戸惑いもあったと

＊14　厚生労働省、ダイヤモンド・プリンセス号現地対策本部「ダイヤモンド・プリンセス号現地対策本部報告書」（2020年5月1日）（https://www.mhlw.go.jp/content/10900000/000627363.pdf）、日本公衆衛生学会総会より「クルーズ船『ダイヤモンド・プリンセス号』におけるCOVID-19への対応の記録」（2020年10月20日開催）（https://plaza.umin.ac.jp/~COVID19/core/DP_COVID19.pdf）など。

聞きます。どんぴしゃの専門家集団を最初から準備できればそれに越したことはないのでしょうが、現実はそうはいかない。誰もが少しずつ現場に馴染んでいき、その場で最善を尽くすということなのだろうと思います。

今回のパンデミックは、やはり地震や津波などの自然災害と違うということがよくわかります。地震や津波では、「最初の数日の対応が生死を分ける」と言われますよね。戦場での負傷者の治療も、最初の数時間、もっと言えば最初の数分が〝ゴールデン〟タイムだと聞きます。戦場ではほとんどの場合が裂傷や火傷なので、処置が早ければ早いほど助かる見込みが高いからですね。[*15] 震災や津波だと先生の著書にもあるように、数日後に発見・救助されるケースもあり、寒さや疲労で徐々に悪化していく被災者も多い。すべての災害救援活動において、どこに目配りするべきかの焦点は変わるということなのだろうと思います。

感染症パンデミック対策もまた独特だと思います。パンデミックは地震や津波と違って、だらだらと続くのがいちばんの特徴で、対策のメリハリをつけるのが非常に難しい。しかも今回の新型コロナでは、従来想定していた高病原性鳥インフルエンザとも異なる感染状態に世界は直面しました。今回初めて経験したご苦労があれば教えてください。

石井　火事にたとえると、自然災害は大爆発、COVID-19は山火事みたいなもの。大災害で大変なのは、撤収のタイミングです。今回は撤収のタイミングがつかめない。ドライブスルーをいったんやめると再開が大変なので、縮小してでも当面は継続しておく必要があります。ただしそれ以外では、大震災のときと同じです。震災を経験した宮城県は、

＊15　アトゥール・ガワンデ（著）、原井宏明（訳）『医師は最善を尽くしているか――医療現場の常識を変えた11のエピソード』（2013年、みすず書房）など。

いろいろな組織が同じ方向を向いていてやりやすい。保健師をはじめ、行政の方たちもみないい人ばかりだし、ぼくはついていると思っています。

瀬名 組織のマネジメントには、ある種の〈総合知〉が求められると思います。石巻のときはスピード感と臨機応変さが求められたと思うのですが、今回は決断の仕方に違いがありますか。

石井 日々の細かいことは、その場で決断をしていますが、地方の病院から大学という大きな組織に戻って学んだ重要なことは、みんなに納得してもらうということでした。聞こえが悪いかもしれませんが、根回しが大切。思いつきの独断専行をすると、道を誤ったときに助けてもらえなくなります。石巻のときも、周囲に相談できる人、ブレーンがいたので助かりました。その一方で、バラエティ番組のＭＣみたいに、てきぱきとものを決めていくことで、求心力が高まったと思っています。そういう経験は、今回も活かせています。

瀬名 他県との情報交換はどのくらいあるのですか。

石井 今回は、他県の情報がぜんぜん入ってきていません。どこも、そんな余裕はないのではないでしょうか。ぼくも発信できていない状況です。それはまずいので、今後、日本災害医学会などでの発表を予定しています。

瀬名 今後の見通しはいかがですか。

石井 とにかく、ワクチンと有効な治療法を待つしかない。それまでは、新規患者さんの検査とマッチングを粛々とやるだけです。協力体制ができていて一致団結してやっているので、どういう状況になろうとも対応できると、楽観的に考えています。

〈対談を振り返って〉〝知〟の実践をなしうる体力と体制を

石井正

瀬名さんとの対談からすでに1年半が過ぎようとしている。第7波と言われる7回目のＣＯＶＩＤ-19感染拡大の波が落ち着いてきた現在も、東北大学病院では対談でもお話しした宮城県新型コロナウイルス感染症医療調整本部、軽症者等療養施設（ホテル）支援等を継続している。

これまで、医療調整本部の新規ＣＯＶＩＤ-19陽性者のマッチング調整件数は、入院調整累計：４２８５件（２０２２年8月31日時点）、ホテル療養調整累計：５万１２５２件であり、ドライブスルー検査件数は累計１万５８７３件（２０２２年6月6日まで、6月7日から休止中）、ホテル支援はこれまでのべ８ホテル合計１５５０室に対し東北大学病院15診療科（一部仙台市医師会のご協力を頂いている）によりオンコール支援を実施、２０２２年８月31日現在も５ホテル１０３０室に対して支援を継続している。またホテルにおける医療支援としての往診は累計４２５２件、採血は累計１１６８件、レントゲン検査は累計１１５２件に上る（２０２２年8月31日時点）。加えて東北大学病院は張替秀郎副院長をセンター長とし、宮城県が事務局を担当する「東北大学ワクチン接種センター」を２０２１年５月24日に開設し、院内37診療科の協力を得て２０２２年７月31日に終了するまで、宮城県内13大学拠点職域接種（東北大学本部がとりまとめ）を含むワクチン接種件数は、累計78万６３２９件に及ぶ。さらに、高齢者施設支援体制の構築にも宮城県及び仙台市に積極的に協力し、また「宮城県抗体カクテル療法センター」や小児のCOVID-19患者の日帰り点滴を行う「東北大学病院小児点滴センター」も開設している。

本対談中、「撤収のタイミングがつかめない」と申し上げたが、東北大学病院はまさに現在に至るまでニーズに応じつつ、地域のCOVID-19感染拡大対応を継続しているのである。それも、COVID-19患者入院受け入れを行いつつ、院内感染コントロールを適切に行いながら、COVID-19パンデミック以前の診療レベル（新患数、入院実績、手術数など）にほぼ戻しながら、である。手前味噌だがその組織体力たるや大したものである。

対談のテーマは、確か「COVID-19に対して〈総合知〉で取り組むにはどうすればよいか」であった。「〈総合知〉で取り組む」というと、対談当時は何となく「対応のための知恵とは何か」とイメージしていたため、そのときはここまで長期的かつ広範に対応することになるとは思わなかったこともあり、正直「こんな感じで知恵を絞りました」的感覚でお話ししたと記憶している。

すなわち、第一に、「地域支援が当たり前」という本学の学風がバックグラウンドにあるため、学内のさまざまな部署とのCOVID-19地域感染制御活動に係るコンセンサスが得やすく、それが迅速な対応体制のオーガニゼーションにつながったこと、第二に、東日本大震災以来宮城県や仙台市、医師会、保健所などの関係組織との間に危機対応における信頼関係が培われており、今回のパンデミックでも、一体となった協力体制を築きながら活動することができていること、第三に、宮城県内のCOVID-19入院受け入れ協力病院の多くは東北大学の関連病院であり、東北大学病院長がリーダーシップをとることで非常にガバナンスが効く医療体制を確立することができていること、である。端的に言うと、「皆が同じ方向を向くように、かつ最大限活きるように、上手に関係部署や関係組織と権限調整しながら交通整理をするとよいですよ」、それには「震災の経験や東北大学の地域貢献の学風が、とてもよい追い風になりました」という内容である。

しかしながら、ここでぜひ押さえておきたいことがある。特に今回のように長期にわたり、かつ広範な対応が要求される危機対応においては、「行動なき理論（知）には価値なし」ということである。「〈総合知〉で取り組む」と言うと、ともすれば「正しい知とは何か」の議論になりがちである。しかし、あえて口さがない言い方をすれば、それが仮に「理論的には正しい知」だとしても、実行を伴わない「かくあるべき、こうすべき的知」のみでは状況は改善しないことを知るべきである。すなわちその〝知〟を実践する活動体制・基盤を確立していなければ、それは無用の長物にすぎないことを肝に銘じなければならない。

逆に言うと、いまある、もしくはこれから立ち上げる実働体制の範囲内で最大限実行可能なプランを立案する必要がある。ファーストインパクトが最大で徐々に安定する自然災害なら、対応のための活動期間はそれほど長くはかからない。したがって、その気さえあれば、たいていの組織は多少無理をすれば何とかなるとは思う。

しかしながら前述したように、東北大学病院が2年余にわたり、もともとの診療面での役割（高度急性医療の提供）を果たしつつ、COVID-19患者入院受け入れを含めたCOVID-19対応を踏ん張って継続していることを鑑みると、少なくとも今回のCOVID-19地域感染拡大対応のようなクライシスにおいては、繰り返しになるが、強力なリーダーシップを持つリーダーのもと組織全体がやり抜く意志や覚悟を持ちつつ、正しい知恵をはたらかせ、周囲と良好に連携しながら、継続的かつレジリエントに具体的に実行・実働しうる体制・基盤があって、もしくは構築して初めて「〈総合知〉で取り組む」ということになるのではないか、と本対談を振り返り改めて思う。

第五章 人と寄り添う――宗教人類学からのアプローチ

新型コロナウイルス感染症が収束の決め手を欠いたまま
第4波の感染拡大に至り、死者の数も確実に増えました。
日本で死がこれほど万人の身近に迫っているのは、
第二次世界大戦後初めてのことではないでしょうか。
看取りや、死者の尊厳という問題も深刻になっています。
人々のストレスも高まると同時に、緊急事態慣れなどという言葉も聞かれます。
死と向き合わざるをえない状況に、私たちはどう対処すべきなのでしょうか。
今回は視点を変え、宗教人類学者の木村敏明東北大学教授に
語っていただきました。

（2021年4月22日収録）

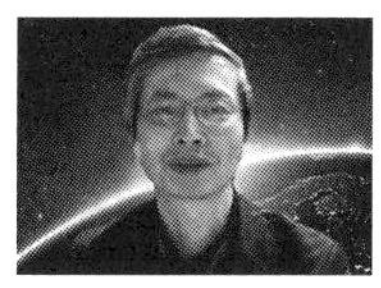

瀬名秀明

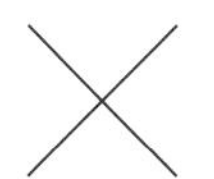

木村敏明

宗教人類学

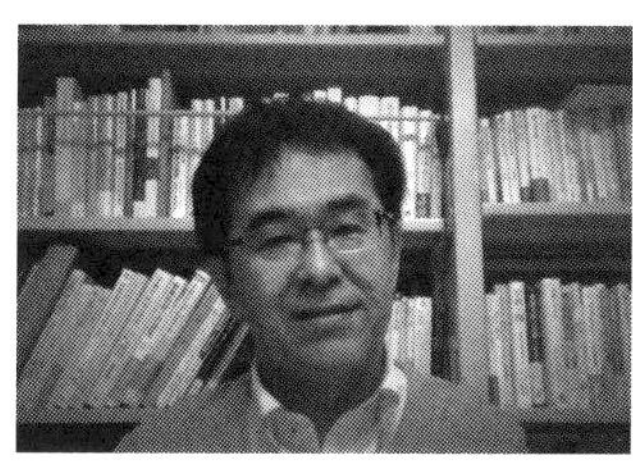

2021年4月22日

木村 敏明（きむら としあき）

1965年生まれ。東北大学大学院文学研究科教授。東北大学大学院文学研究科修了。弘前大学人文学部講師、ハーヴァード・イェーンチン研究所客員研究員などを経て現職。専門は宗教人類学、インドネシアの社会と宗教。編著書に、『聞き書き震災体験――東北大学90人が語る3.11』（監修、新泉社、2012年）、『不平等生成メカニズムの解明――格差・階層・公正』（編著、ミネルヴァ書房、2013年）がある。

瀬名　宮城県・仙台市が独自の緊急事態宣言を発令し、これで3度目となりました。[*1] 新型コロナ感染症は未だに収まる気配がありません。1回目の緊急事態宣言では、人流の7割減をめざした東京でその効果があったといわれました。しかし、2回目以降はさほど減っているようには見えません。街頭インタビューでも、人々は慣れや疲れを口にしています。

2回目の緊急事態宣言はいったん3月に解除されたのですが、宮城県や仙台市はちょうど東日本大震災から10年という節目だったこともあって、人の移動や接触の機会が増え、おそらくはそうしたことを含む複合的な原因から感染者数が一気に増大して、3月31日には新規陽性者が200名という過去最大の数になってしまいました。東北の医師会からも「戦後最大の危機」という言葉まで出ました。そこで全国に先駆けて独自の緊急事態宣言が出て、「まん延防止等重点措置」も敷かれたのですが、やはり最初は混乱と不安が広がりました。やがて陽性者数も減少して、「戦後最大の危機」はさすがに言いすぎだったわけですが、病床がほぼ埋まってひっ迫する時期もあり、医療従事者の皆さんが置かれている緊張状態は変わっていないと思います。小坂健先生が、宮城県では医療側の情報発信者の代表となるかたちで、いまも毎日のようにテレビのニュースにリモート出演なさっています。[*2] 全国的にもいくつかの変異株が確認されて、新たな局面に入ってきています。

こういう現状を鑑み、今回は宗教人類学を専門とする木村先生のお考えをお聞かせいただきたいと思い、お願いしたしだいです。先生は、東日本大震災の後、被災した東北大学関係者に学生によるインタビューを実施し、『聞き書き震災体験――東北大学 90人が語る3・11[*3]』という本を出されていますね。それと、『不平等生成メカニズムの解明――格差・

＊1　本対談のすぐ後、2021年4月25日から、国も東京、大阪、兵庫、京都に3回目の緊急事態宣言を発令した。

＊2　2021年5月末の段階では、国内の新規陽性者数は減少しつつあるものの、重症者数は減らず、10都道府県に緊急事態宣言を発令中だった。

階層・公正』[*4]という本も出されている。大震災被災者へのインタビューを実施していたり、不平等の生成についてもご興味をお持ちだとは知りませんでした。

それについてもお聞きしたいと思いますが、まずはいまの宮城の状況、日本の状況をどう見ていますか。

木村　私は医師でも感染症の専門家でもなく、インドネシアを中心に宗教人類学を研究してきました。ただ、以前からインドネシアでしばしば感染者が報告されていた鳥インフルエンザに関心があったので、瀬名さんの『インフルエンザ21世紀』は出版後すぐに読みました。新型インフルエンザのような感染症が社会に広がった場合には、その拡大抑制のために社会的文化的側面を考慮することも大事だと、以前から考えていたからです。現状分析については、感染症専門家の話を聞くしかないわけですが、地震のように比較的短期間で破壊的影響が広がる災害と比べ、感染症はゆっくりと持続的に影響が及んでいくため、社会や個人の反応の仕方も地震のときとはだいぶ違うな、と感じています。

災害は天罰？

瀬名　著書で書かれているように、先生がフィールドにしているインドネシアは多宗教の国で、しかも大地震に見舞われています。そういうインドネシアを知る立場から逆に日本を見て、どういう感慨を抱かれていますか。

木村　インドネシアには多様な宗教の人が暮らしていますが、国民の85％はイスラムの信

＊3　高倉浩樹・木村敏明（監修）、とうしんろく（東北大学震災体験記録プロジェクト）（編）、2012年、新泉社

＊4　佐藤嘉倫・木村敏明（編著）、2013年、ミネルヴァ書房

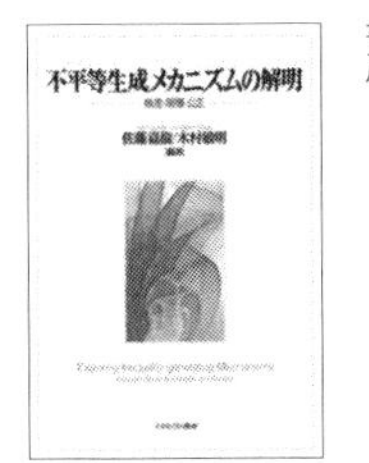

者です。社会学者の世界的ネットワークがほぼ5年ごとに実施しているワールド・バリュー・サーベイ（世界価値観調査）では、70〜80ほどの国が参加して同じ質問項目に答えます。その質問の一つに、「あなたの人生にとって宗教は重要ですか？」という質問があるのですが、インドネシアでは「イエス」と答えた割合が世界2位で99％（1位はエジプト）でした。日本は、下から2番目（最下位は中国）です。その意味で、宗教観に関しては日本とインドネシアは対照的な国といえます。

フィールドにしているスマトラは、2004年に大地震に見舞われました。[*5] 特に大きな被害を受けたアチェでは、20万を超える死者が出てしまい、大きな穴を掘って集団埋葬せざるをえませんでした。その後、集団埋葬地は記念公園となり、そこにはいまにも襲いかかろうとしている大きな波のかたちをしたモニュメントが設置されています。

「津波で亡くなった方々の埋葬地に、津波のモニュメントを建てる」という感覚は、私たちにはちょっと理解しにくいのですが、アチェの人たちは、津波は神が起こしたもので、津波の大きさはアラーの偉大さの反映だと信じています。また津波の犠牲者は、ジハードで亡くなった戦士と同じ英雄（シャヒード）扱いをされています。「いつまでも悲しんでいても仕方ない」「英雄として天国に召された人たちなんだ」と、家族は悲しみつつも、「神様の下に召されたのだから」と語っています。10周年の際に訪れたら、伴侶を失った人たちの再婚ブームになっていました。そういう宗教、社会のあり方が印象的です。日本では、「何でこんな目に遭わなければいけなかったのか」と、答えのない疑問にさいなまれている被災者も少なくありません。それに対してアチェの人々の中には、このような宗教の教

＊5　2004年12月26日に、インドネシア西部、スマトラ島北西沖のインド洋で発生したマグニチュード9・0の大地震。インド洋に面した国々を大きな津波が襲い、死者・行方不明者は30万人近くに及んだ。

えにとりあえずの心のなぐさめを得ている人が多くいるように感じます。

瀬名　「津波で亡くなった方が英雄になる」というのは、日本人には理解しにくいですね。２００８年に中国の四川省で地震[*6]があって６万８０００人が死亡しました。そのとき、女優のシャロン・ストーンさん[*7]がカンヌ国際映画祭の会場で、地震は中国政府のチベット政策の「報い」だと発言して大炎上し、中国から総スカンにあいました。日本は神風攻撃のパイロットを英雄に祭り上げましたが、いまは死者を英雄扱いすることにはためらいがあるような気がします。災害を神の偉大さや天罰につなげることはどうなんでしょう。火山噴火や地震などの自然災害を神の意思につなげる背景は何でしょうか。

木村　自分たちの理解を超え制御できない力を何らかの超越的存在と結びつけて説明することは、時代や文化にかかわらず行われてきたことです。ポイントは、ご指摘の通り、そのような説明のうち、社会的に受け入れられるものと受け入れられないものがあるという点です。

２０１０年に西スマトラ州で大地震[*8]があったとき、インドネシアの新聞のコメント欄に投稿された24時間分のコメントを分析しました。[*9]そこでも、「堕落した街だから天罰を与えられた」という書き込みは大炎上していました。日本でも、東日本大震災の折に石原慎太郎都知事が津波は「天罰だと思う」と発言して物議を醸しました。震災直後のまだ多くの被災者が苦しみの中にいる時点で、自分が神の立場に立ったかのような高所からの解釈が批判を浴びるのは、どちらの国でも同じことです。一方、一神教の伝統のもとでは、偉大な神は隔絶した存在です。そういう文化のもとでは、偉大なる神の意図は人間に理解で

＊6　２００８年５月12日に、中国の四川省で発生したマグニチュード８・０の大地震。死者・行方不明者は９万人を超えた。

＊7　１９５８年生まれ、アメリカの俳優。チャリティ活動に熱心で、東洋思想にも関心があり、それゆえの失言となったとみられる。代表作に『ロマンシング・アドベンチャー／キング・ソロモンの秘宝』（１９８５年）、『トータル・リコール』（１９９０年）、『氷の微笑』（１９９２年）など。

＊8　２０１０年10月25日にインドネシアの西スマトラ州沖で発生したマグニチュード７・７の地震。津波により約５００名の死者・行方不明者が出た。

＊9　木村敏明「地震と神の啓示——西スマトラ地震の事例から」『東北宗教学』vol.５、２０１０年

きないものとしてブラックボックス的な扱いとなります。

それに対して、日本の多神教的伝統のもとでは、災厄をもたらす神が想定されて、「なぜこんなことをするのか」「どうすればやめてもらえるのか」についてさまざまな解釈が生まれうる。感染症では、疱瘡(ほうそう)[*10]やはしかなどの感染症について、疱瘡神[*11]、はしか神などが信じられ祀(まつ)られていました。江戸時代には、疱瘡に感染した子どもの枕元に祭壇を作り、「神が好きな赤いものを供えることで喜んでお引き取り願う」という儀礼が行われていたことが知られています。疱瘡で亡くなった人を疱瘡神として祀って、守ってもらうという信仰もありました。神々や死者を身近に感じ、その神々との交渉の中で病に対処しようという風土が日本にはあったのです。

瀬名 疱瘡神の祭壇の話は驚きですね。赤い色が神様の好きな色とは知りませんでした。むしろ、追い払うための嫌がる色、厄除けの色かと思っていました、赤べこがそうであるように。今年は丑(うし)年でしたから、年賀状では赤べこの図柄が多用されましたね。実はぼくも使いました。

木村 地方によって解釈の違いはありますが、疫病神様の好きな色で静かにお引き取りいただくというところもあります。敵対するのではなく、身近な存在としてイメージしていたのです。大島建彦の著書『災厄と信仰』[*12]を見ると、そのような疫病神の身近さがよくわかります。「疫病神様が書いた」という反省のお詫(わ)びの証文が遺っている例もあります。

＊10 天然痘のこと。

＊11 疱瘡を司る神。この神に祈ることで病をまぬがれたり、病状が軽くすむと信じられていた。

＊12 大島建彦（著）、2016年、三弥井書店

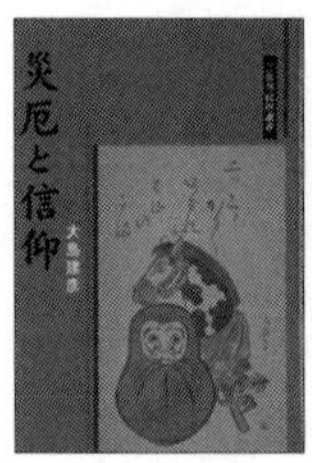

宗教者による寄り添いと心のケア

瀬名　宗教と信仰ということでは、東日本大震災がきっかけで、臨床宗教師[*13]の活動が注目を浴びるようになったそうですね。被災地である仙台に住んでいながら、うかつにもこれまで知らなかったのですが、そのことをお話しいただけますか。

木村　詳細は藤山みどりさん（『臨床宗教師——死の伴走者』[*14]）や鈴木岩弓先生の著作や論文にゆずりますが、東日本大震災後に仙台市の公営の火葬場で、仏教、神道、キリスト教、新宗教など特定の宗教・宗派を超えて協力して行ったボランティア活動がきっかけになっています。葬儀などをあげて死者を適切に送ることが困難な中で、希望者に読経や祈祷など の儀礼を行ったり、「心の相談室」と銘打った相談カウンターをおいてさまざまな困りごとの相談にのったりしていました。

そういった中で、日本の宗教的風土にあったかたちで、欧米のチャプレン[*15]のように、社会貢献や心のケアを行う枠組みを作れないか、という発想が生まれたのです。ポイントは欧米のチャプレンが特定の宗教、特にキリスト教の教えを前提に信者をケアするものであったのに対し、日本の習合的な宗教風土では教義を離れてケア対象者の死生観に寄り添ったケアが求められるということです。当時の主要メンバーであった現東北大学の谷山洋三先生を中心に、傾聴を中心としつつ、宗教的な要素を取り入れた心のケアの仕組みが作られると共に[*16]、そのようなケアを実施する「臨床宗教師」の養成の取り組みが始まりました。

＊13　被災地や医療機関、福祉施設などの公共空間で心のケアを提供する宗教者。(http://www2.sal.tohoku.ac.jp/p-religion/2017/cn8/pg37.html)

＊14　藤山みどり（著）、2020年、高文研

＊15　施設や組織で人々の魂のケアや宗教的ケアを行う専門職。

＊16　【TOHOKU University Researcher in Focus】Vol.008 生と死を支えるスピリチュアルケア——公共的な存在としての臨床宗教師」を参照。(https://www.tohoku.ac.jp/japanese/2020/02/infocus-008.html)

瀬名　それは東北大学を中心とした取り組みなんですか。

木村　震災の翌年に東北大学に臨床宗教師を養成する「実践宗教学寄附講座[*17]」が開設されました。特定の宗教に偏らないためにも中立的な国立大学が中心となった意義は大きかったと思います。いまはほかの大学にも広がっていて、日本臨床宗教師会[*18]という組織もあります。臨床宗教師が常駐している病院もあって、東北大学病院にもいます。

瀬名　新型コロナウイルス感染症にも携わっているのでしょうか。

木村　臨床宗教師の活動は傾聴が中心で、移動傾聴喫茶「カフェ・デ・モンク[*19]」などで、心のケアを必要とする人たちに寄り添い、コミュニティの再生や孤立した人たちをつなぐ手助けをしてきました。新型コロナウイルス感染症では、「寄り添う」「つなぐ」という活動が難しい状況です。各地で工夫して奮闘されていますが、患者への接触ができません。ただ、医療従事者への心的ケアをしている人もいらっしゃいます。

*17　http://www2.sal.tohoku.ac.jp/p-religion/2017/index.html

*18　http://sicj.or.jp/

*19　東北臨床宗教師会のウェブページなどを参照。(https://www.ht-rinshu.com/cafedemonk)

医療従事者へのケア——専門家と社会との分断

瀬名　新型コロナウイルス感染症の話に近づいてきました。東北大学の看護学の朝倉京子先生がされた調査でも、精神健康（メンタルヘルス）の状態が悪化して「離職したい」と思った看護師さんが多くなった、という結果が出ています。[*20]

ぼく個人としては、新型コロナウイルス感染症を抑え込むために奮闘している押谷仁先生や小坂健先生のような方々への強い風当たりを憂慮してきました。２０２０年の3月から5月頃にかけて、新型コロナウイルス感染症対策専門家会議や分科会の委員による情報発信が逆に、「感染症対策を牛耳っている」と受けとめられて、委員に対する人格攻撃が始まりました。そして人々の経済的困窮がそれに輪をかけました。そういう批判に慣れているはずとはいえ、やはりあの時期は感染症専門家の誰もが、心に傷を負うこともあったのではないかと心配しています。当時の専門家会議が発展的解消を遂げて分科会になった後、押谷先生はほとんどまったくといっていいほどメディアに登場しなくなってしまいました。ただ、２０２０年春の厳しい状況だった頃、「宗教学の木村先生と電話で話をした」とうかがっていました。

押谷先生とはいつ頃からのお知り合いですか。どのようなお話だったのでしょうか。

木村　２０１７年2月にインドネシアのバンドン工科大学で、東北大学主催の環境学シンポジウムがあり、そこでご一緒したのが最初です。東北大学のインドネシア関連の研究者が参加したシンポジウムでした。その年に、押谷先生の「ヒューマンセキュリティ特論」という授業にゲストで呼ばれ、心、死生観、宗教の観点から安全の話をしました。

それで、２０２０年の4月初め頃、押谷先生から突然、電話があったのです。「新型コロナウイルス感染症の感染拡大状況の理解には、宗教や死生観の問題が欠かせない」という話でした。それ以前の印象では紳士的で穏やかな人でしたが、あのときは日本社会全体で緊張が高まっていた時期で、押谷先生も緊張しつつ、使命感に燃えているという印象でした。またそんな状況の中で、「宗教が重要だ。専門家の意見が聞きたい」という発想を持った視野の広さには驚きました。

＊20　東北大学のプレスリリース（https://www.tohoku.ac.jp/japanese/2021/cate_press/）より２０２１年２月10日の記事「新型コロナウイルス感染症流行下における看護職の精神健康ケアの必要性増 看護職の約４割が新型コロナによる離職意向を示す」を参照。

本対談後、東北大学災害科学国際研究所の臼倉瞳助教らが実施したアンケート調査により、COVID-19対応にあたった宮城県保健所職員も（医療従事者と同じくらい多くの割合で）不眠症や精神不調などメンタルヘルスの問題を抱えていたこと、また電話相談応対業務の中で困難を感じていたことが明らかとなり、医療従事者のみならず保健師や事務職員らへのストレスケアの重要性も示唆された。詳細は前述のプレスリリースの２０２１年5月20日の記事「COVID-19対応に追われる保健所職員のメンタルヘルス　新型コロナウイルス感染症に関する電話相談に対応する保健所職員の約7割に不眠症状、半数近くに精神不調」を参照。

瀬名　ちょうど最初の緊急事態宣言が出た直後頃ですかね。東京からの電話だったんですか。

木村　そうです。「歴史に学ぶことの重要性」「文化や死生観の重要性」ということを押谷先生の側からおっしゃって、「専門家の意見をうかがいたい」ということでした。押谷先生のほうから疱瘡神の例を持ち出して、「疫病を神として祀るということの背後に、どのような宗教観、死生観があるのか」ということを質問されました。そこで私は、「一神教における正義の神に対して、日本の宗教伝統では神の性格が両義的なものと考えられる傾向にある」といった話をしました。

瀬名　最近出版されたばかりの、ノンフィクション作家の河合香織さんの著書『分水嶺（ぶんすいれい）――ドキュメント　コロナ対策専門家会議[*21]』の冒頭に、押谷先生が出てくるんですよ。2020年の年末に仙台の東北大学に帰ったとき、医学部の近くに建つ「疱瘡神」の石碑に手を合わせた、と。押谷先生は15年ほど前から講義で疱瘡神を学生にも紹介していたそうで、「日本は疫病を神として崇め受け入れることで鎮めて」きた歴史がある、と著者の河合さんにも語っています。押谷先生はここで宮﨑駿監督のアニメ『もののけ姫[*22]』も引き合いに出しているので、上面だけをぱっと見ると押谷先生が批判に耐えきれず、宗教にかぶれてしまったような印象を受ける読者もいるのではないかと思うのですが、押谷先生の思いはもう少し深いところにあったような気がするのです。

2020年5月末に開催された押谷先生の緊急オンライン学内セミナー[*23]では、宗教的な問題を話していたことが印象的でした。あのとき、「日本人の心のあり方を知ることが疫学対策上重要だ」という思いがあったのでしょうね。それは木村先生との会話があったか

＊21　河合香織（著）、2021年、岩波書店

＊22　スタジオジブリが1997年に公開した宮﨑駿監督、原作、脚本の長編アニメーション映画。当時の日本映画歴代興行収入第1位を記録した。タタリ神にかけられた呪いを解くために旅立った少年アシタカと、人間でありながら神々の側につく「もののけ姫」と呼ばれる少女サンの物語。

＊23　「緊急オンライン学内セミナー（講師：押谷仁教授）を開催しました」を参照。(https://www.tohoku.ac.jp/japanese/2020/05/news20200527-99.html)

らなのでは、と思っていましたが。

木村　というよりも、押谷先生ご自身のこれまでの現場での経験から、そういう勘がはたらいていたのではないですかね。カトリック国のフィリピンをフィールドにしてきた経験もあったのではないかと思います。私は、情報は提供しましたが、押谷先生も小坂先生もそれ以前から文化的な重要性を理解していました。

瀬名　なるほど、『分水嶺』の冒頭部の読み方は、そこで変わると思いますね。国ごとの文化に合わせて最善の対策があるように、日本でクラスター対策が効力を発揮できる背景には、国民の行動に宗教的な共通基盤も一部あるからではないか、そうした分析はグローバル化が進みすぎた現代において、きっと今後のよりよい社会作りをめざす指針になるのではないか、ということだったのではないかと。単に「ｗｉｔｈコロナ*24」のひと言では表現し切れない、もっと深い文化。宗教学の観点も取り込むことで、国民へのメッセージをもっと切実に伝えられるのでは、またそういう道を東北大学の先生と一緒に模索して確かめることで、押谷先生はひょっとすると自らも鼓舞して、壊れないよう奮い立っていたのではないか——と。これは作家であるぼくの想像にすぎないかもしれませんが。いつか押谷先生にうかがってみたいところです。

話を戻して、２００９年の新型インフルエンザ・パンデミックでは、日本の死者は２００人ほどだったのに対し、海外では数万人でした*25。いまはもうすっかり忘れられていますが、押谷先生たちの奮闘はすごかったはずです。そのことを知らずに人格批判をする人たちがいる。医療従事者とその家族を攻撃する人たちがいる。心に大きな傷を負ってい

＊24　新型コロナウイルスを制圧ないし撲滅することは不可能であるから、人類はウイルスとうまく共存し、適切な対策を施しつつもある程度のリスクを受け入れ、社会経済を回して暮らしてゆこうとする「新しいライフスタイル」の考え方。

＊25　発生から約1年間（2010年2・3月）で、アメリカでは死亡数推計1万2000人（人口10万対死亡率は推計3・96）、カナダでは死亡数429人で人口10万対死亡率1・32、メキシコでは死亡数1111人で人口10万対死亡率1・15など。対して日本では2010年3月23日までの集計で死亡数198人、人口10万対死亡率0・05に留まった。当時の世界の疫学者らは「日本はひと桁間違っているんじゃないのか」と一様に驚いたといわれる。（https://www.mhlw.go.jp/bunya/kenkou/kekkaku-kansenshou04/info_local.html#section04）

る人たちがたくさんいるはずです。臨床宗教師は、どういう心のケアができるのですか。

木村　私はあくまでも宗教人類学者で、宗教者でも臨床宗教師でもありませんが、攻撃されている専門家の話をきちんと聞いてくれる人の存在は重要です。専門家と社会との分断は昔からありました。

私の研究室の博士研究者の朴炳道さんがこの2月に『近世日本の災害と宗教――呪術・終末・慰霊・象徴』[*26]という本を出しました。その中ではしかの神様を描いた錦絵「はしか絵」の分析をしています。いくつかのはしか絵では、芸者、魚屋、てんぷら屋、豆腐屋、料理屋、髪結いがはしか神に怒って殴りかかろうとしている絵があります。それを、薬屋と医者がなだめている、職業による社会的分断があったようです。医者たちには同情的ではなく、金もうけをしているんじゃないか、という見方があったのでしょう。感染症が拡大して不満が高まってくると、対立も起きやすい。

瀬名　そういう不満が高まると、「医療従事者とその家族は汚れている」と見なして拒否したがる心理がはたらくのでしょうねえ。専門家という立場から公衆衛生の正しい方策を実施しているのに、「市民の実情、経済状況が見えていない」という不満もあるのかもしれません。専門家は身近な存在ではないので、寄り添えない存在として人格攻撃につながってしまう。

木村　病や死に近い現場で働く人々を〝ケガレた存在〟とする見方は現在でも見られるものです。葬儀業者や家族がそのような見方で差別をされるという話はしばしば聞かれます。感染症の場合、それに実際のウイルス感染も関係してくるので、〝ケガレ〟のイメージは

＊26　朴炳道（著）、2021年、吉川弘文館

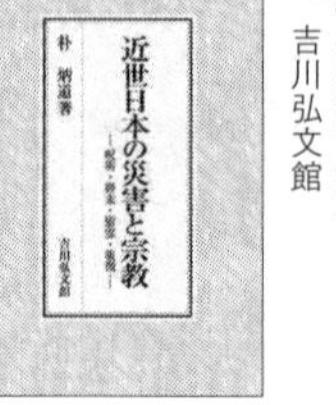

より鮮烈になってしまうのでしょう。問題の根は深いです。それが差別につながるのは困った問題です。また、おっしゃる通り、専門家と社会の距離というのは現代社会の大きな問題です。

「寄り添う」とは何か

瀬名　昨年に比べて、いまの状況をどう思いますか。変異株が出てきて危機感を訴える国民も増え、ロックダウンに近いことをしたものの、死亡者の数もどんどん増えています。最初に述べたように、ついに第4波が到来し、一部の大都市圏でまたも緊急事態宣言が出されようとしています。個々の都市の中でも、大阪、東京、仙台など、人々の感じ方に差が出ています。大阪はたいへんな状況です。それでも街に出ている人はわりといる。

そういう人にテレビの記者がインタビューすると、「（自粛や感染症対策に）疲れてしまった」といった発言があります。「緊急事態であることを忘れて日常生活を送りたい」という気持ちにシフトしているように見えます。地震や津波ならば、発生時に出た大きな被害で最初は混乱しつつも、ケアする見通しを立てられるわけですが、コロナではそうはいかない。「先行きがよくわからないので、問題を先送りしてしまおう」「なかったこと、見えないことにしてしまおう」という心情になっているようにも見受けられます。

そういう、社会が一つになっていない中で、宗教にはどんな役割が果たせるのか。精神性、ストレスをどう考えていけばよいかわからない状況の中で、これまでとは違うフェーズに入ったような気がするのですが。

木村　今回のパンデミックでは、地域による分断、個人ごとの考え方、振る舞い方の違いが顕在化しています。宗教の側も、旧来の宗教教団は、一つの教団の傘の中に信者を囲い込み、同じような教えを説き、同じような儀式や祭りを執り行うことで救われていく、というやり方でした。

しかし近代化が進む中で、そのような宗教のあり方はすでに存続が困難になってきていました。個々の人々が自分なりの人生を追求していくようになると、救いの姿も人それぞれになっていきます。どういうふうになりたいか、何が幸せか、何が救いなのかも考え方が変わっていく。従来の宗教のあり方が人々のニーズに応えられないということが起こってきていました。

その中で、宗教に代わって、欧米では、「ＮＲＢＳ（not religious, but spiritual）」という言葉が使われるようになっています。「信じている宗教はありますか」と問われ、そう答える人が多くなっているのです。宗教教団を超えたところに、人々のスピリチュアルなものを追求する動きが広く見られます。宗教を信じていない人でも、自分たちの心の支えとして、自分を超えた大きなもの、生命とか命、ご先祖様、かつての国家みたいなものに仮託して、生きる意味や理由を考えていく、という気持ちが誰にでもあるからです。かつてはそれを宗教がすべて担っていたわけですが、いまはそうではありません。「人々のスピリチュアルなニーズにいかに応えていくか」が問題になっているのです。

瀬名　なるほど。宗教の側も困難に直面しているわけですね。

木村　ええ。ただしその一方で、宗教には、何千年も前から人間のスピリチュアルな問題に応えてきたという長い伝統があります。昔からそういう議論をしてきた伝統の重みがある。なので、人々のスピリチュアルなニーズを教団の傘の下に収めることはできないことを前提に、宗教伝統が培ってきたさまざまな知恵を現在に活かす道がありえます。

「宗教教団というのは、信者を囲い込む存在ではなく、対話の相手をしている存在になっている」という意見もあります。スピリチュアルな問題を考えたい人が、仏教やキリスト教、イスラムの伝統に触れたり、語られてきた蓄積を読んで考えたり、宗教者と対話をすることで自分の人生を深めていく。宗教伝統は対話の相手になっているというのです。臨床宗教師は、まさにそれをやろうとしているのではないでしょうか。従来の宗教は、信者へのサービスをして見返りを得て存続してきました。そうではなく、社会に開いて、社会のさまざまなスピリチュアルなニーズや疑問に応えることが、宗教伝統にとっても、社会にとっても幸せなことなのではないか、と思われるようになっているのです。それは、今回のパンデミック以前も以後も変わらないことだと思っています。

瀬名　とても示唆的なご意見でした。心の支えということでは、たまたまセネカの『人生の短さについて』[*27]という本を読みました。ＮＨＫ Ｅテレの「１００分ｄｅ名著」という番組で知ったので手に取ったのですが、ローマ時代の哲学者が、よりよい生き方を説いた本ですよね。その中に、政治抗争に巻き込まれて島流しにあっていたとき、そのことを嘆いている母親を慰める手紙の話が出てきます。また、若い哲学者の「質素な暮らしが好きなのに、政治的な問題に巻き込まれて不安でしょうがない」という相談に対して、セネカ

＊27　セネカ（著）、大西英文（訳）、２０１０年、岩波文庫／中澤務（訳）、２０１７年、光文社古典新訳文庫（※書影は、浦谷計子（訳）、２００９年、ＰＨＰ研究所）

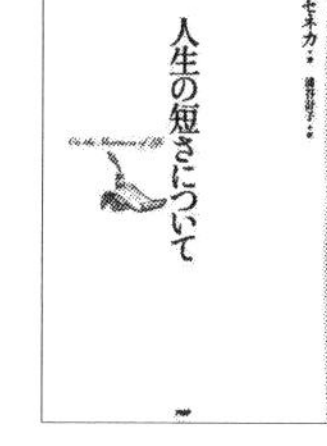

は、「学問に没頭しろ。虚飾にまみれた事柄で人生を浪費するのではなく、自分の本当の時間を取り戻せば短い人生も長くなる」と説いています。これって、スピリチュアルな対話として読めます。宗教ではないけれど、どこか宗教的、スピリチュアルな感じがするし、何千年も昔の哲学者であるメンターを相手に対話していると思えば、心も落ち着く気がします。

木村　なるほど、そういう読み方もできますね。

瀬名　「寄り添う」「つなぐ」と簡単に言いますが、どうすればうまく寄り添えるのかは難しいですよね。

　ブレイディみかこさんは『ぼくはイエローでホワイトで、ちょっとブルー』[*28]という本で、「寄り添う」という言葉には「シンパシー」と「エンパシー」という二つの言葉がある。シンパシーは「自分と同じ立場や考えの人に寄り添うこと」で、エンパシーは「自分とは違う考えの人の心を推し量って、その人のためになることをすることだ」と言っています。この本がヒットしたので、日本ではシンパシーとエンパシーの話が近頃急速にいろいろなところで語られるようになりました。「この二つのバランスが大切」という意見は昔から、精神医学や動物行動学、倫理学などいろいろな本に書かれていて、ぼくも以前からそうした本を読んで「ああ、とても大切な視点だ」と感じて、ときどき小説にも書いていました。

　ただ、この問題は難しいところも孕（はら）んでいて、たとえば寄り添う側のシンパシーに行きすぎてしまうと共感疲労[*29]に襲われてしまってストレスがたまりかねません。エンパシーの側だけにいくと、身近な人への愛情が薄れた人のように感じてしまいます。そのことを切

＊28　ブレイディみかこ（著）、2019年、新潮社

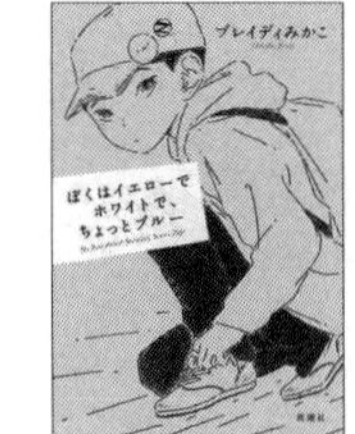

＊29　英語ではシンパシーではなく、「compassion fatigue（同情疲労）」と呼ばれることが多い。

実に感じている今日この頃なんです。

木村　ええ、「シンパシーとエンパシーの間」ということを言語化しておくことが大事です。

瀬名　最近は編集者から、「読者に寄り添ってほしい」とよく言われます。特に若い読者は、〝共感〟を求めているので、「主人公に共感できる小説は評価が上がる。売り上げも上がるから」というのです。実際、最近は書店に行くと、平台の本の帯やＰＯＰに「共感度１００％」とか「共感度1位」といった宣伝文句が躍っています。

しかしそれだけで、本のよし悪しが判断されてしまうのは危険なのではないか。共感ばかり追い求めると、共感できない人を排除してしまいかねないからです。たとえばスマラで地震が起こっても、遠く離れた自分には共感できない。共感の重要性を強調しすぎると、共感できない相手に対しては、「自分たちさえ安全ならいい」「自分たちさえ感染しなければいい」ということになりかねません。

ここで思い出されるのが、２０１７年上半期の芥川賞の選考結果です。台湾に生まれて、ほどなくして日本へ越してきて育った作家が、台湾の人々の生き方をテーマに小説を書いた。それが候補になったのですが、ある委員が選評で「これは、当事者たちには深刻なアイデンティティと向き合うテーマかもしれないが、日本人の読み手にとっては対岸の火事であって、同調しにくい。なるほど、そういう問題も起こるのであろうという程度で、他人事を延々と読まされて退屈だった」と書いたのです。当の候補作家はこれを読んで、やるせない怒りを表明しました。これはシンパシーである共感、同調の問題ですね。自分とはちがう他者の気持ちを想像して味わうはずの文芸の世界でも、このように「共感」できたかどうかが賞の当落に大きくかかわっているのが現実です。私たちはどのように考えればよいのでしょう。

シンパシーとエンパシーの中間として、「コンパッション」という言葉もありますよね。仏教学者のジョアン・ハリファックスの『Compassion（コンパッション）――状況にのみこまれずに、本当に必要な変容を導く、「共にいる」力』[*30]という本には、「共に苦しむコンパッションには、よいほうにも悪いほうにもころがる可能性がある〔図5-1〕が、よいほうにころがせば、リーダーだけでなく一般の人たちも元気づけられる」と書いてあって納得しました。このバランスを、臨床宗教師や宗教学者はどうお考えなのでしょうか。

宗教学で、対話の相手との距離の取り方、共感の仕方にコツがあるなら教えてください。

木村　おもしろい問題提起です。「共感とは何か」という問題は、19世紀の後半に近代宗教学が成立して以来ずっと宗教学者たちを悩ませ、議論されてきたものです。信者さんたちにインタビューしていると、ときどき「信じていないあなたに何がわかるんですか」と言われることがあります。この場合、理解することは相手と同じ宗教を信じ、一体化することを意味します。果たしてこれは研究として適切なのか。一方で、相手の宗教の世界に一切共感を持たず、「それは有害であり阿片（あへん）である」と主張する宗教批判もあります。

しかしそれで、宗教をわかったことになるのか。信者とまったく同じ気持ちにはなれないし、「宗教を信じる人はだまされているかわいそうな存在」という見方でも、宗教の意味はわかりません。その間はありうるのか。

明瞭な答えはありませんが、「自覚的にその間に立つことが重要だ」とされています。

*30　ジョアン・ハリファックス（著）、一般社団法人マインドフルリーダーシップインスティテュート（監訳）、海野桂（訳）、2020年、英治出版

「シンパシーとエンパシーの間ということを言語化しておくことが大事」と言ったのはそういう意味です。

オウム真理教のときのような苦い反省もあります。自分の立場を理解しつつ、周囲に批判してくれる人の存在も大事なのです。臨床宗教師にも、メンターの存在が重要で、定期的に研修会に参加して、互いに報告し合って相互チェックをしています。対象に入り込みすぎない、そこから背を向けてしまわないためには、それが大事なのです。

瀬名　宗教では、集会が重要な行為ですが、現在は集まることができないですよね。韓国の教団でクラスターが出てしまった、教会で賛美歌を歌っていてクラスターが出たなど、集会が危険を伴う行為になっています。日本人は宗教を信じていない人が多いのに、祭りやハロウィンなどが大好きです。集まらなくてもスピリチュアルなケアをすることが重要なのか、オンラインでメンターと対話するのもありなのか。これからの時代、どうなっていくのでしょう。

木村　集まることは宗教にとって本質的で重要なことです。宗教抜きでも、人間にとって重要なことです。近代化が進む中で、個々人の幸福を追求するようになってきました。かつては地域

〔図5-1〕ジョアン・ハリファックスによる「エッジ・ステート」の概念

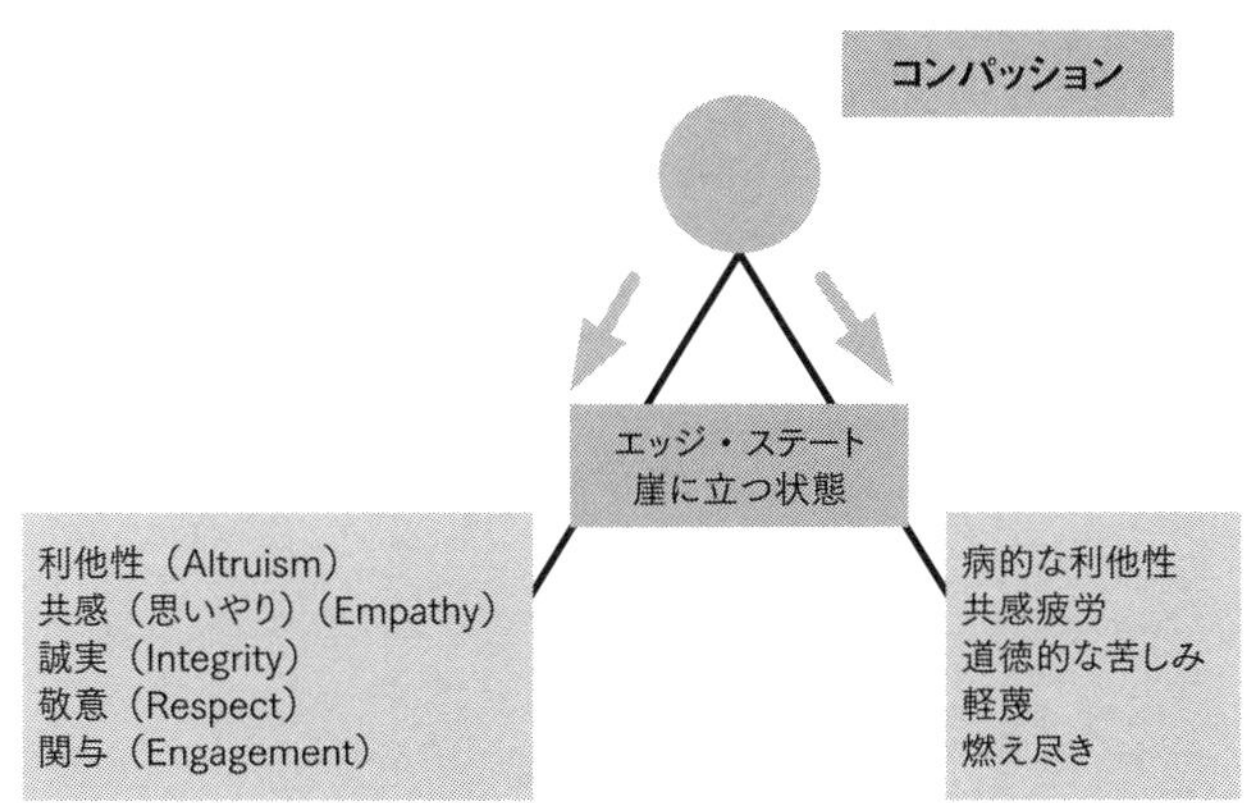

ジョアン・ハリファックス『Compassion』口絵の列記項目より、瀬名が改変して図式化。

の祭りなどが心のよりどころでしたが、そういうことが苦手な人も増えています。私自身がそうでした。

その一方で、オンライン、リモートで、同じ嗜好（しこう）の人が集まりやすくなっているということもあります。これまでも、交通や通信技術の発達に伴い、集まり方の様態も変わってきました。この4月に大学に入学した私の娘は、サークル活動ではオンラインでコーラスの練習をしています。いまの若者は、高校を卒業して離れ離れになっても、ラインなどを通じてつながりを持ち続けるようになっているようです。そういうのを見ても、集まりのあり方は変わっても、「集まる」という本質は続いているのだと実感できます。宗教がそれにどう対応するかは、これから見ていくしかないと思っています。

コロナが追い打ちをかけた、看取りと葬儀の問題

瀬名　ジョルジョ・アガンベン[*31]というイタリアの哲学者が、新型コロナウイルス感染症のせいで、たくさんの人が肉親に看取られることもなく、葬儀もなしに埋葬されている現状に懸念を表明し、炎上しました。現在の日本では、自宅待機で孤立したまま亡くなっている人が増えています。その一方で、そういう人を慮（おもんぱか）る想像力を欠いた人が浮かれていたりします。想像力をはたらかせている人ほど、ストレスを抱えています。死が身近に迫っている状況をどう生きていくべきなのでしょうか。

仙台医療センター・ウイルスセンター長の西村秀一さんも、ごく初期の頃から、ご遺族

＊31　Giorgio Agamben。1942年生まれ。元ヴェネツィア建築大学教授。主要著書に《ホモ・サケル》シリーズ全4巻計9冊のほか、『到来する共同体 新装版』（上村忠男［訳］、2015年、月曜社）など。

が新型コロナに感染した死者と顔を合わせることもできない状況を、とても憂いていらっしゃいました。

木村　看取りと葬儀をめぐる問題は深刻です。イスラムの教義に則った正式な葬儀ができないインドネシアでは、日本以上に大きな社会問題となっています。「見舞いや看取り、遺体の扱い方ではどこまでが危ないのか」という客観的な情報を公開して、適切な看取りや葬儀ができるようにすべきです。

感染症にかぎらず、葬儀のあり方が問われています。かつては共同体で執り行ってきた葬儀に専門業者が入ってきて、共同体から葬儀のやり方が失われ、葬儀会社は核家族向けのサービスに特化し、共同体は参加しなくなってきました。葬送文化がやせ衰えてきたのです。

無縁社会の中の葬儀のあり方が問われる中で、今回の感染症が襲いました。お通夜なしの一日葬や直葬が増えています。そのことを後で気に病む人も多いのが現状です。合理主義に立った葬儀の簡素化ではなく、葬儀文化がやせ衰えた結果の簡素化で問題が出ているのです。そこに新型コロナウイルスが追い打ちをかけました。

瀬名　一人ひとりの死生観も問われているのではないでしょうか。

木村　死生観は、時代と共に変わってきました。日本思想史・宗教史を研究する佐藤弘夫先生の『死者のゆくえ』[*32]などの優れた研究がありますが、今日私たちが持っている家を中心とした死生観の基本は、江戸後期に始まって明治で固まったものです。明治以降は戦争で多くの戦死者が出る中、「国民国家の英雄としてそれらの死者を祀る」という新しい文

*32　佐藤弘夫（著）、2008年、岩田書院

化も生まれました。その一方で、戦後の高度経済成長に始まってバブル経済終了からその後までは、死者が少なかった時代です。家制度や地域社会がゆっくり解体していく中で、それまでの死生観はしだいに色褪(いろあ)せていきましたが、そのことが問題とはなりませんでした。

それがいま、高齢多死社会が到来し、日本人が再び「死とは何か」を考えなければならない時代が来ています。新型コロナウイルス感染症がなくても、そういう時代になっていました。

一気に噴出した、不平等感と不公正感

瀬名　「ストレスのもと」ということでは、冒頭で紹介した『不平等生成メカニズムの解明』という本で、不公正感の出現の仕方が考察されていました。インドネシアでは、多様性のある文化がそれを生み出しているというご意見ですよね。

いま日本でも、この不平等感、不公正感に根ざした不満が一気に噴出している状態なのではないかと思うのです。テレビの街頭インタビューでも、「どうせ政府や行政の人たちも多人数会食しているんだし、自分たちだけ真面目に自粛するのは損だ」と、不公正感に基づくコメントをする人がとても多い。『不平等生成メカニズムの解明』の終盤には、第二章の対談でご登場いただいた大渕憲一先生も論考を書いていて、世の中のミクロな不公正感とマクロな不公正感について論じています。自粛を守っている人が、守っていない人

＊33　1962年生まれ、歌人。1987年の歌集『サラダ記念日』（河出書房新社）（現在は河出文庫、2010年）がベストセラーとなり、山田洋次監督の《寅さん》シリーズ第40作『男はつらいよ 寅次郎サラダ記念日』（1988年）のモチーフに用いられた。

＊34　俵万智（著）、2020年、KADOKAWA　迢空賞、詩歌文学賞を受賞。

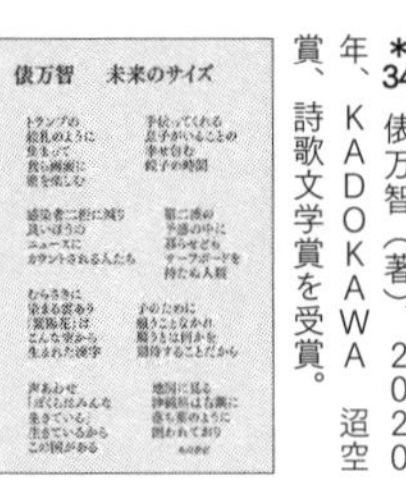

に不公正感を感じている。ここにどう対処していくか。この観点からの対策や取り組みもありかなと、読んでいて思ったしだいです。

木村　ストレスフルな時代には、ちょっとした違いに、〝犯人捜し〟をする風潮が出てきます。専門家に対する不信感にも、それがあるかもしれませんね。

瀬名　歌人の俵万智[*33]さんの歌集『未来のサイズ』[*34]に、「自己責任、非正規雇用、生産性寅さんだったら何て言うかな」という歌が載っています。実はこの作品は、まだ新型コロナウイルスが見つかる前の2019年7月に、寅さん[*35]50年を記念して、俵万智さんが山田洋次監督に見せるために作った新作の歌だったんです。寅さんのテレビ特番で紹介されて、ぼくもその当時知ったのですが、新型コロナのパンデミックが続くいま読むと、受ける印象がまったく違う。非正規雇用を増やした効率化社会の不平等と新型コロナウイルスが結びついて、社会の歪（ゆが）みが表出している。そういうところから社会を問い直すフェーズなのかな、という気がしてきました。そういう意味で、この対談シリーズにも意味があると思っています。

木村　寅さんを価値判断の基準に置いているところがおもしろいですね。インドネシア人なら、そこで「アッラーなら何て言うかな」というところでしょうが、日本人にはやはり「寅さん」ですかね。

瀬名　最後に、これも冒頭で紹介した、先生がまとめた『聞き書き震災体験』という本に関連して。震災体験を記録として残すことに価値があることに異論はありませんが、それをどのように分析して次に活かしていけばよいのでしょうか。新型コロナウイルス感染症

＊35　映画監督・山田洋次（1931年生まれ）が育んだ架空のキャラクター。東京都葛飾柴又出身、本名・車寅次郎。最初の登場は1968年のテレビドラマシリーズで、最終回に寅は奄美大島でハブに噛まれて死んでしまうが、視聴者からの熱望を受けて1969年に映画で復活。行商人の寅は全国を旅し、ときおり故郷柴又の団子屋「とらや」に帰ってきて、母親の異なる妹さくらや叔父・叔母夫婦らに面倒をかける。毎回マドンナと出会って恋に落ち、失恋してまた旅に出るというのが物語の定石であるが、他人を慮り気遣うが故に恋に破れ、涙と笑いを誘う寅の生き方は、日本人の憧れとなった。演じる渥美清が亡くなる第48作まで毎年新作が公開され、すべての作品で山田監督が原作・脚本に関わり、また初期の2作を除いて監督を務めた。渥美死去後に第49作として過去作の前後に回想シーンを挿入した「特別篇」（1997年）が、また50年を記念して現在の視点から寅を偲ぶ人々の想いを描いた第50作『男はつらいよ お帰り 寅さん』（2019年）が公開され、シリーズは完結した。

では、聞き取り調査をしなくても、ＳＮＳにすごい量の情報があふれています。人文社会系では、そういう記録の解析に具体的な考えはあるのでしょうか。

木村　あのとき記録した理由は、消えていくことを恐れたからです。激甚被害地ではない仙台で起きたことについては特に、忘れられることを懸念しました。このように記録をしておけば、テキストマイニング[*36]など分析の技術が発達すれば、それを用いた解析が可能になります。

その一方で、私が専門とする宗教人類学では、量的なテキスト解析とは別に、個々人の生き方や声に耳を傾けるミクロな視点に立った手法を重視します。あの記録で学んだのは、同じ災害でも個々人の置かれた状況によってそのインパクトの大きさやあり方、日常への復帰の仕方はまったく違っているということです。それを明らかにするためにも、エスノグラフィー[*37]的手法は有効だと思っています。

瀬名　ぼく個人のことでも、この1年で感情の起伏がありました。このような対話を通じて、新しい発見や学びも現に体験しています。津波や地震のような一過性の大事件とは別に、長く続くストレスの中での気持ちの揺れを追うミクロな視点は、おっしゃるように大切なことだということがわかります。

最後に、押谷先生、小坂先生など、疫学や感染症の最前線で奮闘している人たちに、宗教学者としてできることは何か、またふつうの人たちに対してかけられる言葉もあれば教えてください。

木村　いわゆる人文社会科学の研究者として、押谷先生、小坂先生が重視されている死生

＊36　「文字列（テキスト）から望みの情報を掘り当てる（マイニング）ためのテキストデータ分析法。文章からなるデータを単語や文節で区切り、それらの出現の頻度や共出現の相関、出現傾向、時系列などを解析する。

＊37　集団や社会の行動様式についてフィールドワークによる定性的観察を行い、調査・記録する手法及びその記録文書のこと。

＊38　1952年生まれ、工学博士。産業技術総合研究所（産総研）サイバーアシスト研究センター長、公立はこだて未来大学学長兼理事長を歴任し、現在は札幌市立大学学長。人工知能学会、情報処理学会、日本認知科学会の各フェロー。著書に『知能の物語』（2015年、公立はこだて未来大学出版会）など。

＊39　瀬名秀明他『科学の最前線で研究者は何を見ているのか』（2004年、日本経済新聞社）収載の中島秀之対談「工学で探る知能とは何か」（pp.176-197）、中島秀之「構成的情報学とAI」（人工知能学会

観や歴史の意味を考え、社会に伝えていきたいですね。

最近、「人間は複数の時間の中を生きている」とつくづく思います。私たちがものを考えたり、決断したりする場合、数日くらいのいますぐ成果が表れる単位の話と、数カ月後、1年後、10年後、もっと先を見据えた話では自ずと違ってくるのではないでしょうか。どれを大切だと考えるかによって考えにずれが生まれ、仕事に対する評価も違ってきます。そこが難しいですね。長期的な視点で感染症を抑え込むことと、1日単位の話ではかみ合わないことも多いと思います。ストレスが強い中では、人は長期的な時間に目を向けることは難しい。ただ、感染症の問題も、「私たちが過去から受け継いだ命を未来につなぐ」といった長いスパンのいわばスピリチュアルな時間の単位で考えることが重要だと考えています。

瀬名　確かにセネカにも、「精神的な時間と物理的な時間を使い分けることが大事だ」と書いてありました。札幌市立大学学長でAI研究者の中島秀之さん[*38]も、「虫の視点と鳥（神）の視点[*39]」という概念をよく引用紹介されています。川のほとりで水の流れを見ているのと、上空から川の流路を見るのでは、物事の見方が自ずと違ってくる。西欧では鳥や神の視点を重視して客観的な考え方を尊ぶことが多いようだが、日本人は虫の視点で物事を見ることが多い。AIの設計にもそうした東西の視点の違いを応用して取り入れてはどうか、というお話でした。

どちらがよい、どちらが悪いではなくて、両方の視点の使い分けが大切なんですね。それが心に安らぎと余裕をもたらすこともある。確かに、目の前のことを見ている視点とは

誌、21巻6号、pp. 502-513、2006）など参照。
中島が言語学者・金谷武洋の著書『日本語文法の謎を解く――「ある」日本語と「する」英語』（2003年、ちくま新書）、『英語にも主語はなかった――日本語文法から言語千年史へ』（2004年、講談社選書メチエ）の内容に着目し紹介したことで知られるようになった。金谷は英語を神の視点、日本語を虫の視点と見なし、その差異の好例として川端康成の小説『雪国』（2022年、新潮文庫）の冒頭部を挙げた。日本語では乗客である個人（虫）の視点で語られるが、エドワード・G・サイデンステッカーの英訳では汽車の外から見下ろした神の視点に変更されている。同様に科学でも欧米では古くから外部観測者（理論家）の視点で客観的に自然界の現象を観察するのが通常とされてきたが、日本人研究者ならばもとから世界に入り込んで内部観察者の視点で周囲を見回すことが容易であり、工学や情報学ではその利点を積極的に活かした構成的手法（観察による分析的・記述的方法だけではなく、研究者自らが主体的にかかわり、システムを作って動かすことによって理解する方法）の発揮が重要だと中島は論じている。

異なる、時空間を超えた視点を持つと人生の見方が変わるかもしれないですね。「スピリチュアル」という言葉を嫌がる方もいらっしゃるかもしれませんが、今回のお話は大学における知のあり方としてとても心に響き、感慨深いものでした。ありがとうございました。

〈対談を振り返って〉「不決まりさ」による不安に対処する知恵

木村敏明

冒頭で瀬名さんが言及されているように、この対談が行われた2021年4月は、長期にわたるパンデミック下での自粛生活に人々や社会の疲れが目立ち始め、一方、仙台では震災10周年の行事等に伴う人流の拡大で感染拡大の傾向が顕著な時期であった。また対談の少し前の2月13日には福島県沖でM7・3の地震が発生し、瀬名さんも私も、本が散乱した部屋にどうにかスペースを確保してそこから対談をしていたことを覚えている。対談は瀬名さんのリードのもとでインドネシアと日本の比較宗教から臨床宗教師、死生観、心のケアと多様なトピックに及んだが、人類が培ってきた宗教文化の持つ意義について改めて考えるよい機会を与えられたと思っている。

東北大学宗教学研究室の第2代教授で東北大学学長も務めた宗教哲学者石津照璽（1903-1972）は、人類は過去も現在も「適応すべくして適応できぬ環境的状況」にたびたび陥り、そこで「主宰のできなさ」「目論見の立たなさ」「計ることのできなさ」「頼みなさ」「不確かさ」といった「……なさ」に直面し、不安に迫られてきたことを指摘している（『宗教哲学の場面と根底』創文社、1968年）。今回の対談を改めて読み直してみて、この石津照璽の言葉を思い出した。これは新型コロナウイルス感染症に直面した私たちの姿そのものではなかろうか。

しかも、石津によれば、この「……なさ」は、われわれの知識の不足や技術の至らなさに由来するのではなく、「人間にとって避けることのできない構造的なものである」という。すなわち、私たち人間は与えられた人生をそのまま受け取って生きるのではなく、そこに「可能性」を見出し自分なりの人生の道を拓いていく存在である。それは自らの生き方を選び取る自由を持つことを意味するが、「可能性」は「不決まりさ」と背中合わせでもある。私たちがある「可能性」をいくら望んでも、それが可能性である以上、その実現を確実にするすべはない。そしてその「不決まりさ」は、特に通常のやり方で対処が困難な場面において、前述のようなさまざまな「……なさ」として私たちに迫り、それが私たちを不安にするのである。

そして石津は、人類が守ってきた宗教文化は、このような避けがたい根源的不安に対処するために人類が編み出した知恵であると考える。すなわち、超越的存在や原理と対峙しつつ、前述したような人間存在の構造に目を開き、「存在の構造的な……不決まりな思いのままにならなさに所在して、そこを所在のとおりに生きる」、あるいは「その都度の現実の当座いっぱいに生きる」ことにあるのだという。

このような石津の議論は、今日の宗教学ではあまりに思弁的で実証性に欠けるとか、仏教的で特定宗教の教えの代弁にすぎないとしてほとんど顧みられることはない。しかし彼の宗教論は、感染症であれ自然災害であれ、それらの可能性が排除できないこの世界で生きていかねばならない私たちにとって必要な道しるべとなりうるものではないか。今回の対談を読み直して改めてそのように感じたので、ここに記しておきたい。

第六章 地方自治とパンデミック――地方行政に託される課題

新型コロナウイルス感染症は、グローバルなパンデミックであると同時に、ローカルなクラスター感染の集合体です。

国の政策が迷走する中、各自治体がそれぞれに奮闘しています。

行政法が専門の飯島淳子東北大学教授に語っていただきました。

（2021年7月9日収録）

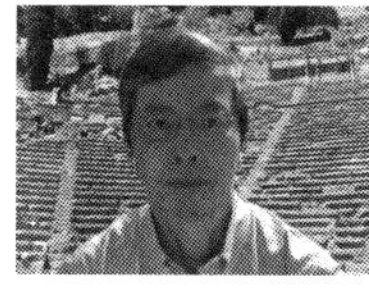

瀬名秀明

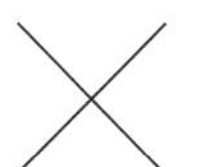

飯島淳子
行政法

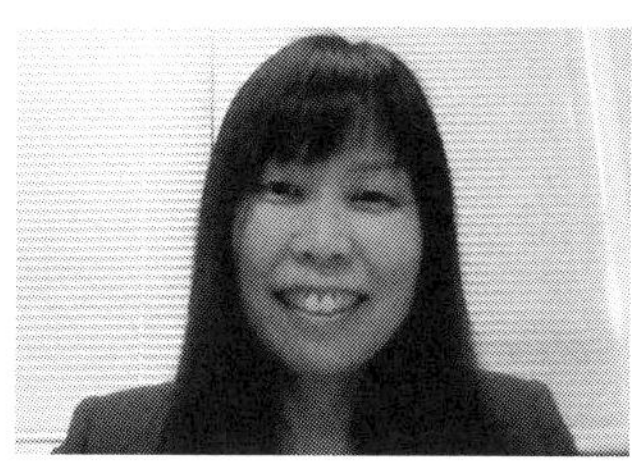

2021年7月9日

飯島 淳子（いいじま じゅんこ）
東北大学法学研究科・法学部教授。東京大学大学院法学政治学研究科修了。専門は行政法、地方自治法。フランスの地方自治法研究を行った博士論文で藤田賞を受賞。第31次・第32次地方制度調査会委員、国土交通省社会資本整備審議会委員・国土審議会委員、宮城県収用委員会委員、仙台市人事委員会委員・総合計画審議会委員等を歴任。著書に、『事例から行政法を考える』（共著、有斐閣、2016年）、『行政法』（共著、有斐閣、2017年）、『市民のための行政法、公務員にとっての行政法』（有斐閣、2019年）ほかがある。

瀬名　飯島先生が『論究ジュリスト』に書かれた論考[*1]を拝読しました。「パンデミックと公法の課題」と題した特集号で、飯島先生は「パンデミック対応における地方自治」というタイトルで寄稿されています。ぼくは薬学出身で文系には疎いのですが、今日はその関連のお話をお聞きしたいと思っています。

飯島先生はいま、東北大学法学部教授と東北大学公共政策大学院院長を兼任されています。専門は行政法で、博士論文は「フランスの地方自治法研究」、今年度から公共政策ワークショップ「パンデミックをめぐる公共政策――感染症対策と地域政策」を担当されているという前情報だけは頭に入っています。

まず、そもそも行政法を専門にされてフランスの地方自治法を研究され、いまは感染症対策と地方政策に関心をお持ちになった経緯をお話しいただけますか。

飯島　そこまでお調べいただいて、大変恐縮です。大学院時代は、研究者の卵として相対的な視座を獲得するために比較法研究に力を注ぎました。私が専攻する行政法は、ドイツ法の圧倒的な影響を受けていますが、行政法の母国はフランスだということもあって、フランスを選びました。フランスはナポレオン以来の中央集権国家ですが、日本に先立って1980年代から地方分権改革が進められていました。戦前の日本並みだったところがそれをはるかに追い越して分権化を進めた部分や、国地方関係において契約手法を利用するなどの独自の特徴もあります。博士論文では、こうしたフランスの1980年代改革の法理論的意義を検討し、国地方間調整法の一般理論を自分なりに描き出しました。

2003年に東北大学法学部に赴任した後、2006年から2008年にかけて、フラ

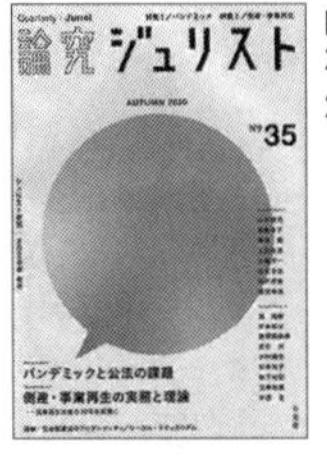

＊1　飯島淳子「パンデミック対応における地方自治」論究ジュリスト35号（2020）pp.23-29。

ンスのエクス＝アン＝プロヴァンスにあるエクス＝マルセイユ第三大学で研究する機会を得ました。そこでようやく、フランスはまさに「個人と国家」なのだと肌で感じ取った気がいたします。ただ、帰国後しばらくすると、フランスで外国人として感じたヒリヒリとした痛みも薄れ、国や地方自治体の審議会などに参加する機会が増え、恥ずかしながらフランス法研究から遠のいてしまっています。

新型コロナウイルス感染症COVID-19が拡大する中で、行政法学の関与は行政学・政治学などに比べて遅れましたが、『論究ジュリスト』の特集号に地方自治法の観点から寄稿したこともあり、今年度は公共政策ワークショップで「パンデミックをめぐる公共政策——感染症対策と地域政策」に取り組むことにしました。

ワークショップによる学生たちの問題意識

瀬名　COVID-19の発生は2019年暮れで、2020年から世界的な流行に至りました。日本では昨年（2020年）の2月、3月に深刻な事態になり、7月には1回目の緊急事態宣言が発せられました。現在（2021年）、東京では4回目の緊急事態宣言が発せられている中で、オリンピック・パラリンピック開催に突き進むという矛盾した事態の中にあります。最初に専門家会議が立ち上がった際に、東北大学と北海道大学の感染症の専門家が中心となって対策に挑みました。専門家会議は専門家分科会に姿を変えましたが、東北大学の感染症の専門家はいまも感染症対策にかかわっています。宮城県では、今年3

月の東日本大震災10周年のときに感染が拡大しましたが、何とか抑えられました。

公共政策大学院のワークショップ「パンデミックをめぐる公共政策――感染症対策と地域政策」は今年度からスタートしたということですが、昨年度と今年度の状況を比べてみて、昨年度すぐにではなく今年度からスタートさせた経緯と、具体的にどういうことをやっているのかを教えていただけますか。

飯島　昨年度は、4月2日に東北大学全体として、オリエンテーションや授業をオンラインで実施することが決定されたところからのスタートでした。公共政策大学院院長に就任した直後から、公共政策大学院の命ともいえるワークショップをどうやって維持継続していくか、同僚と共に目の前の課題を一つひとつ乗り越えていったというのが実情です。学生間で濃密な議論を行い、現場に赴いてヒアリング調査を行うという従来のワークショップのやり方が通用しない中で、オンラインも手探りで導入していきました。

実は、ワークショップの担当者を決めるのはその前年度ですので、現実的に難しかったのも正直なところです。厚生労働省から派遣された実務家教員もいますが、昨年度は、公共政策大学院がパートナーシップ協定を結んでいる横手市のご協力を得て、地域包括ケアシステム・地域共生社会に関するワークショップをすでに予定し、準備も進めていたのです。

瀬名　なるほど、喫緊の感染症をテーマにしたワークショップの新規立ち上げは実務的に難しかったということだったんですね。今年度の「パンデミックをめぐる公共政策」ワークショップでは、ここまでの段階でどのような議論やインタビューをされているのですか。

飯島　大きなテーマを与えたので、まず、何を問題としてどのように捉えるのかというところから始めました。学生は、グループディスカッションを通して問題意識を明確にしていく中で、広い意味での〈医療〉と〈経済〉を二本柱として課題を抽出するところから作業を進めてきました。このテーマの奥深さ、難しさとおもしろさを実感しているようです。そして、前期中は、仙台市の危機管理局と保健所、宮城県の保健福祉部疾病・感染症対策課、経済対策の実務担当者として仙台商工会議所へのヒアリングを実施しました。中間報告会が2週間後に迫っており、学生がどういう報告をするか楽しみにしているところです。

瀬名　商工会議所のどういう方にヒアリングしたのですか。

飯島　仙台商工会議所、みやぎ仙台商工会、仙台市が共同で実施している「仙台　感染症対策・地域経済循環プロジェクト」というものがあります。「感染防止　想いやり宣言ＳＴＯＰ！コロナ」というステッカーなどを目にしたことがあるかもしれません。このプロジェクトの担当者に話をうかがいました。

瀬名　それは、繁華街の飲食店に行って安全対策のチェックをしているような方ですか。

飯島　いえ、そうではありません。「店側の感染症対策だけでなく、お客さんも感染症対策をすることで、みんなで経済を動かしていこう」という主旨の活動です。いまでは当然のように思われるかもしれませんが、昨年の8月という早い時期に、「地域をあげて感染症対策をする」という根本から出発し、「みんなの想いやりで経済を動かそう」という考え方に基づいてプロジェクトを進めてきたという話を聞いて、私も感銘を受けました。

瀬名　ヒアリングで主体的に質問をするのは学生だと思いますが、オブザーバーとして立ち会った飯島先生として、印象に残った質問はありましたか。

飯島　質問票を事前にお送りしてヒアリングに臨み、ご回答を受けてその場でさらに質問をするのですが、的をついた質問に対しては、かなり突っ込んだ回答をしてくださることもあります。そのおかげもあって、学生は「これまで無意識のうちに国に目を向けてきたけれども、仙台市や宮城県の現実や実務を知ることで、政策を見る視点が変わった」と言っています。

一歩成長した学生たちが掘り起こした課題も、私にとっては印象的でした。学生が設定した課題は、「高齢者や基礎疾患を持つ人への感染症対策を実施すると同時に、自覚症状がないまま感染を広めかねない若者にどうやって情報を届けるかをセットにして、対策を進めることが重要ではないか」というものです。同じ若者である学生が、そういう問題意識を持つことには大きな意味があると思っています。

瀬名　それはいいですね。若い人たちの間に、ワクチン接種を躊躇する人がいたり、副反応に関する誤ったＳＮＳ情報に踊らされる人がいたりするという話を聞きますから。若者である大学院生が商工会議所の人と話す中でそういう問題意識に目覚め、仲間に情報を広げていくというのは頼もしいですね。

飯島　ありがとうございます。それはそうなのですが、別の懸念もあります。東北大学では職域接種が進んでいます。そこから漏れる人への不公平性はどうするのか、という問題が一つ。もう一つは、職域内という近い距離で、ワクチン接種が事実上の強制にならないか、という危惧です。特に、教員から学生へのはたらきかけが強制につながらないように注意する必要があると思っています。接種するかどうかは、あくまでも自分で決めるものですから。

瀬名　個人の権利や自由の尊重という点では、先生が研究されたフランスがすぐに思い浮かびますよね。

飯島　フランスでは、憲法上、大統領の非常事態権限と戒厳が定められていますが、新型コロナウイルス感染症対策としては、法律によって新たに衛生緊急事態に関する条項が創設されました。法律に基づいて強制的な措置がとられ、多くの訴訟も提起されているようです。対して日本では、感染症法、新型インフルエンザ等対策特別措置法（特措法）[*2]とは別に、厚生労働省が毎日のように事務連絡を発出し、その内容も融通無碍（ゆうずうむげ）に変更していく、と問題視されることがあります。日本社会に特徴的な同調圧力のようなものも、フランスにはないと思います。

瀬名　自由と権利に対する意識の違いが、パンデミック対策の違いとなって表れている、ということはないでしょうか。あるいは、ミシェル・フーコーの言う監視社会という考え方が、市民の監視問題でよく援用されています。この対談シリーズでも、野家啓一先生が「自由に関する考え方が、ヨーロッパと日本では大きく異なる」と話されていました。自由に対する考え方が曖昧なまま輸入されたせいで、ロックダウンに関する考え方とか、過去の感染症患者の隔離政策などに表れているのではないか、という提言もありました。行政法は自由平等友愛[*3]の国フランスが母国だというお話がありましたが、日本ではそれがどう反映されているのでしょう。

飯島　正面からのお答えができず、宿題にさせていただきたいのですが、瀬名さんのご指摘をうかがいながら、憲法学者の樋口陽一先生のご議論を考えていました。樋口先生は、

＊2　信山社編集部（編）『新型コロナ特措法改正案――新型インフル特措法・感染症法・検疫法改正法案（令和3年1月22日国会提出原案）』（2021年、信山社出版）

＊3　フランス革命以来のフランス共和国のスローガン。自由（リベルテ［Liberté］）、平等（エガリテ［Égalité］）、友愛（フラテルニテ［Fraternité］）からなる。本書ではこのスローガンを踏まえて、第十一章以降でさらに突っ込んだ「連帯」の議論を展開する。

個人と国家の二極構造を描き出されました。フランスは、市民革命を通じて中間団体を徹底的に排除することで、中間団体の傘によって守られると同時にその枷によって縛られていた個人を析出し、国家と対峙させたのに対し、日本はそのような経験をくぐり抜けてこなかった。そこが、個人の尊厳に対する考え方の違いに表れているというのです。

「特措法」と力量が試される各知事

瀬名　話題をご専門の法律の方向に転じたいと思います。ここで、飯島先生が『論究ジュリスト』に寄稿された論文の内容について、改めて読者の皆様にご教示いただければと思うのですが、お願いできますか。

飯島　はい。この論文では、「パンデミック対応における地方自治」というテーマで、法的観点から、国地方関係、地方分権の可能性、そして地域社会・住民を視野に入れた地方自治の可能性について取り上げました。

まず、特措法上は、政府対策本部の定める基本的対処方針という一般的な基準と、政府対策本部長による総合調整・指示という個別具体的な関与によって、国から地方へのトップダウンのベクトルが基本になっています。ただし、特措法は、都道府県知事が実施する措置の内容を定め切っていない、つまり裁量の余地を認めています。実際、政府との交渉・調整も含めてどのような対策をとるか、各知事の力量が試される事態が続いています。

また、地方分権の観点からは、各地方自治体が、法律の執行にとどまらず、条例、プラン・プログラム等の計画、〇〇モデルなどを作り、独自対策を講じていることが注目されます。ただしそれと同時に、地方自治体間の連携がまたしても課題として現れてしまいました。感染症対策においては、自然災害の場合以上に連携が難しくなることは確かですが、特に情報管理の局面で大きな問題になっています。

そして、地域社会・住民まで目を広げますと、弱者であるほど深刻な打撃を受けるという現実を前にして、福祉等の分野において共助の実践が力を発揮している反面、誹謗（ひぼう）中傷などの排除が深刻になっています。感染症法は、感染者の人権の尊重を基本理念として掲げ、国民にもそれを義務づけているにもかかわらず、法律では制御できていないのです。さらに中長期的には、接触・交流・移動が抑制される中で、地方創生や地域共生社会などの施策をどのように展開していくべきかについても議論していく必要があると思っています。

瀬名　ありがとうございます。最初に取り上げたいのは特措法です。ぼくも今回、初めて全文に目を通しました。この法律は、２００９年に発生した新型インフルエンザ・パンデミックを教訓に、２０１２年に制定され[*4]、今回、一部改正が行われました。２００９年のパンデミックは東北大学の押谷教授ほか、多くの方々の尽力で抑えられました。この法律制定にあたっては、「緊急事態宣言」の導入など、自治体への一部権限移譲がなされ、関係者は「次はこれで大丈夫だろう」という安心感を抱いていたと思います。

しかし、今回の新型コロナウイルス感染症への対応では、中央政府と地方自治体、県と市とのぎくしゃくした関係が見受けられます。特措法の制定で、地方自治体は柔軟な対策をとれるようになっていたと思っていたのですが、どうやらそうでもないらしいという気

＊4　齋藤智也「２００９年のパンデミックから10年の歩み」pp.１４２-１５５、野田博之・五十嵐久美子「新型インフルエンザ等対策特別措置法のもとでの対策の進展」pp.１５６-１６８、岡部信彦・和田耕治編集『新型インフルエンザパンデミックに日本はいかに立ち向かってきたか——１９１８スペインインフルエンザから現在までの歩み』（南山堂、２０２０年）所収など参照。

がしています。飯島先生は、行政法の専門家として、２００９年以後の動きをどう見ていますか。

飯島　「２００９年以後」という視点を自覚的に持つべきことを改めて教えていただき、ありがとうございます。

「中央政府と地方自治体との関係」ということで言えば、私は、２００９年の新型インフルエンザというより、２０１１年の東日本大震災の経験に注目していました。特措法は、危機管理のための法律を作ったというところに大きな意味があると思います。一般法である感染症法は、個々人に対する医療の提供を基本とするのに対し、特措法は、緊急事態宣言のように、社会全体に対して行動の自粛要請・制限等を行うための根拠となる法律です。それが今回、初めて発動されました。同じ危機管理の法律である事態対処法や国民保護法と比べると、地方自治体に権限を与え、裁量の余地を認めている部分が大きいことは確かです。集団感染の発生は地域ごとに異なるので、その分、主に都道府県知事に、地域の特性に応じて裁量権限を適正に行使することが委ねられているのだろうと思います。

瀬名　地方自治体の裁量ということでは、新興感染症と自然災害では対応が異なりますよね。東日本大震災では、この対談シリーズに登場してもらった石井正先生が、石巻赤十字病院で被災し、被害者対応の陣頭指揮を執り、被害の軽かった他県などの応援を得て、一定期間で対策本部を解散させることができました。

しかし新興感染症パンデミックでは、感染がいつまでもだらだらと続くうえに、他県も対策に追われています。なので特措法では自治体ごとの対策も違ってきます。そのあたりについてはどうお考えですか。

飯島　災害対策基本法[*5]は市町村中心主義、つまり、市町村がまず対応し、市町村が対応できない場合に都道府県が、都道府県も対応できない場合に国が補完していくという構造になっています。権限主体が身近な市町村であるところが特措法とは異なります。また、自然災害では被害がどちらかと言えば局所的ですので、同一レベルの市町村間の支援が効果的にはたらいて市町村間の連携が大きく発展したのは、地方分権の光の側面だった、といえるかと思います。

それに対して、瀬名さんがおっしゃったように、COVID-19は全国的、全世界的な災疫なので、どこも自分のところで精一杯で、支援や連携が難しいという違いがあります。

瀬名　災害対策基本法では、危険な地域への立ち入りを首長が制限できますよね。それに対して特措法では、移動の制限はあくまでも要請のレベルでしかできません。同じ危機的状況なのに、地方自治体が採れる対策には、オーバーラップする部分とそうではない部分があって、そのあたりの区分けが難しいのでは、という印象なのですが。

飯島　おっしゃる通りだと思います。ただ、危機的状況への対応において必要とされる人的資源については、当然のことながら性格が異なる部分もあると思います。自然災害ではインフラの復旧について国が代行したり民間の土木業者に委託したりすることができますが、感染症対応では保健師や医療の専門家の比重が大きくなります。加えて、感染症については、歴史的な経緯を無視することができません。感染症法が制定される前の伝染病予防法や結核予防法の下で重大な人権侵害があったという負の歴史です。それを踏まえて感

＊5　信山社編集部（編）『災害対策基本法——法律・施行令・施行規則』（2022年、信山社出版）

染症法が個人の人権の尊重を基本理念にしていることは、決して見失ってはならないと思います。

瀬名　人権尊重はぼくも大賛成ですし、日本ではロックダウンのような強制は必要ないだろうと思ってはいます。ただ、3・11から10周年の行事後に宮城県で感染者が急増したのは、他県からの人流が大きな要因だったのではないかと疑っています。そういう場合、移動自粛の要請をさらに強めるような権限は知事に認められているのでしょうか。

飯島　特措法では、フェーズに応じた要請が認められているので、その範囲内での運用は知事の裁量に委ねられていると思います。

瀬名　要は、「いまはフェーズいくつなのか」という判断しだいということでしょうか。ただ、大阪府知事のように、裁量権を発揮しすぎて批判を浴びたという例もありました。ところで、宮城県知事と仙台市長の対応については、どういう意見をお持ちですか。

飯島　東日本大震災のときは、「宮城県と仙台市との関係がスムーズではなかったために、対応に遅れがあった」という批判もありました。今回はそれほどではないようです。やはり、石井教授のような、両者のつなぎ役が果たしてくださっている役割は大きいと思います。

瀬名　確かにそうなんですが、そういうつなぎ役がいなくても、ふだんから調整をうまくやっていなければいけないのではないか、というのが個人的な感想です。つなぎ役がいるからうまくいくということは、ふだんはやっていなかったのか、という点が気になります。

飯島　まさにそうだと思います。平成28年（２０１６年）の地方自治法改正によって、指定都市制度改革の一環として指定都市都道府県調整会議が設置されましたが、実際にはあまり開催されていません。よく言われることですが、互いの顔が見える関係を日常的に築いていることが、危機時には特に効いてくるのだと思います。

ヒアリングから見えた地方行政の改善点

瀬名　専門家から見た改善点があれば教えてください。

飯島　ヒアリングでうかがったかぎりでは、やりたくないからやっていないわけではなく、感染者一人ひとりへの対応を始め、目の前の差し迫ったニーズへの対応で手一杯、というのが実情のようです。データを出し惜しんでいるわけではなく、収集したデータを解析し、どのようにどこまで公表するか、といったセンシティヴな検討を行う体制が整えられないのだと思います。

ただ、情報管理の問題は、効率化だけではなく、情報の性質・内容やプロセス・局面に応じて切り分けて考えていく必要があるように思いますので、できれば具体的な提言につなげていきたいと思っています。

瀬名　石井先生からは、「他県の情報が入ってこない」という話を聞きました。何カ月か前の話ですが、現状はどうなのでしょうか。

飯島　それは情報の性質にもよると思います。「感染者の情報がもっとわかれば、もっと効率的に感染状況を制御できる」という専門家の焦りや憤りはもっともだと思いますが、個人情報の提供には本人の同意が必要であるとする立場についても、誹謗中傷がこれだけ深刻化している現実に照らすと、不当だとは言い切れないかもしれません。

瀬名　クラスターが発生した飲食店名は、宮城県では公表されていません。その一方で、公表している県もあります。そこは、県ごとの裁量に任されているということなのでしょうか。

飯島　確かに厚生労働省の事務連絡では、クラスターが発生し、感染経路の追跡が困難な場合には、感染拡大防止の観点から店舗名を公表する扱いとなっています。しかしこれは、あくまでも事務連絡にすぎませんので、県がそれぞれに適正に判断するのがむしろ本筋だとも思います。なお、特措法は、知事がまん延防止等重点措置や緊急事態宣言下で事業者や施設管理者に対して命令をしたときはその旨を公表できるとして、裁量を認めています。

瀬名　自治体にはどこまでのことができるのでしょう。たとえば、「各自治体の保健所が行っている感染者に対する聞き取り調査の情報が国に上がってこない。それがあれば有効な対策がもっと円滑に取れるのに……」という専門家の不満を聞きます。

ほかには、今回の感染症対策では、ＩＴ活用で日本は大きく後れをとったと思います。新型コロナウイルス感染者等情報把握・管理支援システム、ハーシス（ＨＥＲ-ＳＹＳ）[*6]を作ったものの、個々の保健所で集めている情報との整合性が悪かったり、新型コロナウイルス接触確認アプリのココア（ＣＯＣＯＡ）[*7]も使い物にならなかったといわれています。地方行政と中央にいる専門家とをつなぐＩＴがうまくいかないことには、何か根本的な理由があるのでしょうか。

飯島　わずかながら、地方制度調査会の委員として地方行政のデジタル化の議論にかか

＊6　保健所などの業務負担軽減と保健所・都道府県・医療機関など関係者間の情報共有・把握の迅速化を図るために厚労省が2020年5月に導入した、「新型コロナウイルス感染者等情報把握・管理支援システム」の略称。

わったことがあります。議論の最終段階でＣＯＶＩＤ-19が発生しましたが、その前にいくつかの地方自治体の現地視察も行いました。その中でたとえば、「ベンダーロックイン」といわれる問題があります。自治体クラウドの導入をするには、各自治体が運用している現行システムからのシステム移行が必要になります。ところが、現行の契約企業（ベンダー）から提示されたデータ移行見積書があまりにも高額なため、システム変更ができないというのです。

瀬名　でもそういう状況が続いていたのでは、いつまで経っても横のつながりができないと思うのですが、改善の兆しはあるのでしょうか。

飯島　そのためのデジタル改革関連法だと思うのですが、個人情報保護の観点からの懸念も出されています。情報は権力に直結するものでもありますので、強大な権力をどのように統制していくのかということも含めて、制度設計をしていく必要があります。

瀬名　スペインインフルエンザ（スペイン風邪）が流行（はや）った１９１８年頃の資料[*8]を改めて見直すと、当時はまだ保健所がなくて、県ごとに独自のアイデアで防疫対策を行っていて、その情報を中央の衛生局が取りまとめていたようです。その後、それがきっかけとなり、地方の状況を統括する目的で都道府県庁に保健所を置くことになったのだというのが、ぼくの理解です。「パンデミックが保健所制度を作った」という言い方もできるかもしれません。

ところが、情報を吸い上げるために作った保健所制度が、21世紀になったいまも機能していない。そこには、「地方分権、地方と中央をつなぐためのデジタル化とそれを活用するためのＩＴ化」という大きな課題が横たわっているような気がします。各保健所では、

＊7　厚労省が開発・配信している「新型コロナウイルス接触確認アプリ」の略称。

＊8　内務省衛生局（編）『流行性感冒――「スペイン風邪」大流行の記録』（２００８年、東洋文庫）

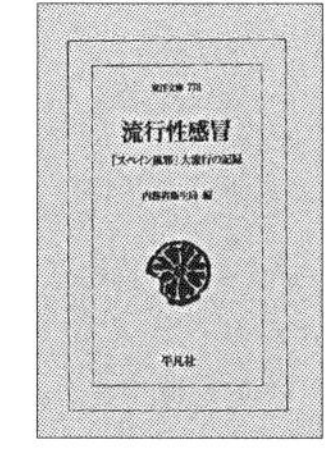

ファクスで集めた情報をハーシスに手入力で入れている、なんていう話も聞きます。

飯島　地方と中央をつなぐために組織面からアプローチした、という経緯はとても興味深いです。確かに、情報を集約するために作られた制度が、100年経ってもいざというときに機能しないのだとすると、途方に暮れてしまいます。ただ、情報という資源についてはやはり、利活用と保護とのバランスが問題になると思います。利活用だけでも、保護だけでもないのでしょう。瀬名さんは、「全国的な情報基盤の構築が必要だ」というお考えですか。

瀬名　そういうふうに具体的に考えているわけではありません。ただ、世界的なパンデミックはこれからも起こると思っています。そのとき、地方自治体が果たすべき役割は大きいはずで、その土地ならではの有効な対策もあれば、他県も使える対策も見つかるはずです。そういう参考になる対策や情報を全国で共有する仕組みがあればいいなあ、とは思っています。

飯島　お考えはわかりました。私としては横展開に注目しています。クルーズ船《ダイヤモンド・プリンセス号》の患者受け入れの経験をもとに、医療体制の骨格を構築した「神奈川モデル」や、新型コロナウイルス感染防止対策実践に対する「やまなしグリーン・ゾーン認証制度」[*9]などを他の地方自治体でも取り入れるといった、中央政府の関与なしの横での連携への期待です。そこに国が関与するとしたら、横展開を促進するための情報プラットフォームを作ることかもしれません。

瀬名　そうでした。店内でのディスタンスの取り方などを定めた「山梨モデル」に他県も

＊9　2020年6月から山梨県で開始された感染防止策、認証制度。「〝山梨〟モデル」とも呼ばれた。2021年5月、政府は全国の自治体にもこの制度に倣った第三者認証制度の導入を呼びかけた。板垣聡旨「全国モデルとなった『やまなしグリーン・ゾーン認証制度』」（やまなしin depth、2022年3月24日）（https://yamanashi.media/?p=196）

見習う動きがありました。[*10] ただ、東京では狭い店が多くて、そのままの適用ができないので独自のアレンジをしたみたいです。ぼくも、そういうかたちで地方自治体主体のパンデミック対策が広がるといいな、と夢想することもあります。

飯島　私も賛成です。パンデミックにかかわらず、各自治体が手探りで進めている中で、有効な政策が波及効果によって横に広まっていくのはすばらしいと思います。

瀬名　今回のパンデミックは「グローバル化によってもたらされた」といわれています。グローバル化は止められないにしても、ローカルの特色や独自の工夫が活かされていく仕組みができるといいですよね。経済を低迷させないということでの仙台市の特色ある取り組みはありますか。

飯島　地域経済が沈みきらないように、特に国分町の飲食店等を対象に、いわばプレミアム付きの地域消費喚起割増商品券の発行の支援が行われています。飲食店はほかの業種に比べて大きな打撃を受けていますが、東北地方最大の歓楽街である国分町はさらに特別の対応を必要とします。ワークショップでも学生が強い関心を抱いて調査研究を進めています。実際、時短要請をかける区域の線引きをどこにするのかをめぐって、宮城県と仙台市の間で激しいせめぎ合いがありました。「エビデンスがない状況で区分けしなければいけない」という大きな問題です。

瀬名　確かに、宮城県における仙台という都市は特殊な存在で、面積が広く、都会を思わせる地域もあれば、田舎っぽい地域もある。その中で、あちこちでぽつぽつとクラスターが発生しています。どこで区域を分けるか難しいですね。

*10　FNNプライムオンライン「東京で“山梨モデル”は導入できるか? 全国導入へハードルも」(めざまし8、2021年5月4日放送)(https://www.fnn.jp/articles/-/178114)、日本経済新聞「感染対策徹底の店、自治体が認証 広がる『山梨モデル』」(2021年5月8日)(https://www.nikkei.com/article/DGXZQOFB19D2P0Z10C21A3000000/)

COVID-19を踏まえて、地方行政の今後のあり方について、行政法がご専門の立場から何かお考えはありますか。

飯島　地方公共団体内部の狭い区域を基礎とした地域社会や地域住民に対して期待しています。福祉にしても防災にしても、地域社会が拠点になるべきだと思っています。先ほどの繁華街でいえば、学生自身が、官民連携によって繁華街での感染対策の推進、さらには店舗単位を超えて街全体で「安心できる街づくり」をめざして政策提言しようとしています。ただ、現実問題として、こうした公共的事柄を担うには大きなエネルギーが必要で、それを担う人はいつも同じメンバーになってしまいがちですので、人材育成、世代交代、経済的基盤の整備などの課題もあります。地域に負担だけを押し付けることは避けなければなりません。そうした課題を解決して地域社会の自治を積み重ねていくことができたらと願っています。

地方自治を担う人材育成――個人を基点に

瀬名　人材育成という意味では、公共政策大学院の使命もそこにあるわけですね。

仙台医療センターの西村秀一先生は、SARSが流行した20年くらい前から、地方で専門家を育てていく必要性を力説[*11]しています。グローバル化が今後さらに進むと、新興感染症が最初に見つかるのは大都市ではなく、地方の旅館だったりするかもしれないからというのです。東北大学でも、押谷先生や小坂先生が頑張っておられる。仙台は、そういう施

＊11　感染症専門家・医療従事者向けの雑誌『インフルエンザ』（2000年より発行、季刊、メディカルレビュー社）で、西村は創刊当初よりオピニオン記事「地域のパンデミックプランニング」を連載。

設や人材を抱えているという意味で、感染症対策では特異な立場にあるのではないかと思っています。行政官が勉強会に参加するなど、行政の意識もわりと高かったと思います。ただ、そういう熱意や人材をつなぐ体制が、この20年の間にできませんでした。今回のCOVID-19を機に、何か変わる気配はありそうですか。

飯島　私自身、論文や本などを読んで、各分野がそれぞれの視角から論じているように感じていました。そして、感染症の専門家から実際にご教示をいただいたおかげで、専門家頼みではなく、人文社会科学系の知恵も総合していく必要があると気づかされ、学際研究に真剣に挑戦したいと思っています。たとえば、公衆衛生学は「社会を守る」という考え方をするのに対し、公法学の観点から、〈社会〉というマスで捉えることに対する率直な疑問を提起し、個人を基点にした組み換えを提示することができないかと考えています。

より実践的な意味で仙台市の取り組みとして注目しているのは、計画を立てて実行し、評価を行ったうえで改善し、新たな計画を立てることを繰り返していく、いわゆるPDCAサイクル[*12]を回していこうとしている点です。震災の経験も踏まえてのことだと思うのですが、他にはあまり見られない先進的な取り組みだと思います。また、まさにいま、全庁を挙げて保健所機能の維持に努めているそうです。日常的業務に優先順位づけをしながら継続しつつ、突然かつ急激に増加したニーズに何としても対応していくために、組織面でも作用面でも前例のない取り組みを進めていることに敬意を表しています。

瀬名　今回、日本はクラスター潰しである程度の成果を挙げてきたわけですが、2009年の新型インフルエンザ・パンデミックのときよりも、地方行政のあり方に注目が集まっ

＊12　Plan（計画）、Do（実行）、Check（測定・評価）、Action（対策・改善）という4段階の仮説・検証型プロセスを循環させることで業務の効率化などを図ろうという概念。

たと思います。２００９年のときは、国際空港での水際作戦に注目が集まり、舛添要一厚生労働大臣が真夜中に記者会見を開いて大騒ぎになりました。ところが、実際に感染者が出たのは神戸で、感染経路は辿（たど）れませんでした。最初の死者が出たのは沖縄でした。東京が直撃を受けた印象はありませんでした。そしていつの間にか季節性インフルエンザに移行して収束しました。

しかし今回は、最初に東京、神奈川で感染者数が増え、東京都が中央政府と同列で語られるようになり、東京都での出来事と都知事の言動に関するものすごい量の情報がメディアから全国に発せられました。大阪の感染者数も増えると、大阪府知事がニュースを賑（にぎ）わせるようになりました。それ以外の地域でも、地方自治体の長が、それぞれ独自の対策を立てられるようになったはいいけれど、批判の矢面に立たされたりしました。都と政府との間でさえ、連携がうまくいっていないことがわかってしまいました。それによって生じた政治に対する不信感が、パンデミック対策で自粛要請に従わない動きにつながりました。

パンデミックのとき、いちばんまずいケースは、こういうふうに、市民が行政リーダーを信頼できなくなってしまうことだと思うんです。リーダーの言動に信頼ができないと、緊急事態宣言が発令されても、人々はいうことを聞かなくなってしまう。政治に対する信頼感を取り戻さないと、有効な対策をとれない状況が続いてしまいかねません。

飯島　信頼を取り戻すための武器は、行政法学でいうと説明責任の概念だと思います。感染症法も特措法も情報の公表やリスクコミュニケーションについて定めています。こうした個別法に加えて、いわゆる通則法も行政スタイルの変革をめざして整備されています。

行政手続法制、情報公開・個人情報保護・公文書管理法制、政策評価制度などがそうです。細かな話になりますが、たとえば、基本的対処方針等の基準について、行政は、自ら定立したからにはこれに拘束され、基準に従って運用を行わなければなりませんが、機械的に基準に従っていればよいというわけではなく、個別の事情を考慮して基準を適用すべきでない場合には基準から外れなければなりません。行政は、自ら定立した基準をどのように運用するかについて、その理由を説明しなければならないのです。地味ですが地道に、行政ならではのこうした責任を一つひとつ果たしていくしかないようにも思います。

　同時に、パンデミック対応では個人も責任を負うことが求められます。感染症法も特措法も国民の責務を定めています。ただ、法律で定められているからというだけではありません。「正解」は誰にもわかっていない、専門家も政治家も官僚もわかっていない。だから、ただ一人国が責任を負うとすれば足りるわけでは決してなく、地方自治体も事業者や個人も責任を分担し、自らの責任において判断し行動するのだとも考えられます。

　このような考え方は、パンデミックによって、また、他ならぬパンデミック対応によって苦境に立たされている事業者や個人にとっては、受け入れ難い机上の空論かもしれません。にもかかわらず敢えてお話ししたのは、今年度ワークショップを始める前に、宮田光雄先生（東北大学名誉教授、ヨーロッパ思想史）にお目にかかる機会を偶然に得て、『われ反抗す、ゆえにわれら在り――カミュ『ペスト』を読む』[*13]というご本を拝読し、いろいろと考えさせられたからです。このご本の最後で宮田先生は、「自分自身によって、自分自身にたいして定義された価値を発見し、自分自身の決心に基づいて、それを行動に移す一定の自由の余

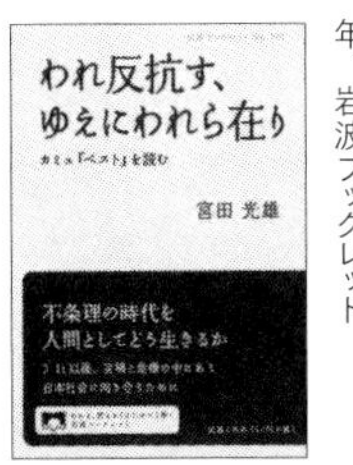

*13 宮田光雄（著）2014年、岩波ブックレット

地は、なお残されている」と書いています。この文章の意味自体、私はまだ十分に理解できていないと白状せざるをえません。そして、先生方の思想や実践を門外漢として語るだけでは伝わらないことも、この対談を通して痛感しました。だからこそ、実定法学者として、自らの思想・実践を模索していきたいと強く思っています。

瀬名　やはり「個人」と「国」、「自己」と「社会」、その間にあってそれらをつなぐもの、という課題に戻ってきますね。すばらしいお話をうかがえて嬉しく思います。「学際研究に真剣に挑戦したい」という先ほどのお話には、思わず胸が熱くなり、心が震えました。

この対談シリーズもこれで1年ほど続いたことになりますが、通して感じるのは、東北大学にはやはり各分野にそれぞれすばらしい専門の先生がおられる。そうした先生方も、COVID-19の問題にはご自身の専門の立場から示唆に富んだご意見をお持ちで、将来や未来のことも考えていらっしゃる。けれどもやはり、横のつながりがどうしてもまだうまくいっていない。全体としての創発までに至るのが難しい、「学際」にならない。そんな印象がありました。

ですが今回、先生の「横展開に注目しています」というお話をうかがったとき、一つの光明が差し込んだように感じました。地方自治体同士の横展開を促進させるプラットフォーム作りは、まさに「学際」展開にも応用できるのではないか、ここから本当の「学際」が生まれてくるのではないか、そんな希望さえ抱きました。

最後に宮田先生のお名前が出ました。ぼくも今回のパンデミックで、ずっと積ん読だったアルベール・カミュ[*14]の『ペスト[*15]』を昨年初めて読み、関連の解説書も何冊か手に取って、

＊14　Albert Camus。1913年アルジェリア生まれ、60年没。『異邦人』『ペスト』などの作品で知られるフランスの小説家。1957年にノーベル文学賞を受賞。

偶然ですが宮田先生の『われ反抗す、ゆえにわれら在り――カミュ『ペスト』を読む』も読んでいました。お話をうかがって、ぜひ再読してみようと思っています。幸いなことに、宮田先生のこの本は、ブックレットの体裁なので読みやすく、読むのにもさほど時間はかからない。

そこで思ったのは、複数の専門家が個々の専門を超えた議論をする際に、どの先生の専門分野からも外れているかのように見える文芸評論を共通の課題書に指定することで、それをきっかけに横展開――「学際」の輪が広がっていくことが、ひょっとしたらあるかもしれないということです。カミュの『ペスト』は、発表当時はペストという疫病を世の中の不条理の象徴として読まれていたはずですが、いまは文字通りパンデミックを己が身をもって体験する具体的指針の一つとして、多くの人に読まれています。文学という想像の産物ですが、人はそこにリアリティも感じますし、人によってはそこから現実社会における行動の手がかりやインスピレーションを受け取ります。

「自らの思想・実践を模索していきたい」という飯島先生のお言葉は、決して強要されて出てくるものではありません。ぼくたち全員がゆっくりとではあっても自発的に心の中で育み、各人が行動として表現していく、自分の中にある「自由」な価値なのだと改めて感じました。パンデミック宣言から1年以上が過ぎ、社会にはまだまだ多くの課題が山積していますが、今回の先生との対話はぼくたちが次のステップへと進むための重要な指針の一つになったように思います。ありがとうございました。

＊15　アルベール・カミュ（著）、宮崎嶺雄（訳）、1969年、新潮文庫／三野博司（訳）、2021年、岩波文庫（※書影は、中条省平（訳）、2021年、光文社古典新訳文庫）

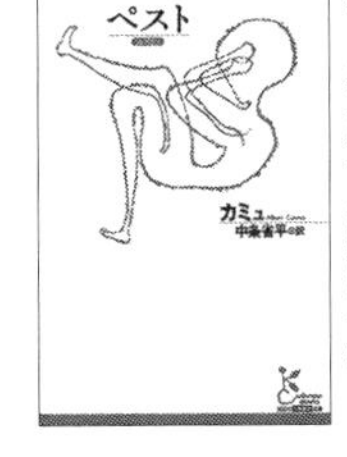

〈対談を振り返って〉「2019年」以後の経験を教訓に

飯島淳子

対談から1年が経とうとしています。この2月に勃発した現実の戦争を前に、パンデミックが戦争のメタファーで語られたことについて改めて考えさせられます。これとは対照的に、日本におけるパンデミック対応は、自粛要請等によって「社会」の自主的な行動変容を促すことを基本としてきました。もっとも、このことは地方公共団体や国が手を拱(こまぬ)いているということを意味するものではありません。2021年度公共政策ワークショップ「パンデミックをめぐる公共政策――感染症対策と地域政策[1]」において、仙台市や宮城県をはじめとする地方公共団体へのヒアリングを通して、現場での実践(の一端)を肌で感じることができました。

ときに感染症対策の〝ターゲット〟とされる若者として、そして、次なるパンデミックでは社会を支える存在となっているであろう学生は、「パンデミックの影響に対して強靭(きょうじん)な行政・社会の構築」を目的として設定し、政策提言を行いました。提言は、①保健・医療体制の充実、②政策の迅速な実施、③パンデミックにおける事業継続、④長期的な経済活性化、⑤市民コミュニティの維持、⑥行政への理解・信頼の構築という6つの柱から成っています。生命と生活の保護にかかわる二つのテーマ(①②)に、個々の事業者とまち・地域を対象とした短期的・長期的な経済面のテーマ(③④)が連なり、⑤は以上のテーマを補完することになります。学生があらゆる施策の基盤に据えたのは、

⑥でした。平時から行政への信頼を獲得し、有事にも行政への信頼に基づいて施策に応じてもらえるような体制を構築することが、パンデミック時のさまざまな施策の円滑な実行を可能にすると考えたのです。対談においても究極のキーワードになった「信頼」が、いかに大事でいかに難しいかを改めて痛感しました。学生の関心が（制度設計よりむしろ）政策の執行過程ないし実効性確保に向けられたのも、このことに関係しているように思います。

折しも、ある飲食店チェーンが東京都による夜間の施設使用停止命令（新型インフルエンザ等対策特別措置法45条3項）の違憲性・違法性を争った国家賠償請求訴訟の判決がくだされました（東京地裁令和4年5月16日判決）。裁判所は、命令を違法としたものの、命令を発出したこと自体には過失がないとして、請求を棄却しました。命令の違法性判断の枠組みにおいて、裁判所が「制裁規定の前提になるものであるから、その運用は、慎重なものでなければならない」と述べたことは、公権力の抑制という基本的態度の表れであると読むこともできます。104円の賠償を求めたこの訴訟は、もちろん実質的な損害の賠償請求ではなく、政策形成型・問題提起型の公共訴訟です。クラウドファンディングで3600人から2500万円以上もの支援を得て、訴訟が遂行されています[2]。司法と行政、法と政策の関係も改めて問われることになりそうです。

より本質的な意味での「学際」はやはり難しい課題であり続けています。専門家と政治の関係については、法律雑誌の特集で複数回取り上げられています[3]。私自身、拙い論文を書きました[4]。社会を構成する公衆全体の健康に焦点を当て、社会全体の問題という枠組みで捉えられる公衆衛生について、公法学においても、「公衆」そのものを把握し、その全体としての行動を制御するという視点を持つ必要があるのではないかと考えたのですが、納得のいく解を提示するには至っていません。

今次のパンデミックとパンデミック対応は、およそあらゆる分野において既存の法制度や計画等の見直しを迫っています。この見直しがコロナ禍を「奇貨」としたものであってはならないことは言うまでもありません。対談で、「２００９年」以後という視点を自覚的に持つべきことを教えていただきました。今後必ずや起こりうるパンデミックの際には、「２０１９年」以後の経験を教訓として活かせるよう、微力ながら勉強を続けていきたいと思います。

1　http://www.publicpolicy.law.tohoku.ac.jp/about/hyoka/workshop/

2　https://www.call4.jp/info.php?type=items&id=I0000071#case_tab。

3　「統治と専門家——新型コロナ対策から見る日本の憲政」『法律時報』１１７０号（２０２１年）、「コロナ対応における専門知と日本の政治・社会」『法律時報』１１７６号（２０２２年）等。

4　拙稿「「公衆」と法——公衆衛生行政を素材に」『行政法理論の基層と先端——稲葉馨先生・亘理格先生古稀記念』（信山社、２０２２年）PP．５-２５。

（２０２２年5月20日脱稿）

第七章 専門家が果たすべき役割とは——「専門知」の活かし方

ワクチンの効果か、新規陽性者数と死亡者数が目立って少なくなりました。
とはいえ、これで終わるわけではありません。安心は禁物です。
パンデミックはこれまで何度となく、ある日突如出現し、
いつのまにか唐突に姿を消すということを、何度も繰り返してきました。
予想しがたい相手なのです。
私たちはいま一度気を引き締めると同時に、将来にも備えねばなりません。
そのための制度設計をどうしたらよいのか。
物理学者であると同時に、科学技術社会論の研究者でもある
本堂毅東北大学准教授に語っていただきました。
（2021年10月8日収録）

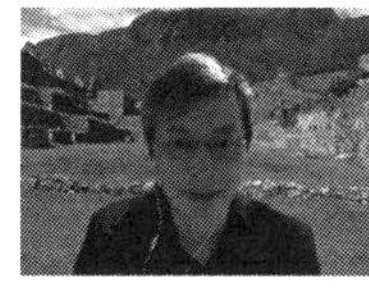

瀬名秀明

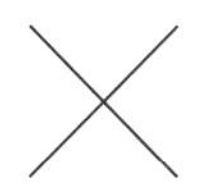

本堂毅

物理学・科学技術社会論

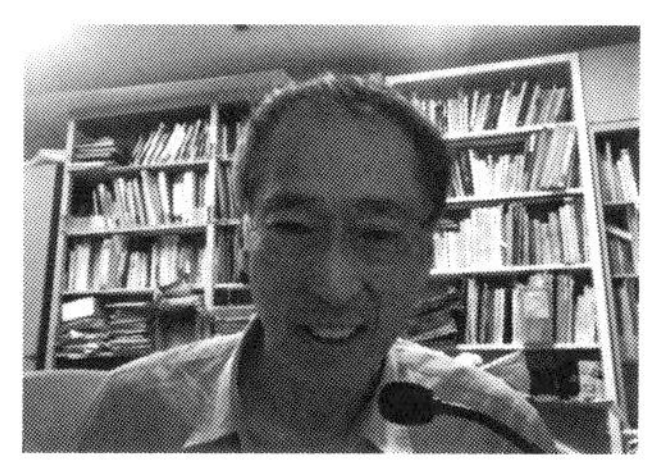

2021年10月8日

本堂　毅（ほんどう つよし）
1965年生まれ。東北大学大学院理学研究科准教授。東北大学大学院情報科学研究科を修了。京都大学基礎物理学研究所研究員などを経て現職。その間、文科省在外研修員としてフランス・キュリー研究所へ留学。専門は理論物理学（統計物理）、生物物理学、科学技術社会論など。法廷には、科学と社会の「ボタンの掛け違い」が典型的に現れる場所として関心がある。音楽家、政治学者、医師、法学者など、多くの人と共同研究を楽しんできた。一番の趣味は仕事の題材でもある音楽。

瀬名　1年前に始めたこの企画で、これまでいろいろな方にお話をうかがい、未曾有（みぞう）の事態に対して、「〈総合知〉の結集は可能か」を考えてきました。その中で本堂さんは、いくつかの研究分野に越境して共同研究を進めており、いささか型破りなタイプの研究者とお見受けします。そこでぜひ、斬新な視点からのお話をうかがえればと思っています。よろしくお願いします。

本堂　はい、こちらこそよろしくお願いします。

「緊急声明」で出した、エアロゾルへの注意喚起

瀬名　本堂さんは、国立病院機構仙台医療センターの西村秀一さんたちと、8月27日にオンラインで記者会見を開かれました。ぼくも西村さんとは昔からの知り合いで、西村さんが主宰されていた「みちのくウイルス塾[*1]」にも、ときどき参加させてもらっていました。拙著『インフルエンザ21世紀』にも登場していただきましたし、西村さんが個人的に訳していたクロスビーの『史上最悪のインフルエンザ[*2]』の出版の話をぼくがみすず書房に橋渡ししたという縁もあります。

今回、お二人を中心に、「緊急声明[*3]」を出された経緯をお話しいただけますか。最初は本堂さんが研究者仲間と話していて、西村さんに意見交換を求めたうえで賛同者を集めたということのようですが。

本堂　はい、そもそもの話から言うと、私は東北大学大学院理学研究科で、安全衛生管理

＊1　西村秀一らの主導により2002年から宮城県仙台市で始まった勉強会。「大学生、大学院生、研修医、高校生、地域の医療関係者、一般の方などに、ひろくウイルスのことを知ってもらおうと毎年夏に仙台で開いている講演会」（ホームページより）で、小規模ながら毎回第一線で活躍する研究者や行政担当者らが登壇し、深い議論が行われる。（https://nsmc.hosp.go.jp/Subject/26/juku/index.html）

＊2　アルフレッド・W・クロスビー（著）、西村秀一（訳）、2004年、みすず書房（※書影は、2009年新装補追版）

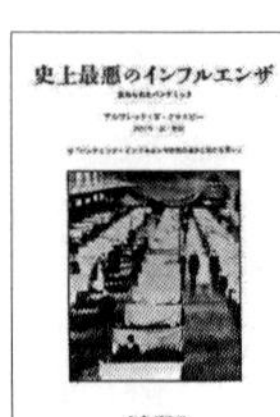

室副室長という立場にあり、研究科内でのCOVID-19の感染拡大を防ぐための対策にかかわっていました。必要に応じて関連文献の勉強を進める中で、「感染拡大を抑えるには換気が重要だ」ということに気づきました。私はもともと医学関係の共同研究もしていますので、医学論文にも慣れていました。そこで2020年7月に雑誌『世界』でCOVID-19問題に関する、どちらかというと批判的な論考[*4]を発表しました。ちょうどその頃に、西村さんもある新聞で同じような発言をされていたので、「連絡をとりたい」と思い、『世界』の原稿をお送りしました。そうしたら丁寧なご返事をいただき、それ以来、意見交換を続けていました。

学内におけるCOVID-19対策だけでなく、医師の方たちと数年前から人体への電磁場の影響を調べる共同研究をしており、その研究におけるCOVID-19対策を講じなければ、とも思っていました。さらには、法学者とも共同研究を進めていた関係で、『判例時報』という雑誌に、COVID-19対策の公平性に関する論考[*5]も寄稿していました。

去年の7月くらいから、感染制御と経済についても考え始めたことから、COVID-19対策を研究テーマの一つにしました。その最初の成果は、間もなく公表される予定です。[*6] つまりCOVID-19は、大学教員としての職務の一部でもあり、研究者としての研究テーマでもありました。

具体的な行動を起こしたきっかけは、今年の7月くらいに、政府や自治体で「感染拡大の中で実施すべき対策はやり尽くした」というような発言がなされるようになったことです。「それはないだろう」との驚きの念を強くしました。

＊3　２０２１年８月27日にオンラインで記者会見を開き、世話人２名、賛同者36名の名で「最新の知見に基づいたコロナ感染症対策を求める科学者の緊急声明」を発表した。（https://web.tohoku.ac.jp/hondou/stat/）賛同者の人数の微妙な変化については＊９参照。

＊4　本堂毅「感染症専門家会議の『助言』は科学的・公平であったか――科学者・医学者の行動規範から検証する」『世界』２０２０年８月号、pp. 75-83。

＊5　本堂毅「コロナ禍社会における法的問題（８）――コロナ禍での財産制限にかかわる科学的知見の不確実性」『判例時報』２４６４号、pp. １１８-１２０、２０２０年。

＊6　T. Hondou, Economic Irreversibility in Pandemic Control Processes: Rigorous Modeling of Delayed Countermeasures and Consequential Cost Increases, J. Phys. Soc. Jpn. 90, 114007 (2021) [8 Pages]

瀬名　たとえば宮城県知事が8月12日の緊急記者会見で述べた「全国で感染が広がる中、このやり方を続けても患者が減る可能性は低いと思う。行政が今やれる限界だ」[*7]ですね。

本堂　はい、たとえば不織布マスク[*8]の励行を積極的に呼びかけるだけでも感染は防げるし、換気の徹底という問題もあるのになぜ？　と驚きました。法学者も参加している研究グループ内でも、「そういう発言はおかしい」と議論していました。

　そういうことから、「何らかの声明を出したほうがいいのでは」と思い、何人かに相談する中で、西村さんからも賛同を得たのです。そこで西村さんらと素案を練り上げ、仲間に提案したところ、1日で31人の賛同者を得ました。

瀬名　記者会見の資料には、西村さんと意見交換をしたのが今年の8月17日とありますが、ちょうどオリンピック開催中で、感染者数が増加していた時期にあたりますね。「オリンピックをやっている場合ではないよ」という風潮も追い風になったのですか。

本堂　それはありました。「科学的に実行できる対策はまだあるのに、世間が投げやりになってはいけない。やれることをやっていこうよ。そうすれば、ある程度の抑制効果はあるから」ということを、「科学者として発信しなければ」という強い思いがありました。西村さんとの話で、「賛同者をたくさん集めるよりも、集まっている人たちだけですぐにでも声明を出したほうがいい」という結論になりました。それで24時間待って、まずは集まった33人だけで声明を出すことにしたのです[*9]。

瀬名　本堂さんの行動力・実行力が実って、緊急声明がメディアで報じられました。声明文を見ると、「人流を抑える対策以外にもやるべきことはある」とあります。「エアロゾル[*10]に対

＊7　河北新報ＯＮＬＩＮＥ ＮＥＷＳ（https://kahoku.news/articles/20210812khn000039.html）

＊8　「不織布（ふしょくふ）」とは「織っていない布」の意味で、ガーゼ製マスクと異なり繊維を化学的な方法などでさまざまな向きに接着させ、さらにフィルター不織布を中に挟んで作られる多層構造マスクのこと。２００３年頃から家庭用マスクとしても使用されるようになった。

＊9　この計33名で8月18日に声明文が出された。その後、声明に載せられなかった賛同者や新たな賛同者が加わって、ウェブ版では計36名で声明が発表された。

＊10　気体中に浮遊する微小な液体または固体の粒子と周囲の気体の混合体をエアロゾルという。エアロゾル粒子の形状、流形などは極めて多様。詳細は感染症用語解説集の「飛沫感染（感染経路についての考え方）」項目を参照。

して正しい認識を共有すべきだ」というのが一つ、「室内の機械換気の徹底」がもう一つ。

確かこれは、空気性感染症の専門家である西村さんが以前から発言していたことで、今回のCOVID-19でもいち早くそういう発言をされていたと思います。《ダイヤモンド・プリンセス号》では、「空気感染が起こっている」と当初から指摘され、日常生活ではマスクが不要な場面がたくさんあることや、「店のビニールシートの間仕切りに有効性はないだろう」といった発信をされていました。しかし専門家会議の委員でもなく、仙台の一医師ということから、あまり注目されませんでした。

ぼくも、『週刊ダイヤモンド』で対談したのですが[*11]、「Yahoo！ニュース」に転載されたとき、「西村って誰だ。教授の肩書きもついていないし、整形外科医だったら笑うね」といった揶揄（やゆ）がコメント欄に書かれたので、西村さんは苦笑なさったことでしょう。大学研究者ではないので教授の肩書きはありませんが、臨床研究部ウイルスセンター長ですよね。西村さんは空気感染分野の第一人者ですし、地域のパンデミック対策の最前線で活躍されていることを熟知しているぼくらにすれば歯がゆい話でした。それが今回の緊急声明で、西村さんの名前が全国区になり、著書も売れているようです[*12]。

それはともかく、COVID-19に関してはさまざまな情報が錯綜（さくそう）していて、WHOが空気感染の事実を認めるのも遅かったですよね。西村さんも含めた内外の専門家が昨年緊急声明を出し、WHOもようやく認めるに至りました。そのあたりの経緯に関して、本堂さんはどのように見ていましたか。

本堂　ウイルス学者ではないので細かいところまでは見ていないのですが、「空気を通し

＊11　野村聖子（記者）、西村秀一×瀬名秀明「我々がたたかうのはウイルスではない、社会である」週刊ダイヤモンド2021年3月6日号、pp.50-55掲載。前半部はダイヤモンド・オンラインで読める。(https://diamond.jp/articles/-/262510)

＊12　西村はそれまでも感染症に関する著作を出版していたが、西村秀一（著）『もうだまされない 新型コロナの大誤解』（2021年、幻冬舎）は異例のベストセラーとなった。

て感染する」という点については、まったく驚きではありませんでした。なぜなら、私は、シックハウス[*13]の研究で有名な日本臨床環境医学会に属しています。そこは、換気の悪い環境下ではさまざまな病気が生じることに関して、いちばん多くの知見を蓄積している学会の一つです。なので、「空気が悪いせいで病気になるというのは当たり前」という認識です。

そういうことから、理学研究科でCOVID-19対策にあたるに際しても、最初に考慮したのが機械換気の不具合でした。しかも物理学者ですので、エアロゾルに関しては、ある程度直感的にわかることがありました。エアロゾルの大きさにより、空気中から落下する沈降速度に違いがあることは、物理学者のほうがきちんと理解しているはずなのです。「飛沫（ひまつ）」と呼ばれてきたものは、単に大きくて沈降速度が速いというだけで、細かなエアロゾルと質的な違いはないものと理解しています。旧来、飛沫と呼ばれてきたサイズの微粒子も、ときには空気の中に何十分も留まり、空気と一緒に動くということも、物理学者であればすぐにわかることです。なので、空気感染に関して、なぜそんなに意見が分かれるのだろう、という見方をしていました。

瀬名　２００９年の新型インフルエンザのときに『インフルエンザ21世紀』という本をウイルス学者である父と一緒に出版した際、いろいろ教わりました。そのとき思ったのは、「なんだそんなこともまだわかっていないのか」ということでした。２００９年の時点では、エアロゾル感染という概念自体がなかったような気がします。というのは、飛沫感染、飛沫核感染、そしてあとは空気感染ということしか教わらなかったからです。エアロゾル感染という観点が抜け落ちていて、近くで唾が飛ぶとか、唾の核が飛ぶ、それが目に入る

＊13　気密性のある室内で、建材や家具、防虫剤などから空気中に滞留する化学物質への曝露により起こる健康障害。

という感染の仕方の先は、『アウトブレイク』[*14]という映画で描かれていたような、映画館の中で誰かが咳（せき）をしたら、それが通気口を通して隣の劇場に広がるという空気感染しかないと思い込んでいました。なので、エアロゾル感染という視点はとても新鮮で、本堂さんたちの今回の声明でようやく世間に認識されたのではないか、という気がしています[*15]。

本堂さんがそもそもエアロゾルに注目されたのは、いまのお話にあった、シックハウスが念頭にあって、西村さんと議論する中で具体的なイメージができた、ということなのでしょうか。

本堂　自分では特に意識していなかったのですが、それはあると思います。感染経路としての空気感染と感染力の強さが区別されていませんでした。以前は、感染経路と感染力が一体となって語られていたからです。しかしシックハウス症候群では、揮発性化学物質が空気と一緒に流れていくわけですが、それは発症力の強さとは別のことです。「空気には乗っていくけれど、量が少なければ発症しない」ということがあるからです。そこである程度のイメージが作られていたので、「感染力の強さと、空気と一緒に流れていくということは別のことだ」ということが、医学の文脈で受け入れる準備ができていたのだと思います。

瀬名　そこが重要なところですね。ウイルス学では、接触感染、飛沫と飛沫核感染、あとは未知の空気感染の世界の3タイプに分けていて、ウイルス学の専門家にはこの区別が先入観としてあったのかなと思うと、納得できそうです。そこに今回、エアロゾル感染の可能性が加わったのは、今後に向けて重要なことですね。

発想のおおもとになったシックハウス症候群ですが、最近の家づくりのやり方として、

*14　1995年制作のハリウッド映画。主演はダスティン・ホフマン。当時はリチャード・プレストンのベストセラーノンフィクション『ホット・ゾーン』がリドリー・スコット製作により映画化されるという情報が出回っていたため、その対抗馬として製作されたのだが、『ホット・ゾーン』の映画企画は実現しなかった。『ホット・ゾーン』は後の2019年にリドリー・スコット製作総指揮によりナショナルジオグラフィックチャンネルのミニシリーズとしてドラマ化された。

*15　毎日新聞の報道によると、厚生労働省は10月29日までにホームページを更新し、エアロゾル感染を認めた。https://mainichi.jp/articles/20211029/k00/00m/040/294000c
https://www.mhlw.go.jp/stf/seisakunitsuite/bunya/kenkou_iryou/dengue_fever_qa_00001.html

断熱を重視して、空気の入れ替えをなるべくしない方向に進んできたことも関係していると思います。そういう動きは、換気とは逆行していると思うのですが、建築関係者の間ではどう考えられてきたのでしょう。

本堂　おっしゃる通りで、断熱をよくして暖房や冷房の効きをよくする設計を建築家が進めてきたことで、シックハウス症候群が増えてきました。その解決策として、空気を流すことを考えた。そこで出てきたのが「熱交換換気」で、外の空気と中の空気の熱を交換してから外気を取り込む方式です。

臨床環境医学会では、建築家と協力してシックハウス問題に取り組んできたという歴史的経緯があります。ですから今回、エアロゾル感染と換気の問題でメディアに登場している建築家の方たちは、臨床環境医学会のメンバーなんです。西村さんと一緒にエアロゾル感染に取り組んでいた建築家が、同じ臨床環境医学会の仲間だったという背景もあります。なので、共通の認識、知識があるので通じ合いました。

瀬名　日本ロボット学会でもCOVID-19の問題を議論しているのですが、最近になって、そこでも換気の話が出るようになっており、「流れが変わったな」と感じていました。本堂さんたちの声明が効力を発揮したのではないかと思います。「工学の立場からも、COVID-19に貢献できることがありそうだ」という機運が生じているみたいです。

その一方で、スーパーコンピュータ富岳による、飛沫拡散に関するシミュレーションがテレビで報道されていましたが、「シミュレーションの結果はパラメータの設定しだいなので、ミスリーディングになりかねないのでは」というのが、ぼく個人の印象です。本堂さんのお考えはどうですか。

本堂　「シミュレーションの結果がパラメータしだいでがらりと変わる」というのはおっしゃる通りです。理想化をしすぎるということもあります。現実には、マスクのつけ方が不完全だとか、風の流れもあります。なので、それが現実の世界に合うのかどうかという点に関しては、距離を置いて見たほうがよいと思っています。

瀬名　目に見えないウイルスの感染については実感できないことばかりの中で、エアロゾル感染とか機械換気という、具体的に実行しやすい注意点に落とし込んだ声明を出されたのは画期的なことだったと思います。ところで、お膝元の理学研究科の機械換気設備は、どうだったのでしょうか。

本堂　はい、臨床環境医学会会員としてずっと気になっていたので、２０２０年3月に業者に依頼して調査しました。

まず自分の部屋をテストケースとして調べてもらったところ、建物ができてから二十数年、フィルターの清掃を1回もしていなかったことがわかりました。フィルターが詰まっていて換気ができない状態になっていて驚きました。清掃したら部屋の空気が流れるようになりました。いくつかほかの部屋も同じ状態だったので、人が集まる教室などの清掃を実施しました。オンライン記者会見でお見せした、換気フィルターの写真が私の部屋のものです〔図7-1〕。フィルターを清掃して計測したところ、多くの部屋で、空気が1時間に5回ほど入れ替わるという理想的な状態になりました。部屋にしっかりした換気装置があれば、十分な換気が可能なのです。

瀬名　定期的にフィルターの清掃をすればいいということなんですね。

本堂　部屋ごとに個別の換気装置がある場合はそれでいいのですが、問題は、オフィスビル全体で換気をしている中央換気装置です。外の空気と十分には入れ替えずに、中の空気を循環させているケースがあります。それだとかえって、COVID-19ウイルスをまん延させる危険性がある、という指摘があります。

瀬名　《ダイヤモンド・プリンセス号》がそうでしたね。

本堂　ええ、西村さんが指摘されていたことです。それと同じことが、一部のオフィスビルでもありうるのです。

瀬名　機械換気に関して、海外でも動きがあるのですか。

本堂　はい。2020年5月のBBCの報道では、ドイツ政府は総額5億ユーロをかけて、学校を含む公共施設の換気装置、空気清浄機を整備することにしたようです。

瀬名　そういえば、「換気の問題はいつの時代にあっても大切だ」とされてきました。ぼくは、かつて宮城大学看護学部の教員をしていたときに、フローレンス・ナイチンゲールの著作を初めて読んで驚きました。ナイチンゲールの大きな功績の一つが、「換気の重要性を訴えたこと」だったんですね。それまでは病人を1カ所に集めて隔離するというやり方が一般的だったのを、「患者間の感染を抑えるには換気

〔図7-1〕**本堂研究室の清掃前の換気フィルター**

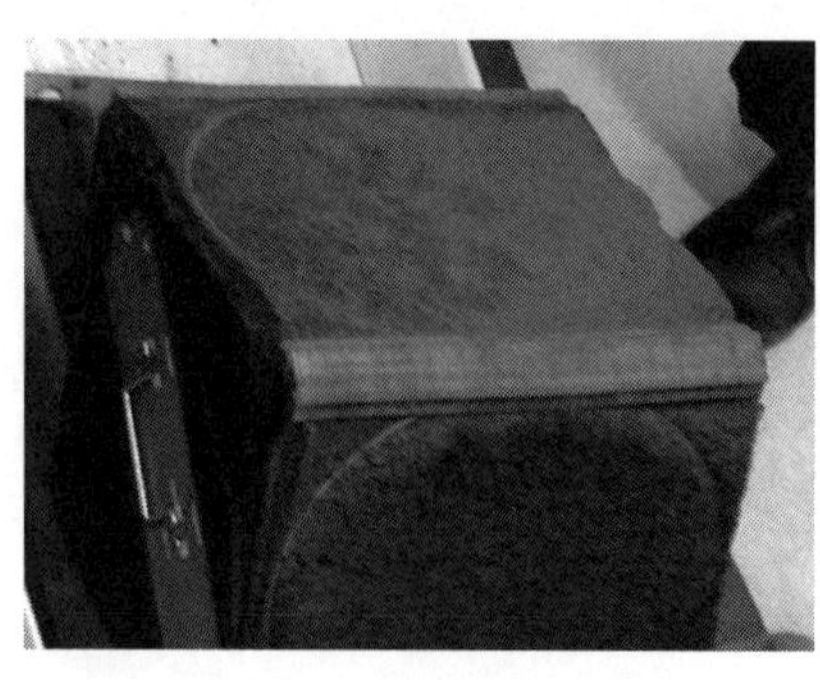

が必要だ」という論文[*16]を初めて書いたのがナイチンゲールだったことを知りました。

声明では、病院やオフィスだけではなく、小規模な飲食店における換気の重要性にも言及されていますね。

本堂　ええ、安くておいしい店に、お客さんが安心して行ける社会を回復することが大切だと思っていますから。

瀬名　アクリル板による間仕切りの有効性については、いろいろ言われていますが、どうなのでしょう。

本堂　間仕切り（パーティション）が入れば入るほど、部屋全体の空気の流れは悪くなります。そのため、換気の悪い空間に間仕切りがたくさんある場合には、密室に近づいてしまいます。部屋全体の換気がとてもよいなど、特殊な条件下では、間仕切りは有効になる場合もあるのかもしれません。間仕切りを迂回（うかい）することで、他者に届くエアロゾルの濃度が薄まる可能性自体はあるからです。最近出された海外の論文では、「生徒の机の上に感染防止目的でデスクシールドという間仕切りを入れた教室で、逆に感染が起こりやすくなった」というデータも出ていました。このように、間仕切りの有効性は確立されていませんし、逆効果もありうることに注意が必要と思います。

「専門家会議」はどうあるべきだったか——日本で足りない「予防原則」の議論

瀬名　雑誌『世界』に寄稿された論考で、「２０２０年2月14日に内閣官房に設置された

*16　日本語の解説としては、向野賢治『ナイチンゲール——「空気感染」対策の母』（２０２２年、藤原書店）がある。

専門家会議は、政府に代わって行政判断を一部代行したことで、科学者、医学者の規範を逸脱した」という指摘をされています。

確かに、当初、専門家会議が何をしているかは外からは見えていませんでしたが、途中から尾身茂さんや西浦博さんなどがSNSを通じて発信するようになり、まるで専門家会議が政府を動かしているかのような印象を世間に与え、SNS上でのバッシングも起こりました。ジャーナリストである河合香織さんの『分水嶺（れい）』には、当時の専門家会議内の葛藤が描かれていて、委員の方々もサイエンスコミュニケーションを実践しようとしたものの、あまりうまくいかなかったことがよくわかります。

本堂さんは、いまの時点から振り返って、専門家が果たすべき役割、果たすべきだったこと、果たすべきではなかったことなどについて、どうお考えですか。

本堂　重要かつ重い課題です。「感染を放置しておいたら大変なことになる」という科学的事実が社会に伝わったのはよかったことだったと思います。

その一方で、対策の選択肢はいくつかあるはずで、専門家としてはそれぞれの長所短所を示した選択肢のリストを政府に提出して、政治家の政治判断にゆだねるのが正しいあり方だと思っています。そのプロセスが採られていたとは思えません。議事録もないので、少なくとも外からは見えません。

それと、尾身さんや西浦さんの発信は、科学だけで対策が決まるかのように見える発信の仕方でした。しかし、科学だけで対策を決めるわけにはいきません。対策を決定するのは政治家で、そう判断した理由を政治家が説明しなければいけませんでした。

ただ、私は政治家ではなく科学者なので、科学者の責任をまず考えます。ですので、複数の選択肢を提案することで、政治家に政治判断を迫るような提案の仕方をしていたのかどうかが問題だと思っています。

逆に、政治家にすれば、選択の責任をとりたくないなら、複数の選択肢はないほうがいい。これについては、イギリスのサセックス大学で科学政策が専門のアンディ・スターリングが、「科学者が提案をする際には、複数の提案を、それぞれの案の適用条件を明示したうえで行うべきである」と言っています。[*17] そして、「決定した対策を発表するにあたっては、『科学的に絶対』という保証は原理的にできない以上、その政策決定の基礎となる知識の不完全性を踏まえたうえで、特定の政策オプションを選択した理由を意思決定者が説明すべきだ」と指摘しています。専門家会議にかかわる政策判断については、そういうことがなされたのかどうかが、少なくとも私には見えませんでした。

政治的判断の責任は、政治家がとるべきものです。ところが2020年の3月19日に、尾身さんがイベント主催者に対して、入場を取りやめる人への「キャンセル代についての配慮」を求めました。これは、科学的助言を与える専門家の立場を踏み越えたものでした。『世界』にも書いたことですが、学術会議が東日本大震災の経験を踏まえて「科学者の行動規範」に2013年に追加した条項に忠実に従っていれば、そういうことにはならなかったはずです。専門家会議は、「客観的で科学的な根拠に基づく公正な助言」として示された規範に従っていなかったことになります。

科学的知見に基づく専門的判断を踏み越えた発言をしていると、今回のCOVID-19の

*17　Andy Stirling, "Keep it complex", Nature, 468, pp.1029-1031 (2010).

ように、科学的知見がどんどん変わっていく中で、科学的知見の変化自体を、政策とは区別して明確に示すこともしにくくなってしまいます。「科学者の側に厳しすぎる」と思われるかもしれませんが、同じ科学者として、そう言わざるをえません。

瀬名　『分水嶺』には、専門家会議と厚労省の担当者とのコミュニケーションもうまくいかず、ましてや政治家とのコミュニケーションもとれない状況が生々しく描かれています。専門家会議委員の中でサイエンスコミュニケーションの担当者としては、東京大学医科学研究所の武藤香織さんがそれにあたるのだと思いますが、本来は生命倫理や生殖医療をめぐる問題が専門で感染症は専門外なのに、報告書や声明の作成などでとてもがんばっておられたようです。それでも、西浦さんのように突っ走ってしまった委員がいました。

もしかしたら科学者の多くは、「自分の意見は絶対」と思うと、後でそれを訂正することに慣れておらず、そのための訓練を受けていないのではないかと思うのですが、いかがでしょうか。

本堂　確かに、西浦さんの「40何万人が亡くなりかねない」という発言のときも、「43万8359人が亡くなります」というような発信の仕方をしました。これは不確実性を強調することに慣れていないからだったかもしれません。少なくとも理学の人間は、有効数字を気にします。せめて、こうこうこういう仮定に基づけば、「40万人くらい亡くなるかもしれない」ということを正確に伝えていればよかったかもしれません。

もう一つ、尾身さんの、イベントチケットの発言で問題なのは、「社会の公平性の問題」に踏み込んだことです。「公平性」は、科学の問題ではなく政治の問題です。あれでは、

「科学的な事実がこうなので、特定の人に負担が加わることは我慢してもらわねばならない」と言っていることになります。これは特定の人の権利を奪う問題であり、政治がカバーすべき問題です。科学者がそんな発言をしたので、国民は怒ったわけです。これは科学者としてだけでなく、医学者としての規範も逸脱しています。医学者の倫理を規定した「ヘルシンキ宣言」[*18]では、「健康面や経済面などの弱者を配慮しなさい」とあるからです。臨床研究もしている私が「ヘルシンキ宣言」を読んでいるくらいですから、医学者なら熟知していて当然なはずです。あれはやってはいけないことでした。

瀬名　『判例時報』に寄稿された論考では、社会の不公平ということで、「特別な犠牲が社会のひずみとして、飲食業界や旅行業界に集中してしまった」「一時的にパチンコ業界が叩(たた)かれたこともあった」と指摘されています。「そうした業界が犠牲を強いられることを専門家が強要する結果になってしまったことが問題だ」と論じていらっしゃいます。

そのご指摘はもっともだと思うのですが、公衆衛生の考え方からすると、感染拡大防止のためのロックダウンは、少なくとも2020年3月までの時点では標準的な選択肢の一つだったはずです。あるいは、一部の人たちの暴走を食い止めるためには、「規制を一律でかけるのもやむなし」という考え方もあります。COVID-19をめぐる詳細がいろいろわかってきた現在なら、公平性を重視した進言もできるような気がします。

しかし、2020年の夏くらいまでの時点で、専門家にそれがはたして可能だったのか、難しかったのではないかと思うのですが、いかがでしょう。いつか別のパンデミックが起きた場合も見据えて、科学者、専門家はどう振る舞うべきなのか、お考えをお聞かせください。

＊18　1964年の世界医師会総会で採択された「ヒトを対象とする生物医学的研究に携わる医師のための勧告」のこと。臨床試験はこのヘルシンキ宣言を倫理的基盤として実施されている。

本堂　おっしゃる通り、科学的知見が足りない段階では、ロックダウンや、特定の業界への営業自粛要請をせざるをえないのはありうることです。ただしその場合でも、「医学的、科学的に確実だというわけではない、予防的な措置である」ことを明確に伝える必要があります。それが予防的な措置だとしたら、社会はそれを前提に、不利益を被る業界に対する補償等もきちんと配慮すべきだからです。

ここで重要なのは、科学的に不確実だということは、政治家ではなく、科学者でないとわからないという点です。ところが、科学者というのは、自分の説に固執するあまり、「確実」と言いがちです。「そう言えば、感染拡大が早く抑えられる」と思ってそう言いたくなる気持ちは、同じ科学者としてわかります。しかし社会のための科学・医学という立場を通すためには、対策の提言を行うに際しては「不確実性がある予防措置だ」とはっきりと断ったうえで、公平性にかかわる論点が残ることも含めて政治家にボールを投げるべきだと思います。

今回は残念ながら、それが必ずしも明確に示されていなかったために、法学的な議論にも影響を与えていると思ったので、『判例時報』で指摘しました。憲法学者の中には、あの原稿を読んで、そのことに明確に気づいてくれた人がいて、法律的な議論が進んでいます。実はその前に、著名な憲法学者が、「科学的に『確実』なら無補償でもやむなし」と発言していたのです。[*19] しかし私は科学者なので、「確実」であるわけがないことがわかっていました。だから、法律雑誌でそう指摘したのです。将来のパンデミックでは、そこがうまくいくことを願っています。

＊19　朝日新聞デジタル「自粛か法規制か、冷たいようだが…憲法学者×政治学者」(長谷部恭男・早稲田大学教授と杉田敦・法政大学教授の対談)、２０２０年7年25日。https://digital.asahi.com/articles/ASN7T5RC3N7RULZU005.html

　このように、科学的な因果関係が十分に証明されていない段階で、社会に重大な不利益を及ぼす可能性があるということで規制措置を講じることを「予防原則」といいます。実はこの予防原則に関する議論が、日本では不十分なのです。公衆衛生などの科学だけでなく、法学などの社会科学の領域でも予防原則に関する議論や認識が、ヨーロッパほど盛んではありません。そのあたりを整備しないと、政府が発動する予防措置に国民も納得できないでしょう。

瀬名　『特措法』によって、地方自治体にかなりの権限が移譲されたことで、感染症予防対策に即効性や実効性が期待できるようになった」といわれています。しかしその一方で、「誰がどこまで決めていいのか」という議論が依然としてあります。予防原則を考えると、その点がもっと問題になると思うのですが。

本堂　予防原則で、特定の業界に規制をかけると、財産権に抵触してきます。日本の憲法学者や哲学者の中には、そのことに強い拒否反応を示す人たちが実際にいます。時短も、まさに財産権にかかわる話です。社会全体への影響を考えて、特定の業種に時短や自粛を要請する必要性がある場合もあることは否定しません。ただし、その場合に「どうやって公平性を担保するか」という制度設計ができていないし、そういう議論さえこれまでほとんどなされていないと思われます。そうさせている一因には、「科学の不確実性」ということが法学者にうまく伝わっていない現状もあると思います。

瀬名　なるほど、少しまとめると、まず科学者の間で議論して、「感染は機械換気である程度防げる」といった最新の知見から、たとえばコンサートなど、「こうこういうやり方なら再開してもよいのではないか」といった提言をする余地はあるということですね。科学者も、最初に出した自説に固執せずに柔軟な対応をとるべきだ、という条件つきで。

本堂　そうです。「科学者の議論」といっても、いろいろな分野の専門家が議論する場が必要です。ときには公開の場で議論することも大切です。エアロゾル感染でいえば、医学者だけではなく、建築や空調の専門家も議論に加わらないと、実りある議論にはならないでしょう。重要なのは議論する目的であって、自分の学説を主張することではありません。規制を解く範囲については、科学者の議論が活用できるでしょう。

一方、社会全体の利益のために、特定の人や業種に犠牲を強いる対策のオプションが出てきた場合には、それは「公平性の観点に基づく別途の議論が必要である」ことを忘れてはならないと思います。

「専門知の総合」は可能か

瀬名　「見解の異なる専門知を社会判断に迅速に用いる必要がある」と発言されています。いまやまさにこの点が重要になってきていると思います。これはまさに、本対談シリーズがテーマとして掲げる〈総合知〉の課題なのですが、個別の優れた英知を総合するための工夫が未だに思い浮かびません。

それと、COVID-19がこれほど続くとは誰も予想していなかったせいで、未だに先が見えない状況に、社会全体がニヒリズムに陥っているような気がします。それで少し感染者数が減ったところで、「もういいのではないか」という雰囲気になっています。

しかし、歴史的に見ても、パンデミックは突然消えたり発生したりします。このままでは、次のパンデミックでまた同じことを繰り返すような気がします。今回の教訓を次にどう活かしていくかを考えないといけない。

本堂　まさに私の研究テーマです。「専門知」というと科学の知識に目が行きがちですが、人文系の専門知もあります。

そこで「コンカレント・エビデンス」という手法があります。法廷や公開の場で複数の専門家に議論させる手法です。文字通りに訳すと、「同時に起こる証言」というような意味ですね。そこでは、科学だけではなく法学のような人文系の専門知も入ってきます。法学には、コンカレント・エビデンスのほかに「エクスパート・エビデンス（専門的証拠）」という用語もあり、「裁判で専門的証拠をどう活用するか」は欧米のロースクールでは専門科目の一つになっています。コンカレント・エビデンスは、病院において患者の治療方針を内科、外科、放射線科などの医師が議論し合うカンファレンスと同じことを法廷でやってみようという発想で始まったものです。専門知を使いこなす世界最大級の実践例になっています。政治家が判断をくだすに際しても、同じことができるはずです。

これを社会的意思決定の場で活用するにあたって重要なことは、科学者の側から科学的知見を見るのではなく、「意思決定をする側から見る」ということです。公平性の観点も含めて、「何が社会的にベストか」を考えることが肝心だからです。そのためには、意思決定者が積極的に動いて専門知を使いこなしていく必要があります。

瀬名　コンカレント・エビデンスの有効性がよくわかりました。ただ、具体的な手法としていくつか質問があります。初期の専門家会議こそ、コンカレント・エビデンスとして機能しなければいけなかったのではないでしょうか。政府や行政には各種委員会があるけれど、専門知を戦わせて総合する場になっているとは思えません。どうしたらよいのでしょう。

本堂　まずは、委員の人選ですよね。裁判の場合は、原告と被告それぞれが推薦します。社会的意思決定に用いるなら、視点が異なる人を選ぶことでしょう。東京で開かれている医療過誤裁判では、都内の大学病院から代表を出してもらい、カンファレンス方式でやっています。議会の調査機能の一環としてやるなら、各政党が推薦する方式ですかね。それぞれの専門家が個別に意見を述べるだけで、同時に呼ばれた専門家同士の議論にはなっていない、いまのやり方ではだめです。いずれにしろ、学術の自立性が保てるような制度設計が必要です。

瀬名　「朝まで生テレビ！」みたいでは困りますよね。

本堂　そうなんです。議論を構造化する必要があります。コンカレント方式の実際の裁判では、裁判官と弁護士の協議で決めた議題でまず専門家同士だけで話し合ってもらい、意見の一致点と相違点をレポートにして出してもらったうえで、公開の法廷で議論を交わしてもらう、というやり方をしています。法廷ではマイクは1本にして、マイクを持っている人だけが発言するようにもしています。

瀬名　京都大学学際融合教育研究推進センターの宮野公樹さんの著書『研究を深める5つの問い――「科学」の転換期における研究者思考』[*20]には、「昔から言われている学際研究や異分

*20　宮野公樹（著）、2015年、講談社ブルーバックス

野融合は、異分野連携や協同であって本当の融合ではない」とあります。学会ごとに世界観や自然観が異なるため、学会を越えた議論になりにくい。連携は分担であり、融合とは異なる世界観の存在を知って自分が変わることである、と。また、西垣通さんと河島茂生さんの共著『ＡＩ倫理――人工知能は「責任」をとれるのか』[*21]には、「責任がとれないＡＩが異なる知のつなぎ役になればいい」とあります。社会の公平性についても、ＡＩにセカンドオピニオンを求めて公平性を図る手もあるかもしれません。

コンカレント・エビデンスを活用する際にも、意見を交わす専門家が互いの世界観を認め合って、「こちらの知見も活かせばこういう応用が可能ですよ」と言えるようになれば素敵ですよね。

本堂　ＡＩには、ブレーンストーミング的なことが期待できるかもしれませんね。異質な発想を柔軟に提案してもらえるかもしれない。そうすれば、メタに視野を広げられるかもしれません。異分野を融合するためには、「社会の側から見る」という視点が必要だと思います。「自分の分野からは社会にどういう寄与ができるか」を考えることで、自分を相対化できれば、世界が広がるのではないでしょうか。

ＣＯＶＩＤ-19でいえば、「公衆衛生学やウイルス学ではこうだからこれをやるべきだ」ではなく、「社会の中で公衆衛生学に何が寄与できるか」という視点が大切だと思います。それは物理学でも同じで、世界を単純化して見ていることを「そのまま社会に適用すべきだ」などと発言したら、おかしな話になってしまいます。

いうなれば、「市民の目線で自分の専門分野を見る」ということになりますが、社会に

＊21　西垣通・河島茂生（著）、２０１９年、中公新書ラクレ

はさまざまな価値観を持った市民がいることも忘れてはいけない。だからこそ、政治的な意思決定が必要になるわけです。そのことを忘れずに、自分の専門分野が寄与できることを限界も含めて話せるようになれば、議論はよい方向に進むような気がします。

瀬名　とても参考になる意見をいただきました。われわれは、社会には多様な価値観があることを忘れがちですよね。そもそも「社会はそういうものだ」という自覚を持った人が増えれば、多くの衝突は回避できるのではないかと信じたいです。人生観のみならず、「科学などの専門分野についても、価値観が異なる」という共通認識から話を始めることができれば、実りある議論を交わすことができる、という希望をいただけたような気がします。

ところで、東北大学でCOVID-19に関して、学際融合を進めていくにはどうしたらよいとお考えですか。

本堂　実際、現在進めている法学者との共同研究は、学内のネットワークから広がったものです。COVID-19についていえば、文系と理系が集まって、〈公平性〉とか〈倫理〉といったテーマを決めて、自由に議論する場が必要だと思います。それぞれが、自分の専門とは異なる視点や知見を理解したうえで、考えたり発言できるようになることが重要だと思うからです。

瀬名　貴重なご意見、ありがとうございました。今回の対談がまさに、どんな人にとっても、本堂さんのおっしゃる「自分の相対化」への手がかりになるのではないかと感じました。

二つポイントがありましたね。まず「自分の分野から社会にどういう寄与ができるかを考えることで自分を相対化できれば、世界が広がる」というお話。もう一つは「社会的意思決定の重大な場では、意思決定する側から積極的に社会の物事を公平に見て、多くの専門知をバランスよく聞いたうえで、使いこなしていく姿勢が大切だ」というお話でした。どちらも、人の意見をきちんと聞いて、決定権のある人はしっかり自分で判断して、そして特別な意思決定者だけでなく、科学者であっても一般市民であっても自分自身が変わっていくことこそが何よりも重要だ、というお話と感じました。

いくつかの本を思い出しました。まずユクスキュル[*22]とクリサートという人が書いた動物行動学の古典的名著、『生物から見た世界』[*23]です。「同じ街角の風景を見るのでも、私たち人間とイヌやネコではまったく違った光景が目に映っているのだ」と説いて、認識の不思議さを示した本ですが、私たち人間同士でも、実はいろいろな価値観や道徳観に縛られていて、同じ光景を見ていても見え方がぜんぜん違っている。そのことを前提としたうえで、それぞれの専門知を出し合わないと学際にはならない。

この対談シリーズでも何度か言及したのですが、道徳哲学者・心理学者のジョシュア・グリーンが「私たち人間はみな道徳部族（モラル・トライブズ）だ」と言っているように、世の中にあるたくさんの学会もまた、それぞれ道徳部族なんですよね。だからこちらの学会では常識の知見でも、あちらの学会では「思いもつかない」といったことが多い。それどころか、価値観や道徳観が違うからしばしば衝突してしまう。

でもお互いにわあわあ言い合っていただけではだめで、そこで司会進行役と議長が重要になってくる。そこに就くべき人は、上がってくる意見が「科学的に正確かどうか」を判断できるだけではだめで、「一部の知り合いや業界だけに有益になるよう配慮する」と

＊22　Jakob von Uexküll。1864年生まれ、1944年没。ドイツの理論生物学者。コンラート・ローレンツの動物行動学（エソロジー）に大きな影響を与えた。

＊23　ヤーコプ・フォン・ユクスキュル&ゲオルク・クリサート（著）、日高敏隆・羽田節子（訳）、2005年、岩波文庫

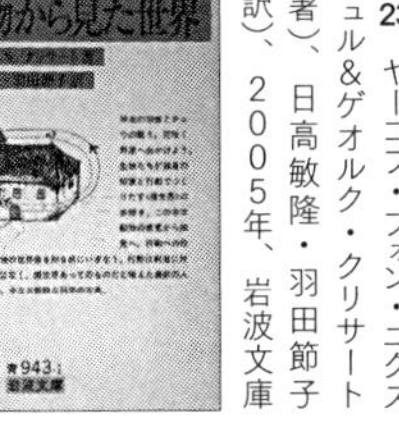

いった人間関係に流される人もだめで、社会的公平性や社会倫理の観点に立つ人である必要がある、ということだと解釈しました。そういう会議が実現できれば、意思決定がなされたとき、司会進行役や議長だけでなく、実は会議に出席した全員が「自分を相対化」して、新しい見方を自分の中に取り込んで、以前と比べて「変わって」いる。

意見を求められて参加する専門知の側からすれば、解決に向けて複数のオプションを提示できる体制を整えておくことも大切だと思いました。

小松左京さんの『日本沈没』で、とても印象的なくだりがあります。いよいよ日本が沈没するとわかったとき、財界最重鎮の老人が京都の山荘に〝賢人〟ともいえる学者を3人集めて、数日徹底的な議論をさせるんです。「これから日本はどうすればいいか。そのプランをまとめてくれ」と。1973年版の映画では、首相役の丹波哲郎が山荘に訪ねていって結果を聞く。賢人たちは三つの封筒を差し出すんです。「ケース別に三つの案に分けた」と。けれども、本当はもう一つ意見があって、「全員それに傾きかけた」と言います。「つまり――何もせんほうがいい、という考え方です」と、教授の一人は言うのです。1億1000万の日本民族が全部滅んでしまったほうがいい、という意見です。丹波哲郎はこの言葉を自分で呟いて、つーっと熱い涙を流す。映画版では最大の見所の一つです。

ここでは「日本国民を助けるにはどうすればいいか」という課題からも飛翔して、何か人間が人間を相手に膝を割って人間そのものについて話している、あるいはどうしようもない災害を起こす大自然と私たち人間が、互いの未来の姿はわからないけれど、直接時空を超えて語り合っている、そういう一種の愛情表明のように思えてくる場面です。

この場面はCOVID-19を経たいま、改めて私たちの心に響くように思います。賢人たちは三つのプランを用意して封筒に入れて提出した。どれを選ぶかは受け取る側にかかっている。でも、もう一つ意見がある、「何もせんことだ」と賢人たちは言うわけです。

新興感染症だって、どんな対策を講じようと、たとえば第一次世界大戦時のスペインインフルエンザのように、何年か経てば自然に収まるものです。どうしてパンデミックが収まるのか、そのメカニズムはいまなおわかっていません。だから、「何もせんことだ」と主張するのもありなんです。もちろん、日本以外の国ではなおも感染拡大が続いていますから、これは日本だけの問題ではない。ただ日本にかぎっていうと、いま現在、感染は（いったん）収まりつつあるように見えます。「ほらみろ。何も策を講じなくたって、なんとかなったじゃないか」という意見もあるでしょう。「あんなにマスクをつけて予防に励んだり、家にこもって自粛していたのがばからしくなった」と思う人もいるかもしれません。「専門家は何も役に立たなかったじゃないか」と虚無感に駆られたり、怒りを覚えたりする人もいるでしょう。

けれども、だからといってそれを表面的に受け入れて、ニヒリズムに陥ってはいけない。丹波哲郎のように涙を流したうえで、首相としてプランを受け取り、三つの封筒のうちどれかを選ぶ――私たちは今後も、そんな局面をきっと繰り返しながら生きていくのだと思います。

そのためにはまず、「自分を相対化」できるようにしておく。これがひょっとすると、私たち一人ひとりにできるいちばんの防疫策なのかもしれません。

〈対談を振り返って〉 個々の学術的知見を現実社会で活かすには

本堂毅

対談では、〈総合知〉のあり方や制度設計に示唆を受けました。そこで、私自身の経験を例にしながら、最近考えていることをお話ししたいと思います。

テレビ出演を避けた訳

新型コロナでは、多くの専門家がテレビに出演し意見を話しています。専門家のアウトリーチとして大切なことでしょう。私も2021年8月の「緊急声明」後、テレビ出演の依頼を少なからず受けました。しかし、多くは辞退しました。それは、多くの番組が一人の専門家に多岐にわたる答えを求めるからです。

専門家は、特定領域に詳しいからこそ「専門」家、エキスパートです。感染症と向き合うには、免疫、ワクチン、診断法、治療法などに加え、マスクの機能や換気まで幅広い知識が必要です。前者は狭い意味での医学的知識でしょうが、後者は理工学的な知識です。感染者数を予想するには数理的な知識が不可欠ですし、経済的影響を考えるには経済学の知識も必要です。感染者が抑えられても経済が破綻したら、心身を害し、別の死に至る国民が増える可能性もあります。

それらすべてに学術的裏づけのある、適切な答えをできる人は、世界を見渡しても誰もいないと思います。しかし、感染症を専門とする医師が、換気の方法やマスクの機能について間違った説明をしている光景は少なからずありました。「エアコンを使って換気がうまくできる」という説明もあり、高齢者施設でクラスターが多発した原因になったと思います。「不織布マスクは、N95マスクと違い、エアロゾル感染には役立たない」との説明もありました。N95マスクも不織布マスクの一つなのですが……。私も免疫学やワクチンについて詳しい説明はできないと思います。

信頼できる「専門家」たちと一緒に出演できるのなら、私もテレビに出てもよいと思いました。話を振られてもわからない部分については正直に「わからない」と答え、適切な専門家に説明を求めることができるからです。視聴者にとっても、より正確でわかりやすい説明を得られるのですから、ベターではないでしょうか。

カンファレンス方式、コンカレント・エビデンス

さまざまな専門家が一緒になって、一つの問題を議論する仕組みはこれまでなかったのでしょうか。

答えは否です。病院で大きな病気の治療が検討されるときには、カンファレンスという場でさまざまな専門の医師が集まって、総合的に検討することがあります。がん治療の際に、内科、外科、放射線科医師などが集まり、どのような治療の可能性があるか、それぞれの長所や短所などを忌憚(きたん)なく議論するのは典型です。複数の専門家が集まることで、よりよい治療を見出す仕組みは以前から行われています。

新型コロナ対策なら、感染症の専門家だけでなく、疫学者、換気に詳しい建築家、エ

アロゾルの専門家、経済学者などが必要で、それらの専門家によるカンファレンスが有用なはずです。同じ分野の専門家間でも意見が異なることはありますし、むしろそれが当然ですから、同じ分野でのカンファレンスも重要です。

同じ分野の専門家なら、教科書的な点では意見が一致するはずです。意見が異なるのは先端的な問題、分野外の知識が必要な場合、「どこまでが許容範囲か」などの「線引き」がかかわる場合などでしょう。その場合、意見が一致する点と一致しない点を専門家同士に議論をして整理してもらえば、論点がすっきりするでしょう。そのうえで、一致しない点について、その理由を専門家同士で整理してもらうこともできます。

このような「構造的」議論の進め方が、対談の中で触れた「コンカレント・エビデンス」と呼ばれる方法です。いまでは世界の多くの裁判所で採用され、有効性が確認されています。意見が一致しない理由が、科学的な側面ではなく、専門家の個人的な価値判断によることもしばしば起こります。その場合は、対策を担う政府なりが、自らの政治責任により価値を選択することになるでしょう。

互いに学び合う必要

新型コロナのように多様な専門家の知が必要な問題では、医学分野でのカンファレンスより、さらに融合的・総合的な知が必要になります。医師の間でカンファレンスが成り立つのは、分野の異なる医師同士でも医学の基礎を共有しているからです。同じように、医学分野と経済学分野など、異なる分野の専門家間で真に融合的・総合的な知が成り立つためには、それぞれの専門家が相手分野の知を学び、ある程度は理解することが不可欠でしょう。私は基本的には物理学者ですが、これまで医学、法学、科学技術社会論などの多様な研究者と共同研究をし、それらの専門誌に論文も書いてきました。共同研究を振り返ると、これは他分野の共同研究者との「学び合い」があったからだと気づかされます。単に、複数分野の研究者が集まっても、学び合うことがなければ病院でのカンファレンスのような突っ込んだ、実りある議論は成り立たないと思います。専門家同士が、互いの分野とオーバーラップする知識を持つことが不可欠だと思います。

2021年には、新型コロナのようなパンデミック下での感染抑制政策の経済性について論文を書きました。そのときには、数理経済学者が書いた論文を読んだうえで、「費用便益分析」と呼ばれる経済学分野の専門書と、「理論疫学」と呼ばれる医学分野の専門書をそれぞれ複数入手して読み進めながら研究を行いました。理論疫学分野については、物理学の研究者も以前から取り組んでいる領域だったので大きな支障はありませんでしたが、経済学理論は初めての経験で、自分の書いた内容に根本的な勘違いがないか不安がありました。加えて、この論文は理論物理学の手法で計算を行ったため、ふつうの経済学者には「数式が理解できない」という深刻な問題があり、論文の出版に困難がありました。経済学として意味のある内容を書いたつもりなのに、多くの経済学者には数理的証明が理解できない状況でした。

紆余曲折の末、理論物理学の手法を理解できる物理学の学術誌に論文を掲載してもらいましたが、「経済学者に理解してほしい」と思い続けてきました。そこで、感染抑制政策と経済についての先駆的研究でも知られるケンブリッジ大学の経済学者、ローソン（Rowthorn）教授に論文を送ったところ、これを隅から隅まで読んでくれたうえで完璧に理解してもらうことができました。それ以前の経済学者たちの反応とはまったく異なっていたので、驚きました。

ローソン教授からの返信でわかったことは、彼が狭義の数理経済学だけでなく、制御工学や応用数学の第一線の研究者と共同研究を行い、私の論文も、それらの研究者と一緒に読み込んでくれたことでした。経済学分野だけでは理解が難しいことを、異なる領域の研究者と互いに学び合うことで理解していたのです。[1]

切迫した状況で〈総合知〉を活用できる社会

感染抑制政策と経済についての私の論文は、「新型コロナでどのような感染対策をとることが、感染者数と経済的ダメージ、双方の抑制に望ましいか」を解析したものです。イギリスの社会経済条件を仮定して数値シミュレーションで解析した、ローソン教授らの研究を一般化し、国や特定の感染症に依らない普遍性のある知見を示しています。初期の感染増加を放置した後でロックダウンを含む強い対策で感染抑制を行うことは、感染者数増加を抑える緩やかな対策を早期に導入するよりも、感染者総数だけでなく、経済的ダメージも大きくするのです。

日本では、経済的悪影響を避けるために医療崩壊が起こる寸前まで感染者抑制策を保留する政策が続き、緊急事態宣言などを繰り返していましたが、これは経済的にむしろ逆効果だった可能性があることになります。[2] 論文が2020年中に採択され社会に知られていたなら、人的・経済的損害の双方を大きく減らすことができたかもしれません。対談でも取り上げた「空気感染（エアロゾル感染）」について、二百数十名の研究者が共著で著した論文も、世界的に著名な総合学術誌に投稿されたものの、初めは理解されずに掲載を拒否されたそうです。いまでは掲載を拒否した雑誌にも、空気感染の論文や解説が多数掲載されています。

これらの研究がいずれも、切迫した状況で、速やかに理解・出版されなかったのは、従来分野の縦割り型知識だけでは理解が難しい研究だったことが原因と考えられます。学術誌の編集体制では一般に、特定分野の査読者に研究「全体」の評価を求めるかたちがとられていますから、〈総合知〉を要する研究を正確かつ迅速に評価することは、現在の制度設計では原理的な困難さがあります。

一方、この状況下では、物理学と医学に跨る研究が、双方の分野からチェックを受けないまま社会に悪影響を与える事態も起きました。「どの感染経路が新型コロナで主要なものか」という感染対策で最も重要な課題も、医学分野でのオープンな議論は日本ではほとんどなされておらず、感染対策の有効性を損なわせています。感染経路の理解には、物理学や建築学など、狭義の医学以外の知識が必要とされることも背景にあると考えられます。

ここでお話しした〈総合知〉にかかわる問題は、学術をめぐるさまざまな場面で今後も繰り返し問われてくるでしょう。個々の学術的知見を現実社会で活かすには、知の統合の現状と課題[3]を直視する必要があるはずです。今般の新型コロナでの経験からは、旧来の単一分野による学術誌・学会システムの限界を乗り越える仕組みとして、複数分野の専門家の分担・連携による査読制度、[4]重要な学際テーマの公開議論が迅速になされるための制度設計などが示唆されると思います。新型コロナを契機に総合大学から生まれたこの書籍が、〈総合知〉のあり方や制度設計への「具体的変革」の端緒になることを心から願っています。

1　2022年9月にケンブリッジで対面したおり、この経済学者はもともと数学者で、新型コロナ以前から感染症数理モデルにも通じていたことを知った。

2　本堂毅「感染対策　経済活動と両立できる」Kyodo Weekly、2022年12月5日号、共同通信社

3　大学ランキング評価機関である The Time Higher Education 社は2022年12月、新型コロナウイルス禍で明らかになった学術知の統合 (interdisciplinary research) の重要性を踏まえ、学際研究（者）が各大学から十分なサポートを受けているか、キャリアパスにおいて十分に評価されているかについての調査を開始した。
https://www.timeshighereducation.com/world-university-rankings/its-time-start-tracking-interdisciplinary-research

4　米国科学アカデミーが発行する総合学術誌『PNAS』は2022年6月から、複数分野の専門家の分担による査読を可能とする "Consultative Review" 制度の試行を2年間行うことにした。ただし、複数分野に跨がる投稿論文を一人の編集委員が初期評価し、複数分野の査読者を用いた評価に進むべきかを判断する点については、編集委員に当該複数分野の専門的知識がない場合でも適切な判断が可能なのか疑問である。
https://www.pnas.org/post/update/consultative-review-pilot

第八章　COVID-19の特異性を理解してこそ

ウイルス感染症学を専門とする押谷仁東北大学教授は、
COVID-19パンデミックが発生して以来、その対策の中心で奮闘してきました。
その一方で、流行が繰り返されることにいら立つ人たちから、
メディアやSNSを通した批判にもさらされてきました。
それでも、使命を果たし続ける押谷さんに、
その胸の内と実情をうかがいました。
（2022年3月8日収録）

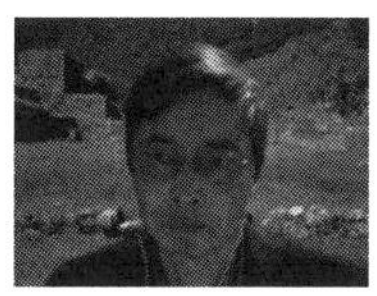

瀬名秀明

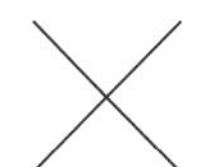

押谷仁
ウイルス感染症学

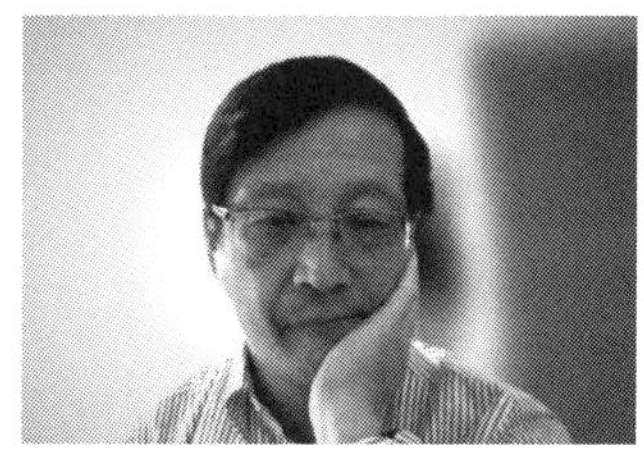

2022年3月8日

押谷　仁（おしたに ひとし）
1959年生まれ。東北大学大学院 医学系研究科 微生物学分野・教授。フィリピン、モンゴル、インドネシア、カンボジア、ザンビア等のアジア・アフリカを研究フィールドとして感染症研究を行うと共に、国の新型インフルエンザ等対策有識者会議新型コロナウイルス感染症対策分科会の構成員等も務めている。『ウイルスVS人類』（共著）、『パンデミックとたたかう』（共著＝瀬名秀明）、『新型インフルエンザはなぜ恐ろしいのか』（共著）などの一般向け著書がある。

瀬名　押谷先生とはこれまで、一緒に3冊の本を出してきました。最初は、2009年の新型インフルエンザ・パンデミックが発生した年に対談をして、それをまとめた共著『パンデミックとたたかう』（2009年、岩波新書）。2冊目はぼくがウイルス学の研究者である父・鈴木康夫（監修）とまとめた『インフルエンザ21世紀』（2009年、文春新書）に押谷先生へのインタビューを収録しました。そして2020年6月には、NHK BS1スペシャルの座談会に基づいた『ウイルスVS人類』（文春新書）です。

今回のCOVID-19で、2020年の1月から東京アラート[*1]が出た同年6月までの経緯を見ると、社会が閉塞感に囚われていました。「こんなときこそ」と思い、『パンデミックとたたかう』と『インフルエンザ21世紀』の復刊を期待してそれぞれの版元にかけ合ったのですが、結果的に紙ではなく電子出版になりました。

その頃、近所の人たちと会話する中で驚いたのは、2009年のパンデミックを誰も覚えていないことでした。欧米では20万〜50万人、日本でも200人近い人が亡くなったのに。まず、2009年の新型インフルエンザの流行時と今回の大きな違いについて、押谷先生の印象をお聞かせください。

押谷　『パンデミックとたたかう』のもとになった座談会の最初で、「10年、20年経っても読まれる本にしたい」とおっしゃっていた。それが本当になり、すごいなと思っています。

2009年の新型インフルエンザが、パンデミック対策への危機感を薄めた

＊1　新型コロナウイルスの感染拡大を防止するために、2020年6月2日に東京都の小池知事が発動した警報。都が独自に定めた感染状況の目安を基に、都民に感染状況を知らせて警戒を呼びかけ、9日後に解除された。東京アラートの発動と共に、レインボーブリッジと東京都庁舎のライトアップが赤色に変更された。

押谷　世界中でパンデミック対策が進んだのは、１９９７年、香港での高病原性鳥インフルエンザの流行がきっかけでした。日本でも、ＮＨＫスペシャル（Ｎスペ）[*2]で、恐ろしい光景が描かれたりしました。[*3]高病原性鳥インフルエンザは、致死率が50％に達したこともありました。それ以後もいくつかの大きな流行がありました。２００２年に中国広東省で発生した重症急性呼吸器症候群（ＳＡＲＳ）や、２０１２年に中東で発生した中東呼吸器症候群（ＭＥＲＳ）などです。

その中で、２００９年の新型インフルエンザ・パンデミックは、それまで想定していたものより、致死率がかなり低いものでした。その理由は、病原性が低かったということもありますが、免疫を持つ人がたくさんいたことが大きかったと思います。特に、インフルエンザで選択的に被害を受けやすい高齢者の多くが免疫を持っていた。それが、２００９年の新型インフルエンザ・パンデミックの被害が少なかった最大の理由です。

その結果、それまで「パンデミックに対する危機感を高めなければいけない」と訴えていた、東京大学医科学研究所の先生やぼくたちみたいな専門家に対する反発がすごく大きくなり、〝オオカミ少年〟呼ばわりされました。「インフルエンザのパンデミックなんてたいしたことないじゃないか」という声が大きくなったのです。いわゆる「専門家」と言われる人たちの中にも、大きな声でそういった批判をする人たちがいました。世の中がそういう流れに乗ってしまったということもあり、「スペインインフルエンザ（スペイン風邪）で非常に多くの人が死亡したというけれど、あれは細菌性肺炎[*4]が主な死亡要因であって、抗菌薬のある21世紀にはあんなことは絶対に起きない」と強く言う「専門家」がたくさん出

＊2　ＮＨＫ総合のドキュメンタリー番組。１９８９年４月2日から、「ＮＨＫ特集」に代わり、放送を開始した。原則、毎週日曜日の21時～21時50分に放送。

＊3　たとえば、２００８年1月、2夜にわたって放送された「最強ウイルス」。1夜目はドラマ形式で、日本で高病原性鳥インフルエンザのアウトブレイクが発生し、やがて首都圏でも次々と感染者が現れるという筋書き。第2夜は専門家へのインタビューを含む科学ドキュメンタリーだった。新型コロナでも初期の頃のスペシャル番組では、道端や歩道橋を歩いていたサラリーマンが激しく咳き込んでその場に倒れ込むイメージ映像が繰り返し用いられた。

＊4　ウイルス、細菌、真菌などを原因とする肺炎のうち、細菌が肺胞まで侵入して炎症を起こした状態をいう。

現しました。
そういうこともあって、パンデミックに対する危機感が一気にしぼんでいった。特に医療関係者に影響力のある人たちがそういう発言をしていたことで、医療関係者の危機感が一気にしぼんでいきました。一般の人たちの記憶に残らなかったのは、そういうこともあるでしょう。それで、「パンデミック対策なんて必要ない」という流れに一気に向かっていったのです。これは日本だけのことではなく、ほかの国でもそうでした。

瀬名　昔からいわれる「抗原原罪説」という考え方で、人間は生まれて最初に感染を受けたＡ型インフルエンザウイルス†の抗原性をいちばん強く記憶している、というものですね。あのとき高齢者にはもともと免疫があったので、重症者数が抑えられたのではないかとゆう。ただぼくの記憶だと、そう言われるようになったのはある程度経ってからで、２００９年の時点ではあまり言われていなかった気がするのですが。

押谷　重症者が少ないということがわかったのが、２００９年のパンデミックが始まって、１カ月か２カ月経った頃のことですかね。２００９年の新型インフルエンザウイルスＨ１Ｎ１†は、「遺伝子再集合（リアソートメント）†を起こしたウイルスだ」ということがわかっています。スペインインフルエンザも同じＨ１Ｎ１というウイルスが原因でしたが、このウイルスは、流行の後、ヒトからブタへの感染が起きて、ブタの中で１００年近く維持されてきた。そのウイルスが、遺伝子再集合を起こして再びヒトに感染したのが、２００９年の新型インフルエンザウイルスだと考えられているのです。
感染症の中には、一度かかると抗体が生成されて一生にわたる免疫ができることで、二

＊5　Ａ型インフルエンザウイルスの亜型の一つ。１９５７〜１９５８年に大流行した「アジアインフルエンザ（風邪）」の原因と考えられている。その後、１９６８年に発生したＡ型Ｈ３Ｎ２亜型インフルエンザウイルスのパンデミックが発生するまで毎年流行した。

度とかからないものもあります。麻疹(はしか)は、その一例ですね。

ところがインフルエンザウイルスは、ヒトの体内で抗体から逃れるかたちで（抗原選択圧がはたらいて）どんどん変異していってしまいます。インフルエンザワクチンの組成を何年かに1回変えなければいけないのはそのためです。ブタは、食肉として出荷されるのが生後半年くらいらしくて、世代交代のサイクルがとても速い。そのため、抗体から逃れる変異を起こす必要がない。そのせいで、1918年のスペインインフルエンザウイルスにとても近いウイルスがブタの集団の中で維持されていたと考えられています。2009年時点でスペインインフルエンザを経験した人は少なかったものの、20歳代くらいまでにスペインインフルエンザウイルスの末裔(まつえい)に感染した人には基礎免疫があったため、高齢者でも新型インフルエンザにかかりにくかったのです。

瀬名　1977年に発生したソ連インフルエンザもH1N1だったので、それに感染したことのある人も新型インフルエンザの感染を免れたのではないか、という説もありますね。

押谷　そうなんです。長くなりますが、スペインインフルエンザを起こしたH1N1は1957年のアジアインフルエンザでいったん消滅し、H2N2[*5]に置き換わりました。それが1968年の香港インフルエンザでH3N2[*6]に置き換わった。A型インフルエンザは、そのようにH1、H2、H3と変わってきました。

1977年にH1N1がまた突然出現しました。その原因は、1976年にアメリカで起きた豚インフルエンザ騒動[*7]と関係しているのです。最初の流行は、中国北部からソビエト連邦沿海州で起きたために、「ソ連インフルエンザ」と呼ばれています。しかし、この

＊6　A型インフルエンザウイルスの亜型の一つ。1968年のパンデミック、香港インフルエンザ（風邪）の病原体で、野生のカモ類に由来するH3型のウイルスと、ヒトに由来するH2N2型のウイルスが同時に豚に感染したことにより発生した変異型と考えられている。

＊7　アメリカの陸軍で豚インフルエンザが発生し、スペインインフルエンザの再来が懸念されたことから、フォード大統領の決断で大規模なワクチンの集団接種が開始されたのだが、接種直後にギラン・バレー症候群の発症が確認されたことでワクチン接種は中止された。結果的には、致死性の低いウイルスだったため、豚インフルエンザの流行は起こらなかった。詳しくは、R・E・ニュースタット&H・V・ファインバーグ『豚インフルエンザ事件と政策決断——1976起きなかった大流行』（第十章＊21）を参照。

ウイルスは１９５７年まで流行しており、成人の多くは免疫を持っていたためにＨ３Ｎ２を駆逐できなかったので、それ以降、この「Ｈ１Ｎ１」と「Ｈ３Ｎ２」という二つの亜型が共存することになりました。

そういう歴史的経緯があり、２００９年のパンデミックもＨ１Ｎ１だったために、スペインインフルエンザ、ソ連インフルエンザに暴露した人たち、特に高齢者が感染を免れたのです。そのため、インフルエンザ・パンデミックの中では例外的に少ない被害で終わりました。

そもそも「２００９年の新型インフルエンザをパンデミックと呼べるのか」という議論も一部にあります。「パンデミックインフルエンザが起こるのは、異なる亜型が出現したときだ」というのが、それまでの教科書の通説だからです。実際、１９１８年はＨ１Ｎ１で、57年はＨ３Ｎ２、68年はＨ２Ｎ２でした。それが、それまでのウイルスが１９７７年のソ連インフルエンザによって駆逐されなかったこともあって、二つの亜型が同時に流行する状態が30年くらい続いてきました。２００９年のＨ１Ｎ１も、Ｈ３Ｎ２を駆逐できなかった。「２００９年のインフルエンザは以前の亜型と同じなのに、それをパンデミックと呼んでよいのか」という議論があるものの、一般には「パンデミック」と呼ばれ、日本では「新型インフルエンザ」と呼ばれているのです。

そこで、「新型インフルエンザなんてたいしたことないじゃないか」という印象が、専門家から一般人まで広い層で生まれ、パンデミック対策への危機意識が薄れたということです。

感染症の専門家が関与していない「特措法」の制定

瀬名　その後、２００９年のインフルエンザは季節性インフルエンザになり、いまでも一定の割合で世界で流行しています。２００９年の新型インフルエンザの死亡者数は、季節性インフルエンザの死亡者数とさほど変わりませんでした。２０１２年に「特措法（新型インフルエンザ等対策特別措置法）」が成立したのは、２００９年のパンデミックや２０１１年の東日本大震災の教訓を踏まえて、「自治体の防疫対策にある程度の裁量権を与える」という主旨だったと理解しています。感染症の専門家も、それで当時は納得していたのではないかと思うのですが、押谷先生はどうお考えでしたか。

押谷　特措法ができる前後、ぼくは厚労省（厚生労働省）の新型インフルエンザ専門家会議や内閣官房の新型インフルエンザ等対策有識者会議のメンバーでした。しかし、ぼくが知りうるかぎり、特措法の内容に関して、感染症の専門家はほぼ関与していないと思います。２０２１年2月3日に成立した改正案が、専門家会議で事前に十分に議論された記憶もありません。

瀬名　えっ、そうなんですか。たとえば「ウィキペディア（Wikipedia）」には、「川崎市健康安全研究所所長の岡部信彦先生や押谷先生も加わった、２００９年新型インフルエンザウイルスパンデミックの総括提言を受けて公布された」とあります。

押谷　これについては、瀬名さんも含めて誤解している人が多いと思います。「特別な法律が必要だ」という提言はありました。意見も聞かれたし、意見はさんざん伝えましたが、それが反映されることはほとんどありませんでした。なので、多くの問題点を抱えています。特措法を作ったことは評価しますが、その過程は不透明です。

あれが作られた背景は、2005年に策定された政府の新型インフルエンザ対策行動計画が2009年のパンデミックで改訂されたものの、現行の感染症法では対応できないことがたくさん書いてありました。そこで、「矛盾していてはまずい」ということで、特措法を作ったと理解しています。

「新型インフルエンザ等」と「等」が入っているのに、ほぼ新型インフルエンザのことしか考えていないのも問題です。特措法での緊急事態宣言の重点措置の要件に、「当該報告に係る新型インフルエンザ等にかかった場合の病状の程度が、感染症法第六条第六項第一号に掲げるインフルエンザにかかった場合の病状の程度に比しておおむね同程度以下であると認められる場合を除き」（特措法第15条）とあるのですが、COVID-19を季節性インフルエンザと比べることは、リンゴとオレンジを比べるようなものでナンセンスです。しかも、リンゴ側の規準で、オレンジを評価するに等しい。パンデミックインフルエンザならそれでいいかもしれませんが、COVID-19にはまったく当てはまりません。分科会（新型コロナウイルス感染症対策分科会）の一部の構成員はそれを盾に、「いまの重点措置はおかしい」と主張しています。

瀬名 今回のように、「COVID-19で、時短や休業を一律に要請し、従わないと罰則を科す特措法は、そもそも違憲の疑いがある」と指摘する憲法学者の方もおられます。[*8] 特措法で、新型インフルエンザ以外にはあてはまらないのはどのあたりですか。

*8 https://www.nikkei.com/article/DGXZQOCD2323M0T20C21A5000000/?unlock=1

押谷　COVID-19は、これまで考えられていたパンデミックインフルエンザよりも、はるかに危険な感染症です。感染性がはるかに高く、ほっておけば致死率もはるかに高い。パンデミックインフルエンザの場合、基本的な考え方として、「どこかの時点をすぎたらあきらめること」になっています。政府行動計画にもそのように書かれており、多くの国の考え方も同じです。

瀬名　感染経路を追跡できなくなるということですか。

押谷　追跡だけではなく、国境対策など、ある一定のところに達したらすべてにおいて、対策を緩和するしかなくなると考えていました。あるところまでは封じ込めをめざすのですが、それ以後は、ピークをなるべく低くしてなだらかにしていく対策に移行します。これを「被害軽減（mitigation）」[*9]と呼んでいます。これはほとんどの国のパンデミックインフルエンザ準備計画に書かれていることです。しかしピークをなだらかにしても、最終的な被害の程度はほとんど変わらず、結果的に多くの被害が出ます。

COVID-19流行の最初の頃、2020年3月頃から、政府も自治体も、「いつから被害軽減に移行するんだ」と言っていました。そうすれば、全数把握とかいろいろなことが必要でなくなるからです。パンデミックインフルエンザでは、「それでしょうがない」という考え方なのです。「国境をいつ開くんだ」という話がずっとありました。しかしこの2年間、日本の国境はほぼ閉まったままです。そんなことはしないし、できないというのが、パンデミックインフルエンザ対策の考え方なのです。厳しい波が襲う1シーズンを耐えれば、2シーズン目も第2波はあるけれど、半年か1年後の第3波は小さくなる、と想

＊9　感染症流行のピークを遅らせて下げる対策をとることで医療機関などへの負担を軽減し、最終的な感染者や健康被害を最小限にとどめること。新型コロナ感染症では、感染者の発症前から感染性があり、感染者の隔離の徹底による封じ込めができなかったため、被害軽減への移行が難しかったと、押谷は考えている。

定できるからです。

ところがCOVID-19では、まったく違うことが起きています。1年に何回も流行が起こるし、さらに大きな被害が起こったりしている。なのに、インフルエンザ・パンデミックで想定していたことが、頭から抜けずにいるのです。

実際、アメリカでもイギリスでも、すでにスペインインフルエンザの死亡者数を超えています。それほどの潜在力を持つウイルスが突然出現したのです。インフルエンザと比べて、とんでもなく制御しにくいし、先がぜんぜん見通せないウイルスが出てきてしまったという現実を、多くの人がわかっていない。一部の「専門家」が、「スペインインフルエンザは2年と少しで収束したのだから、COVID-19もそうなる」というような発言をしていますが、そうはならない可能性が高いです。まったく別のウイルスなのだから、インフルエンザの論理では割り切れないのです。そこが、多くの人に理解されていない。「専門家」も理解していません。

どこから出たのかわからず、変異に連続性のないウイルス

瀬名　ジョンズ・ホプキンス大学の情報サイト[*10]を見ると、実際、「すでに世界44億7000万人余りが感染し、およそ600万人が死亡した」とあります。

ではなぜ、新型インフルエンザ以外の想定ができていなかったのでしょうか。歴史的に、世界的なパンデミックはほとんど起きてこなかったからでしょうか。鳥インフルエンザか

*10　https://www.arcgis.com/apps/dashboards/c3a8284f82c84542bdccd6e938ef9e8c

ら、新型インフルエンザの出現は予想されていました。しかし新型コロナウイルスの出現には、ぼくも意表を突かれました。ヒトに感染するコロナウイルスは、鼻風邪の病原体としてまん延している4種類と、ＳＡＲＳとＭＥＲＳという重症肺炎ウイルス2種類をあわせた6種類でしたが、今回、７つ目が加わりました。今回はなぜ、こんなパンデミックになってしまったのでしょうか。現時点から振り返って、ＣＯＶＩＤ-19の特異な点を教えてください。

押谷　そもそも、感染症に関するわれわれの知識は底が浅いといえます。特にウイルス感染症については、ウイルスが発見されてから、まだ１００年経っていないわけです。スペインインフルエンザが起こった１９１８年の時点では、「ウイルス」という存在は人間の目で観察できるものではありませんでした。われわれにあるのは、たかだか１００年の知識なのですが、それですべて理解しているかのように錯覚していたのかもしれません。インフルエンザのパンデミックは、それ以前も数十年に1回の割合で起きていただろうし、それ以後も起きてきたので、それは把握できている。しかし数百年に1回のタイムスパンで起きてきたことがあるとしたら、それはわれわれの知識の外にあります。

もしかしたら季節性のコロナウイルス４種類についても、過去のどこかの時点でパンデミックを起こしていたのかもしれません。現時点のデータでは、そういうことはなかった可能性も考えられますが、それが事実かどうかはわかりようがない。それ以外にもたくさんのウイルスがヒトに感染していますが、１００年前以前に何らかの病気を引き起こしていたかどうかもわかっていません。そんな状況なのに、あたかもすべてわかっているかのように、みんなが錯覚していた。そのあたりに問題があるような気がしてなりません。

瀬名　まったく想定外の新型ウイルスだったわけですね。

押谷　そうはいっても、「コロナウイルスがこういうことを起こす」という可能性をまったく想定できなかったわけではないです。2002年から2003年にかけて発生したSARSがあったからです。あのときはぼくもWHOで対策にあたっていました。そのとき、「このウイルスが仮にどこかの時点で病原性が下がり、下気道（肺）で増殖するだけでなく、上気道でも増殖するようになったら大変なことになる」という議論をしていました。重症化する前に感染を広める危険が生じるからです。その可能性はありました。「その前にSARSを止めないと大変なことになる」「ヒトに定着するウイルスになるととても厄介なことになる」という議論をしていました。

　その心配が、今回の新型コロナウイルスで起きてしまったわけです。出現時ですでに上気道でもよく増殖する性質を持っていて、病原性はSARSに比べると低いけれど、パンデミックインフルエンザに比べると高いウイルスでした。そういうウイルスが突然出現してしまった、ということなのだと思います。

瀬名　コロナウイルスはRNAウイルスです[*11]が、修復酵素をもっている「ニドウイルス」というグループです。DNAウイルスである天然痘[*12]ウイルスは変異が少ないし、ヒトにしか感染しないので変異する要素が少ない。RNAウイルスのインフルエンザウイルスは、人獣共通感染症[†]で変異する頻度も高い。新型コロナウイルスはその中間くらいの変異度ではないかと、当初、ウイルス学の河岡義裕先生が説明なさっているのを聞いた記憶があり

＊11　遺伝物質として1本鎖のRNAもしくは2本鎖のRNAのいずれかを持っているウイルス。DNAを遺伝物質とするウイルスはDNAウイルスと呼ばれる。

＊12　天然痘ウイルスを原因とする、伝染力が強く致死率も高い感染症。治癒しても顔面に瘢痕が残る。牛痘（牛などが罹る良性のウイルス性伝染病）に罹った人は天然痘に罹らないことから、エドワード・ジェンナーが予防策として種痘を開発したとされる（ただし世界各地には以前から民間伝承的に、他の患者のわずかな膿をあえて健常者に接種する予防法があった）。種痘の徹底により、1980年5月に天然痘の世界根絶が宣言された。

ます。変異株が次々と出ているのは、感染者数があまりにも多いせいではないか、とも。この認識はいまでも正しいのでしょうか。

押谷　いまから考えると間違っていたところはあるけれど、ぼくも当初はそう考えていました。インフルエンザウイルスよりも変異が起きにくいウイルスであるにもかかわらず、インフルエンザウイルスでは通常起こりえないような変異が立て続けに起きてきている。

季節性インフルエンザウイルスの変異の仕方は、「抗原連続変異（抗原ドリフト）」と呼ばれるもので、HA（ヘマグルチニン）の抗原性が少しずつ変わっていくというのがその本質です。ヒトの体内では抗原選択圧が強くはたらいているので、抗原から逃れるかたちで変異して、次の季節の流行につながっていく。一方、抗原不連続変異（抗原シフト）では、抗原性ががらりと変わる変異を起こし、その際に病原性も変わってしまい、そのせいでパンデミックが起こる。COVID-19では、デルタ株[*13]もオミクロン株も、どこから出てきたのかわかっていません。少なくとも連続性の変異ではない。オリジナルの武漢株からヨーロッパ株に移行して、アルファ株になり、ベータ株になり、デルタ株になり、という進化がつながっていない。少なくともオミクロン株は、デルタ株から派生したものではありません。

瀬名　そんな不連続な変異が突然出現し、瞬く間に世界に広がることが、2カ月くらいごとに起こるのはなぜなのか。不思議な気がするのですが。

押谷　確かに不思議なのですが、その仕組みは不明です。河岡義裕先生とも話し合ったことがあるのですが、一つの可能性としては、HIVとかがんの治療を受けているような免

＊13　ウイルスが増殖や感染を繰り返す中で遺伝的に変異したものを変異株と呼ぶ。新型コロナウイルスでは、オリジナル（武漢）株、ヨーロッパ株、アルファ株、ベータ株、デルタ株、オミクロン株などが知られ、それぞれがまた変異を重ねている。

疫不全のある患者の体内でウイルスが長期間にわたって増殖し続けていると、アミノ酸の変異が蓄積することが起こりうる。[*14] そういうケースを想定しないと、説明できないことがあるのです。

アルファ株はSタンパク質[*15]に8つのアミノ酸変異があり、オミクロン株は三十数個あります。アルファ株はイギリスからまず見つかりましたが、すべて同じ変異を持っていました。ある集団の中で変異が蓄積してきたものなら、変異にばらつきがあるはずです。全部が同じということはありません。なので、「アルファ株は集団ではなく一人の感染者から出現した」としか考えられないのです。オミクロン株も同じで、ただ一人の感染者から出現した可能性が高い。

もう一つの説としては、ヒトから動物にうつり、それがヒトに戻った可能性もありえます。ただしまだ、どの可能性も証明はされていません。

瀬名　ほかの6種類のコロナウイルスでも、そういうことが起こっていても不思議ではないような気もしますが。

押谷　そこがよくわかっていないところで、SARSは8カ月でヒトから封じ込めてきたので、そういった変異が起こることを阻止できたのかもしれません。

季節性コロナに関しては、そういうことがなぜ起きていないのか、よくわかっていません。前述のように、季節性コロナが、過去にパンデミックを起こしたのかどうかもわかっていない。いちばん最近になってヒトに伝播(でんぱ)したとされるヒトコロナウイルスHCoV-OC43は、もともとウシのウイルスだったと考えられています。それが19世紀の終わり頃

＊14　Corey, L. et al. "SARS-CoV-2 Variants in Patients with Immunosuppression", N Engl J Med, 385(6): 562-566, 2021 8 5. https://www.nejm.org/doi/full/10.1056/NEJMsb2104756

＊15　新型コロナウイルス（SARS-CoV-2）の主要な構成成分は、スパイクとして表面上に出ているSタンパク質、RNAとそれを包むNタンパク質からなるヌクレオカプシド、膜に存在するMタンパク質とEタンパク質の4つ。〔図14-1〕参照。

に、ヒトに感染したと考えられています。ちょうどその頃、1889年に旧ロシアインフルエンザのパンデミックが起きています。この原因が「OC43ではないか」という説もありますが、受容体が、SARSコロナウイルスはACE2ですが、OC43ではシアル酸なので、本当に多くの人が亡くなるようなパンデミックを起こしたかどうかはわかりません。また、ヒトコロナウイルスのHCoV-NL63の受容体はACE2ですが、どこかの時点でヒトで大きな流行を起こした可能性はあるものの、確認されていません。

WHOの致命的なミス

瀬名　日本は感染者数、死者数共に少ないほうの国だと思います。しかし、国内的には政治不信や専門家不信を招いている。押谷先生もメンバーだった専門家会議については、『分水嶺』で詳しく語られています。専門家会議は2020年7月に終わり、代わって「分科会」が設けられました。

ここからは、この2年間の押谷先生の思いを、少し踏み込んでお聞きしたいと思います。2019年12月末、中国でCOVID-19の流行が発生し、日本では2020年1月半ばくらいから症例が出始めて、2月に《ダイヤモンド・プリンセス号》が来て大騒ぎになりました。それから専門家会議が立ち上がった。

NHKエンタープライズのプロデューサーから、ぼくのところに突然メールが来て、「押谷先生、五箇公一先生（国立環境研究所）とぼくの三人で座談会をしないか」と言われて、

NHK BS1スペシャル『ウイルスVS人類』の第1回[*16]を収録したのが3月11日でした。その前日にぼくは東京入りして、ホテルから父に電話をしました。「押谷先生に聞いてほしいことがあるか」と父に言ったら、「すでにWHOのインフルエンザ・パンデミックフェーズ6に相当しているのに[*17]、パンデミック宣言がまだ出されていないのはなぜかを聞いてくれ」と言われました。それで翌朝お会いしたとき、すぐそのことをうかがったのです。それについては「国際間で調整中で、すぐにもパンデミック宣言が出るはずだ」との答えをいただきました。そうしたらその晩、12日の未明に、WHOのテドロス事務局長が「パンデミックと見なせる」との宣言を出しました。

そのパンデミック宣言が出るまでの、押谷先生の考えの変化をお聞かせください。

押谷 考えの変化は、さほどありませんでした。「12月31日に武漢で感染症が発生した」という報道があり、それを受けて1月5日にWHOが発表しました。正式な発表が遅れた理由はいろいろ不思議なことがあるのですが、それはともかく、その時点ではどんなことが起こるかは何とも言えませんでした。SARSのときと同じようなことが起きて、SARSと同じように封じ込められるのではないかと、最初は思っていました。ところがWHOが情報を更新する中で、感染者数が60人、70人となり、それが百数十人に増えるという状況になり、様相が徐々に見えてきました。そして「これはまずい」「やっかいなウイルスが出たな」と思ったのが、1月15日くらいでした。

瀬名 国内で初の患者が確認されたのが、1月15日でしたよね。

押谷 そうです。国内だけではなく、この時点ですでにタイでも感染者が見つかっていま

＊**16** 初回放送は2020年3月19日。

＊**17** 感染症用語解説集「パンデミック」の項で示したように、実際はすでに2013年の時点でWHOはガイドラインから「フェーズ6」などの厳密な区分法を取り下げていた。そのことがウイルス研究者の間でも広く知られていたわけではなかったことを示す一例。

した。そのほか、武漢に相当数の感染者がいることもわかってきました。4人の感染者が中国以外の国で確認されたというのは、「もう絶対にアウト」ということです。この時点で、パンデミックを想定しなければいけなかったのに、それをできなかったWHOは致命的なミスを犯したと思います。

瀬名　WHOが緊急事態を宣言したのは、1月23日でしたっけ。

押谷　いえ、正確には30日です。23日は判断を見送ったのです。緊急事態を宣言するには、緊急委員会（エマージェンシー・コミッティ）を招集する必要があり、22日に召集されました。しかし、そこでは結論が出せませんでした。WHOの記録文書を見ると、翌日の23日に中国による報告が行われ、それを受けて、緊急事態宣言の発令を見送ったのです。この1月23日が何の日だったかというと、中国が武漢を閉鎖した日です。つまり、「武漢を閉鎖することで感染を封じ込められる」と、中国が説明していたのではないかと想像できます。それを受けて見送ったのは、致命的な判断ミスでした。本来なら、1月15日前後の時点で、エマージェンシー・コミッティを招集して、緊急事態宣言を出すべきでした。

瀬名　「致命的な」という意味は。

押谷　武漢の人口は1100万人ほどです。そこから海外に旅行した人が、どれくらいいたか。春節の前だったので、それぞれの国にせいぜい数千人というところでしょう。その時点での武漢の感染者数は「百数十人」と言われていました。もし罹患（りかん）率がその程度だと仮定すると、1000万人中の数千人がそれぞれの国に行って、その中にたまたま陽性者がいて、日本と韓国で1名ずつ、タイで2名の感染者が見つかる確率は、とんでもなく低いはずです。つまり、武漢の感染者数はそんなものではなかったはずなのです。

実際、２０２２年１月31日に、香港大学の研究者が研究論文[*18]を発表し、「海外で見つかった感染者数から逆算すると、２０２０年１月25日の時点で、武漢には７万５０００人の感染者がいたと推定しないと説明できない」と結論しました。ＷＨＯは、海外で感染者が見つかった時点で、きちんとした判断をくだすべきだったのです。それができなかったために、緊急事態宣言が遅れてしまいました。

瀬名　ＷＨＯは、なぜ判断ミスを犯したのでしょう。政治的な理由を勘繰りたくなりますが。

押谷　それはわかりません。いずれにしろぼくとしては、１月15日の時点で、「このウイルスは完全にアウトだ」「ＳＡＲＳウイルスとは完全に別物だ」と確信しました。

発生源だといわれている海鮮市場にしても、あれはクラスターの一つにすぎず、発生源は別にあると思っています。それがどこかはわかりません。海鮮市場が疑われたのは、その周辺で肺炎患者が見つかったことで、その原因は「海鮮市場で売られている野生動物から感染したＳＡＲＳのようなことが起きたのではないか」という判断がはたらいたというのが、海鮮市場説の真相ではないかと思っています。なので、２０１９年12月の時点で、武漢のほかの地区にも相当数の患者がすでにいたのではないかと推定されます。

このウイルスのやっかいなところは、無症候感染者、軽症者の数がすごく多いことです。そのせいで、状況認識が遅れたのでしょう。

瀬名　当初、「中国は事実を隠しているのではないか」という陰謀論がありました。重篤な肺炎患者の発生をＳＮＳで最初に報告した眼科医師は警察から処分され、後に

＊18　Wu, J.T., Leung, K. & Leung, G.M. "Nowcasting and forecasting the potential domestic and international spread of the 2019-nCoV outbreak originating in Wuhan, China: a modelling study", Lancet. 2020 Feb 29;395(10225):689-697. https://www.thelancet.com/journals/lancet/article/PIIS0140-6736(20)30260-9/fulltext

COVID-19で亡くなってから英雄扱いされました。[*19] その一方で、ウイルスのゲノム配列のいち早い公開はしました。「やることはやって来た」と言えなくもありません。そのあたりはどうでしょうか。

押谷　以前、どこかにも書きましたが、中国当局も、最初は何が起こっているのかわかっていなかったと思います。ぼく自身があそこにいたとしても、同じ間違いをしていたと思います。一部の患者ではSARSとよく似た症状が出ますし、ウイルス自体もSARSウイルスととてもよく似ています。なので、「SARSと同じことが起こっている」と判断してもおかしくなかったと思います。むしろ、そう思うほうが自然です。

海鮮市場で最初に見つかったときは、接触者調査を実施することで抑えられたように見えたため、武漢の当局は、「これで抑えられる」と判断したのでしょう。SARSでは、感染者のほとんどは重症化するので、ほとんどの感染者は検出できました。日本でも同じでしたが、目に見える患者からの感染拡大は抑えられるのです。

ところが実態はぜんぜん違っていて、見えないところで感染が広がるのが、このCOVID-19の質の悪いところなのです。そこで見誤ってしまったのでしょう。それは、初期の段階では無理のないことだったと思います。

COVID-19の襲来——「第1波」では何が起こっていたか

瀬名　先ほど、「1月15日に、パンデミックになることを確信した」とおっしゃいましたね。

＊19　武漢の眼科医、李文亮医師は、2019年12月、SARSによく似た症例が多発していることに気づき、12月30日にSNSで同僚に警告した。それに対して公安当局は虚偽の噂を拡散したとして処分した。李医師は2020年1月に新型コロナに感染し、2月7日に病院で亡くなった。

その後、武漢が閉鎖され、在留日本人をチャーター便で帰国させるということがあり、2月3日に《ダイヤモンド・プリンセス号》が横浜に入港しました。そこから《ダイヤモンド・プリンセス号》をめぐる報道が過熱し、多くの人がCOVID-19の怖さを知ることになりました。その頃、押谷先生は何を考え、どのような行動をなさっていたのですか。

押谷　実は、日本にはほとんどいませんでした。以前から決まっていた出張で、1月の初めにザンビアに行き、1月15日はザンビアから帰国した頃です。その後フィリピンに行き、2月10日からはシンガポールに行くことになっていました。その頃のシンガポールはうまく抑え込んでいたので、何をしているのかをあちらの専門家に聞きました。その後、またフィリピンに行き、保健省の担当者と、その先の対策について話し合っていました。2月21日くらいに、NHKの首都圏の番組に出るために仙台から東京に出て、それ以来2年間、ほぼずっと東京にいます。

《ダイヤモンド・プリンセス号》に関しては、「データが出てこない」ということで海外からも批判されていました。そのため、当時は北海道大学にいた西浦博さんが、厚労大臣の依頼でデータの解析を始めていた。その流れで、2月25日にクラスター対策班（新型コロナウイルス クラスター対策班）が立ち上がりました。それまでは厚労省内での対応がすべてで、外部の専門家が国のデータを解析するようなことはありませんでした。厚労省は、そういうところなのです。2009年の新型インフルエンザのときもそうでした。

ぼくも西浦さんから声をかけられてクラスター対策班に加わり、25日からずっと厚労省に詰めていました。しかし、いろいろ報道の問題もありました。BSではなく、NHK総合で放送された「NHKスペシャル（Nスペ）」の情報により、多くの人がクラスター対策班の役割を誤解したということもありました。

瀬名　大手全国メディア、特にNHKの影響力は大きいですからね……。

押谷　4月11日に放映されたNスペ[*20]は、特に問題でした。あの番組のために、あたかも西浦さんとぼくがクラスター対策班を仕切ってすべてを決めているかのような印象が植え付けられてしまった。「PCR検査の実施を抑えている張本人だ」とも……。

しかし、それはまったくの誤りです。クラスター対策班の班長は厚労省の役人で、われわれには何の権限もありませんでした。最初のうちは、データすらもらえていなかった。それなのに、Nスペの報道のために、専門家に対する圧力が増す結果になったのです。

瀬名　西浦さんのウェブでの発信も、そういう印象を与えたかもしれませんね。でも、台詞は事前に決められていたのではないですか。番組の作り方からして。

押谷　いや、準備時間がなかったせいか、流すVTRを見せられたのは直前でした。

瀬名　そういえば、ぼくも覚えがあります。SF関係の話題で、「クローズアップ現代[*21]」に出たとき、直前に見せられたVTRの内容がひどかったので、「直さないなら話さない」と言ったのですが、結局、そのまま放映されて、ぼくに非難が集中しました。

押谷　春分の日の連休の頃の話ですが、Nスペの番組関係者は、コロナの問題をどうとらえたらいいか、よくわかっていなかったと思います。ぼくが「こう話すだろう」ということをあらかじめ勝手に想定して、それとは反対の内容のVTRを準備しておいて流し、コメントさせようとするのです。たとえば、「COVID-19は、臨床的にはたいした病気で

＊20　2020年4月11日に放送されたNHKスペシャル「新型コロナウイルス 瀬戸際の攻防～感染拡大阻止 最前線からの報告～」。

＊21　NHK総合のニュース・報道ドキュメンタリー番組。1993年4月5日から放送開始。毎回一つのテーマに対して、VTRによる取材報告とスタジオでの識者ゲストへのインタビューを行う。
通常は生放送だが、瀬名の出演回は珍しく録画回であったため、修正したVTRを実際の放送で流すことを前提に瀬名はコメントに応じた。しかしVTRが修正されることはなかった。

はない」と語る医師の発言をそこだけ切り取って見せるのです。彼らは、この問題をどの程度深刻に扱うべきか、その時点では判断できていなかったのでしょう。後ですぐに収まったら、「押谷とかいうとんでもない専門家が、一人で大騒ぎしていたにすぎない、ということにすればいい」という番組の作り方だったのです。番組の最後は、専門家のコメントで締めくくり、「自分たちの意見は表明しない」という構成も問題でした。

瀬名　それでそれ以降、メディアに出なくなったんですね。

2月25日にクラスター対策班が立ち上がり、2月28日に北海道知事が独自の緊急事態宣言を決定しました。

押谷　2月27日、ぼくはクラスター対策班から少し早めに帰宅しました。滞在先の新宿のホテルに帰る途中、中華料理店で夕食を食べていたとき、西浦さんと国立感染症研究所感染症疫学センター長の鈴木基さんから携帯に電話がありました。厚労省を出た後に当日のレポートで、「北海道がいよいよ危なそうだ」というのです。いくつかの地域でクラスターが発生しているほか、全域にわたって、離れたいろいろな場所で個別の感染例が相次いで見つかってきたのです。

これをどう説明すべきか。武漢から来た観光客が、われわれが名前も知らないような町に出かけたとは考えられません。その時点での札幌の感染者は十数人でした。しかし、小さな町も含めて北海道全域から六十数人の感染者が見つかっているということは、「どこかに見えない発生源がある」ことを意味していました。しかも、札幌から海外への輸出例まで出ていました。つまり、２０１９年12月時点の武漢と同じように、札幌に「かなり大きな見えない発生源がある」という結論になります。「これはまずい」ということで、翌日、「対策を打たないと、さらに深刻な状況になる」ということを北海道側に伝えました。それを受けて知事が、特措法に基づかない独自の緊急事態宣言を決めたのです。さらに2月29日には西浦さんたちと一緒に北海道知事に面会もしています。その頃はまだぼくも記者会見に出ていたのですが、「症状のない若い感染者が札幌にたくさんいて、そこから感染が広がり、地方の高齢者が発症することで感染が可視化されている」との説明に対して、「エビデンス（証拠）もないのに何を言うか」と叩かれる結果になりました。そのときの緊急事態宣言は週末の外出自粛だけでしたが、《ダイヤモンド・プリンセス号》の記憶もまだ新しかったので、行動抑制も守られ、北海道での「第1波流行」は収まりました。そのときの北海道の流行は、雪祭りの見学に来た中国人旅行者の中のたった一人の感染者から広がったのだろう、と考えられています。

瀬名　あのとき、北海道の緊急事態は何とか収束しました。

押谷　ええ、それも含めて、中国から来日した感染者を起点とした武漢株の国内での流行は、3月の終わりまでにほぼ収束しました。国内における2月12日までの感染事例は、すべて中国からの渡航者を起点としたものであることが確認されていました。

それに対して、アメリカやヨーロッパの国々は、その時点で、非常に多くの感染者を見逃していました。ニューヨークで感染者が初めて見つかったのは、3月上旬のことでした。実際には、1月下旬にはすでに感染が広がっていたのに、見逃していたと思われます。イギリスやイタリアなども多くの感染者を見逃していて、そのために感染が一気に広がった。

そこからアメリカに飛び火し、世界的にも制御が困難になった。ただし、西海岸はその前からきちんと制御していました。中国系の人が多いので、「いずれ入ってくるだろう」と、早い時期から備えていたのだと思われます。

ところが2月13日に初めて、感染源のわからない感染者が、日本全国で突然出たのです。そういうことは「いずれ必ず起きる」と、ぼくはそれ以前からメディアで話していました。しかし世間は、《ダイヤモンド・プリンセス号》のことで頭がいっぱいで、たいして気にとめていなかったようですが。

瀬名　メディアは、とかく短絡的な方向に走ってしまいがちです……。

押谷　3月になると、イタリア、スペイン、アメリカ、東南アジア、エジプトなど、いろいろな国から感染者が入ってきて、4月7日の特措法に基づく緊急事態宣言につながる流行が広がりました。2月14日に発足していた新型コロナウイルス感染症対策専門家会議の脇田隆字座長の名前で、3月17日に、厚労省に「検疫体制の強化」を訴える要望書を出したのですが、政府は動きませんでした。そのために、ヨーロッパ株の感染が一気に広がる結果になりました。

瀬名　われわれ一般人の感覚だと、「1月から6月くらいの流行が第1波」という印象がありますす。しかし、押谷先生たちの考え方としては、「武漢株の流行が第1波」で、それは3月の終わりまでに封じ込められた。4月の緊急事態宣言につながった流行は、「ヨーロッパ株」だったということですね。

押谷　そういうことです〔図8-1〕。

〔図8-1〕**日本での流行状況**

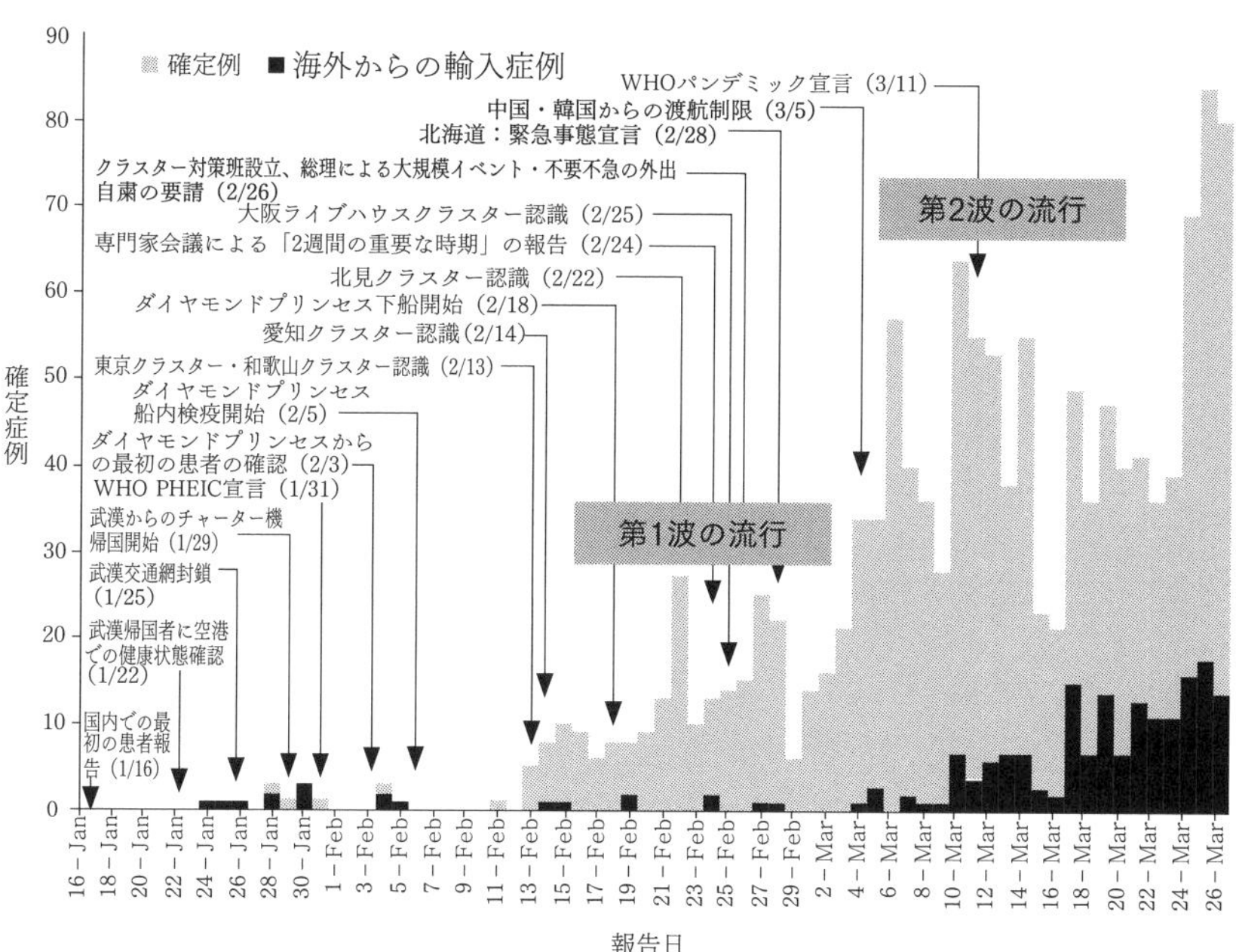

・第1波の流行が完全に収束する前に第2波の流行が始まっていたと考えられる。

（出典：押谷仁「COVID－19への対策の概念」（2020年3月29日暫定版）p.50より引用作成）

瀬名　そうか、確かに最初の頃は、そのような定義で言われていました。それでその後、4月7日に7都府県に緊急事態宣言が発令され、6月2日には東京アラートも出て、都庁とレインボーブリッジが赤く染まり、まるで庵野秀明監督の『シン・ゴジラ』[*22]か『新世紀エヴァンゲリオン』か、といった世界の光景になっていきました。その中で、7月3日に専門家会議が正式に廃止され、それに代わって設けられた新型コロナウイルス感染症対策分科会が7月6日に新たに開催されました。

まだいろいろうかがいたいことがあるので、続きは次の回で。

＊22　2016年に公開された特撮怪獣映画。庵野秀明が総監督・脚本を、また樋口真嗣が監督・特技監督を務めた。民間や各省庁のエキスパートを集めた巨大不明生物特設災害対策本部（巨災対）が設けられ、巨大不明生物ゴジラへの対策を練った。

第九章　いまこそ〈総合知〉を——COVID-19は転換点

押谷仁教授は、国のCOVID-19対策に従事するかたわら、
東北大学新型コロナウイルス対応特別研究拠点プロジェクトの一環として、
「感染症共生システムデザイン学際研究重点拠点SDGS-ID」を
立ち上げています。
その思いも含めて、前回に続き、
押谷さんのこの2年間の活動を振り返っていただきました。
（2022年3月10日収録）

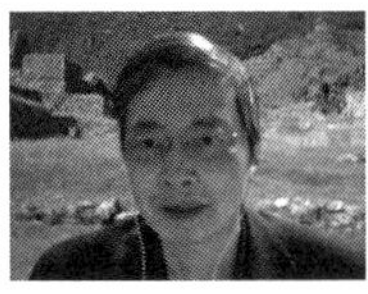

瀬名秀明

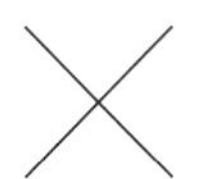

押谷仁

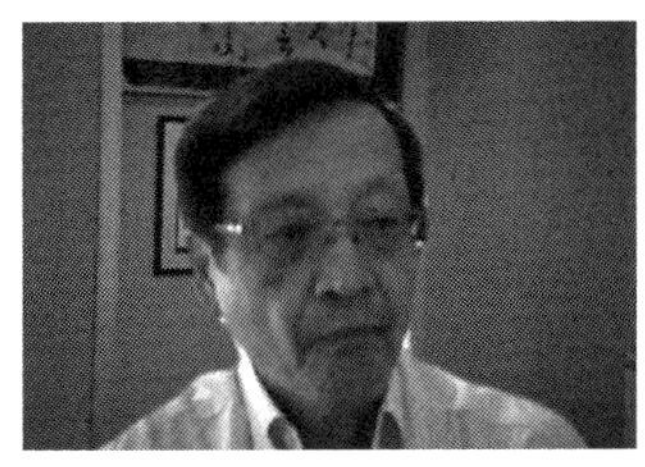

2022年3月10日

瀬名　先日、「Yahoo!ニュース」のコメント欄に、ロシアのウクライナ侵略関連のニュースがトップに出るようになったことで、「コロナの新規感染者数がトップに出なくなって、気持ちが落ち着くようになった」という意見が出ていました。これを見て、いろいろ考えさせられました。その気持ちはわかるのだけれども、何というか、人々の世界観の限界を突きつけられた思いがしました。自分の目に見える新型コロナのニュースは「怖い」、あるいはこれまで「怖かった」けれど、ウクライナはまだその人にとって遠い存在で、だからあまり感情が動くこともない。他人事だからこそ落ち着けるわけですが、それでは未来はやはり変わらない。ぼくらの「共感」という感情にはそういう両側面があって、人間には限界があるのかと。

前回も話題に出た『分水嶺』[*1]は、押谷先生が東京から仙台に帰り、東北大学医学部近くにある「疱瘡神」の石碑に手を合わせるという、印象的なシーンから始まっています。

押谷　それは2020年の年末の話ですね。

ぼくにとっては、2020年4月の初め、桜が満開の仙台に帰ったときに見た光景のほうが強く印象に残っています。西公園に行ったら、金子みすゞ[*2]の「明るい方へ　明るい方へ」という詩の一節を引用した看板が立っていました。そしてその下に、「みんなのために――　がんばるのでもなく、たたかうのでもなく、予防対策を徹底し、ルールやモラルを守って明るい方へ！」と書いてあったのです（図9-1）。

それを見て以来、このウイルスと「戦う」という言葉は使わないことにしました。

瀬名　確かに「戦う」というと、戦争のイメージで考えてしまいますね。最初は「欲しが

＊1　江戸時代に、疱瘡（天然痘）で亡くなった人を「疱瘡神」として祭り、守ってもらうために建てた石碑といわれている。

＊2　1903年生まれ、30年没。童謡詩人。詩人として活動した5年間ほどで512編の作品を残した。

りません 勝つまでは」という感じで、「総力戦でやるぞ」と挑むのだけれど、だんだん消耗してきてどこをめざしたらいいかわからなくなるから、戦争のメタファーはやめたほうがいいですね。しかしそんなことを言うと、SNSのコメント欄で叩（たた）かれかねない。

そういえば、東京都庁の感染症対策部門と保健所の公衆衛生医師として都の新型コロナ対策にあたっていた、関なおみさんの著書『保健所の「コロナ戦記」——TOKYO2020-2021』[*3]に、「とにかく保健所職員の誰もが思っているのは、いまは道に迷わず、ゴールが見えなくとも、まっすぐに続く1本の道を走っていきたいということだ。何本もある道を誰にも決められず、矢印もなく歩くのは、少なくとも勘弁してほしい。この道でいいの？　と、思いながらも、この道しかないから行くのだというあきらめにも似た信念を持って、進んでいきたいのだ」（p.253）という記述があります。「自分たち保健所の人間は決して道が

〔図9-1〕**2020年4月、仙台市西公園に立てられた看板**（撮影：押谷仁）

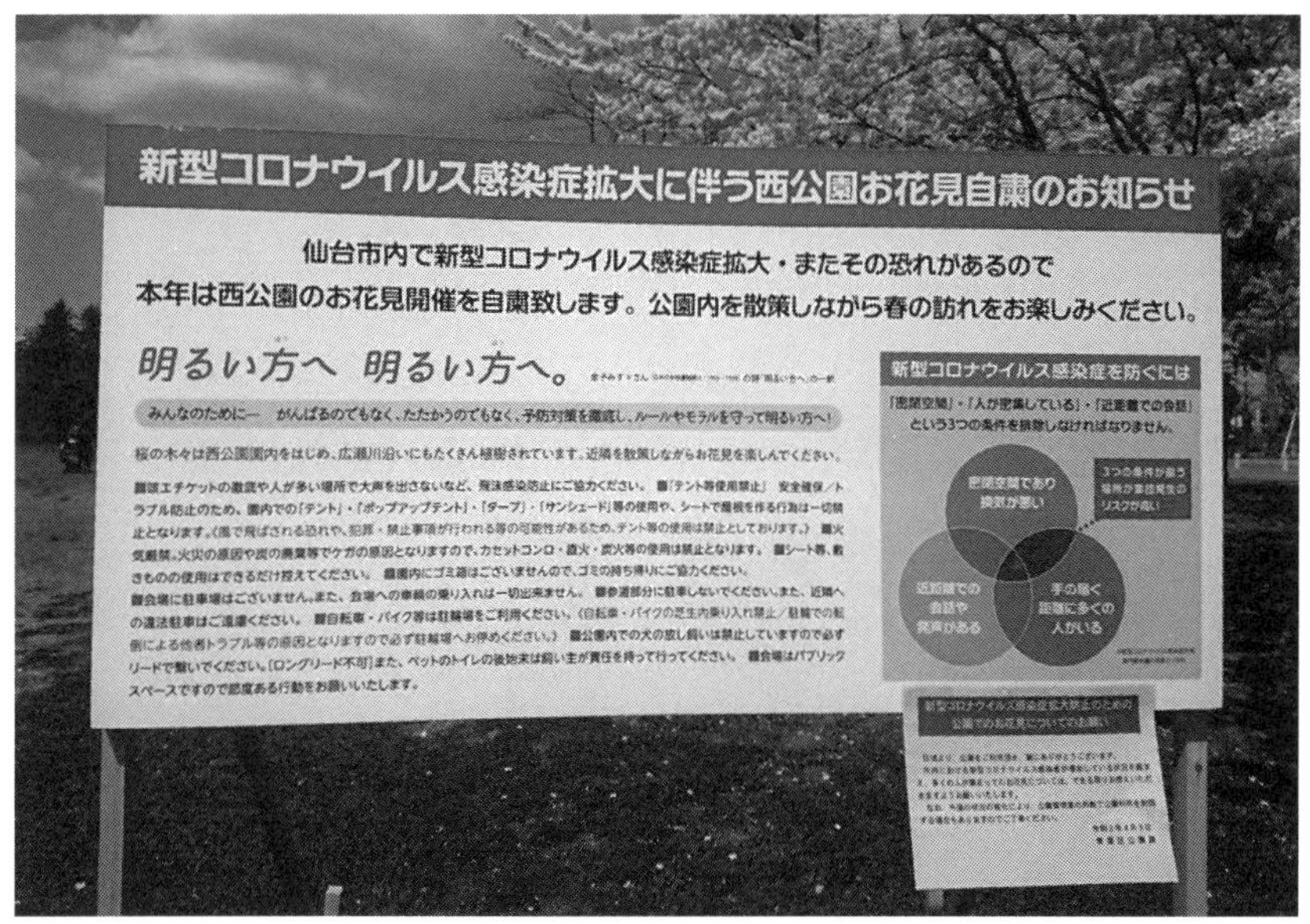

平坦（へいたん）でまっすぐではないことは知っているけれども、とにかく前をめざして歩いて行くのだから、少なくとも『あっちの道だ、いやこっちの道だ』などと迷わされることなく進みたい」ということで、ここには胸を衝かれました。確かにその通りだとは思います。

押谷　われわれの基本的な目標は最初から変わっていません。専門家会議（新型コロナウイルス感染症対策専門家会議）が2020年2月24日に出した「新型コロナウイルス感染症対策の基本方針の具体化に向けた見解」[*4]がそれで、そこには「これからとるべき対策の最大の目標は、感染の拡大のスピードを抑制し、可能な限り重症者の発生と死亡数を減らすことです」とあります。それ以来、やるべきこともさほど変わっていません。クラスター対策も未だに局面によっては重要で有効であると思っているし、そこはぶれていません。緊急事態宣言を出す基準や重点措置のあり方に関する考えは変わるけれど、現場の戦略は大きくは変わっていないのです。

メディアへの不信

瀬名　ただ、その思いは、いまも保健所の方々には十分に伝わっていない、あるいは国民に伝わっていない、ということなのでしょうか……。押谷先生自身、その見解を出した以降の心境の変化のほうはどうだったのですか。

押谷　瀬名さんと「NHK　BS1スペシャル」[*5]で対談した3月11日くらいから、「これはまずいことになりそうだ」と思っていました。あの朝、兵庫県でよくわからないクラス

＊3　関なおみ（著）、2021年、光文社新書

＊4　https://www.mhlw.go.jp/stf/seisakunitsuite/newpage_00006.html

＊5　2020年3月19日に初回放送されたNHK BS1スペシャル「ウイルスVS人類～未知なる敵と闘うために～」。収録当日朝の様子はp.222を参照。

ターが出ていたので。その頃から強い危機感を持つようになりました。

イタリアの窮状はわかっていて、スペインがひどくなりそうだということもわかっていました。これを止める術（すべ）があるのか。3月中旬までに感染者数はイタリアが3万5000人、スペインが1万3000人、フランスが9000人、ドイツが1万2000人で、どんどん増えていた。同じようなことが日本で起こることに危機感を持っていたのです。そうならないようにするにはどうすればいいのか、その時点ではわかっていませんでした。

イギリスからは、いったん抑えても再流行するというような予測が出ていました。抑えてもしょうがないのか。ワクチンがない以上、みんなが自然感染するまで待つしかないのか。そういう危惧がありました。東京では大規模な院内感染も起こっていた。武漢やヨーロッパ、ニューヨークのような医療崩壊が心配でした。

最初に、総合放送のNHKスペシャル[*6]（Nスペ）に出た3月の20日前後から、「これは確実に大きな流行が起こる」と思うようになっていました。ただし、北海道を含む最初の流行を制御することは、うまくいきそうな気がしていました。

瀬名　それはなぜですか。

押谷　あちこちでクラスターが起きたけれど、何とか抑えられていたので、15日くらいまでは手ごたえを感じていて、「この波は抑えられるかもしれない」と思っていたからです。そして実際、武漢株は3月の終わりまでに抑えられました。一般の人たちも、「日本はうまくいっている」と思っていたし、当時の安倍晋三首相も3月14日㈯の会見で、わりと楽観的な発言をしていました。

＊6　2020年3月22日に初回放送されたNHKスペシャル「〝パンデミック〟との闘い〜感染拡大は封じ込められるか〜」。

ところが15日前後から、輸入例が首都圏を中心にあちこち山のように降ってきました。まるで絨毯爆撃のようでした。中国からの輸入例は13例くらいだったのに対し、それ以後、それ以外の国から300例以上も見つかりました。確認されているのはごく一部なので、実際にはもっと多いはずだと思います。その時点で、「確実に国内でも流行が起こる」と思ったのです。

　専門家会議の脇田座長が、「検疫を強化しないと感染が拡大する」という要望書を厚労省に出したのが3月17日。19日には専門家会議が状況の分析を行い、「クラスター（集団）の早期発見・早期対応」「患者の早期診断・重症者への集中治療の充実と医療提供体制の確保」「市民の行動変容」という基本戦略の三本柱をさらに維持すると同時に、「必要に応じて強化し、速やかに実施しなければならない」と提言しました。しかし、検疫強化は4月になるまで実施されなかったことで、4月の第1波が起こったのです。

瀬名　3月24日にオリンピック・パラリンピック延期が決まり、26日に改正特措法に基づく対策本部の初会合が開かれ、「志村けんさん[7]が29日に亡くなった」という報道が30日にあり、4月7日に緊急事態宣言発令という流れでしたね。

押谷　ええ、その頃わかっていたのは、西浦さんのデータから、「多くの感染者は誰にも感染させないのに、一部の感染者が多くの人に感染させることで、感染が広がる」という仕組みでした。そこから、「どうやったら感染を食い止められるのか」を考えていた。そういう状態でした。

瀬名　そういえば、その頃に拝見した押谷先生の講演スライド[8]で、「一部の感染者がたく

＊7　1950年生まれ、2020年3月29日没。ザ・ドリフターズの付き人から出発して活躍した稀代の喜劇役者。当たり役は「バカ殿シリーズ」。愛煙家であったことから急速に肺炎が重症化したと見られており、まだ日本で死亡者が少なかった頃、その死は日本中に強い衝撃を与えた。

＊8　押谷仁「COVID-19への対策の概念」（2020年3月29日暫定版）（https://www.jsph.jp/covid/files/gainen.pdf）（https://www.jsph.jp/information/individual.html?entry_id=654）

さんの人に感染を広げるのが、このウイルスの特徴だ」ということを強調されていましたね。そこがインフルエンザとの違いだ、と。

押谷　3月30日くらいに、日本公衆衛生学会のセミナーでそういう話をしました〔図9-2〕。それ以前には、対応策がわかっていなかったので、このままいくと、日本でも1カ月2カ月の間に何万人もの人が死亡する事態が起こりうると思っていました。アメリカでは、その第1波で、2020年5月までに10万人が死亡しています。イギリス、イタリア、フランスでも2万~3万人が死亡しています。

瀬名　とにかく、人流、三密を止めようと、国民の行動変容を訴えていらっしゃいましたね。そのときはどういう気持ちだったのですか。

押谷　ぼくらが変えようとしていたわけではなく、政府がやるべきことでした。治療法もわかっていなかったあの時点では、とにかく感染機会を抑えるしかなかった。第1波の致死率は5%を超えていました。2月13日から5月30日まで、感染者数はそれほど多くなかったのに、891人が亡くなっています。感染機会を抑えるには、人と人の接触を減らすしか

〔図9-2〕**多くの人が誰にも感染させていないのになぜ流行が起こるのか?**

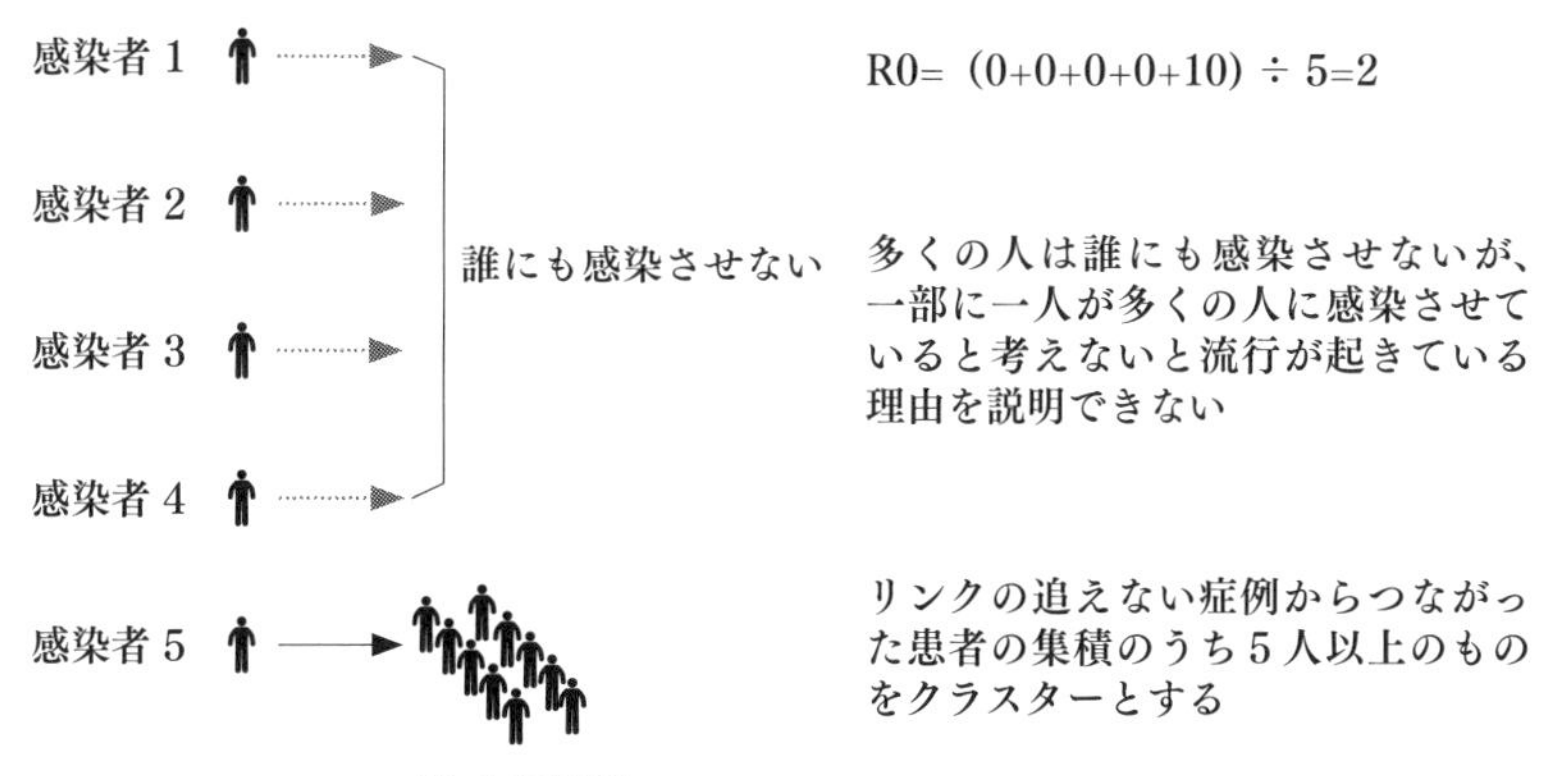

(出典：押谷仁「COVID－19への対策の概念」(2020年3月29日暫定版) p.20より引用作成)

なかったのです。
２０１１年の東日本大震災の直後、仙台では2月の終わりくらいから始まっていた季節性インフルエンザＨ３Ｎ２の流行がパタッと消えました。人流が途絶えたからです。実は２００９年の新型インフルエンザＨ１Ｎ１の勢いが、２０１０年の年末になってもまだ残っていて、12月から始まった流行が翌年の2月の終わりくらいに、季節性インフルエンザＨ３Ｎ２の流行と置き換わっていたのです。震災の被害は悲惨でしたが、インフルエンザの流行のほうはパタリと消えました。あれくらいに人流をいったん止めないと、ＣＯＶＩＤ-19も止まらないと考えていたのです。
しかしぼくは、「8割外出抑制は行きすぎで、危険な接触さえやめればいい」と思っていました。公園まで閉鎖する必要はなかった。

瀬名 西浦先生と激論になったと『分水嶺』で書かれていますが、そのことでだったのですか。

押谷 西浦さんともめたのは、42万人の件でした。その発表をすることは事前には知らなかった。あの発表を知ったのは、新橋のオーロラビジョン[*9]で見たときが初めてでした。
それは、荒唐無稽な数字ではありません。何もしなければそれくらい死んでもおかしくない。実際、アメリカではすでに95万人くらい、イギリスでは16万人以上死亡しています。イギリスの率を日本の人口に換算すると30万人くらい、アメリカの率だと36万人くらいになる。イギリスもアメリカもまったく対策をしてこなかったわけではなく、かなりの程度の対策を講じてもそれくらい死亡している。そういった「危険なウイルスなのだ」という

＊9　「新橋ＳＬビジョン」。新橋駅ＳＬ広場前に設置された大型ビジョン。

ことが一般の人になかなか伝わらないことが、あのときもいまも、大きなフラストレーションのもととなっています。

瀬名　つまり、推定値としては正しいけれど、伝え方が悪かったということですか。

押谷　あのタイミングでそれを言ってはダメだと思ったのです。4月15日の西浦さんの記者会見の時点では、感染者数の減少傾向は明らかでした。緊急事態宣言を出した4月7日でも、感染者数は減少傾向にあった。その前、花見の人出などもあって感染が増えましたが、志村けんさんも亡くなるということもあり、緊急事態宣言前に自発的な行動変容が起こっていた結果だと思います。なので、この第1波では「死亡者数を1000人以下に抑える」という目標でやっていました。発表のタイミングとコミュニケーションの取り方がまずかった。そのことは、彼にも何度か話しました。

瀬名　今回は医療社会学や医療倫理の専門家である東京大学医科学研究所の武藤香織さんが専門家会議のメンバーに入っていました。コミュニケーションの専門家が誰もいないから迷走しているのかと思っていたのですが、感染症の専門家ではないけれど、武藤さんがリスクコミュニケーションにも通じている専門家としての役割も期待されて呼ばれていたのではないでしょうか。

押谷　公表する文書の文面など、武藤さんがかなり気を使って修正していました。しかし、それを伝える段階でさまざまな課題があったということだと思います。

２００９年の新型インフルエンザの総括会議の報告書でも、リスクコミュニケーションの重要さは指摘されていました。あのときも、リスクコミュニケーションがうまくいかなかったことが問題だった。しかしその後も、それは解決しなかった。国立感染症研究所にも厚労省にもリスクコミュニケーションの専門家はいないし、内閣官房にもいません。そこが、日本の構造的な弱さの一つだと思います。

瀬名 テレビのワイドショーなどでも、いろいろな人が勝手な発言を繰り返してきました。押谷先生は、ああいうテレビはご覧になっていましたか。

押谷 いや、Nスペの問題もあり、最近はテレビはいっさい見ていません。

瀬名 それがきっかけで、メディアや会見に出なくなったのですか。

押谷 それ以外にもいろいろな理由がありました。２０２０年5月29日の会見は、体調はよくなかったのですが前半だけ出ました。緊急事態宣言は解除されたけれど、東京の感染連鎖が収まっていなかったので、感染者数が増加に転じることが見えていた。「そのあたりのことは、押谷先生じゃなきゃ説明できないから」と、専門家会議副座長だった尾身先生から言われ、無理を押して出ました。しかしぼくが1時間で退席した後、「専門家会議の議事録は、なぜ公表されないのだ」と、記者たちの吊(つる)し上げみたいなことが始まりました。結局、ぼくらが一生懸命説明したことは、ほとんど報道されませんでした。

そういうことから得た教訓は、「こんなことにエネルギーを使ってはいけない」ということでした。メディアは、短期的なことにしか興味がない。それまでもそういった視点でしか報道していなかった。2月の初め、「感染は国内で確実に広がる」ということを何度もメディアに伝えたのに、報道は《ダイヤモンド・プリンセス号》一色だった。3月20日をすぎると、東京の病院の院内感染の報道しかしなくなった。「目の前にある短期的なことにしか目が向いていない取材につきあうのは、エネルギーの無駄だ」と思うようになりました。

重要なのは「長期的にどうするか」という視点であって、「重点措置がまもなく切れる」といったことではない。あと1年、2年、このウイルスの被害をどうやって最小限に抑えていくかを考えなくてはいけないのに、メディアの焦点は目先のことばかりでした。

国民に伝わらなかったメッセージ

瀬名　当時の記者会見ライヴの映像があるので、ちょっと観直してみましょう。緊急事態宣言が5月25日に解除されて数日後、〝比較的感染状況が落ち着いた〟という時期でした。専門家会議の座長の脇田隆字先生、副座長の尾身茂先生、そして専門家会議メンバーの押谷先生と、クラスター班の西浦先生の4名が登壇されて、専門家会議メンバーの鈴木基先生も脇に控えていらっしゃいました。

改めてうかがいます。この5月29日夜の会見で、押谷先生が伝えようとしたことは何だったのでしょうか。

押谷　それまでの取り組みや対策と、緊急事態宣言の効果など、その時点での評価を話したと思います。しかし、メディアは反省会モードで、議事録問題の質問ばかりしか出なかったし、それ以外は記事になりませんでした。

瀬名　尾身先生のプレゼン冒頭で、「今日の一番のテーマは、これまでの取り組みや対策、緊急事態宣言について、感染状況が落ち着いているいまだからこそ、この時点での評価をする」ことだ、それが「われわれ専門家の責任だ」「私どもの務めだ」と、はっきり述べられています。改めて視聴すると多くの学びがありますね。その後に必要となったことは、確かにこの会見に集約されていたように思えます。

初期の各国の感染者数を見ると、日本とヨーロッパでは明らかな違いがある。ドイツやイタリアでは2月下旬や3月上旬に一気に感染拡大しているのに対して、日本はもっと前からごく少数の感染者が出ていたものの、大きな波とはならなかった。特に中国由来と思われる最初期の株は抑制できていた。それは保健所やクラスター班の解析によって、かなり早い時期から新型コロナの特徴を炙り出すことができたからだ、ということですね。

まずこの新型コロナは、感染した人が必ずしもみんな一様にほかの接触者へ感染拡大させるわけではない。5人のうち4人は、たぶん他者へ感染させない。だが残りの一人が多くの人に感染させてしまうので、それでクラスター（集団感染）が発生してしまう、という事実。これを日本が、各国に先駆けて見つけ出した。

それでインフルエンザやエボラとは異なるそうした感染伝播の特徴があるならば、これまで常識として行われてきて、しかも今回の初期の頃に諸外国でも行われてきたような、感染者ゼロをめざす「前向き（プロスペクティヴ）接触者調査」ばかりに力を注いでいると、そこから発見できる感染者数も少ないし、保健所も疲弊してしまう。だから日本では、前向き調査に加えて、「さかのぼり（レトロスペクティヴ）接触者調査」も行った。それが「三密」プラスアルファ、すなわち「声を出す」とか「みんなで歌う」といったシーンへの注意喚起、という概念の発見へとつながっていった。この二つの概念を見つけ出して、国民に注意喚起できたことが、日本のクラスター対策のいちばん重要な点だった、ということで、確かにこれはいまでも通用する、変わることのない、基本の考え方です。

そして4月上旬から中旬の感染者拡大が見られた時期に、「検査が必要な人に対してＰＣＲ検査等が迅速に行えなかった」と振り返り、今後の方向性として、①抗原検査やＰＣＲ検査といったツールをそれぞれの場で、適切に使い分けて迅速な検査体制を敷く、②研究者がこれからがんばって、患者をより確実に捕捉できるよう、前駆症状や初期症状の解明や、重症化マーカーの研究・開発を急いで、より早期の医療の介入を実現する、③せっかく保健所がいろいろ情報をとっても、それが有効に活用できていない現状を踏まえて、迅速に研究を企画し、散逸するデータをまとめ、調整する。つまり、指揮者がオーケストレーションするような、感染症研究の体制を整備して、次なる流行時に機動的にさまざまな研究ができるようにしておくべきだ、と提言されています。「検査体制」「医療提供体制」「感染予防対策」の強化と、「治療法・治療薬の確立、開発促進」へ向けての総力結集、ですね。「国と地方自治体で、疫学情報を共有するルールを明確化しよう」「感染症対策を担う人材をもっと養成しよう」という展望まで語られています。

2時間半の会見のうち、押谷先生が会見に臨まれたのは、前半の1時間半でした。記者からの「追跡できない市中感染が増えてきたら、保健所のマンパワーとの兼ね合いで、クラスター対策にはいったいどこまで効果があるのか」といった質問に対して、押谷先生が次のように答えていらっしゃるのが胸に沁(し)みます。

「『クラスター対策』という言葉が独り歩きして、『われわれがクラスターを潰すこと〝だけ〟をしているんじゃないか』と誤解されている面がある。だが〝さかのぼり〟調査や、諸外国に比べてたくさんのクラスターを見つけることで、クラスターに共通する特徴を見つけることができた。それが『三密とプラスアルファ』だ。それがわかってきたことによって、みなさんに、『そういうことが起きる環境をなるべく避けてください』というメッセージを効果的に送ることができた。これが諸外国ではほとんどできていない」「今回のウイルスは感染経路が見えにくい特徴があるので、まったく別の場所から感染者が発見されることは、むしろ想定内」「だがクラスター対策をしていったことで、そうした孤発例〔図9-3〕の意味づけができたことが大きい。孤発例がたくさん出るということは、その地域内で裏側にクラスターがきっとあるとわかったのだから、積極的な感染対策を見つけることができる。だから感染者がたくさんになっても、われわれのクラスター対策が破綻するということではない。そういう状況になっても、できるだけクラスターの発生を抑える」。そうすることで、国民に注意を喚起できるのだ、と。

そして、なぜ日本ではそういう「さかのぼり」調査が最初からできていたのか、という点について、押谷先生は「日本ではまだ結核があって、保健所が以前からそうした調査をしていたこともあるのではないか」と、日本ならではの疫学文化の歴史にも言及なさっている。

こうしたメッセージが発せられていたのに、いつの間にかぼくら国民はその前提、以前から変わらない一本の道を忘れてしまって、「専門家会議や分科会（新型コロナウイルス感染症

〔図9-3〕**孤発例**

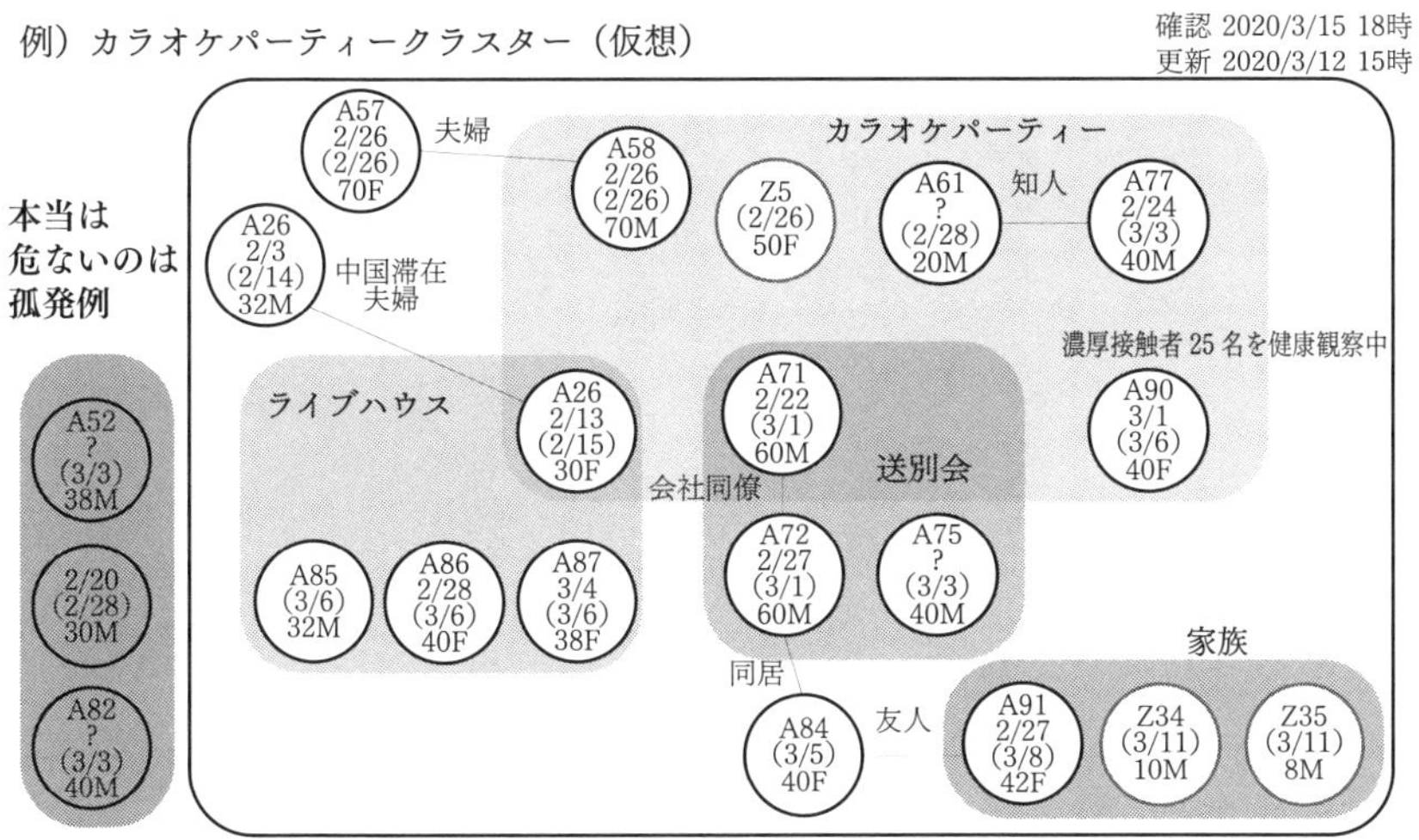

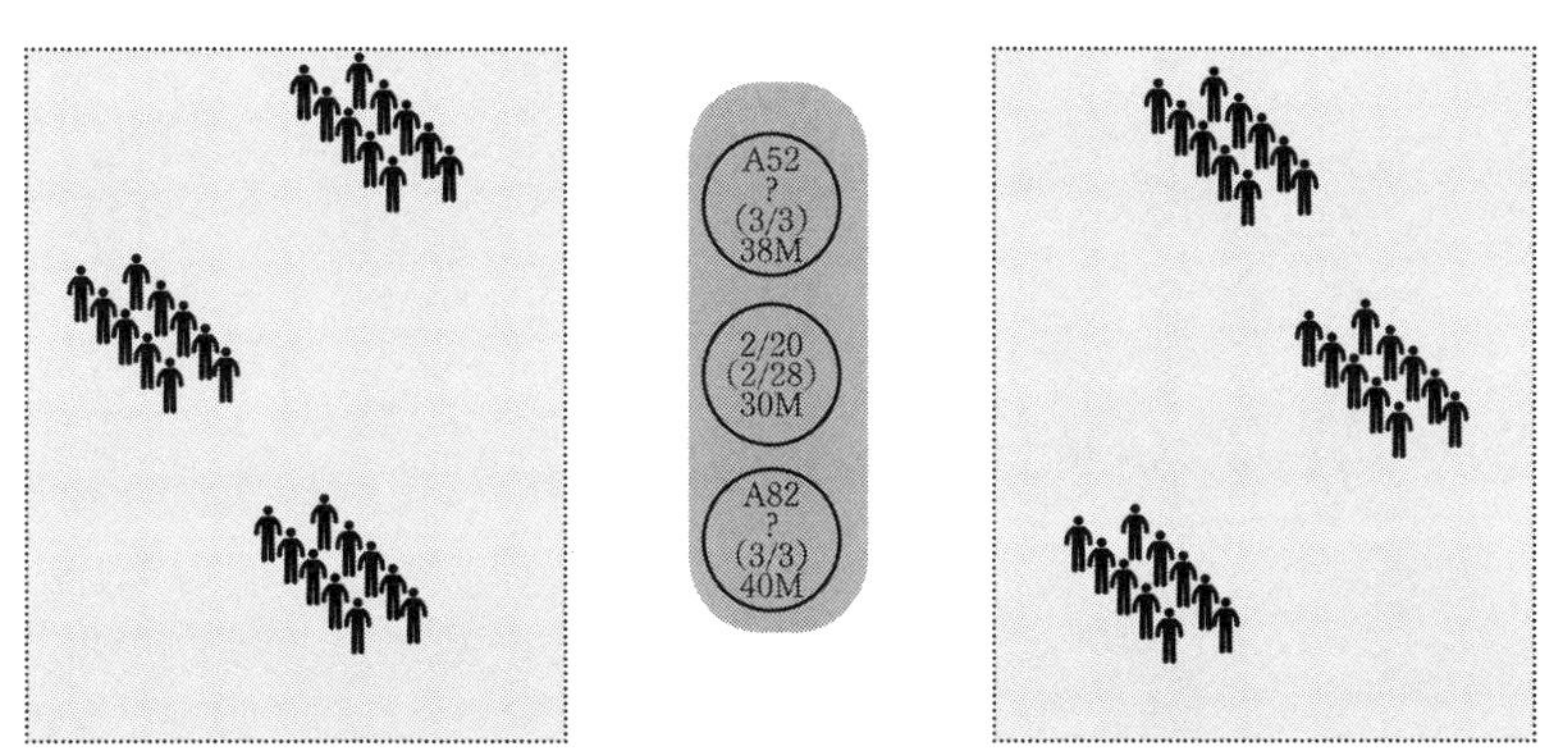

（出典：押谷仁「COVID－19への対策の概念」〈2020年3月29日暫定版〉pp.32、33より引用作成）

対策分科会）が頑固にゼロコロナをめざしていて、それが経済を破綻させているんだ」という誤解、擦れ違いにとらわれていってしまった。そのように思います。こうして振り返ると、とても難しい道だったのだなと、改めて感じます。

切り札の切りすぎ

瀬名　第1波が5月に収束し、6月24日に専門家会議の廃止と、新たに分科会が設けられることが発表されました。そこには、経済系の人も入っています。

押谷　そもそも専門家会議の立ち位置が曖昧だったのです。その原因は特措法に起因するもので、特措法が発令されると、対策の主体が厚労省から内閣官房に移ることによるものだと考えられます。

《ダイヤモンド・プリンセス号》の頃は、アドバイザリーボード（新型コロナウイルス感染症対策アドバイザリーボード）でした。それが厚労省所管の専門家会議になりました。特措法のあたりから内閣官房が仕切るようになったのですが、会議の場所は厚労省だったため、位置づけが不明瞭でした。その整理がなかった。長期にわたる可能性もあり、公衆衛生の専門家だけで決められる問題でなくなってきていたので、経済の人たちも入ったのは自然な流れでした。

瀬名　2020年7月から第2波が起こる中で、さまざまな問題が出てきました。「Ｇｏ Ｔｏ トラベル事業をどうするか」など、経済の問題も議論されるようになり、さまざまな学者や評論家がテレビで発言するようになりました。分科会の中で、公衆衛生の専門家と経済の人たちとはどういう議論をしていたのですか。

押谷　2時間くらいの会議なので、発言の機会は1回、多くても2回。3、4分話せればいい中で、きちんとした議論にはなりません。なので、専門家会議の時代から、武藤香織さんのところとかで、ほぼ毎週日曜日に自主勉強会をやっていました。

そこには、経済の専門家も入っています。そこで議論はしているのですが、歩み寄れないところももちろんあります。その後の緊急事態宣言のときなどは、経済の人たちのほうが前のめり気味のこともありました。経済の人たちが、「対策するな」と言っているわけでは必ずしもありません。

瀬名　2021年4月25日、4都府県に3回目の緊急事態宣言。4回目は7月12日。2021年の年明けあたりが第3波、5月6月あたりが第4波。少し減ったところでオリンピック、デルタ株で第5波。そのあたりの1年間の迷走ぶりをどう振り返りますか。

2020年5月29日の会見では、今後起ち上がる新型コロナウイルス感染者等情報把握・管理支援システムの「HER-SYS（ハーシス）」や、接触確認アプリの「COCOA（ココア）」といったその後のICT分野への期待も語られていたわけですが、日本は結果的にこれらで完全に失敗してしまいました。

押谷　第2波から第5波が終わるまで続いていた問題が、大都市圏で収束しないことでした。特に首都圏。首都圏に感染源が残ってしまう。第2波でも、首都圏に感染源が残ってしまった。それが2020年夏の流行につながりました。夏の流行はいったん収まったのに、東京の新規感染者数は百数十というところまでしか下がらなかった。それが、2020年の12月から翌年の1月にかけての第3波につながりました。2020年11月25日に西村康稔大臣（新型コロナウイルス感染症対策担当）と尾身先生が「勝負の3週間」と呼びかけましたが、現実には「勝負にならなかった3週間」でした。

瀬名　「○○の何週間」というキャッチフレーズが何度も繰り返されたせいで、みんな疲れていたせいかもしれません。

押谷　12月に入ると忘年会シーズンになるので、いまのうちに下げておかないといけない、という意味だったのですが、下げられませんでした。東京都には尾身先生が何度も時短営業の積極的な実施を訴えたけれど、結局「夜10時までの時短要請」という中途半端なことしかしませんでした。大阪は流行開始が早かったので、夜9時までの時短をしていたため、ある程度下がりました。しかし東京はそうはならず、12月31日に初めて新規感染者数が1000人を超えました。それであわてて、首都圏を中心に2回目の緊急事態宣言（2021年1月7日）が出たわけです。

ぼくとしては、「あそこで緊急事態宣言をすべきではなかった」と、あのときもいまも思っています。それがきっかけで、2021年は緊急事態宣言がデフォルトみたいになってしまった。東京では1年の半分くらい、緊急事態宣言が出っぱなしになった。あの流行は、年末年始の集まりで広がった流行だったので、それが終わればそれ以上広がる理由はないはずでした。年末に50代の政治家が亡くなる[*10]などの出来事があり、年明けには危機感が高まって行動変容が起きていたということもあります。

*10　立憲民主党の羽田雄一郎参議院議員。2020年12月27日に緊急搬送先の病院で亡くなった。

その直後に特措法の一部改正が行われ、まん延防止等重点措置ができるはずだったので、あそこでの「緊急事態宣言を出さない」というオプションもありました。切り札にとっておくべきだったのに、逆に緊急事態宣言慣れが起こってしまった。2020年4月7日以降の1回目の緊急事態宣言のような切り札として使えるようにとっておくべきでした。緊急事態宣言をしても、飲食店が遅くまで営業していたり、必ずしも人流が減らないというようなことも起きてしまいました。それが、デルタ株による第5波の後半の状況でした。「このまま止まらなかったらどうするんだ」という話になり、ロックダウンも話題になっていました。ぼくは、「強制力を伴うロックダウンは、日本では絶対にすべきではない」と思っていたし、いまも思っています。

瀬名　そういう方向への法改正は反対ということですね。

押谷　権力者がいいように使えるような法律は、日本になじまないと思っています。今後、本当に深刻な状況になって緊急事態宣言を出しても、行動変容は期待できない状態になってしまったことのほうが問題だと思っています。

パンデミックは都市問題、貧困格差問題

瀬名　これからは、「パンデミックは、大都市から広がるのがスタンダードになる」という意見があります。2009年の新型インフルエンザでは、最初の発生が神戸で、初の死亡者は沖縄でした。[*11] そのせいで、東京の人たちには切迫感がなかったのではないでしょう

*11　瀬名秀明『インフルエンザ21世紀』(図5・5、p.495)参照。

か。COVID-19では、東京、神奈川など、メディアのお膝元である首都圏から流行が始まりました。東京での危機感がつのり、それが電波で地方に伝えられた。日本人は、首都がやられないと危機感を醸成しない傾向があるのかもしれない。

それで印象的だったのが、2021年にドラマ放映された「日本沈没」です。小松左京さんの原作では、まず伊豆半島から地震が発生して、そしていろいろなことが起きてから京都が突然の大地震に見舞われる。東京がやられるのはその後なんです。つまり政治経済の中心地・東京より、日本人の精神的な故郷・京都が先にやられる。こういう展開こそが、関西出身であった小松さんの熱い思いでもあった、とぼくは受け止めているんですが、今回の脚本では、首都が最初から沈没する話になっていました。それで、「省庁からエキスパートをかき集めて官僚が政治を動かす」という話でした。「首都が落ち着いたところで、日本全体が沈没する」という話に変わっていたんです。現代的なリメイクではありますが、「ああ、やっぱり日本は、東京が危機に陥らないと官僚も政府も動かないんだな」と考えさせられました。

押谷　2020年2月28日に北海道知事が独自の緊急事態宣言をしたとき、首都圏の人たちに危機感はなかったと思います。3月末になって「東京が危ない」という状況になって初めて、危機感が醸成されたというのは確かでしょう。全国ニュースでも東京の感染者数が優先的に報道されていますしね。地方で大きなクラスターが出たり、死亡者が増えたりしても、全国ニュースにはなりませんでした。

瀬名　宮城県仙台市在住のぼくがネットで「Yahoo!ニュース」を見ても、東京の感染者数がトップに出てきました。そうしたニュースを毎日見て、東京在住以外の全国民も、感情を引っ張られて一喜一憂せざるをえない状況になってしまいましたね。

押谷　東京を起点に流行が起こることが繰り返されているので、東京の状況に注目することにも一理はあります。地方の知事も、「東京で制御ができないので、流行が繰り返されるのだ」と発言しています。都市部固有の問題があって、その指摘は間違っていません。

ＣＯＶＩＤ-19は、社会にあるひずみをねらって襲ってきます。その一つが、都市の人口集中の問題。

明治時代といまの人口比を見ると、人口が増えている都道府県で、ＣＯＶＩＤ-19の被害が広がっています。そういったところは、「人口が密集している」ということもあるし、「東京とのつながりが強い」ということもあるのでしょう。

ＢＳの対談で、国立環境研究所の五箇公一さんが、「江戸時代の日本は循環型社会であり、そういう社会はパンデミックに対し強かった」という話をしていました。明治以降の近代化の過程でそういった社会が失われていった。それまであった、社会のいろいろなバリアが取り払われ、一気に脆弱（ぜいじゃく）な社会になったといえます。

瀬名　あの対談では、「地産地消」という話もありました。そういう強靭（きょうじん）さというかしなやかさ、レジリエンスを維持することが大切だ、と。ＣＯＶＩＤ-19は、発症前に他人に感染させるうえに発症が速いこともあり、都市圏での広がりが速い。そこが、ＳＡＲＳなどとの大きな違いなのでしょうか。

押谷　必ずしもウイルスの特性だけではありません。欧米では、ＣＯＶＩＤ-19の感染は、大都市から始まって地方都市に広がり、地方都市のほうが深刻な状態になっています。わりと最初の頃から、イギリスも南部やスコットランドでも厳しい状況が起きています。英米では、デルタ株でもエスニックマイノリティの被害が飛びぬけて大きい。そういう人が集まって住んでいる郊外の地区のコミュニティの被害が大きい。アメリカでは、たとえばオハイオの農場で大きなクラスターが発生したりしています。ヒスパニックの季節労働者や不法移民の死亡者数が多いのです。

過渡期にある日本でもその傾向は見られますが、そういう状態が欧米ほどは進んでいないため、被害が低く抑えられているという側面もあります。もしかすると、20年前だったら、もっとうまく対応できていたかもしれません。一方、医療格差、貧富の差などがこのまま進んでいったとしたら、20年後にＣＯＶＩＤ-19の流行が発生しようものなら、もっと大きな被害が起こることが考えられます。

瀬名　うーん、グローバル化と共に都市問題、貧困格差などの問題が、今回のパンデミックには関係しているわけですね。

押谷　最初の流行の真の原因はわかりませんが、「一帯一路」参加国のイタリアやイランなどには中国人の大きなコミュニティがあるので、初期の流行拡大にはそれも関係していた可能性があります。２００３年のＳＡＲＳの流行は、世界三十数カ国に広がったものの、中国本土以外で最初に大きな流行が起きたのは、カナダのトロント、ベトナムのハノイ、香港、シンガポール、台湾でした。それは、感染者が広東省の広州からバスに乗って香港に行き、宿泊したホテルから広がったのです。それが香港、シンガポール、ハノイ、トロントに広がった。[*12]

今回は、近代的な都市である武漢で、まず大きな流行が起こりました。WHOの独立委員会（インディペンデントパネル）が2021年5月に出した報告書では、「封じ込める最後のチャンスは、2020年の2月だった」とされています。もっと早く流行が検知され、世界が同じ方向に向かって協力していたら、世界的な早期の収束が達成されていた可能性もあります。実際、武漢株については、アジアではおおむね封じ込めに成功しました。それができなかったのが中東とヨーロッパで、そこからヨーロッパ株に変異して世界的に広がったのです。

瀬名　2003年だったとしたら、「グローバル化が進んでいなかったから」ということですね。

押谷　その当時はまだ、中国の地方都市は世界とつながっていませんでしたからね。少なくとも、春節に海外に出る旅行者の数も少なかった。

「何人までの死者なら許容するのか」

瀬名　中国とWHOの関係も問題になりました。現代では「専門機関の政治化」、そして世間のしがらみに縛られてはならないはずの「専門性の原則」、こうしたバランスがとれなくなってきている、との指摘もあります。ビル＆メリンダ・ゲイツ財団[*13]は、感染症対策に巨額の資金を提供しています。

押谷　2003年の時点では、世界にはWHOに対する信頼感がまだありました。その後、

＊12　瀬名秀明『インフルエンザ21世紀』（p. 18）、WHO西大西洋地域事務局（著）、押谷仁（監修）『SARS――いかに世界的流行を止められたか』（2007年、財団法人結核予防会、非売品）参照。

＊13　マイクロソフト元会長のビル・ゲイツとその妻メリンダが2000年に創立した世界最大の慈善財団。世界における気候問題の改善や感染症の削減に力を入れている。

「トランプ対WHO」という対立の構造もあったりして、独立した仕組みをいかに作っていくかは難しい状況です。たとえビル・ゲイツの寄付で新しい機関を作っても、うまくは機能しないと思います。政治的中立の確保が重要で、ビル・ゲイツが作った機関が、ロシアやイラン、北朝鮮に行ってパンデミックの調査をすることができるとは思えないからです。かといって、国際機関が政治と無関係でいられるかというと、そういうわけにもいかない。

WHOの緊急事態宣言が1月23日にいったん見送られ、その後30日に出されるまでの間に、WHOのテドロス事務局長は習近平に会いに北京に行っています。それはあってはいけないことでした。WHOは専門機関として、専門的な見地から評価しなければならないからです。WHOの矜持を失わせる行動でした。

現状では、WHOが緊急事態宣言を出すにあたっては、WHO自身が緊急委員会を招集する規則になっています。これは問題だと思います。WHOとは独立した専門家が、招集を決められるシステムであるべきです。

瀬名　話を日本に戻して、分科会の立ち位置はどうなのですか。

押谷　リスク評価をするのは、厚労省のアドバイザリーボードです。いちばんの問題は、国内の感染症疫学の専門家の数が絶望的なまでに少ないことです。少ない人数なのにいろいろな仕事が降ってくる。長期的な観点で検討すべきことが検討できない状況です。イギリス政府のCOVID-19対策を策定する「非常時科学諮問委員会（SAGE）」[*14]には、180人くらいの専門家がいます。それにひきかえ、日本での日曜日の勉強会でも、せい

*14　セージと読む。緊急事態に見舞われた非常時に、政府の政策決定を支援するための科学的・技術的な助言を提供する目的で招集される専門家委員会。座長は政府主席科学顧問、副座長は首席医務官が務めている。2022年3月時点で延べ100名以上が委員会に参加している。(https://www.gov.uk/government/organisations/scientific-advisory-group-for-emergencies)

ぜい十数人、しかも手弁当でやっています。もう限界に近い。バッティングケージの中にいて、あちこちから飛んでくるボールをひたすら打ち返し続けてきたのがこの2年です。本来は広く議論して決めていかなければいけないことを、少人数で議論しているのは問題です。

たとえば、高齢者施設で亡くなる人たちの問題を考えるには、医療だけでなく死生観も関係してきます。少人数の数時間の議論で決められる問題ではありません。しかも、以前から目を背けてきた問題となればなおさらです。

瀬名　奇しくもそれが、COVID-19で可視化されたわけですね。

押谷　究極的には、「COVID-19で、毎日何人死ぬことを許容するのか」という問題に帰着します。

オミクロン株の第6波以前の流行では、国内では1日の死者が100人を超えるような状況になると、社会が許容できなくなっていました。「医療がひっ迫してその一線を超えそうだ」というようなニュースが流れると、一気に行動変容が起こって感染者の数が減るというパターンを繰り返してきました。いまは、毎日200人以上の人が亡くなっていますが、致死率が低下していることもあり、そこまでの緊迫感はありません。ただ、分母が大きくなると、必然的に死亡者は増えていきます。現在の死亡者にはさまざまな原因で死亡している人も含まれていて、COVID-19だけが直接の死因ではありませんが、「毎日200人の高齢者が、COVID-19に関連して亡くなる社会をわれわれは許容するのか」という問題を考えないといけないのだと思います。

経済優先を唱える人たちは、対策をゆるめたらどうなるかを本当に理解しているとは思えません。アメリカではつい最近まで、毎日2000人以上が死亡していました。2022年1月からの2カ月あまりでも、13万人以上が死亡しています。社会を動かすことを優先して、毎日1000人以上死ぬことを許容するのか。それを決めるのは、専門家ではなく政治家であるべきだと思いますが、対策をゆるめたときにどういうことが起こるかをきちんと理解して判断すべきです。

瀬名　季節性インフルエンザでも、世界で毎年何十万人も死んでいました。しかしそれは見えていなかった。ほとんどの人は覚えていないようなのですが、ぼくの父が現役のウイルス研究者としてがんばっていた頃、感染症研究者の人たちは「インフルエンザは風邪じゃない」というスローガンを掲げて、「毎年多くの人が亡くなっているんだから、インフルエンザを甘く見てはいけない」と熱心に国民を啓発していました。

しかし、「何人までの死者なら許容する」という議論は、「何人までなら見て見ないふりをする」のと同じことではないでしょうか。それは、難民問題から目を背けるのと同じ。あるいは目の前にあっても、見えないフィルターを自分にかけて安心してしまうのと同じ。究極的には、人間はどこまで想像力を発揮できるか、どのように適切に想像力を発揮するのか、という問題に帰着するのだと思います。どうお考えになりますか。

押谷　ぼくもそれは危険な議論だと思っています。しかし、そういうところまで来てしまっているので、避けられない議論です。欧米は規制をほぼ撤廃していますが、いまヨーロッパの多くの国で感染者数は増えています。それに伴って死者数も。ワクチンを接種していないような人が死亡するのは自己責任扱いにして、高齢者の死者数と社会を動かすことを天秤にかけているという側面があります。日本で、そういう議論がなじむとは思えません。むしろ避けたい話題でしょう。経済界のいう「社会を動かす」ということは、何万人も死ぬ可能性があるということなのに、彼らにはその実態が見えているとは思えません。

瀬名　経済界の人たちにすれば、「経済が停滞すれば失業者、自殺者の数も増えるぞ」と言いたいのでしょうか。

押谷　それは比較の対象が違うのです。これまでの国内の自殺者数とCOVID-19の死者数を比較するのは、論理的に間違っています。本来、比較対象とすべきは、「何も対策をしなければ、何人が亡くなるのか」です。日本では、さまざまな対策を総動員し、人々の気持ちもその方向に向いて、先進国としては死者数を低く抑えてきました。「今後は対策をしない」という判断をしたとき、どれくらいの人が感染して死者はどうなるのかを考えるべきです。これまでぎりぎりに抑えてきたことのコストと比較するのではなく、対策をしなかった場合のコストと対比すべきなのです。

瀬名　しかし、その比較をするためのデータはないですよね。

押谷　ないけれど、欧米の死者数を日本の人口に換算すると、30万〜40万人規模になります。これは、現在の日本の死者数の10倍以上です。

瀬名　規制をなくした欧米のデータが、参照の対象になるわけですね。

問題が複雑化・長期化している

瀬名　先ほど、「専門的知見で長期的な観点の検討ができていない」とおっしゃいました。それは、感染症対策の専門家の数が少なくてその余裕がないせいだけなのか、あるいはほかにも何か理由があるのですか。

押谷　というか、そもそも感染症対策や医療公衆衛生だけでは対応できない問題なのです。社会全体を巻き込んだ問題になっており、問題が複雑化しすぎています。これが麻疹(はしか)の対策なら、ワクチン接種をどうするかという問題で、経済の側からの文句は出ません。同様に多くの感染症の対策は、単純に感染症対策の問題であって、ほかの分野の人には直接関係する問題ではありません。

そもそも、これまでの急性感染症のアウトブレイク(流行)は短期決戦でしたが、COVID-19はそうではない。不確定要素が多い中で、流行は長期化しています。世界の専門家の間では、「このパンデミックは数カ月では終わらない。数年は続く問題」ととらえている人が多いです。

瀬名　これまでの感染症の流行は、だいたい数カ月も辛抱すれば収まっていましたものね。ですがCOVID-19は、「専門家であっても、2カ月ごとに見える光景がまったく違ってしまう」といわれています。ワクチン2回接種が行きわたってひと息ついたかと思った途端、今度はオミクロン株が出てきました。

押谷　ぼくは最初から、「簡単には終わらない」とずっと言ってきたのに、大手メディアは明るそうなニュースに飛びつくばかりで、さっぱり伝わっていません。

複雑化、長期化している現状で、感染症の専門家だけでは解決できない問題になっています。これは誰も深く考えてこなかった状況ですし、考えても簡単に結果が得られるような状況でもない。ぼくら専門家の役割は、どんどん変わっていく状況、不確定要素が大きくて来週何が起きるかわからない中で、できるだけ被害を抑えるための最適解は何かを見つけていくことなのです。

先ほども言ったように、われわれは封じ込めは最初からめざしていませんでした。選択したのは、「封じ込めが現実的な目標となりえない」とわかった最初の頃から、〝コロナと生きる〟です。こういう国は少ない、もしかしたら日本だけかもしれない。「今日の最適解は明日の最適解ではないかもしれない」という状況の中で、リスクマネジメントをしてきたのです。

ワクチンにしても、最初は「95％有効で重症化も阻止する」と言われていましたが、ぼくは疑っていました。「そうじゃない」とわかったときと、デルタ株が出てきたときと、オミクロン株が出てきたときとでは、最適解がそれぞれ異なります。それをいかに見つけ出していくのかが、われわれ専門家の役割だと思っています。欧米では、それがどうやらできていない。

瀬名　明日のことはわからない中で、方向性は見えているのですか。

押谷　方向は見えていないかもしれないけれど、それを考えるのがぼくらに課せられたことだと思っています。確かにそれができないと、立ち向かっていけない。

欧米は、いうなれば一本足打法でした。最初は、WHOも含めて、とにかく検査、検査、検査。それで「封じ込めができる」と言っていた。あれは絶対間違いだと思っていました。そのうち、「抗ウイルス薬」、次は「ワクチンで解決する」と楽観した。しかしいずれも、問題解決につながっていません。

欧米の専門家は、科学を信奉しすぎているのかもしれない。イタリアの哲学者ジョルジョ・アガンベンもそういうことを言っています。「宗教が消えて科学信仰が残った」と。フランスの哲学者ジャン＝リュック・ナンシー[*15]も同じようなことを言っています。「新型コロナウイルスが人間化したのだから、人間が解決しなければならなくなった」と。しかし欧米は、科学信仰がすぎたゆえに間違った側面もあると思います。

瀬名　2020年春に押谷先生が、宗教学者の木村敏明先生と電話で対話なさったのも、そういうことなのでしょうか。

押谷　そうです。フランスの人類学者レヴィ＝ストロースのいう『野生の思考』[*16]の問題なのだと思っています。欧米社会は、科学の進歩と引き換えに切り捨ててきた「未開社会」の知恵を失ってきた。柔軟な考え方、柔軟な対応が必要なのに、ワクチン接種推進派と反対派に分かれて、デモし合うようになっているのが、その典型です。

瀬名　それについては、「エビデンス（証拠）に基づいてやっていないじゃないか」という批判が、いまに至るまでずっとあります。

押谷　反復することで得られたものでなければ、「科学的エビデンス」とはいえないはずです。自然科学で再現性が重要視されるのはそのためです。2020年4月7日を

＊15　Jean-Luc Nancy。1940年生まれ、2021年没。ポスト構造主義以降のフランス現代思想の主要人物。『あまりに人間的なウイルス――COVID-19の哲学』（伊藤潤一郎（訳）、2021年、勁草書房）、『無為の共同体――哲学を問い直す分有の思考』（西谷修・安原伸一朗（訳）、2001年、以文社）など。

＊16　クロード・レヴィ＝ストロース（著）、大橋保夫（訳）、1976年、みすず書房

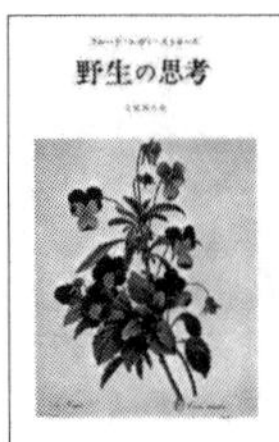

１０００回繰り返せるとしたら、緊急事態宣言の効果を科学的エビデンスに基づいて検証することも可能です。しかし、それはできない相談です。何百万人もの人間の行動が関係しますから、コンピュータシミュレーションでもカバーしきれません。なので、そこに本当の意味のエビデンスは存在しません。そこにあるのは、〝もっともらしさ〟だけです。もちろん、専門家もそういう状況では間違いを犯すこともあります。ならば、間違いを減らすこと、致命的な間違いをしないことが大切になります。

瀬名　ただ、ワクチンの有効性とか、海外で得られたデータはある。

押谷　もちろん、文献やデータなどは参照しています。しかし、参考にはするけれど、そこに必ずしも絶対的な真実があるわけではない。情報量が多すぎてもダメなんです。

瀬名　「キャパが大きいからいい」というわけでもありませんしね。

押谷　「いろいろな意見を聞けばよい」というわけでもありません。ぼくが積極的に目を通している医学雑誌は『ランセット（The Lancet）』と『ニューイングランド・ジャーナル・オブ・メディシン（The New England Journal of Medicine）』です。それと、「ＣＩＤＲＡＰ（ミネソタ大学感染症研究政策センター）[*17]」というアメリカのサイトが優れています。多くの資金援助を受けて、感染症に関する的確な情報発信をしています。おそらく優秀なブレーンを雇ってやっているのだと思います。重要な情報が毎日出ている。それを見るのが、朝の日課になっています。

＊17　https://www.cidrap.umn.edu/

真の学際研究とは

瀬名　東北大で、「感染症共生システムデザイン 学際研究重点拠点（ＳＤＧＳ-ＩＤ）」を起ち上げた思いを教えていただけますか。

押谷　事態が、どんどん複雑度を増して進行しているからです。

２０２０年の４月の初め頃、木村敏明先生に電話をした理由は、「この問題は、社会のさまざまな矛盾を炙（あぶ）り出しており、そこを理解しないと解決できない」と思ったからです。木村先生に聞きたかったのは、「海外では宗教に関連した、非常に大きなクラスターが起き続けているけれど、この問題の本質は何なのか」ということでした。既成の宗教では安全装置がはたらいています。イスラム教の金曜日の礼拝は、参加できない場合の代替措置が用意されているし、ローマ法王はネット礼拝をいち早く導入した。ところが、一部の原理主義的な宗教でクラスターが起きている。人が集まることに意義を見出している宗派で、クラスターが起きているのはなぜなのか。それを木村先生に聞きたかったのです。

瀬名　宗教と医療との関係では、宗教学から臨床宗教師が生まれた、という事情もありますしね。

押谷　それ以外にもいろいろな問題があって、あちこちに発想が飛びました。「ＷＨＯを含めてグローバル・ヘルスガバナンスの将来像はどうあるべきなのか」「経済との両立はどう考えたらいいのか」とか、いろいろな疑問があります。

感染経路についても、大きな問題があります。国内では、「飛沫（ひまつ）感染や接触感染が感染経路の主体だ」と考えている専門家がいますが、それは違うと思っています。《ダイヤモンド・プリンセス号》での感染も、飛沫感染や接触感染だけでは説明がつかず、エアロゾル感染の存在を当初から疑っていました。感染経路については、医学系と工学系の研究者が共同研究をしています。

これまで〈学際研究〉といわれていたものは、かけ声はいいけれど、「共に社会の問題を解決する」というよりも、「自分の研究に足りないピースをどこからか探してくる」というスタンスに立つものが多かったような気がします。必要なのは「真の〈総合知〉」です。

瀬名　まさにヒューマニティの問題ですね。ヒューマニティは、日本語の「人道」「人間性」でもありますが、「人文知」でもあります。

押谷　東北大は、震災を機に〈総合知〉に立ち返るべきでした。いまこそ、そういうことに立ち戻らないと。

瀬名　それでSDGS-IDは、うまく進んでいますか。ぼくもここ1年半、渡辺政隆先生と一緒にこの対談シリーズをやって、SDGS-ID参加の先生にかぎらず、いろいろな先生方にお話をうかがってきたのですが、どうもあまりうまくいっていない、本当にめざしたいところまで辿(たど)り着けていないような気がするのです。

押谷　はっきり言って、必ずしもうまくいっているとはいえません。若手セミナーをきっかけにしたいと考えているのですが、若い人がまだ積極的に研究を展開できるようにはなっていません。

次の社会をどう作るか、グローバル化で開放系になって脆弱になった社会をどうするか、を話し合いたいのです。ぼくは「ニューノーマル」という言葉が嫌いです。そういう小手先の対応で何とかなる問題ではないと思います。この問題は、人類にとって転換期に起きたことだと考えています。

「2003年ならこうはならなかった」と話したように、COVID-19は、いまの時代に起こるべくして起こったのです。14世紀のペストの流行の前後も、同じようなことが起きています。ヨーロッパとアジアがモンゴル帝国でつながったり、欧州がアジアに進出したり。さらに牛疫の大規模な流行や、ヨーロッパの経済危機、火山爆発、寒冷化、戦争など、複合的な要因で起きたものです。そのことは、イギリスの歴史学者のブルース・キャンベルが膨大なデータを使って論じています。

そういう意味で、14世紀のペストの流行も歴史の転換期に起きたことです。今回のパンデミックも、歴史の転換期に起きたもので、単に偶然起きたものではないと思います。歴史に学ぶことも重要です。その意味では、これまで日本が軽視してきた「リベラルアーツ(教養)」の重要性を、もう一度真剣に考える必要があります。

瀬名 今回は押谷先生ご自身の思いにフォーカスをあててお話をうかがいましたが、次はその〝ビッグピクチャー〟[*18]のお話を、今月開催のシンポジウム[*19]でぜひ展開できれば、と思っています。

対談を終えて――見えていなかったものをもう一度見る〝大航海時代〟の始まり

＊18 細かい一つひとつの事象にとらわれずに全体像を見ることの重要性を示す言葉。特に感染症の流行ではある場所で流行が起こるとそれに注意が向いてしまいがちだが、中長期的視点や国家・世界への影響、社会全体への影響など広い視点で考えていくことが重要である。

＊19 2022年3月19日、第2回SDGS-ID公開シンポジウム「COVID-19から見えてきた総合知の必要性」が開催された。

瀬名　ぼくが今回のＣＯＶＩＤ-19で何度も考えさせられたのは、「こうした複雑な現代社会情勢の諸問題は、ひょっとして、もはやホモ・サピエンスである人間の知能の限界を超えてしまったのではないか」「ヒトだけで解決するのは、もう無理な状況に突入してしまったんじゃないか」ということでした。

「いや、そんなことはない。人間の知能にはもっともっと可能性がある」と信じたいのですが、ぼくら人間はどうしても感情に縛られる生きものです。感情を揺さぶられると右往左往してしまいますし、政治には多くの人の思惑が絡んで、純粋に自然科学の問題としてはとても対応できない場面があらゆるところで勃発します。よく言われることですが、「何とたたかっているのかわからなくなる」。もう社会問題の一部は、感情を持たないＡＩ（人工知能）の判断に任せたほうがいいんじゃないか、と思うこともあります。

そんな中、今回押谷先生にご紹介いただいたように、「がんばるのでもない、たたかうのでもない、明るい方へ」という考え方があるのだということには、改めてはっとさせられます。

この10年ほど自分への宿題だと思いながら果たせていないことに、アダム・スミスの『道徳感情論』をちゃんと読もう、というのがあります。「経済学の父」といわれるアダム・スミスは、有名な『国富論』のほかにもう一つ、『道徳感情論』という本を書いているんです。「私たち人間は道徳感情によって動く社会的存在なのだから、経済を理解するには、人間の感情のメカニズムを深く洞察する必要がある」と彼は考えた——そこまでは一般知識として知っているんですが、具体的にアダム・スミスがどういうことを考えていたのか、しっかり本を読んでおきたいと思っていたんです。

まだそれは果たせていないのですが、先日、堂目卓生さんの解説書『アダム・スミス――『道徳感情論』と『国富論』の世界』[*20]をようやく読んで、「これぞ異分野融合、本当の学際への道なんだ」と感動しました。アダム・スミスは『道徳感情論』で、人間の「シンパシー（sympathy）」について語っているんです。彼のシンパシーは、日本語で「同情」「共感」などと訳されてきたそうです。今回のCOVID-19でも、多くの人が何度も「共感や思いやりの心の大切さ」を説いてきました。ただ、日本語の「共感」という言葉はとても曖昧で、いま一つ、ぼくらは問題の焦点をつかみ切れていなかったかもしれない。この本は、そのもやもや感を解消してくれました。

堂目さんが示しているアダム・スミスの本質はこうです。まず「スミスは、人間本性の中に同感（sympathy）――他人の感情を自分の中に写しとり、それと同じ感情を自分の中に起こそうとする能力――があることを示し、この能力によって社会の秩序と繁栄が導かれることを示した」。つまり私たち人間は、社会性のある大人に成長して他人を観察するとき、自分の胸中に「公平な観察者（impartial spectator）」というメタ人格を作って、ふだんからその視点から物事を見て、「あなたは正しい」とか「あなたは間違っている」とか、適切性の是認や否認を行っているのだ、というのですね。その「公平な観察者」の観点から、他者に「同感」するかどうかによって、相手を称賛したり非難したりしている〔図9-4〕〔図9-5〕。それがシンパシーで、またそうした観点は自分自身に対しても同じだというのです。たとえ他人から表立って称賛されなくても、世の中には裏方でがんばって働いている人

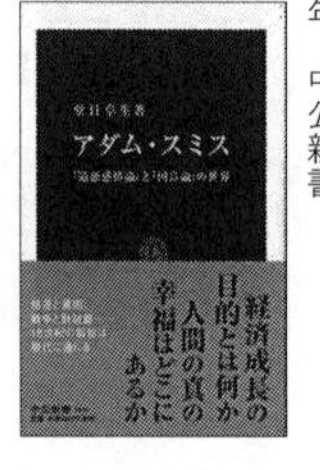

*20 堂目卓生（著）、2008年、中公新書

たちがたくさんいる。そういう人たちは自分の胸中にある「公平な観察者」の視点で自分を見て、それが称賛に値する行為だとわかっているから、くじけずにがんばることができるんだということです。

ただし世の中には「偶然の産物」というものもあって、意図せず結果的に他者に有益な行為となってしまう場合もある。反対にいくらその人ががんばっても、結果的に益にならないこともある。そういう結果だけで世間的な評価がなされてしまうのは、いつの時代も同じで、納得のいかない、不公平なことなんですが、本当は胸中にある公平な観察者の視点から、世間が正しい称賛や非難をしているのかどうか判断できるはずだ、それをちゃんとできる人が「賢人（wise man）」で、できない人は「弱い人（weak man）」なんだ、と論じているのだそうです。

だから賢人は、たまたま自分が意図せず称賛されてしまった場合でも、身の丈を超えて有頂天になったりはしない。「良心の呵責（かしゃく）」という心のはたらきを持っている。ただし！　ここで堂目さんは指摘します。スミスによれば、たとえ「賢人といえども、根拠のない非難に対しては動揺する」というのです。「なるほど、これが人間の限界性なのか」と膝を打ちました。そして実際には、「すべての人間は、程度の差はあれ、賢人の部分と弱い人の部分の両方を

〔図9-4〕**他人の感情・行為に対する判断**　〔図9-5〕**成熟した観察者の判断**

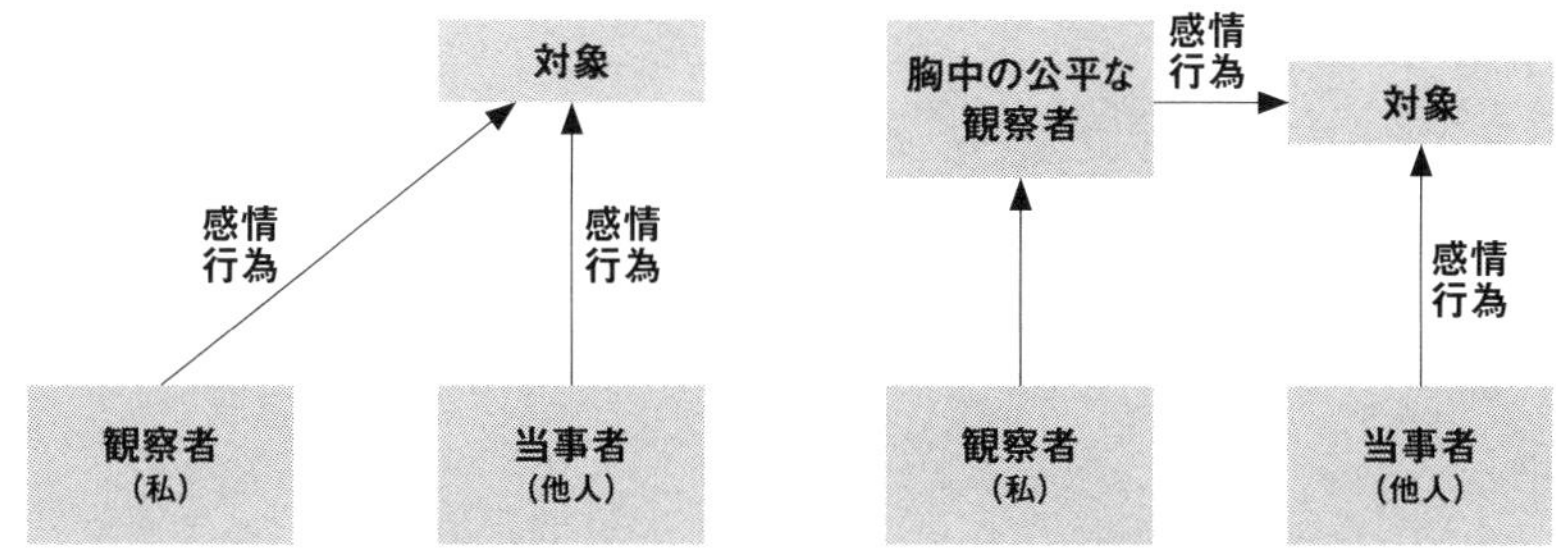

（出典：堂目卓生『アダム・スミス』〈2008年、中公新書〉図1－1・1－4より引用作成）

持っている」という。その通りだと思いました。

私たち人間は、社会的存在へと成長したとき、他人の感情や行為に関心を持ち、それに同感（sympathy）する力を持っている。そのうえで、他人が自分と同じ意見であるかどうかを推測して、善悪を決めている。けれどもたぶん私たちは誰しも、「自分の胸中の公平な観察者がつねに揺れ動いているのだ」とぼくは思いました（第十二章で詳述）。本来なら公平な観察者の判断によって人を称賛したり非難したりできるのに〔図9-6〕、往々にして私たちは、その「公平な観察者」というメタ視点の存在を忘れて、人間の本性としてのシンパシーが肥大してしまって、「絶対に自分は正しい」「あいつは絶対に間違っている」という〝極端な正義感〟に取り憑かれて、その信念に縛られてしまう。今回のCOVID-19が炙り出した問題の多くは、人命か経済かといったような二者択一問題のように思えてしまうけれども、実はそうではない。アダム・スミスが18世紀に『道徳感情論（The Theory of Moral Sentiments）』と複数形で論じていたように、道徳原理をかたちづくる複数の諸感情によって生み出されたもので、公衆衛生と経済は私たちの人間本性によって一つにつながっていたのだ、と理解できたのです。

アダム・スミスが生きた時代は、アメリカ独立戦争とフランス

〔図9-6〕**称賛と非難の仕組み**

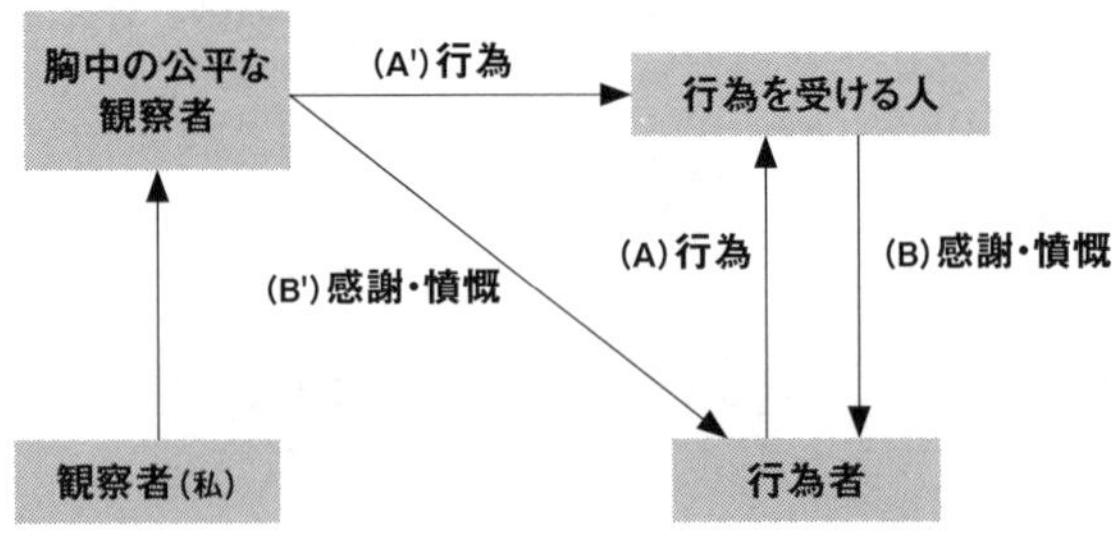

（出典：堂目卓生『アダム・スミス』〈2008年、中公新書〉図1−5より引用作成）

革命が起こったときで、本には「同胞感情（fellow-feeling）」という言葉も出てくるようです。同感（sympathy）とほとんど同じ意味で使われている箇所もあるそうですが、「自分たち仲間さえよければ、他の人はどうでもいい」という狭いコミュニティ感情に陥ってしまっては、賢者になれない。賢者とは自分の中にある思いやりの心を制御できて、たとえいったん間違ったとしてもそれに固執せず、適切に自分を立て直して行動できる人のことなのだ、とぼくは思いました。国内の農業や製造業を蔑ろにして外国貿易で国がマネーを稼ぐ、偏った発展の時代でもあった、とも書かれていて、現代に通じるものを感じます。

「人々の感情を無視して、理想論だけで物事を拙速に動かそうとする『体系の人』はだめだ」とも、スミスは論じたのだそうです。人間はチェスの駒ではない。「だから個人が同感と正義感を持って行動し、経済活動できるよう、改革はゆっくりと行うのがよい」と言ったそうです。

でも私たちは人間だから、どうしても感情に動かされてしまって、社会が混乱することもあるよ、そこはどうすればいいのだろう……と思いながら読んでいて、「チェスの駒」という言葉で、ぼくはＡＩを思い出しました。感情に押し流されてはいけない一部の問題については、ひょっとしてある程度ＡＩやロボティクスといった生死の概念を持たない別の知能の助けも借りながら、私たちは生きていくのもこれからは大切なのかもしれない。今後は、そのバランスも見極めて未来を作っていくことが、私たち人間の〝人間らしさ〟ではなかろうか。

「幸福とは何か」「心の平静とは何か」という問題も、スミスは論じていたそうです。「賢明さと弱さのバランスこそが、対応策への視点でもある」と堂目さんは述べています。それで、この解説書の「あとがき」で、こうして述べてきたことは2006年に「脳を活かす」研究会の「脳を読む」分科会研究会で発表したのだが、そこでは脳神経科学者も多く参加していて、スミスの言う「同感」や「公平な観察者」の概念はまるで近年のミラーニューロン仮説[*21]や心の理論（セオリー・オブ・マインド）[*22]だと驚かれた、と書かれてあって、ああ、そうだったのか！　と感嘆しました。

実はぼくも2006年に「脳を活かす」研究会の起ち上げシンポジウム[*23]で、ジャーナリストの立花隆さんらと並んで講演していたからです。あの頃から「シンパシー」というキーワードで行動経済学と脳神経科学が一緒に議論していた事実があったのに、ぼくは今日の今日までそれに気づけなかった。それを多くの読者に伝えることができていなかった。自分はいったいこの十数年、何をやっていたんだ、と衝撃を受けました。

おそらく押谷先生がお考えになっている未来のリベラルアーツのあり方は、すでにヒントがあちこちの分野で論じられてきたはずなんです。でも私たちはこれまで、それが見えていても見えなかった。見えていても気づけなかった。〈総合知〉に連結できていなかった。見えていなかったものをもう一度見る〝大航海時代の始まり〟だ、とぼくは思っています。

この対談シリーズの最後に、押谷先生からお話をうかがえてとてもよかったと思います。同時に、これが始まりでもある。押谷先生の問題提起が、新しい時代を切り拓くきっかけの一つとなることを願っています。

＊21　何かの行為を実行するときに活動するニューロン（脳の神経細胞）が、同じ行為をする他者を観察するときにも活動するのは、自分と他者の行為を対応づけているもので、それには他者の行為の意味を理解する機能があるとする仮説。サルの実験で提唱されたもので、その解釈をめぐっては議論がある。

＊22　他者の心を類推して理解する能力のこと。

＊23　「脳を活かす」研究会とは、2006年、「脳と社会」の時代の到来を受けて、積極的に異分野融合を図りながら脳研究を盛り立て、社会貢献に寄与する目的で設立された学際研究グループ。同年4月にけいはんな学研都市の国際電気通信基礎技術研究所（ATR）で発足記念一般講演会が開催された。「脳を読む」「脳を繋ぐ」「脳と社会」の分科会が設けられ、堂目卓生は2006年12月開催の「脳を読む」分科会研究会で「経済と倫理：アダム・スミスの人間観」と題する講演を行った。(https://bicr.atr.jp/nou-ikasu/yomu20612.html)

〈対談を振り返って〉 パンデミックは、科学技術だけでは克服できない

押谷仁

瀬名さんと最初にお会いしたのは、２００９年の新型インフルエンザＨ１Ｎ１のパンデミックの最中に行われた対談企画の際でした。その際に「想像力の重要性」というような話をして、そのことは今回の対談の中でも触れられています。さらに、瀬名さんはこの本の中でも繰り返し、「共感力への重要性」についても言及されています。今回の瀬名さんとの対談を通して、本当にこれまで十分な想像力や共感力を持ってパンデミック対策を考えてきたのか、ＣＯＶＩＤ-19への対応ができてきたのか、を考えさせられています。

国内でも、欧米の先進国に比べると人口あたりの死亡者数はおおむね1桁ぐらい少ないとはいえ、３万人を超える人が亡くなっています。数だけからいえばＣＯＶＩＤ-19の国内の死者数は、東日本大震災のそれを大きく上回っています。

しかし、家族に看取られることもなく、これまで行われてきたようなかたちでの葬儀で見送られることもなくこの世を去っていった人たちの想いを、想像し共感することができているのでしょうか。東日本大震災の後には、さまざまなメディアで亡くなった人の遺族や知人の想いが語られてきていましたが、ＣＯＶＩＤ-19ではそのようなことを目にすることは非常に少ないように思います。東京には、１９２３年に起きた関東大震災の慰霊碑が数多くありますが、その５年前の１９１８年に起き、国内でも40万人近い

人が死亡したとされるスペインインフルエンザの慰霊碑は全国でもわずかです。

　これは、地震や津波の被害は、日本に住む多くの人にとって「いつ自分の身に降りかかるかわからない脅威」であるのに対し、感染症の被害は、どこかで「自分たちには起きないこと」と多くの人が思っているためなのかもしれません。むしろ感染者を差別するような、共感とは逆の現象も見られています。

　さらに「感染症の問題は、できるだけ早く忘れたいもの」という心理もはたらいているような気がします。今回のパンデミックでも、少し状況が改善すると社会全体が安心してしまい、また流行が再拡大するということが国内外で繰り返されています。これは、カミュやデフォーが描いたペストへの人々の対応と共通するものです。

　今回のパンデミックで大きな影響を受けているのは、いわゆる「社会的弱者」と呼ばれる人たちです。世界中で亡くなっている人の多くは高齢者ですし、リモートワークができないような職種の人が多く感染していることを示唆するデータもあります。さらに海外では、移民労働者で死亡率が高いとするデータも多く示されています。ワクチンを受けたくても必要な情報にアクセスできないとか、接種会場への交通手段がないなどの理由で、接種できていない人もいます。そういった人たちへの想像力や共感力を失ってはいけないのだと思います。

　今回のパンデミックのような状況を想定した対策が考えられてこなかったことも、大きな問題でした。「21世紀には、新興感染症が人類の大きな脅威となる」ことは、繰り返し指摘されてきたことです。実際に21世紀に入り、重症急性呼吸器症候群（ＳＡＲＳ）

や中東呼吸器症候群（ＭＥＲＳ）、さらには西アフリカでのエボラウイルス病や、中南米でのジカウイルス感染症の大規模な流行などが相次いで起きてきました。しかし、日本を含め世界の国々は、パンデミックに十分な備えがないままに、ＣＯＶＩＤ-19のパンデミックを迎えることになります。

国内でも病院や保健所のひっ迫が大きな問題になりましたが、このような事態に対応するためには、医療や公衆衛生には十分な余力（これを英語では「サージキャパシティ〔surge capacity〕」と呼んでいます）が必要であることはＳＡＲＳの重要な教訓でした。しかし、その教訓は活かされることはなく、経済効率を優先する政策のもとで病院も保健所も統廃合が進んできました。本来は、今回のパンデミックのような状況を想定し、病院のベッドや集中治療の体制などが整備されてこなければいけなかったのですが、「医療・医学の進歩した現代社会で、１００年前のスペインインフルエンザのようなことは起こるはずはない」という声にかき消されて、そういった体制は整備されてきませんでした。その根底にあったのは、「想像力の欠如だ」とぼくは考えています。

２０１１年の東日本大震災では、地震と津波により2万人近い命が失われ、それに続く原発事故で、多くの人がそれまでの平穏な生活を奪われることになりました。その根底にあったのも、「津波対策の〝先進国〟である日本では、２００４年のインド洋津波のようなことは起きない。科学技術の〝進歩〟した日本ではチェルノブイリ原発事故のようなことは起きない」と考えてしまう、想像力の欠如だったのではないでしょうか。

これは、瀬名さんが言われている小松左京が見た阪神・淡路大震災後の光景にも通じるものがあります。つまり、「地震対策の〝先進国〟である日本で、ビルや高速道路が倒壊するようなことは起こるはずがない」という想像力の欠如が、そこにはあったと考えられます。インフルエンザ・パンデミックが起これば、国内でも3000万人ぐらいの罹患者が発生し、集中治療室（ICU）の病床や人工呼吸器が不足するような事態は十分に想定されていたのにもかかわらず、「インフルエンザ・パンデミックの訓練」と称して行われてきたことのほとんどは、数人の感染者が出たときにどうやって感染症指定医療機関に患者を搬送するか、というような訓練でした。ここにあったのも、自分たちが対処できないような事態は「起きないことにしておく」という想像力の欠如、あるいは「思考停止」だったといわざるをえません。

同時にそこには、「現代の科学技術をもってすれば、こういった脅威は容易に制御できる」という、「科学技術信仰」あるいは「安全神話」と呼んでもいいようなことが共通の問題としてあったのではないでしょうか。

実際には、これまでの脅威が科学技術だけでは克服できてこなかったように、今回のパンデミックでも検査・治療薬やワクチンの迅速な開発などは流行の制御や被害低減に一定の役割を果たしてきていますが、これらの新たな技術によって問題が完全に解決しているわけではありません。これまでの科学技術の発展を牽引してきた欧米諸国で、より大きな被害が起きているのは、このことを象徴しているのだと思います。

自然科学が人類の抱える問題を完全に解決できないことは、今回のパンデミックを通して世界が学ばないといけない教訓であると考えられます。地球温暖化や環境破壊、さらには化石燃料の枯渇といったグローバルな課題は、比較的長いスパンで起こることです。これに対してCOVID-19のパンデミックは、「数カ月単位」というような非常に短いスパンで状況が変化してきています。ワクチンにしても、新たな技術を活用したワクチンが迅速に開発され実用化されたことで、パンデミックの脅威は克服できるというような考えが世界に広まっていきました。しかし、その数カ月後にはワクチンの効果の減弱を示すデータが発表され、さらに相次ぐ変異株の出現でワクチンの効果は当初期待されたほどにはなく、少なくともワクチンによる集団免疫は達成できないことが明らかになりました。こういった自然科学の限界が数カ月から1年ぐらいのタイムスパンで露呈しているのが、今回のパンデミックの特徴であるともいえます。

また、今回のパンデミックは、医療や公衆衛生の枠を大きく超え、社会全体の問題となっています。その対応も、単に「ワクチン接種を進めさえすればいい」というような単一の対策では問題解決にはなりえません。人々の行動変容は、それをどう伝えるかというリスクコミュニケーションの問題であり、そういったメッセージを受けとった側が実際に行動変容を起こすかどうかは、社会心理学などの問題です。さらに言えば、人類は、その長い歴史の中でつねに感染症の脅威にさらされてきました。長い年月をかけて得られてきた教訓がどうして受け継がれなかったのか、ということも真摯に反省すべき点だと考えられます。

これまでCOVID-19への対策で、社会・経済にも大きな影響をもたらしたことから、国内外で「出口戦略」や「Back to Normal」ということが議論され始めています。

けれども、このパンデミックは決して偶然起きたものではなく、起こるべくして起きたものだとぼくは考えています。行きすぎたグローバル化や大都市への過度の人口集中などの問題を抱えた21世紀に入り、世界は感染症だけではなく、さまざまな脅威に対し、ますます脆弱になってきていました。今後もパンデミックは必ず起こりますし、次のパンデミックは、より大きな被害をもたらすものである可能性もあります。単に、パンデミック以前の社会に戻るのではなく、このような脅威により強い、レジリエントな社会をどう作っていくか、ということを考えていく必要があります。そのためには、自然科学にだけ頼るのではなく、人文社会科学を含む〈総合知〉を結集して、これからどんな社会をめざしていくべきなのかを議論していくことが求められているのだと思います。

第十章 〈総合知〉に何ができるのか①——いままでを振り返って

およそ1年半にわたる対談シリーズという航海を終え、
8人の専門家との対談から見えてきたこと、取りこぼしたこと、
残された課題の総括を試みました。
（2022年4月22日収録）

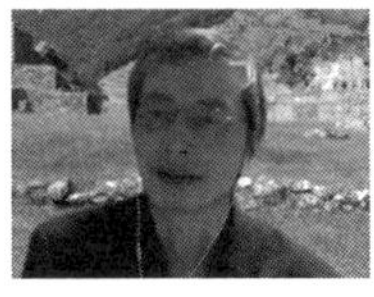

瀬名秀明

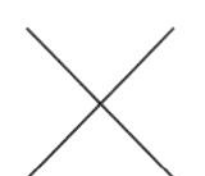

渡辺政隆

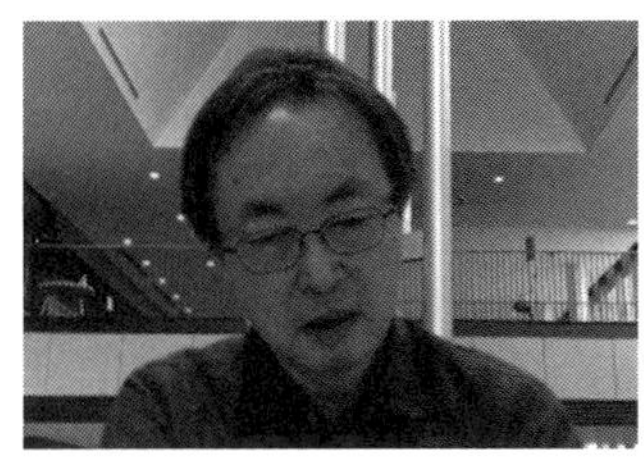

2022年4月22日

われわれは何を学んだのか

瀬名　２０２０年の7月でしたか、東北大学の広報室から、「ＯＢとして、新型コロナウイルス感染症ＣＯＶＩＤ-19対応特別研究プロジェクトで一肌脱いでほしい」というお話がありました。

そこで、ぼくのほうから、「大学の『知』を総合することで、現状及び今後の社会のあり方を考えられないか。いろいろな分野の先生方にお話を聞きたい。それにあたっては、パートナーとして、東北大学広報室特任教授である渡辺政隆さんの協力をぜひともお願いしたい」という要望を出しました。以前から私自身、渡辺さんの翻訳書や著書に親しんできたからです。

それで8月に行った相談で、ぼくが専門家の先生方にインタビューをし、渡辺さんがオブザーバーとして参加して、記事をまとめるという役割分担を決めました。それから1年半ぐらいの間にいろいろな先生方にお話をうかがってきたわけです。

これまでのインタビューを振り返り、どういう感想をお持ちか、まずお聞かせください。

渡辺　はい、二人三脚でやってきて、ぼく自身、さまざまな刺激を受けました。まず最初に相談したときに、瀬名さんが、小松左京さんの『大震災'95』の話をされました。ぼくはその話を聞き、その後で『大震災'95』を入手して読んだことで、「ぼくらもこれから壮大な航海に出るのだ」という思いが込み上げ、武者震いしたことを覚えています。

それで、あらためてこれまでの対談を読み直してみて思うのは、それぞれの話はとてもおもしろい。しかしそれらを総合するのが、ぼくらに残された仕事なのだ、という思いを強くしました。

対談内容とは別に、２０２０年からいままでの2年半の状況を見てきて、いろいろ歯がゆいことが多く、「何とかならないのか」と思っているうちに、虚しさも感じるようになりました。

感染症の専門家と政治家と市民との意思疎通がうまくいっていない、という印象が何よりも大きいですね。コミュニケーションの問題だけでなく、信頼関係の問題もあります。「経済を回す」という言葉が独り歩きしているけれども、そもそもこれまでの経済システムを再開させるだけでいいのか、惰性で続けてきた不要なものを見直す必要があるのではないか、と思っています。

この2年以上、レストランとか飲み屋とか行かなくなったし、買物もあまりしなくなりました。旅行もしないという中で、考えてみると、いままでなくてもよかったものがけっこう出てきました。「仕事も、在宅勤務でも世の中回っているじゃないか」みたいなところで、いわゆる〝ブルシット・ジョブ〟[*1]をいたずらに増やしてきたのではないか、と実感しています。そういう反省の声がなぜもっと大きくならないのか、これを機に「世の中を変える」という機運が盛り上がっていないことが、すごく寂しい気がしています。

当初は「ポストコロナ」と言っていたけれど、感染症は当分続くことが見えてきた中で、付け焼き刃の対応ではすまないのではないかと思っています。そこにロシアがウクライナに侵攻し、それを止めることができない。世界的にも、無力感が大きくなっているのでは

＊1　「ブルシット・ジョブとは、被雇用者本人でさえ、その存在を正当化しがたいほど、完璧に無意味で、不必要で、有害でもある有償の雇用の形態。とはいえ、その雇用条件の一環として、本人は、そうではないと取り繕わなければならないように感じている」と、アメリカの人類学者デヴィッド・グレーバーが定義。

ないでしょうか。

瀬名　たとえば押谷先生の話で、お花見の名所である仙台市西公園に、新型コロナウイルスが深刻な問題になり始めた2020年春、金子みすゞの看板があったということをとても印象深く紹介されていました。「がんばるのでもなく、たたかうのでもなく、明るい方へ！」というのは、あれは確かにぼくの心にも刺さった言葉ですね。

金子みすゞ「明るい方へ」

明るい方へ、明るい方へ
ひとつの葉でも　陽のもるとこへ
やぶかげの草は。

明るい方へ　明るい方へ
はねはこげよと　灯のあるとこへ
夜とぶ虫は。

明るい方へ　明るい方へ
一分もひろく　日のさすとこへ
都会（まち）に住む子らは。

じゃあ、2022年の今年の春はどうなっているかというと、仙台はもう桜の盛りは過ぎましたけれど、みんな花見に出向いて「三密状態」が起こって、それで、市長や知事が怒りを表明したという状況です。宮城県はまん延防止の要請を出さなかったこともあり、「まん延防止しなくても、ある程度までは（感染者数が）下がるのではないか」というような意見も出ています。ただ、宮城県でも感染者数は少しは低くなっているけれど、ものすごく低くはならない。「もう第7波が来てしまっている」との見方もあり、今後の感染者数の推移はわかりません。

渡辺さんからも、「虚しい」「無力感を感じる」「何も学んでいないのではないか」という言葉が出ましたが、みんなが何となく〝負けている状況〟というか、2年が経過してそういう感じを受けてしまいますよね。ぼくもそうです。

押谷先生はあの看板を見たときに、「もう『たたかう』という言葉を使うのはやめようと思った」と語ったのが、とても印象的で、ぼくも同じ思いでした。

というのも、『ウイルスVS人類』という本を2020年6月に出したときに、「戦争の比喩はやめたほうがいい」ということをぼく自身も書いていたからです。つまり、戦争の比喩を使うと、「欲しがりません　勝つまでは」みたいに、むりやり我慢の生活を続けることも納得してしまえるし、みんなで「ウイルスに勝つんだ、うおーっ」という感じでいったんは盛り上がるにしても、パンデミックは時間がかかるので、だんだん疲弊してきて、もう戦争末期の日本のように、みんな「もうどうでもいいや」みたいな感じになってしまって、「とりあえず粛々と毎日過ごそう」ということになり、思考停止に陥ってしまいかねないからです。なので、「あまりそこで、がんばりすぎないほうがいいよ」という話を最初の頃から書いていました。

渡辺　なるほど、そのメッセージがその時点で注目されるべきでしたね。

瀬名　当時は「これはウイルスと人類との第三次世界大戦だ」といった言説があちこちで出ていましたし、実際、パンデミックを扱う書籍やテレビ番組でも、編集者やプロデューサーは戦争の比喩を使いたがる傾向にあったと思うんですよ。

ぼくが以前に押谷先生と出した『パンデミックとたたかう』も、「たたかう」という言葉が入っていますし、『ウイルスVS人類』もそう。どちらもぼくら著者側が考えたタイトルではなくて、でも「コロナ戦記」[*2]とか「コロナ戦争」[*3]とか、『『コロナ対策』のA級戦犯』[*4]、そういった戦争を連想させるタイトルの本はいまもたくさん出ているんです。読者の心をつかみやすいのでしょう。

『ウイルスVS人類』をやっていた同時期、やはり『PHP』という雑誌からの依頼で、「戦争の比喩を安易に使うのはよくない」といった内容を含む小論を発表しました。この記事はのちに、PHP新書の『変質する世界——ウィズコロナの経済と社会』[*5]という本に収録されて出版されたのですが、そのとき販売促進の一環として記事の一部を「Yahoo!ニュース」に載せたい」と編集部から依頼が来たんですね。

ぼくはそれを承諾したのですが、タイトルは「もうウイルスとたたかうのはやめよう」という、ぼくが最初につけたものとは別のタイトルになりました。そうしたら、数時間のうちにいわゆる反対意見がだだだだっとコメント欄に書かれてしまいました。「現場の

＊2　関なおみ（著）『保健所の「コロナ戦記」——TOKYO2020-2021』（2021年、光文社新書）、山岡淳一郎（著）『コロナ戦記——医療現場と政治の700日』（2021年、岩波書店）など。

＊3　岡田晴恵（著）『秘闘——私の「コロナ戦争」全記録』（2021年、新潮社）など。

＊4　木村盛世（著）『誰も書けない「コロナ対策」のA級戦犯』（2021年、宝島社新書）など。

＊5　「Voice」編集部（編）、2020年、PHP新書

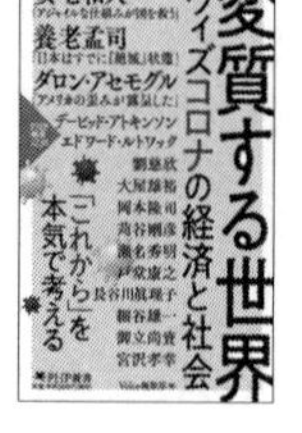

医師や看護師はがんばって戦っているじゃないか。そういう思いを無碍にするのか」とか、「この筆者は哲学的に物事を考えたいようだが現場を見ろ。戦わないということは、それは人類の英知の敗北じゃないのか」とか、そういう意見が押し寄せたのです。むしろ編集部のほうとしては、戦争の比喩が世間にまん延している中、ぼくの記事の内容を評価してくださったからこそ論考集の代表例として取り上げてくださったと思うのですが。

ぼく自身にも、戦争のイメージ作りに影響を与えてしまった原因の一端はあります。イギリスで若者に人気のあるロックバンド、ブリング・ミー・ザ・ホライズンが２０２０年6月、「Parasite Eve」[*6]という曲を発表して、新型コロナの閉鎖的雰囲気をいち早く捉えて大ヒットしました。ゲーム版の世界観からインスパイアされた楽曲で、タイトルに著作権はないから誰が使ってもいい。ぼくのところにお金は入りません。楽曲自体はとてもいいんですが、決め台詞の部分が「ＴＨＩＳ ＩＳ Ａ ＷＡＲ」でした。感染症と人類の戦争、と。

ただ、ニュース記事に批判を書いた人たちも、そんなことはとうに忘れていると思います。本当にこの2年間、ジェットコースターに乗っているかのように、われわれの心理状態は上がったり下がったりを繰り返して、緊張と「どうでもいいや」という投げやりな気持ち、それの先にいまは虚しさや無力感、「何も学んでいないじゃないか」という思いが来てしまっている。「おそらく、あと1年か2年くらいは同じような状況が続くだろう」と押谷先生はおっしゃっています。

渡辺　「コロナ疲れ」という言葉まで出ていますしね。

瀬名　先日、渡辺さんが２０２１年に出版された『科学の歳事記――どんぐりから宇宙へ』[*7]

＊6　ユーチューブで公式ＭＶが視聴可能。（https://www.youtube.com/watch?v=racmy7Y9P4M）

＊7　渡辺政隆（文）、山本美希（絵）、２０２１年、教育評論社

を拝読しました。ほぼ毎月1回、毎日新聞日曜版に2020年8月まで連載された科学エッセイですから、終盤の頃はちょうど新型コロナが問題になり始めた時期にあたっていて、そこではいつも温厚な渡辺さんとしてはめずらしいほどの厳しい言葉で、政治家や行政への批判、「想定外」と言い訳してしまう政府の無責任ぶりも追及されています。ぼくらが先生方との対談をやり始める前ですね。

しかしそういった時期も、いまわれわれには遠い昔のように思えるほどです。大学の広報にもかかわり、以前からサイエンスライターとしても活躍してこられた立場から見て、大学のあり方や世間のあり方、メディアのあり方など、どのあたりで無力感が募ってきたのでしょうか。

渡辺 石井先生のお話から、東北大学病院は地域のために迅速な対応をしていることがわかりました。ただ国立大学はどこもみな、特設サイトを作り、「うちではこんな関連研究をしています」という、〝やっている感〟を出すことを優先している印象です。「文科省の号令がかかった」ということもあるのかもしれません。

メディアはメディアで、目先のことに終始しています。政府の記者会見はあんな状態ですし、記者の質問も腰砕けです。

そういうこととは別に、中国は、最初に武漢に仮設病院を作ったときはすごいな、と思いました。しかし、「ゼロコロナ」に固執して失敗しています。ヨーロッパはロックダウンを敢行しましたが、いつの間にか規制がゆるくなり、ウィズコロナを容認するかたちになっています。アメリカもほとんど放任状態です。韓国、台湾、シンガポールは、IT

ツールを駆使して封じ込めをねらい、一時的には成功しました。

瀬名 台湾の政務委員（デジタル担当）のオードリー・タン氏[*8]も注目されました。

渡辺 ただ、その中で、どれもやらなかった日本がそれほどひどくはなっていない、という状況が不思議です。もちろん押谷先生たちが裏でがんばってくださったおかげですが、それを評価せずに、政治家は自分たちの無策を棚に上げて、「日本モデル」と呼んで浮かれました。やったことといえば、安倍晋三首相が思いつきでやった余計なことだけで。

瀬名 アベノマスク[*9]とか学校一斉休校ですね。

渡辺 科学政策におけるサイエンスコミュニケーションの最優先課題は「透明性」なのですが、東日本大震災時の反省もないまま、今回も政策決定のプロセスはブラックボックスの中でした。

感染現場で対応する人たちががんばってくれたおかげで、何とか抑え込んでこられた。押谷先生が指摘されていたように、ヨーロッパではマスクする派とマスクしない派、ワクチンする派・しない派が互いにデモをして対立している。野家先生が解説されたように、その根底にある人権意識が日本とは大きく異なっている。日本では、みんな何となく従順にマスクをし、何となくワクチン接種も受けている。こんななあなあ主義なのに、今回も何となくすぎている。

ただその一方で、日本の経済は低迷し続けている、給与水準は先進国の中で低いことを、特に若い人たちには認識してほしいと思います。それはとにかく、これからを担う若い人たちにしっかりしてほしいからです。そういうことも含めて、知ってほしくないことは知

＊8 唐鳳（Audrey Tang）。1981年台湾生まれ。プログラマー。2016年、台湾の政務委員（デジタル担当）に就任。COVID-19の初期感染拡大時にはITを活用した感染症対策に積極的に取り組んだ。

＊9 新型コロナパンデミックに際し、日本国内で急速なマスク需要の増大による市場不足に鑑み、当時の安倍晋三政権が2020年4月以降に全世帯へ2枚ずつ配布したガーゼ製布マスクの俗称。「アベノミクス」からの転用。

らせずに、〝やっている感〟だけ出してうまく丸め込めばいいというのが、日本の政治家に染みついた日本流のコミュニケーションなのかと思うと、暗澹たる思いがします。

そこで〈総合知〉というなら、「どういう社会を築きたいか」という議論から始める必要があるのではないか、という気がしています。

瀬名　なるほど。揺れているわけですね、渡辺さんの中でも。

「どういう社会を築きたいのか、というのが見えていないのではないか」という話がありましたけれど、これはとても重要な問題ですね。われわれは本当に「新しい社会を築きたい」と思っているのだろうか、ということですよね。

感染症対策に対応する中にあっても、押谷先生や小坂先生など一部の研究者たちは、「これを機に、日本は抜本的に変わっていかなければいけないんだ」という思いをとても強くされている一方で、多くの市民の中では、「とりあえずマスクを外しましょう」「危険な二類相当の感染症から、インフルエンザ並みの五類感染症に変更しましょう」というような話題のほうがわりと多くて、「社会を変えよう」という気概はあまりないのかもしれない、という印象です。

たとえばいま、東京も重点措置が終わりましたけれども、そうすると、ニュースによれば、「もうリモートワークはやめて、出社しろ」という会社もいくつか出てきているという。もうリモートに慣れてしまった会社員の人たちは、「何か嫌だな」と思ったりしているそうです。

渡辺　そう、逆戻りですよね。

瀬名　ここが、すごく大切な点なんですよ。海外に比べると、日本は死者も重症者もあまり出ていません。感染者数も、これまでアメリカやヨーロッパの国々と比べて低いんですよね。それはなぜなのか、という話は当初から出ていました。たとえば、iPS細胞[*10]でノーベル生理学・医学賞を受賞なさった京都大学の山中伸弥先生は、「ファクターX」という仮説を言い始めました。それが引き金となり、押谷先生たちの疫学調査とクラスター潰しが功を奏したわけではなく、「日本人はもともとこのウイルスに対して耐性があり、免疫があった」という風説が流れ、「特別な対策を講じなくても、日本では感染者が抑えられたのだ」という話にまでなっていきました。ファクターX説はほとんど話題に上らなくなりましたが、「日本人は特別だから、まあ大丈夫だろう」という感覚が根づいてしまいました。

これは、「科学的な証拠（エビデンス）」という問題とも、とてもよくつながる話だと思っています。正直、「日本人がかかりにくい」というエビデンスは、2年経ったいまでも明確にはなっていない、とぼくは思っています。「免疫を担う白血球抗原HLA[*11]の型が、どうのこうの」と言っている人もいますけれど、現状のレベルまで感染を減らす要因にはなっていないと思いますね。しかしそのせいで、感染症疫学の人たちが払ってきた努力は無意味だったのではないか、という疑念に直結してしまった。

つまりこれは、渡辺さんの専門分野である「サイエンスコミュニケーション」の話になりますが、人々の〝科学リテラシー〟が少しねじれてしまったがために、どういう社会を築きたいのか、というところへの想像力がうまく発揮できないいまま、ずるずると2年経っ

＊10　人工多能性幹細胞の略称。ヒトの体細胞にごく少数の因子を導入して培養することで、さまざまな組織や臓器の細胞に分化する能力と、ほぼ無限に増殖する能力を持つ多能性幹細胞に変化させた細胞。2007年、ヒトの皮膚の細胞から初めて樹立した功績により、京都大学の山中伸弥教授が2012年にノーベル生理学・医学賞を受賞した。

＊11　自己と非自己の識別に関与している重要な免疫機構で、赤血球を除くほぼすべての細胞や体液に分布している。数万通りの組み合わせ（型）があり、臓器移植では型の一致が問題となる。

てしまったのではないかというのが、ぼくの印象です。どうお考えになりますか。

渡辺　その通りだと思います。「マスクをして三密さえ避ければ、ほら大丈夫」という安心理論に、どこか安住している印象です。医療機関と保健所のすごい努力があったおかげだというところが見えていない、ということもあると思います。安心理論にすがるほうが楽ですから、「狼少年（おおかみ）が『大変だ大変だ』と騒いでいたけれど、結局何も起こらなかったじゃないか」「少なくとも自分たちは、特に不幸でもないからいいじゃないか」という、コロナウイルスまん延前からの社会の風潮が、そのまま延長されている気がします。

実際は、生活苦に追い込まれている人がたくさんいるのですが、それも見えない。「海外からの研修生は早く入れろ」と言いつつ、「留学生には待たせておけ」的な政治圧力も感じます。思いつきで、そういういびつなことをやっているところが非常にまずいのに、メディアも問題にしないのも歯がゆいところですね。

瀬名　「問題にされない」というのは、それはつまり、保健所の人とか、それから、押谷先生をはじめとする感染症疫学の人たちの活躍が一般の人によく見えていないからだ、ということですよね。

それで、たとえば一斉休校は押谷先生たちでさえ知らずに、安倍首相とその側近の一存で実施されていたのに、その責任が専門家会議や分科会の専門家側に集中してしまうというねじれもありました。「専門家会議や分科会が機能をきちんと果たしていないから、政治が暴走してしまっている」「エビデンスに基づいた抑止力になっていないではないか」と、政策・行政問題の研究者からも言われてしまっています。

渡辺　専門家会議の研究者が積極的な発言をしたことで、逆に批判の矛先を向けられる結果になってしまったのでしょう。メディアに出て目立った人たちも含めて。

瀬名　あれでは、研究者同士で、「あの分野の研究者はダメだ」というレッテルを貼り合っているようなもので、ぼくはそのことに非常に心が痛みます。ワイドショーなどでも、何かの「専門家」と称される人たちが出てきては、「あの専門家は素人だ」「あの専門家はダメだ」ということを言い、それを見た視聴者は何となく溜飲（りゅういん）を下げている。つまり、自分の責任ではなくて、特定の「あいつの責任だ」と言うと、みんな何となく安心できるわけですね。

その一方で、感染症の専門家たちや保健所の人たちは、特に積極的にメディアに出ることはなく、黙々と働いているという状況だと思います。

渡辺　そうだと思います。そういうことも含めて、サイエンスコミュニケーションのあり方を、改めて考える必要があると思っています。

「サイエンスコミュニケーション」のあり方が問われている

渡辺　そもそも、専門家会議や分科会には政策を決定する権限など、最初からないわけです。専門家と官邸の間には厚労省の担当官がいるわけで、そこでフィルターがかけられてしまう。『新型コロナからいのちを守れ！——理論疫学者・西浦博の挑戦』[*12]や『分水嶺（れい）』には、それを何とかしようと、専門家の人たち、中でも尾身先生と国立感染症研究所の脇田隆字所長ががんばっていた様子が生々しく描かれています。押谷先生も、「自分たちには何の

*12　西浦博（著）、川端裕人（聞き手）、2020年、中央公論新社

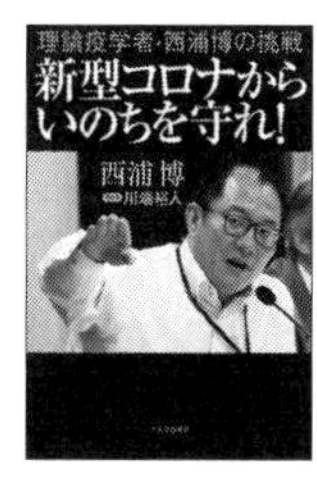

権限もないんだ」と強くおっしゃっていました。

意見書やメディアリリースの内容や言葉遣いについては、先端医療技術のガバナンスが専門でサイエンスコミュニケーションにも造詣の深い、東京大学医科学研究所の武藤香織先生の研究室に毎日曜日集まり、検討していた、とのことでしたよね。

それでも結局、自分たちの提言の真意が、官邸にも社会にも伝わっていないことに業を煮やし、尾身先生がメディアに出ていろいろ発言したせいで、分科会が陰で操っているように映ってしまった。それほど切羽詰まっていたわけで、「ルビコン川」を渡らざるをえなかったわけですよね。

瀬名　そうでしょうね。押谷先生も、NHKスペシャルのせいで、専門家があたかもすべてを決めているかのように印象づけられてしまったので、その後「NHKとの関係をいっさい断った」というお話をされていました。もともと押谷先生とNHKとの関係は良好で、科学系のとあるディレクターさんとこれまでNHKスペシャルをいくつも制作してきた仲だったはずなんです。今回のCOVID-19関連のNHKスペシャルも、最初はクラスター班の密着取材までやっていました。部屋の中にカメラが入り、「クラスター班の中で何をやっているか」というのをつぶさに取材して、そのときどきで押谷先生に感想を聞く、ということをやっていました。ということは、押谷先生は当初は信頼していたはずなのに、「番組になってみたら違うぞ」ということで決裂してしまい、それ以後、表には出てこなくなってしまわれた。日本という国にとっても、非常に大きな反省点だったと思います。

武藤先生の研究室で開かれていた勉強会については、ぼくとしてはとても重要な活動だと思っています。しかし、行政学者で千葉大名誉教授の新藤宗幸さんが、２０２１年に出版された『権力にゆがむ専門知――専門家はどう統制されてきたのか』[*13]には、「そういうことをするのは本来よくないことだ」という話が書いてあります。新藤さんは、武藤先生の研究室の大学院生で、ノンフィクション作家の河合香織さんが書いた『分水嶺』を読んで、「専門家たちが分科会とか専門家会議という公の会議以外に、勝手に小委員会みたいなものを作って話し合っていたのはけしからん。それは陰で口裏を合わせていたことになる」と批判しています。

渡辺　陰謀論ですか。

瀬名　そういうことですね。新藤宗幸さんはこの3月に肺がんで亡くなったとうかがいましたので、もしかするとこの本は闘病中の執筆で、最後に「これだけは、世の中に自分の意見として遺しておきたい」という強いお気持ちで出版なさったのかもしれません。

　ただ、ぼくも経産省のそういう会議に喚ばれて出たことがありますけれど、2時間の制限で20人近い委員がいる中で、自分の発言時間ってせいぜい2、3分ですよね。ほかの人と議論する時間的余裕なんてないわけです。しかも、議論の内容は官僚の人たちが事前におおよそ決めていて、「この人はこういう質問をします」、「すると、この人がこういう答えをします」ということまでデザインしていたりします。事前にそういうレクチャーがあったうえで会議を開くので、アドリブの発言なんてほぼ許されません。たとえアドリブの不規則発言をしても、議事録には残されないのです。

「議事録がないのは問題だ」とメディアが騒ぎましたが、まあ議事録があるに越したこと

＊13　新藤宗幸（著）、2021年、朝日新聞出版

はないのですけれども、正直、それはあまり意味のない追及だったと思っています。本当は専門家の人たちが会議に出るまでに何を考えていたか、どういう意見をぶつけるべきだったか、ということのほうが重要なはずだからです。

押谷先生たちは、クラスター班で侃々諤々（かんかんがくがく）の議論をしたうえで、意見をまとめていたわけですよね。ぼくとしては、むしろそのほうが健全だと思うのですが、行政にかかわった瞬間、それのほうが不健全と思われてしまう。つまり、政治判断をくだすうえでの科学と政治・行政との関係において極めて難しい状況が浮き彫りにされてきました。新藤さんの本のタイトルも「権力にゆがむ専門知」と書いてあります。副題は「専門家はどう統制されてきたのか」です。この本自体は、GHQの時代まで遡る話ですけれど。

そういう歴史も踏まえて、ぼくよりも詳しいと思われる渡辺さんにぜひおうかがいしたいのですが、科学者は政治家、為政者、権力とどうかかわってきて、いま、どういう問題が噴出していると考えられますか。

渡辺　ぼくもほんの束の間ですが役人の端くれだったことがあるので、そういう官庁の専門家委員会みたいなものの裏側は知っています。結局、ああいうのって、〝アリバイ作り〟なんです。

瀬名　そうですよね。

渡辺　要するに、役人が決めたことではない、この政策なり制度なりは、有識者の意見をきちんと聞いたうえで作ったんだという、その「お墨つき」をもらうための委員会がほとんどです。なので、まず委員候補の選考から始めるわけです。意に沿わない候補者は切っていきます。日本学術会議の会員候補者の場合は、それが表に見えてしまいましたけれど。

瀬名 そうですね。この本には、まさに日本学術会議の話も出てきています。

渡辺 候補者リストで選別したうえで、委員を決め、座長を決める。座長には、役人が作った議事進行案を事前にレクチャーします。それで時間内に終了させる。それはそういう決まりなんです。

しかし押谷先生たちがやっていた勉強会は、武藤先生にも講演でうかがったことがあるのですが、データがないので、自分たちでデータを集めて検討することから始める研究会をやっていたということです。たとえば、経済的に困窮して自殺者が本当に増えているのかとか、そういうデータを集めていたのであって、裏で何かこそこそ口裏合わせをしていたわけではないはずなんです。みなさん、「感染を抑えたい」「社会的な影響を最小限に抑えたい」という使命感で、貴重な時間を削ってやられていたのだと、ぼくは信じています。それが政策に反映しない歯がゆさ、政治家が聞く耳を持たないことへの無力感みたいなものが募ったあげく、テレビや記者会見で訴えたらどうかと思ったのに、そっちにも裏切られて……という結果に終わってしまった、ということなのでしょう、おそらく。

瀬名 ぼくもそういうことだと思います。

〈専門知〉が市民につながらない現状

渡辺 今回のパンデミックのように、科学が必要だけれども科学だけでは解決できない問題は、「トランス・サイエンス」とか「ポスト・ノーマル・サイエンスの問題」[*14]といわれています。理想的には、関係するいろいろな分野の専門家や市民の意見を集めて、最終的には政策決定者が決めるのが、サイエンスコミュニケーションが理想とする民主的な科学政策の運営の仕方です。ただ、では具体的にどうやるか、日本でそんなことがはたして可能なのか、という現実があります。

イギリスの場合は、首相の主席科学顧問が、科学技術庁長官にあたる職にあって主導しています。これはBSE問題をめぐる失策の反省から、その役割が強化されました。それと非常時には、押谷先生も言及されていた非常時科学諮問委員会（SAGE）を召集して助言を求めます。福島第一原子力発電所事故の後に来日して講演した、当時の主席科学顧問ジョン・ベディントン[*15]は、「諮問委員会の委員は、メディアに対しても自由に発言してよいことになっている」と発言していました。ぼくは、文科省の科学技術政策研究所（現在は科学技術・学術政策研究所）[*16]にいたとき、ロバート・メイ[*17]とデイヴィッド・キング[*18]という歴代の主席科学顧問の来日講演録をまとめたことがあります。いずれも、サイエンスコミュニケーションを強く意識した内容でした。

「日本でもそういう科学顧問が必要だ」という意見がありますが、はたして適任者がいるか、という問題もあります。先ほど名前を出したメイはオーストラリア出身、キングは南アフリカ出身です。つまり、イギリス連邦から広く人材を集めている。それと、「二つの文化」が存在することを憂いたC・P・スノー[*19]や、ブラジル出身で若くしてノーベル賞を受賞し、科学のあり方にも積極的に発言した、ピーター・メダワー[*20]のような該博な科学者

＊14　トランス・サイエンス（第三章の＊5などを参照）とほぼ同義。従来の科学技術の取り組みとは異なり、科学技術の専門家だけでは対処し切れない科学研究の進め方をいう。

＊15　John Beddington。1945年イギリス生まれ。専門は集団生物学。元英国政府主席科学顧問（2008～2013）。

＊16　国の科学技術政策立案プロセスの一翼を担う文部科学省直轄の国立試験研究機関。2013年7月に科学技術政策研究所から現在の名称に変更。

＊17　Robert May。1936年オーストラリア生まれ、2020年没。専門は理論物理学、数理生物学。オックスフォード大学教授から英国政府主席科学顧問（1995～2000）を務め、2001年にオックスフォード男爵を授爵。

がいるという伝統もあります。

それは別として、科学者は、自分たちにできること、考えうることを問われたなら、「最適」と思われる提言をするでしょう。対談で本堂先生も指摘されている通りです。けれど、それを受けとめる側がそもそも聞く気があるのか、というところが問題なのだと思います。そもそも聞く耳を持たない政治家を、国民が容認しているということもありますが。

それと、「アメリカには疾病予防管理センター（CDC）があるじゃないか、日本にも必要だ」という、伝説というか神話的な信仰が、今回はもろくも崩れたということがありますよね。『豚インフルエンザ事件と政策決断——1976起きなかった大流行（パンデミック）』[*21]でも描かれている失策後、官僚的になり、迅速な対応ができない組織になってしまった。マイケル・ルイスの『最悪の予感——パンデミックとの戦い』[*22]を読んで、かつては内部から選んでいた長官が外部の人間に置き換えられたことで、誰も責任をとらない組織になってしまい、いざというときに対応できない構造的な体質が今回はマイナスに出てしまったのではないかと思いました。ただ、ときの大統領がドナルド・トランプだったというのが、最悪だったとは思いますけれど。

瀬名　今回は、CDCが最初に提供した検査キットの精度が低かったということで、まずつまずきましたね。つい最近は、「マスクを強制するのは違法だ」という裁判所の判決[*23]が出ました。

渡辺　フロリダですね。

＊18　David King。1939年南アフリカ生まれ。専門は化学。ケンブリッジ大学学部長等を経て、英国政府主席科学顧問（2000～2005）。

＊19　Charles Percy Snow。1905年イギリス生まれ、1980年没。物理学者、小説家。政府の科学技術行政官を務める傍ら文筆活動に従事。1959年にケンブリッジ大学で行った講演をもとにした『二つの文化と科学革命』（新装版、松井巻之助〔訳〕、2021年、みすず書房）で、科学と人文学の断絶を指摘し、議論を巻き起こした。科学と社会・政治問題を主題とする連作小説作品も多数執筆した。

＊20　Peter Medawar。1915年リオデジャネイロ生まれ、1987年没。オックスフォード大学で学び、ロンドン国立医学研究所長等を歴任。1960年に移植免疫性の研究でノーベル生理学・医学賞受賞。深い教養に裏付けられた著述活動で知られた。『若き科学者へ』（鎮目恭夫〔訳〕、1981年、2016年、みすず書房）ほかの著作がある。

瀬名　そうです。その判決に対して、ＣＤＣが上訴するというような状況も起きています。つまり、アメリカ国民はＣＤＣを信用しなくなっているわけですね。ＷＨＯに関しても、一般人の心の中で、テドロス事務局長に対する信頼は失われているのでしょう。

これはつまり、「専門知や専門集団に対する信頼感がなくなってしまった」ということになるのだと思います。信頼感がなくなったということが、「科学者にはもう何も期待できないじゃないか」という、虚しさや無力感につながってきている。だからといって、「じゃあ、政治家や経済学者に期待できるか」というと、それもまたない。誰も信頼できる人がいなくなったので、「しょうがない、あとは自分たちでできるだけ三密回避して、いつもマスクをすることにしましょう」という感じになってきている。あるいは、「どうせオミクロン株なんて重症者は少ないのだから、とりあえず花見に行こう。飲み会もしよう」という勢いです。

専門知の信頼が急速に失われてきたことに、ぼくは大きな危機感を持っているんです。いまの何となく日本を覆っている無力感の正体の一つは、そこにあるような気がします。かといって、たとえばハリー・コリンズが『専門知を再考する』[*24]という本で、「専門知というのはみんなが持つべきなのか。それとも科学者だけでいいのか。それをどういうふうに権力と融合させていくのか」という問題提起をしていますが、答えが何となく曖昧ですっきりしません。

サイエンスコミュニケーションというのは、本当はそこを何とかして、市民と科学をうまくつなげたかったはずですよね。

＊21　リチャード・E・ニュースタット&ハーヴェイ・V・ファインバーグ（著）、西村秀一（訳）、２００９年、時事通信社（現在は『ワクチン――いかに決断するか　１９７６年米国リスク管理の教訓』のタイトルで、訳者・西村秀一氏の新たな解説を加えて、２０２１年に藤原書店で再刊）

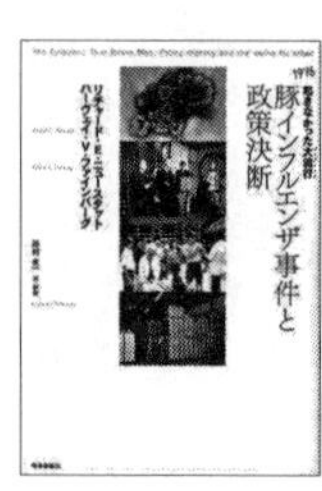

＊22　マイケル・ルイス（著）、中山宥（訳）、２０２１年、早川書房（※書影は２０２３年、ハヤカワ文庫ＮＦ）

ところが、今回、少なくともぼくが見るかぎり、サイエンスコミュニケーションが機能していない。メディアにもサイエンスコミュニケーターと呼ばれる人はあまり出ていないし、サイエンスコミュニケーターが書いたCOVID-19の本も『分水嶺』以外にはほとんど見当たりません。[*25]「あまり活躍していないのではないか」という感じがするのですが、どうでしょう。

渡辺さんが会長をなさっている、日本サイエンスコミュニケーション協会[*26]の協会誌『サイエンスコミュニケーション』の「コロナ禍とサイエンスコミュニケーション」という特集号（通巻第16号、2020年）も読みましたが、一般市民レベルでのサイエンスコミュニケーターの論文では、まだ掘り下げが足りないのではないか、もっと本当に力のある人が出てきて、ばしっと何か言ったほうがよかったんじゃないか、という気もするのですが。

「サイエンスコミュニケーター」とは誰なのか

渡辺　言い訳に聞こえるかもしれませんが、それは「サイエンスコミュニケーターって誰なんだ」という問題に帰結することだと思います。瀬名さんがどういうサイエンスコミュニケーター像を思い描いているのかはわかりませんが、ぼくに言わせれば、市民に向けた発信をする場合には、押谷先生もサイエンスコミュニケーターであるし、武藤香織さんや河合香織さんもサイエンスコミュニケーターとしての機能を果たしています。「何かのサービスをするのではなく、それぞれの立場から科学を語る人がサイエンスコミュニケー

＊23　アメリカフロリダ州の連邦地裁は2022年4月18日、ジョー・バイデン政権が義務付けた公共交通機関でのマスク着用について、「違法」であり無効とするとの判断を下した。それに対して米国司法省は4月21日、この判決に対して、米疾病予防管理センター（CDC）の要請に基づいて控訴した。

＊24　第三章＊15参照。

＊25　わずかには存在する。第十四章p.528参照。

＊26　サイエンスコミュニケーションに関心を持つ人を結ぶネットワークとなることをめざし、2011年12月に設立された社団法人。

ターなのだ」と、ぼくは言いたいです。

瀬名 そういう意味では、ワイドショーに出ている岡田晴恵[*27]さんや木村盛世[*28]さんも、サイエンスコミュニケーターだったといえますかね。本もたくさん出しています。

渡辺 ワイドショーは見ていないのでよくわかりませんが、ある意味でサイエンスコミュニケーターといえると思います。いろいろな人がそれぞれの思いで、サイエンスコミュニケーションをしたのだと思います。

フェイクニュースを流すメディアもあるので、受けとる側の科学リテラシーが問われることになります。そしてもちろん、テレビ番組を制作する側の科学リテラシーも。

これまでになかったことは、専門家会議や分科会の尾身先生とか西浦先生とか押谷先生のように、行政にコミットしている専門家が、自らの口で公に発言したことではないでしょうか。

瀬名 そうですね。2009年の新型インフルエンザのときですら、押谷先生たちはあまり前面に出ていなかったですからね。

渡辺 そういう意味では、「専門家が自らの口で市民に語りかけなければいけない」という意識が、今回はすごくあったと思います。

瀬名 確かに、特に最初の頃、彼らがユーチューブなりツイッターなりで発言し始めたとき、「自分たち専門家が直接市民に語りかけることが必要なんだ」という気迫をひしひしと感じました。

渡辺 それが、彼らが言う「ルビコン川を渡る」ことだったのだと思います。

＊27 1963年生まれ、医学博士。国立感染症研究所などを経て、現在は白鷗大学教授。著書多数。『どうする!? 新型コロナ』『最新知見で新型コロナとたたかう』(2020年、岩波ブックレット)。

＊28 1965年生まれ、元厚労省医系技官、一般社団法人パブリックヘルス協議会代表理事。2009年の新型インフルエンザ・パンデミック時に『厚労省と新型インフルエンザ』(2009年、講談社現代新書)などの言論・著書で注目を集めた。「木村もりよ」と表記されることもある。

瀬名　そうですね。特に尾身先生は代表者として、分科会の座長としても、自分できちんと説明しなければ、という使命感に駆られたと思うのです。ただし、それが本当にちゃんと機能したのかが問題でした。結果的には、政治判断をする側と分断して科学者が暴走しているという、印象操作がされることになってしまった。

それと、尾身先生たちも変なことを言ってしまった時期があった。たとえば、「Ｇｏ Ｔｏトラベルそのものだけで感染が広がるとは思えない」というような。尾身先生の個人的な失言がそこだけ切り取られて、「科学者全員の判断力不足」と捉えられてしまったのではないか、という気もしますし。もっと慎重にやるべきところを、要所要所で外してしまった。いまや尾身先生に対する信頼感はほぼなくなってしまっている、というのが現実だと思います。これ、どうすればよかったと思いますか。

渡辺　難しいですね。たとえばアメリカでは、首席医療顧問のアンソニー・ファウチ*[29]が、ときにはトランプ大統領の発言を否定する会見までやり、専門家としての責任を一手に引き受けました。ホワイトハウスの報道官も、トランプ政権時は別として、質問制限などせずに会見に応じています。

かたや日本では、厚労省の医務技監をニュースで見たことがありません。官房長官の会見もあの体（てい）たらくです。政府が、専門家に言わせておいて、自分たちは後ろに隠れて印象操作に徹していたとしか思えません。そのせいで、専門家ばかりが標的にされて孤立させられてしまったのではないか、という気がします。

*29　Anthony Stephen Fauci。1940年生まれ。1984年から米国立アレルギー感染症研究所所長、2020年1月ホワイトハウス・コロナウイルス・タスクフォースの主要メンバーとなり、2021年から大統領主席医療顧問。

信頼関係が欠如している

瀬名　ぼくが思うのは、ここで専門知への信頼が失墜したいちばんの原因は、先ほども言ったのですが、研究者同士で「あいつが悪い」ということを盛んに言い合ったことにあるのではないのか。この2年間、「専門家にもこういうやっかいな事情があるし、彼らはよくやっていたじゃないか」ということを言う人はほとんどいなくて、「専門家が悪い」と断言した本のほうがめちゃくちゃ売れているという現実があります。それを買って読んでいる一般の読者は、「自分に責任はない」「あいつの責任だ」「科学者に責任があるんだ」と聞かされて、溜飲を下げているのではないか。

その根底には、「科学者はとても遠い。なんだかよくわからない存在だ」という思いがあるような気もします。なので、「ひょっとしたら、あの分科会に入るのを見返りに、彼らはすごくいい思いをしているのではないか」「ものすごい補助金や研究費をもらっているのではないか」という疑惑にいったん嵌まると、素直に受け入れてしまうような人たちがたくさんいるのかもしれない。

つまり、研究者同士で相手の研究者の専門性を否定する、という状況が出てきてしまったことが、ぼくにはとても残念なのです。科学者が行政に関与した途端、行政学の研究者が「けしからんことをしている」と批判する。しかも、その情報源は、河合香織さんの『分水嶺』だけだったりする。そして、「議事録がないのはけしからん」と言うわけです。こういう研究者同士の分断が、今回はとてもまずい方向に出てしまったのではないか。

なので、「若い人と高齢者の分断」という話もありましたけれど、まず本当にやるべきは、「科学者同士がとりあえず分断しないこと」なのではないか。批判するにしても、相手のことを個人的にもそれなりによくわかって、話し合いができるようにすることから始めないと、何も変わらないのではないか、という気がしています。これが、今日話し合いたい、〈学際〉とか〈総合知〉というところにもつながってくると思っています。どうでしょうか、渡辺さんのご意見は。

渡辺　ＳＮＳの登場ということもあるし、知り合い、仲間ではないから、一方的に攻撃しているわけですよね。感染症の専門家同士も、以前は学会で会っていたはずの人たちなのに。

瀬名　そうですね。ただ、同じ感染症の専門家とはいっても、疫学、ウイルス学、臨床など、多分野にまたがりますから、顔を合わせたことのない人もいるということです。

渡辺　学者といえども人間ですから、分野の近い人ほど、妬みやひがみというのがありますよね。作家さんたちでも。

瀬名　ありますね。

渡辺　それが、「それ見たことか」という感じで出ているのかもしれません。これはいまに始まったことではないにしても、これだけ大きな社会問題の中で、そんなことをやっている場合かと、われわれは思ってしまうわけです。

瀬名　そうですね。ぼくの父の鈴木康夫も、糖鎖ウイルス学[†]といって、ウイルスがどのように細胞表面上の糖鎖とくっついて感染するか、という研究をずっとやってきたわけですが、最初のうちは、「薬学の研究者が、何でウイルス学会に来ているんだ」みたいな、よそ者感覚で見られたそうです。まあ、ぼくの父はどんなときもにこにこと笑顔で相手に接していくような人なので、それで時間をかけて業界に受け入れられていったのでしょうが、みんながみんなできることではないと思うのです。それに同じ分野の研究者同士でも、最初は仲がよかったはずなのに、ちょっとした個人的な感情の捻れをきっかけに、何十年もプライドを引きずって、かえって攻撃的な態度になって、それが分野全体に悪影響を与えてしまうようなケースもあるでしょう。そこがとても歯がゆくて、難しい。

渡辺　大渕先生との対談のテーマでもありましたが、「人はなぜ人を攻撃するのか」という心理学的なところに行き着きますね。でも、人を批判ばかりしている人は、結局その人自身がいちばん信用されなくなると思うのですが、SNS上では逆にそういう人が無責任にもてはやされるという状況が生じました。これは瀬名さんのほうが詳しいでしょうけれど、そういう新しい状況に、社会がまだ順応できていないのではないでしょうか。使い方がわかっていないというか、顔が見えないそういうところで、陰口や悪口をつぶやくようになってしまっている。昔なら陰でしていたことが、みんなに聞こえるようになっています。悪口を言ったほうが、逆に応援してもらえる状況です。

人間の弱さというか、醜悪な面のほうが、今回も露出しているのではないか、ぼくはそういうふうに解釈したいですね。

瀬名　確かにSNSでは、毎日いろいろなことが言われています。ツイッターに関しては、ぼくは検索して見るだけで、自分からの発信はいっさいやっていません。

SNSというのは、将棋でいえば「早指し」みたいなものだと思っているんです。1分以内にぱっと手を指さなければならない。1秒でも早くうまいことを言えば、そちらのほうがバズるというのが、SNS、それも特にツイッターの世界ですよね。それが増えてきたがために、ウェブの世界で熟考することはまずほとんどできなくなってきているということを、ぼくは数年前から言っていました。ニコニコ会議[*30]やニコニコ学会β[*31]とかが流行っていた2015年頃にも、実際にニコニコ超会議へ出向いて、棋士の森内俊之さんや当時ドワンゴ人工知能研究所長だった山内宏さん、電王戦の仕かけ人だった川上量生さんたちと、そんな話をしたことがあります。

あともう一つは、押谷先生もおっしゃっていたように、今回は事態が刻々と進展し、データやエビデンスがない状況の中で、その時点で最善の道をプロアクティヴに選んでいかなければいけなかった。なのに、「エビデンスがない」という話が、ウェブ上やメディア上にあふれ返りました。科学者でさえ、「エビデンスがないのに、専門家が暴走しているんじゃないのか」と言うようになりました。

「エビデンスに基づく政策決定が必要だ」ということは、以前から繰り返し言われていましたが、こと今回にかぎっては、押谷先生がおっしゃっていたように、「エビデンスなんてないんだ」というほうが、本当だと思っています。科学者としてどちらが正しい態度かというと、押谷先生のほうではないかと思うわけです。エビデンスはない中で、プロアクティヴにどう動くか、が肝心なのです。

そうなるともう、それこそ『日本沈没』の田所博士が言うところの、「科学者にとって

＊30　2012年以来毎年1回、幕張メッセ国際展示場全ホールを貸し切って行われてきたniconico最大の公式イベント。現在はニコニコ超会議に名称変更されている。

＊31　2011年から5年間の期間限定でニコニコ学会β実行委員会が運営し、シンポジウムはニコニコ生放送で放送されていたユーザー参加型の学会。現在はニコニコ学会β交流協会に発展。

いちばん重要なものは何かね。勘です」という、あれになってしまう。非科学的なのだけれど、結局はそのセンスがあるかないかで、科学者の矜持と実績が問われる時代になってきている。こういうのをどういうふうにデザインするかが、重要な問題です。

渡辺　いまなら、映画『シン・ゴジラ』の巨大不明生物特設災害対策本部（巨災対）の間邦夫博士みたいな感じですかね。

瀬名　あれは「学会の異端児」という設定ですが、さっきも少し述べたように、当然、ウイルス学者、疫学者の中でも、仲のいい人と悪い人がいるわけです。これは、1918年のいわゆるスペインインフルエンザの時代からありました。北里研究所[*32]と東京大学の感染研究所（現在の医科学研究所）[*33]は相容れなかった、といわれています。当時は「ウイルスさえ発見されていない時代だったので仕方がない」といえばそうなのですが、「日本で生産するワクチンの抗原をどうするか」という問題で意見が合わなくて揉めたわけですね。そうした一連の確執が、いまも尾を引いているといわれているほどです。これは理系だけじゃなくて文系の中でも、たとえば「あの先生ににらまれると、その業界ではもう生きていけない」とか、そういうことはよく聞きます。だから、自然科学とか人文社会科学の研究者といえども、結局は人間関係で、人事も決まってしまうところがあるわけです。

先ほど「選考が重要だ」という話が出ました。専門家会議や分科会にしても、誰かが人を決めるわけですよね、本当は「チームのメンバーをどう決めるか」というセンスが重要なはずなのです。それがうまくいってない。昔の大阪万博に関していえば、1960年代のあの頃、小松左京さんを大阪万博テーマ館のサブ・プロデューサーに選んだのは、堺屋

＊32　北里柴三郎が1892年に開設した私立伝染病研究所を起源とする。1899年に内務省管轄の国立伝染病研究所となり、1914年に東京大学に併合（1916年、東京帝国大学附置伝染病研究所、現在の医科学研究所）される折に、それに反対した北里柴三郎所長、志賀潔研究部長以下全所員が退職、北里が私財を投じて北里研究所を創設した。なお北里柴三郎の正しい読み方は「きたざと」。しかしドイツ留学時にドイツ語で「キタザト」と読める「Kitasato」表記を用いたため、英語圏では「キタサト」と発音されるようになった。「北里研究所」「北里大学」の読みは「きたさと」。福田眞人（著）『北里柴三郎——熱と誠があれば』（2008年、ミネルヴァ書房）など参照。

＊33　1914年、いわゆる伝染病研究所移管騒動（伝研騒動）が起こった。小高健（著）『傳染病研究所——近代医学開拓の道のり』（1992年、学会出版センター）、河野俊哉「北里柴三郎：第1回ノーベル賞候補、脚気論争、ペスト菌真贋論争」化学と教育，69巻2号pp.50-53、2021．など参照。

太一さん[*34]でした。まだ『日本沈没』を書いていなかった、一介のSF作家にすぎなかった小松さんみたいな人をちゃんと登用して活躍する場を与えたことは、すばらしかったと思います。

じゃあ、今度の大阪・関西万博２０２５年[*35]でそれをやっているかというと、やっていない、できていないと思います。研究者や芸術家同士の集まりで、「何かみんなで、一緒におもしろいことをやろう」というだけならそれでもいいでしょうが、そこに政治が絡んでくるとまずいことになってくる。東京２０２０オリンピック・パラリンピックの運営も、ぐだぐだの様相を呈しましたよね。

つまり何を言いたいかと言うと、「分科会が悪い」といった話はよく出るけれど、「誰を委員に選ぶべきだったか」という、政治や行政のセンスから問うていかなければいけないはずだった。でも、そこは、みんなには見えていないところに問題があると思います。

渡辺　小坂先生との対談の中で、最初のクラスター対策班は、西浦先生が気心の知れた仲間に声をかけることから始まった、という話がありました。とりあえず手弁当でやってくれる人をとにかく集めた、ということのようでした。分科会とか専門家委員会も、一部の主要メンバーはその延長で、メンバーが選ばれたのかもしれません。

委員の人選は重要ですが、今回それ以上に問題だったのが、その運用の仕方だと思います。専門家の意見を汲みとる仕組みが、機能していなかったように見えます。

それには、官僚の気概の低下も、大きく関係しているのではないかな。安倍政権の８年間で官僚が骨抜きにされ、忖度しない人間は追いやられたか、追いやられる、というおそ

＊34　１９３５年生まれ、２０１９年没。通産官僚、小説家。１９７０年大阪万博の企画に貢献。亡くなる前年、『地上最大の行事 万国博覧会』（２０１８年、光文社新書）を発表した。

＊35　２０２５年に大阪市夢洲で開催予定の国際博覧会。国際博覧会条約に基づいて日本で行われる博覧会としては、２００５年の愛・地球博以来20年ぶりとなる。もともと健康と長寿をテーマに構想され招致活動が行われたため、後に決まったテーマも「いのち輝く未来社会のデザイン」。１９７０年の大阪万博と区別できるよう「大阪・関西万博」と表記される。

れを持った。おそらく多くの官僚が、無力感を持っていると思います。なので、「上に逆らってまで、面倒くさい人を入れることはないだろう」という心理は、絶対にはたらいていると思いますよね。上は上で、専門家会議みたいなものは、はなからあてにしていないところがあったのではないか。そうだとしたら、残念としか言いようがないですよね。

サイエンスを語る資格は誰にもあるはずだが…

瀬名　実はまだ、今日話したいことの核心まで全然迫っていないので、もう少しおつきあいください。サイエンスライターを公に名乗った先駆者である渡辺さんは、サイエンスコミュニケーションの旗振り役にもなり、『一粒の柿の種――サイエンスコミュニケーションの広がり』[*36]というエッセイ集も出されています。

ここには、「サイエンティスト」という言葉の語源についてもきちんと書かれています。たとえば19世紀半ばの頃、チャールズ・ダーウィンにしても『種の起源』[*37]は一般向けの本として書いた、という話が書かれていますよね。つまり、学術書としてではなくて、最初から一般の人に読んでもらうように書いていたのだ、と。だから、そもそもサイエンティストという言葉は、科学について一般の人に話す人をさす言葉として提唱された、と。そこは、すごく共感するところなんです。当時は、論文発表も活字にする前に同好の士の前で朗読して発表して、そこで論争したりすることで鍛えられていた、という話も書いてあります。

＊36　渡辺政隆（著）、2008年、岩波書店
増補改題『一粒の柿の種――科学と文化を語る』（2020年、岩波現代文庫）

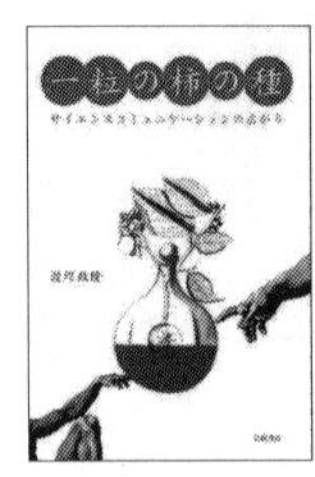

だから、サイエンスコミュニケーションというのは、実は単にサイエンスを伝えるだけじゃなくて、サイエンスする人が自ら発するのも、サイエンスコミュニケーションの一環なのだ、ということも書かれていて、先ほどもお話がありましたが、ぼくは、そこはすごくいいところだと思っています。実際、尾身先生とかも、そういう意味ではサイエンティストとして、サイエンスコミュニケーターとして動いたわけですが、うまくいかなかった部分がある。ＣＤＣやＷＨＯでさえ、うまくいかなかった部分がある。

この本はコロナが始まる直前、２０２０年の初めに文庫化[*38]もされていますが、いま読み直すと、渡辺さんのいまの考えは少し違うんじゃないかな、と思うようなところもいくつかあるんですよ。この2年間の経緯を踏まえて、何か変えていくべきところがあるのではないだろうか。科学リテラシー、サイエンスコミュニケーションのやり方自体でも、何か変えるべきところがあった、という思いがもしあれば、お聞かせいただきたい。

渡辺　流行初期に、山中伸弥先生が、感染症やウイルスの専門家ではないけれども、「何かをしなきゃ」という切羽詰まった気持ちから、自らウェブサイトを立ち上げて、「いま、科学はこういうふうにコロナウイルスに取り組んでいる」という最新の研究情報を発信したのは、とても新しい流れだったと思います。ファクターＸの件は、研究者の世界では研究を進めるうえでの仮説の一つなのでしょうが、世間に安心理論を提供する結果になり、失敗でしたけれど。ほかにも、いろいろな研究者がそれぞれの立場で発信し始めるという、それまでになかったことが起こりました。

瀬名　そうですね。当時の山中先生をサイエンスコミュニケーターとして称賛し、応援し

＊37　チャールズ・ダーウィン（著）、渡辺政隆（訳）、２０１９年、光文社古典新訳文庫（上下2巻）

＊38　＊36参照。

ていた人はけっこういると思います。

渡辺　山中先生は、ｉＰＳ細胞の研究費集めで、自ら率先して広告塔になるなど、昔からそういう意識は高い方でした。神戸大学の岩田健太郎教授[*39]も、そのキャラから放言みたいになっているけれど、あの人なりの感染症対策情報の発信だと思います。先ほど名前を出したイギリスの首相主席科学顧問ジョン・ベディントンが、来日講演の中で語った「科学者というのは、人と違うことを言うのが商売だ」という発言が、いまでも印象に残っています。

ただ、一般の人にすると、その人がどういう立場の人で、どういう専門性があるのかはわからなかったりします。瀬名さんが紹介されたハリー・コリンズの「誰が専門家かは専門家の人にはわかる」という発言は、専門が異なる人にはわからないということの裏返しですよね。

そうとはいえ、「サイエンスを語る資格があるのは、誰か」ということでいえば、誰にでもその資格はあるという、科学の民主化を唱えてきたのがサイエンスコミュニケーションです。「みんなでサイエンスについて考えよう」と言っている裏で、「あなたには資格がない」とは言えませんから。大渕先生は対談の中で、「学会が統一見解を出すのも一つの手だ」とおっしゃっていましたが、学会にその機能はないでしょう。それでも、個人の発言ではなく、信頼のおける研究機関や官庁、あるいはその長が、人々の不安に応える信頼できる情報を、わかっていることもわかっていないことも含めて発信し、メディアがそれを伝えるという、まっとうなことがなされるべきだと思います。

＊39　1971年生まれ。2008年より神戸大学大学院医学研究科教授（微生物感染症学講座感染治療学分野）。著書・訳書多数。『丁寧に考える新型コロナ』（2020年、光文社新書）

瀬名　ぼくに言わせれば、それは優しすぎる意見だと思います。結局、うまくいかなかった部分が非常に目立ってしまったわけですから。たとえばSNSの問題でいえば、研究者が個々人で発信するようになったはいいけれど、先ほども言ったように、一種の正義感に駆られた人たちが、「あいつの言っていることはおかしい」といった罵り合いが繰り広げられる様相を呈するに至りました。ということで、どの専門家を信用したらいいのかも、正直よくわからなくなってきてしまった。2009年の新型インフルエンザのときは、小樽市の元保健所長だった外岡立人（とのおかたつひと）さんが、「鳥及び新型インフルエンザ海外直近情報集」という個人サイトを立ち上げて、インフルエンザの情報を世界中から集めてコメントつきで発信するという活動をして、毎日新聞科学環境部の青野由利さんと共に、2010年の科学ジャーナリスト賞[*40]を受賞しました。その頃からすでに、そういうことがやられていて、その時点では評価されたわけです。

しかしいまは、すでに状況が一変しています。押谷先生もおっしゃっていたように、一人ですべての論文を読み込んでそれをまとめるということは、いまやもう不可能です。山中先生も途中で破綻しました。じゃあ、その破綻して間違ったところを訂正したかというと、別にそんなこともなく、何となく消えていってしまったのですが。

その代わりにやはり、ノーベル生理学・医学賞受賞者の本庶佑先生までもが、「PCR全員検査」とかいうことを強硬に言い始め、PCRをするかしないかとかいう殴り合いみたいなことが始まって混乱し、シーア派かスンナ派[*41]かといったくだらない話まで出てきました。いまに至ってすら、どちらがよかったか、科学的なコンセンサスはとれていないと

＊40　日本科学技術ジャーナリスト会議（JASTJ）が2006年に創設した賞。科学技術に関する報道や出版、映像などが表彰の対象。

＊41　2020年、新型コロナ拡大時に顕在化した、PCR検査をめぐる研究者間の論争。端から見ればまるで不毛な宗教論争のようであり、無症状の国民にもPCR検査の実施を訴えた拡大派は「シーア派」、慎重派は「スンナ派」と学者世界の中で揶揄された。むろん実際のイスラム教宗派とは何の関係もなく、軽々しく揶揄した人々の不見識も問われる。

思いますけれど。ぼく自身は、押谷先生や小坂先生たちの方針通り、「検査はやるべきところではきちんとやるけれど、むやみにやる必要はない」「そのときの状況を見て柔軟に対応する」という考え方でよかったのだろうと思っています。それはともかく、コミュニケーションの問題は、後でまた、改めて取り上げることにしましょう。

渡辺　そういえば、「全国の大学の研究室にあるＰＣＲを動員すれば、全員検査は十分可能だ」と発言した研究者もいましたね。いろいろな人が思い思いの発言をするようになった一方で、文科省から「各大学は研究面でも、ＣＯＶＩＤ-19に対応する研究をやれ」という号令がかかり、いろいろな研究計画が並びました。

ただ、長期的な視点で設計された計画はほとんどないような気がします。押谷先生のグループが提案実施している「感染症共生システムデザイン学際研究重点拠点（ＳＤＧＳ-ＩＤ）」はその一つといえますが、難渋しています。

瀬名　そうですね、最初の半年から10カ月ぐらいはＣＯＶＩＤ-19に対する予算は、おそらくほとんどの人には出ていなかったはずです。バイオセーフティーレベル3[†]を持っているほんの一部の研究者くらいにしか、予算はつかなかった。だから小坂先生たちは、クラウドファンディングしたのでした。それがある時期から、「ＣＯＶＩＤ-19の研究をしろ」ということで、予算がつくようになったので、みんな、誰もかれも「ＣＯＶＩＤ-19で研究申請を出せば、お金がもらえるんだ」ということで、正直、どうでもいいような研究もたくさんやられたと思います。

パンデミックを歴史から学ぶことは、〈総合知〉のきっかけになる

瀬名　この本のおおもとになった対談企画は、「分野を超えた〈総合知〉をめざして、幾人かの先生に話を聞くこと」から始めました。みなさん、とてもいいことを話してくださいましたが、それで「総合的な知」が組み上がったかというと、まだまだ遠い。その一方で、一般の人はもう、「ほぼどうでもいいや」という感じになっていて、「自分と家族が感染しないで、自分の仕事がとりあえず失業しなければいいや」という気分でしょう。なので、正直なところ、「世界をどう変えたいか」ということよりも、「以前の世界が早く戻ってくれないかな」という気持ちのほうが断然大きいと思います。

そんな中で、この対談シリーズやSDGS-IDのシンポジウムを通じて、「総合知の必要性」をいちばん切実に感じているのは、むしろ押谷先生や小坂先生のような、感染症疫学の最前線でばりばりやってきた人たちだったということを発見して、とても驚きました。これは渡辺さんも以前おっしゃっていたことですが、ほかの分野、人文社会系の研究者たちよりもずっと、畑違いの人文社会の本を読もうとしているし、歴史に学ぼうとしていますよね。

たとえば押谷先生は、ブルース・キャンベルという歴史学者の『大転換期』[*42]という本まで読んでいます。それは、「ペスト大流行の時代は、気候や社会経済のあり方も大きく変動していた時代で『大転換期』の時代だった。まさに世界が変わる、そういう時代にペストが大流行した」という内容です。そのほか、イタリアの哲学者ジョルジョ・アガンベン[*43]

*42　Bruce Campbell, The Great Transition: Climate, Disease and Society in the Late-Medieval World, Cambridge University Press, 2016.

*43　第五章＊31を参照。

の『私たちはどこにいるのか？——政治としてのエピデミック[*44]』とか、フランスの哲学者ジャン=リュック・ナンシー[*45]の本も読まれているようです。小坂先生も先のシンポジウムで、オランダのジャーナリスト、ルトガー・ブレグマンの『Humankind 希望の歴史——人類が善き未来をつくるための18章[*46]』を読み、「去年読んだ本の中でいちばんよかった。人間の善性を信じられるようになった」とまでおしゃっています。

渡辺　ブレグマンだけは、ぼくも読みました。「人間は生来利己的で性悪な存在である」という、彼が言う「ベニヤ説」を、あらゆる角度から論破していましたね。

瀬名　そういう書物にまで目を配ることこそが、正直な話、〈学際〉であり〈総合知〉への第一歩だと思うのですが、じゃあ、人文社会の研究者がウイルス学の本を読んでいるかというと、おそらく読んでいないですよね。このギャップがあるかぎり、〈総合知〉を語る機はまだ熟していないような気がしますし、だからこそ、ぼくや渡辺さんがそれを先導する責任があると思い、そもそもこの企画にお声がけしたわけです。

渡辺　必読書がたくさんありますね。

瀬名　そうなんですけれど、自分では全部読まなくても、この対談シリーズのように、「誰かに聞く」というのでもよいわけです。ただ、そういう学際的な研究は、少しずつですが、ぼくの目にも入ってきつつあります。

たとえば、西村秀一先生が翻訳したアルフレッド・クロスビーという歴史学者の『史上最悪のインフルエンザ——忘れられたパンデミック』という本には、「スペインインフルエンザで世界で4000万人も死んだのに、誰もそのことを覚えていないのはなぜだろう」と

*44　ジョルジョ・アガンベン（著）、高桑和巳（訳）、2021年、青土社

*45　第九章＊15参照。

*46　ルトガー・ブレグマン（著）、野中香方子（訳）、2021年、文藝春秋

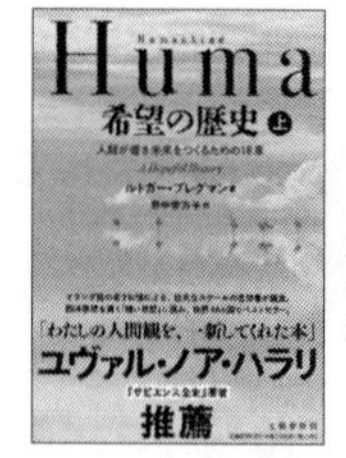

いう疑問を最終章で出して、「文学もいろいろ探したけれども、そのときのパンデミックを書いている小説はほとんどない」と書いています。当時ぼくは、「へえ、そうなのか」と意外な感じを受けたものです。

ところが、ぼくはまだ読んでいませんが、Eテレの「100分de名著スペシャル[*47]」で紹介された、アメリカの文学者エリザベス・オウトカが2019年に刊行した『ウイルスのモダニズム[*48]』（未邦訳）というその本では、「いろいろ調べてみたら、1918年のスペインインフルエンザの話は、文学でたくさん描かれ書かれていることが見つかった」と書いているのです。

たとえばぼくがいちばん驚いたのは、バージニア・ウルフ[*49]の『ダロウェイ夫人[*50]』というイギリスの小説は、実はパンデミックの話なのだという例です。「100分de名著スペシャル」では英文学者の小川公代さんが紹介しています。『ダロウェイ夫人』は1925年に刊行された小説で、物語の舞台設定は1923年なのですが、よく教会の鐘が鳴る、倦怠と苦痛と死が思い出される、ということが書かれているんですね。それは、1923年にはまだインフルエンザの患者さんが残っていて、どんどん死んでいたため、その死者を弔う鐘がいつも鳴り響いていたことから、鐘の音を聞くと思わず死の痛みを連想してしまう、という描写が出てくるという説明でした。

また最近、別の仕事の関係でジョゼフ・コンラッド[*51]の『シークレット・エージェント[*52]』という爆破テロをテーマにした小説を読んだのですが、冒頭部に19世紀末のパンデミックの話が出ていました。俗に言われる（旧）アジア風邪[*53]ですね。この小説は、世間にはび

*47 斎藤幸平・小川公代・栗原康・高橋源一郎（著）『別冊NHK「100分de名著」パンデミックを超えて』（2022年、NHK出版）

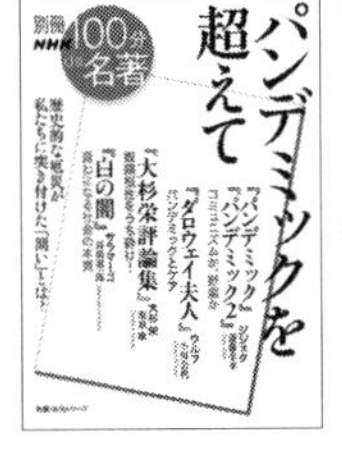

*48 Elizabeth Outka, Viral Modernism: The Influenza Pandemic and Interwar Literature, Columbia University Press, 2019.

*49 Virginia Woolf。1882年生まれ、1941年没。イギリスの小説家、評論家。他の代表作に『灯台へ』『波』などがある。

こっている無意味な科学信仰への反旗として、アナーキストたちが科学の象徴であるグリニッジ天文台を爆破しようとする、実際にイギリスで起こった未遂事件をもとにした物語なのです。たぶん科学的権威への反発というか、そういう雰囲気が19世紀末にアナーキストたちの間で醸成されていたのでしょう。登場するアナーキストたちは、政治や宗教ではなく科学をねらう、とわざわざ宣言しているからです。標的はビッグ・ベンでもセント・ポール大聖堂でもなくグリニッジ天文台なんですよ。ということは、ひょっとすると、当時のアジア風邪に何も有効な対抗手段が見出せない科学への不信感がかなり市民に募っていたのではないか、とぼくは感じたのです。ぼくはコンラッドの専門家ではないので、間違った解釈かもしれませんが、パンデミックが次の社会的危機を引き起こすことは歴史的に見ても十分にありえる。

だから、実は探せばいくつかあるのに、忘れられているだけなんですね。文学にもちゃんと書かれていたということを改めて発掘していけば、文学部の人と感染症の人がパンデミックについて話し合う機会になり、すばらしいことだと思うのですが……。

渡辺　ぜんぜん行われていない……。

瀬名　ええ、たとえばこういうところから始めていくことで、知の統合が実現するのではないかな、と思っているのです。なので本当は、この対談シリーズではそういう話をもっといろいろ研究者から聞きたかった。

渡辺　聞かれれば答えてくれるかもしれないけど、積極的な発言がないので見えないですものね。

＊50　バージニア・ウルフ(著)、安藤一郎(訳)、1958年、新潮文庫(※書影は土屋政雄(訳)、2010年、光文社古典新訳文庫)

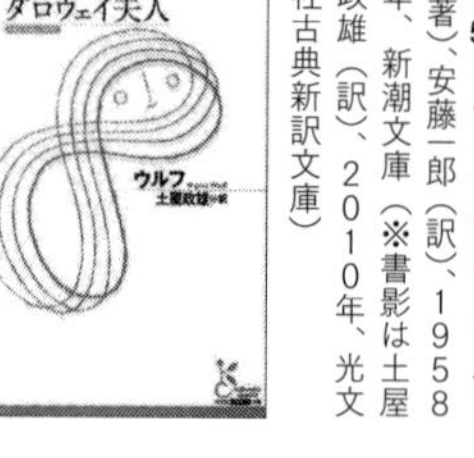

＊51　Joseph Conrad。1857年生まれ、1924年没。ポーランドに生まれ、船員生活を経てイギリスで作家活動。代表作は『闇の奥』(黒原敏行(訳)、2009年、光文社古典新訳文庫)。

＊52　ジョゼフ・コンラッド(著)、高橋和久(訳)、2019年、光文社古典新訳文庫

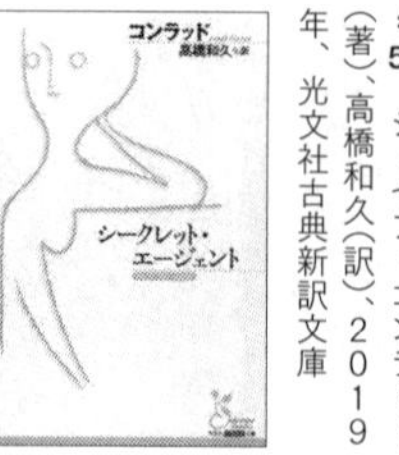

瀬名　そう、言ってくれないわけですよ。押谷先生との対談に追加したアダム・スミスの話も、自分で発掘してこなければならなかった。

実はぼくも渡辺さんも、新聞や雑誌の書評欄に一般向けの科学書を紹介する仕事をやっているので、ポピュラーサイエンスの本は普通の大学研究者よりたくさん読んでいるんですよ。ぼくが「作家になってよかった」と思っていることの一つがそれです。専門家の先生たちの研究会に行ったとき、「それと似たアイデアはあの本にも書かれていて、そこは研究としてつながりますよ」と言えるからなんです。そこから〈総合知〉の種が生まれる可能性がある。作家は何の専門家かというと、「想像力の専門家なのだ」とぼくは思っています。専門の先生方はついついコミュニティの殻の中で議論を閉じてしまいがちだけれど、ほかの分野とのつなぎ役となって、人間の想像力を広げる手助けができる。

ルトガー・ブレグマンの『Humankind』はぼくも読みましたが、あの本の中ではアダム・スミスの論じた利己性や利他性の理解は少し浅くて、もっといい一般向け解説書がある。ぼくなら、小坂先生にそのことを伝えられる。こういうことも、サイエンスコミュニケーションの中で変えていかなければいけない一つなのではないかと思っているのですが、どうですか。

渡辺　ええ、大いに賛成です。ぼくは、サイエンスコミュニケーションの大きな目標の一つが、異分野間のコミュニケーションの促進だと思っています。そのときに障害になるのが、意外と共通言語がないことです。「自分の常識は世間の非常識」ということを、専門にどっぷりハマっている研究者ほど自覚していませんから。ぼくがサイエンスコミュニ

＊53　（旧）ロシア風邪とも呼ばれる。1889〜1895年頃まで世界的な大流行を起こした。病原ウイルスは特定されていない。

ケーションの授業に、あえてサイエンスライティングを取り入れているのは、それがふつうの言葉で科学を語る訓練になると信じているからです。

科学の専門用語をどう使うべきか――「進化」と「進歩」の例

瀬名　ああなるほど、それで『一粒の柿の種』でも科学の専門用語の転用を話題にしているのですね。

それに関してはぜひご意見をうかがいたい点があります。この本の中にもありますが、ある時期から「ホンダのＤＮＡ」とか「イチローの遺伝子」とかという言葉が使われるようになった。これは、正確にはＤＮＡとか遺伝子という言葉の誤用である。ポケモン（ポケットモンスター）でも「進化」という言葉が誤用されている。しかし、ポケモンの「進化」に興味を持った子どもたちに、ちゃんと正確な知識をインプットしてやれば、生物の多様性を生んだ進化という現象への興味が増すだろう、といったことを渡辺さんはおっしゃっていますよね。

これは、『一粒の柿の種』はぼくの好きな本の一つだということを前提で話すのですが、その意見には基本的に賛成なのですが、この本が出た15年くらい前まではこの論理でよかったけれど、いまそれでは、ちょっと心が優しすぎるのではないかとも思うわけです。

いまのぼくの問題意識はこうです。脳死や不妊治療、再生医療といった医学・科学の進歩によって、生と死の区別がかなり難しい時代を迎えている。その中で、これまでもみんながが薄々感じていた「生と死の受容観」ともいうべき倫理観のひずみが、今回の新型コロナで一気に表面化して、その戸惑いと価値観の揺らぎが、新型コロナにまつわる諸問題のいちばん根っこになっているのではないか。

同時に、ＡＩやロボット学の発展で、ひょっとしたら死後もネットに意識を移せば、永遠に生きられるかもしれないといった空想が現実味を帯びてきて、人間の「死」が見えにくくなっている。そこへ今回の新型コロナがやってきて、友だちともなかなか会えない、家族が亡くなってもきちんと看取ることができないという状況に陥った。すると、「じゃあ葬式はヴァーチャル人格を使ってやればいいじゃないか」という意見が出てくる。なるほど、それもいいでしょう。ただ「社会で役目を終えた高齢者はどうせもうすぐ死ぬんだから仕方がない。それよりも経済を回せ」という意見も増えてくる。これって昔の優生学に接近しているように見えて、ぼくにはすごく社会が危なっかしい価値観に嵌まり込んでいるような気がして、ここを何とかしないかぎり、新型コロナの問題は今後も繰り返されるように思えるんです。

生命の特徴の一つに、子孫を残して進化する、というのがありますよね。いま、やっぱり「進化」の概念がものすごく揺らいでいる。ここが問題の本質部分でないか。多くの問題が「生と死の見えにくさ」の問題と根っこでつながっているのではないか、と思っているんです。

ぼくはロボットやＡＩの研究者の方々とも話す機会があるのですが、どうもここ数年、気がかりなことが増えてきた。この違和感は何かを考えて思ったんですが、いま、稲見昌彦さんの人間拡張技術による「自在化身体プロジェクト」、池谷裕二さんの脳と人工知能をつなぐ「脳ＡＩ融合プロジェクト」、アンドロイド研究の石黒浩さんによる「誰もが自在に活躍できるアバター共生社会の実現」などのムーンショットプロジェクト[*54]やＥＲＡＴＯ[*55]といった超大型プロジェクトにものすごい予算が出ていて、そういうプロジェクトにかかわっている人たちが、人間とロボットやＡＩとの協調的発展のことを「進化」、さらには「創造的共進化」と何の衒(てら)いもなく表現している。ここが引っかかるところなんです。

池谷さんと紺野大地さんの『脳と人工知能をつないだら、人間の能力はどこまで拡張できるのか——脳ＡＩ融合の最前線[*56]』という本を読んでびっくりしました。脳と人工知能をつなぐことを人間の「進化」だと平気で書いてしまっているからです。薬学出身の池谷さんがこういう表現を通してしまうということに、ぼくはいくらか危機感を感じました。この本自体は若手の紺野さんが書いたそうなのですが、紺野さんも自然科学系出身のはずなのに……。

ロボット分野で、人間がロボットやＡＩと融合して機能が拡張・発展していくことをごく当たり前のように「進化」と呼ぶ傾向は昔からあって、近年はいま話したように研究申請書やそのタイトルにも平気で「進化」という言葉が使われつつあります。

長谷川眞理子さんのテキスト『ＮＨＫ「１００分ｄｅ名著」ダーウィン『種の起源』——命はつながっている[*57]』には、「進化とは、進歩ではない。多様性を生んだドラマである。」という言葉がわざわざ表紙に書いてあって、長谷川さんは以前から工学者が安易に「進

＊54 内閣府主導の大型研究推進制度で、正式名称は「ムーンショット型研究開発制度」。「人々の幸福（Human Well-being）」の実現をめざし、人々を魅了する野心的な9つの目標（ムーンショット目標）を掲げ、２０１８年の補正予算で１０００億円が計上されて開始された。

＊55 科学技術振興機構が、「卓越したリーダーの元、独創性に富んだ探求型基礎研究」に対して交付している大型研究予算。予算規模は、最長5年半、総額上限12億円。https://www.jst.go.jp/erato/

＊56 紺野大地・池谷裕二（著）、２０２１年、講談社

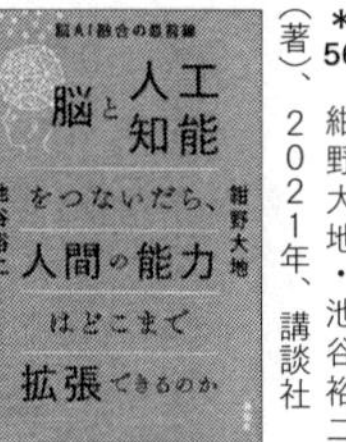

化」という言葉を使うのを批判してきた方ですよね。

ところが、ぼくとほぼ同世代か少し下のロボット研究者に、『進化』という言葉を『進歩』という意味で使うのは危なっかしいですよ」「『創造的共進化』という言葉もいろいろ歴史的な経緯があって注意が必要ですよ」と指摘すると、「自分も無意識のうちに使っていました」という人がけっこういて、本人も気づいていないのです。

ちょうどかつて東北大学機械系にいた知人の研究者がプロジェクトリーダーの一人になっていたので、ぼくがメールで指摘したら、「『進化』と『進歩』の違いは自分も知識としては知っていたけれど、いま自分が書いたムーンショットプロジェクトの申請文書を試しに検索してみたら、自分も『進歩』のつもりで『進化』という言葉を使っている部分が確かにあって軽いショックを受けた」と返信してきたくらいです。

ムーンショットプロジェクトの中には、「人とロボットの創造的共進化によるサイエンス開拓」という標語を掲げている先生もいます。こういうプロジェクトの課題名はいろいろ細かな調整で、自分の意図とは反するものになってしまうこともあるのでしかたがない面もあるのですが、さすがにその先生にはもと東北大機械系の先生から連絡してもらって、再考していただくようお願いしました。いまは「創造的共進化」というプロジェクト名こそ残っているものの、研究ウェブサイト内ではおかしな使い方はしていないようで、とりあえずはほっとしています。

ただ、ここで言いたいのはつまり、ポケモンを見て「進化」という言葉に慣れてしまった世代の人たちは、科学研究費の申請書にも平気で「進化」と書いてしまう、ということ

＊57　長谷川眞理子（著）、2015年、NHKテレビテキスト。のちに増補版『NHK「100分de名著」ブックス　ダーウィン　種の起源――未来へつづく進化論』（2020年、NHK出版）が出た。

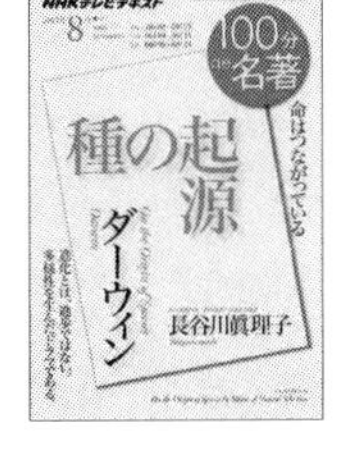

なんです。もちろんポケモンだけが問題の根源ではなく、世界的な風潮でもあるようです。なので最近、渡辺さんはすばらしい業績を残されてきた方だけれども、そこの点については寛容すぎる、本当にそれでよかったのか、という気持ちになっています。あるいは、もはや生と死の概念や「進化」の科学的定義を、本当に学術的な意味で〝変える〟ときが来ているのかもしれない。それが、未来の〈総合知〉でもあるのかもしれない……。そのあたりも含めて、ここから先、話を発展させたいと思っています。

想像力の欠如、次世代への知の引き渡しの分断

渡辺　話が戻りますが、小坂先生や押谷先生が歴史にこだわっているのは、「このパンデミックが最初でも最後でもない」と認識しているからですよね。

瀬名　そうです。

渡辺　過去にはあったし、今後も起こる。過去のパンデミックで社会はどう変わったか、そのときになぜパンデミックが生じたのかをぜひとも知りたい、という思いからなのでしょう。過去、パンデミックと社会動乱はリンクして起こってきた、そして今回、ロシアがウクライナに侵攻した。決して独立した出来事ではないような気がします。そうしたら、化石エネルギーの供給が滞り、自然エネルギーを飛び越して原発への回帰みたいなことが始まっています。

瀬名　ええ、先ほども言ったように、2009年に新型インフルエンザのパンデミックが

あったことは、もうほとんどの人が忘れていたわけです。さらに言えば、たとえばウクライナとロシアの関係なんていうのも、言われなけりゃぜんぜん気にかけていないし、他人事ですよね。むしろ、「ロシアが日本に攻めてきたらどうしよう」ということのほうを心配しているくらいで、ほとんどの人にとっては、正直、遠い国で起こっている話ですよね。

渡辺　それは、想像力の欠如でもありますね。『パンデミックとたたかう』で押谷先生が語っている、自分がウイルスに感染してくしゃみをしたら、明日には地球の反対側で感染者が出るかもしれない、そういう想像力をはたらかせる必要があることがグローバリゼーションだという発言に、ぼくは感銘を受けました。

瀬名　そうですね、それと、押谷先生はよく「若い人たちに何とかして引き継いでいきたい」という話を何回も何回もされるのですが、あれはやはり、自分たちがやってきたことを若い人にまったく記憶してもらえていない、という危機感があるからではないかと思います。インフルエンザも、昔はとても致死率が高くて怖い病気だったけれど、タミフルとかリレンザができたことで少しは改善しました。そういう時代のことを、いまの若い人たちは覚えていないし、知らないのかもしれない。

押谷先生があんなに「若い人、若い人」と言って、いま10代や20代の方々からすると、俺たちや私たちをばかにしているのじゃないのか、レッテル貼りだ、と思うかもしれないけど、あれはすごい危機感なのだと思います。もう20年くらい、世代間での知の引き渡しが完全に分断されてしまっている、ということなのでしょう。

ここから先はぜひ、進化論的な観点での人間論、古くはダーウィンから現代のE・O・

ウィルソンとかが、人間の本性についてどう述べているかをお聞きしたいと思っています。

渡辺　はい、それと異分野コミュニケーションについても。そのときにキーワードになるのが、《consilience》という言葉です。そのことだけ、予告しておきます。

第十一章　〈総合知〉に何ができるのか②——科学なしでも科学だけでも

伝えたいことがなぜ伝わらないのか、互いに理解し合えないのはなぜか、
人はなぜ他者を攻撃するのかなどについて考えてきた結果、
人間の本性とは何か、という問いに突き当たりました。
ここではそこに踏み込んでいきます。
（2022年4月27日収録）

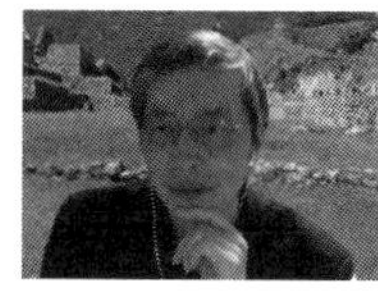

瀬名秀明

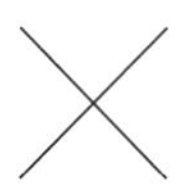

渡辺政隆

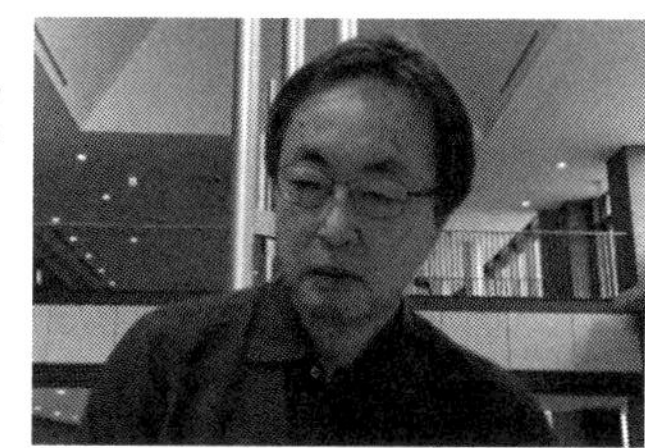

2022年4月27日

サイエンスコミュニケーションと科学リテラシーのあり方

瀬名　作家であるぼくやほかの人たちにどういうことが言えるのか、引き続きお話しできればと思っています。それから後半は、ぜひ先に話題に出した「進化」をキーワードに、未来の〈総合知〉についてビッグピクチャー[*1]を描くきっかけ作りができれば、と。

　生物の特徴として、①外界と自己を隔てる境界を持つ、②エネルギー代謝する、③自己複製や子孫を残す、④進化する、の4つがよく挙げられますが（③と④をひとまとめにして、さらにもう一つ、④恒常性を保つ、を加える見方もある）、この「進化」を通してぼくら人類を含めた生命体の生と死の問題について考えを深めることができるのではないか、それがひいては新型コロナのような専門知を跨ぐ〈総合知〉の実現にとって大きな意味を持つのではないか、と直感しているのがその理由です。

渡辺　はい、それは後半の話題として。最近、西浦博先生と話す機会があり、「自分たちのサイエンスコミュニケーションは、どこで失敗したのかを見直したい」と話されていました。感染症対策にあたってきた専門家の方々も、コミュニケーション不全を気にかけていらっしゃるということですよね。あえてルビコン川を渡って自らサイエンスコミュニケーションに取り組んだけれど、うまく伝わっていなかった、誤解された、という思いがあるようです。

瀬名　感染症専門家の方々が特にそういう気持ちを持っていらっしゃるということは、どこかでやはり、サイエンスコミュニケーションとか科学リテラシーのいままでの方法論で

＊1　本書では未収録だが、押谷仁教授らの発案により、東北大学感染症共生システムデザイン学際研究重点拠点（SDGS-ID）は2022年3月19日に第2回公開シンポジウム「COVID-19から見えてきた 総合知の必要性」をオンライン開催した。ファシリテーター役を瀬名秀明が務め、押谷仁、大隅典子、小坂健、木村敏明の各教授が発表し、パネル討論した。若手の指定発言者は坂井舞、湯田恵美の各助教。このシンポジウム開催にあたって、押谷教授が事前に示したキーワードが「ビッグピクチャー」だった。イベント概要を示す当時の文章にこうある。「本シンポジウムでは、COVID-19から明らかになったさまざまな課題に対し我々は何をすべきなのか、これからを担う若い世代の研究者とも意見交換をしながら、ビッグピクチャーを描く」。第九章＊18、＊19も参照。

は解決できない問題がいろいろあった、ということだと思います。

それで最初の話題として、「サイエンスコミュニケーションとか科学リテラシーのあり方を、今後はどういうふうに考えていったらいいのだろうか」ということを、この分野が専門の渡辺さんに、この2年以上の動きを見てきたうえで、どうお考えになっているのかお聞かせください。

渡辺　「科学リテラシー」については、「科学の単なる知識じゃない」ということは、これまでいろいろなところで強調してきました。

それで、「科学リテラシーをキャッチーに表現するとどうなるか」というミニワークショップで、「科学リテラシーというのは、免疫みたいなものである」というキャッチフレーズを思いつきました。要するに、たとえば「ニセ科学[*2]に感染しないための科学リテラシー」という使い方です。つまり、学校の理科、科学の授業で学ぶ知識だけが科学リテラシーではなく、科学にも限界がある、白黒つけられないグレーゾーンがたくさん残されているということも、重要な科学リテラシーだということです。

この点を一人でも多くの人が認識しないと、『『専門家』がこう言っているからそうなんだ」とか、「メディアの評論家が『ワクチンは危ない』と言っているから、やっぱり危ないんだ」といった言説を鵜呑み(うの)みにしてしまいかねない。「危ない」といってもそれは確率の問題で、交通事故に遭う確率よりも小さいかもしれない。リスクとは「危ない」ことではなく、「安全とはいえない確率」のことなんですよね。

瀬名　実はその「科学リテラシー」については、まさにいまお話に出た「ニセ科学」関連

＊2　大阪大学・菊池誠教授の造語で、批判対象にあえてダメージを与えることを目的として、多分に嘲笑的な意味合いを含む。一般的には古くから「疑似科学（pseudoscience）」の言葉が使われる。

でぼく自身もいろいろ難しい問題を目の当たりにしてきて、思うところがあります。そこは後で詳しく議論したいのですが、まず科学リテラシーという概念は、一般の人に説明するとしたらどう言えばいいですか。比喩的には「免疫のようなものだ」ということでしたけれど、実際の言葉の意味は……。

渡辺 文字通り説明する場合は、「科学の読み書き能力」と説明しています。自分で活用できる身についた科学の知識が科学リテラシーなのであって、単に筆記試験に答えて正解をとれる知識ではない。言うなれば、「科学の基礎体力」だと。

瀬名 日常の生活で何かあったときに底力となるような、判断の基準となるような科学知識を科学リテラシーというんだよ、ということですね。

渡辺 はい。氾濫しているいろいろな情報の中から、自分にとって有用な情報を適切に得るための科学リテラシー、という言い方もできます。

もう一つ、「サイエンスコミュニケーションには一義的な定義はない」と言い続けてきたのですが、最近は、「サイエンスコミュニケーションとは、互いの科学リテラシーの照らし合わせだ」という言い方をしています。互いの認識のギャップを埋める行為でもある、と。

瀬名 それはつまり、科学リテラシーというのは一つのものではなくて、自分の興味の範囲だとか生活の範囲だとかで、個人ごとに少しずつ基礎体力のあり方が違っている。だから、科学に関するAという考え方の人とBという考え方の人の間で、それを照らし合わせてうまくすり合わせる道を探るコミュニケーションのあり方がサイエンスコミュニケーションだ、ということですかね。

渡辺　すり合わせて合意形成することだけが目的ではありません。

瀬名　では、理解を深めるということですか。

渡辺　互いの違いをまず認識するところから始めることです。科学の専門家と素人という場合でも、専門家は素人の考え方や理解度は知らないし、素人は専門家のことを知らないので。あるいは「専門家」とひと言でいっても、いろいろな分野の専門家がいます。分野が違えば考え方も言葉も違う。「互いの」といっても、個人のほかに各種のステークホルダーやコミュニティが存在します。なのでこれで、サイエンスコミュニケーションをかなり広く定義できるのではないかと思っています。

瀬名　「違いをまず認識するところから始める」というのはいい表現ですね。「俺の意見は科学的に正しい。それがわからない専門外のおまえたちは間違っている。俺の考えに基づいて合意しろ」ではなくて、一人ひとりの専門分野を尊重し、分野ごとに考え方の違いがあることを前提にしたうえで、互いに耳を傾け合いましょう、という意味が込められている感じがします。

いまは「科学コミュニケーション」というよりは、「サイエンスコミュニケーション」というのが一般的なんですか。

渡辺　一般的というわけではないのですが、「科学」という言葉に抵抗感を持つ人が多くて、「サイエンス」というカタカナにするとハードルが低くなるし、数学や工学も入ってくる、さらには人文科学だって、という思いがあります。

トランス・サイエンスの時代——科学なしでも科学だけでも解決しない問題

瀬名　なるほど。前回の話でも野家先生のときにも出た「トランス・サイエンス」という言葉ですが、もう一度説明してもらえますか。

渡辺　トランス・サイエンスというのは、文字通り、科学を超えた問題、科学なしでも科学だけでも解決できない問題のことです。「ポスト・ノーマル・サイエンス」という呼び方もほとんど同義です。

では、「それを誰が解決するのか」「誰が決めるのか」ですが、その分野の科学の専門家だけでもだめ、政治家だけでもだめ、市民だけでもできない、という認識から始めることになります。具体的な解決の仕方に関しては、特に正解があるわけではありません。

瀬名　たとえばそうすると、原子力問題とか環境問題とか、そういうのは科学者それぞれにいろいろな考え方があるけれども、地元の住民にとっては、感情的なものも含めていろいろ解決ができないところがあるし、納得できないところがある。だから、科学だけでは解決できない問題なのだから、どうやって決めるのかを話し合いましょう、というようなことですか。

渡辺　ざくっと言えばそうですね。原子力問題ならばエネルギー問題全体にかかわるし、地元の人の利害関係だけではなく、事故が起これば影響は広範囲に及ぶ。「原子力発電をやめれば電力が足りなくなるけれど、それでいいのか」という脅し文句に対しては、「不自由を受け入れてでも安全を確保したい」という覚悟も必要ですよね。ドイツでは与党がそれを政策に掲げて国民に問いました。その裏では、ロシアの天然ガスに頼らざるをえなかったことで困っているという事情もありますが。

具体的な政策決定にあたっては、たとえば、実質的に機能する有識者会議なり専門家会議なりを立ち上げて議論し、そこでの議論を踏まえて科学顧問が政府に提言し、政治家の責任で決定するというプロセスがありえます。それとは別に、くじ引きで選ばれた市民が討議してその過程を公開する市民会議というやり方も注目されています。

日本には首相直属の科学顧問制度はありませんが、政府の科学顧問の仕事は、トランス・サイエンスないしポスト・ノーマル・サイエンス的な問題についての提言をとりまとめることだといわれています。イギリスやニュージーランドなどに制度として存在します。日本でも、福島第一原発事故の後、「必要だ」という声が一時盛り上がりましたが、いつの間にか立ち消えになってしまいました。

瀬名　日本には科学顧問がいないので、官僚が暴走したり、政治家と専門家の異なる発言が両方そのまま流されて国民が混乱してしまったりする構図もあるということですかね。もともと日本では、科学者はあまり表に出て発信してこなかったと思うのですが、特に尾身先生とその周辺が、「ルビコン川を渡る覚悟で自分たちから発信しよう」と決意して発信したのだけれど、それがうまく受けとられない残念な結果に終わった、というふうに考えればいいのでしょうか。

渡辺　そういうことだと思います。さらにそこにメディアが、尾身先生たちの発言をバランスよく伝えられなかった、ということも重なって。

瀬名　前回話題にした『権力にゆがむ専門知』という本ですが、「専門家はどう統制されてきたのか」について、戦後の話から始まり、１９８０年代の中曽根康弘内閣のあたりから、どんどん専門家を政府の政策に組み込む動きが始まったことが示されています。

渡辺　御用委員会みたいな。

瀬名　そうそう。そういうような感じで使うようになってきた、とあります。特に安倍晋三・菅義偉政権の頃になると、いろいろな有識者会議が頻繁に設置されるようになって、そこで何が話されているのかを国民にはよくわからないまま、そこに「諮問を行ってお墨つきが得られたので、政府としては実施します」ということで、科学的な政策をどんどん進めてきた。それは「新自由主義」という名の下で行われてきた。それがいま、権力に極めて忖度(そんたく)するような機構になってしまっているのではないか、と指摘しています。たとえば、原子力村の話と今回のＣＯＶＩＤ-19の話が、中ほどで中心的に議論されています。

ぼくはこの本を一読して、もちろんすべてに賛同するわけではなくて、むしろ考察が足りないと思うところもあるのですが、そういう行政学の研究者によって、今回のＣＯＶＩＤ-19をめぐる経緯の中で、「専門家会議とその後の分科会が、政権に忖度するそういう御用学者の集まりだ」と断定されてしまうような状況が出てきてしまったことに困惑しています。

実はぼくも、大阪・関西万博の企画起ち上げ時に少しかかわったことがあって、先に話した通り、経産省の検討会に出たのですが、「ああいう会議は、あらかじめ方向性が決まったうえで話されているんだな」ということを、当時はなんとなく実感していましたし、そういう中で、「科学者の矜持(きょうじ)を貫く」のは、なかなか難しいことという気もしています。

その一方で、まさに「ルビコン川を渡る」という比喩にあるように、尾身先生たちは自分たちでできるかぎりのことをしたし、したかったのだろうと思います。でも、結果的にうまくいかなかった。「じゃあ、どこをどうすればよかったのか」という振り返りは、ぜひとも必要だと思うわけです。

渡辺 ええ、ぼくも同感です。

リスクはいつ、どうやって伝えるべきか

瀬名 そこでまず、最初の専門家会議、これは2020年2月ぐらいから7月ぐらいまで続いたわけですが、その途中で尾身先生や西浦先生たちが個人で発信するようになっていきました。その志はよかったと思うけれど、西浦先生の「42万人死亡発言」がいちばん物議を醸しました。いまのところ西浦先生は撤回していませんし、「撤回する必要もない」と言っています。海外の状況も見ての判断だったのでしょうから、それも理解できます。その一方で、押谷先生が、「誤解をもたらす発言だから、このタイミングで言ってはダメだ」と強く反対した気持ちもわかります。それぞれの意見は理解できるけれど、結果的に発表してしまい、うまくいかなかった。それについては、どういう意見ですか。

渡辺 逆に、彼らがそういう発言をいっさいしていなかったとしたらどうなっていたか、ということも考えるべきだと思います。ああいう発信がなかったとしたら、すべてブラックボックスの中で、政治家が「いや、やってます、やってます、Ｇｏ Ｔｏも大事です、

経済も大事です」とか言いながら、ごまかし続けたと思うんですよ。その意味では、やらないよりはやってもらったほうがよかったと思っています。

瀬名 そこは賛成しますね。

渡辺 その一方で、本堂先生が対談でおっしゃっていたことも正しいと思うんですよね。モデルの予測なので、当然誤差があります、「42万人近く」という意味ですとね。ここでも、「情報の送り手側と受け手側の科学リテラシーにギャップがある」という認識が抜けていたと思います。

瀬名 もう少し言葉を選んで丁寧に発信すべきだった、ということですね。

渡辺 ただ、西浦先生は、一般の人には「キャラの立った研究者」というイメージが近いかもしれません。テレビのバラエティ系の番組に出ている「科学者」と同じとはいいませんが、一般の人は半信半疑だったのではないか、という気もします。「専門家が急にああいうことを言ったのでびっくりした」「メディアの騒ぎ方にむしろ驚いた」ということはあっても。なので逆に、「伝え方としては失敗した」という言い方もできます。

瀬名 あの42万人という数字自体は、「行動の7割（できれば8割）削減」「移動の自粛」を実現するために、パンチを効かせた発言ではありましたね。

渡辺 脅し文句ではありますよね。

瀬名 実際あの時期、東京でほぼゴーストタウンのようになった場所もあるらしいので、効果はあったのだろうと思うんですが、まだ第1波、第2波ぐらいの頃でしたから、あの時期に本当に人流を8割削減する必要があったのかというと、いま振り返ってみれば必要なかったのかもしれない……とは思いますね。尾身先生が何度も何度も言葉に出していた〝メリハリ〟をつける、ほかの方策を提言するだけでもよかったのではないかな。西浦先生を説得しようとした押谷先生の真意も、そこにあったと思います。というのも、あの時期、日本人はみな経済の停滞だけでなく精神的にも疲弊していたので、あれのショックはわりと尾を引いたのではないか、というのがぼくの感想です。

渡辺　確かに。そういう意味では、押谷先生の考え方のほうがバランスがとれていたように思います。押谷先生を持ち上げるわけではありませんが。

瀬名　そうですね。前回の話の中で、渡辺さんが、岡田晴恵さんとか木村盛世さんとか、かつて国立感染症研究所で働いていたり医系技官だったりした人がワイドショーにたくさん出ていろいろな発言をしたのも、「サイエンスコミュニケーションの一環といえなくもない」とおっしゃったことが、ぼくにとってはとても印象的でした。確かにあれも、彼ら彼女らなりの正義感なのでしょう。

渡辺　そう思います。

瀬名　とすると、じゃあ、いいサイエンスコミュニケーターとそうでないサイエンスコミュニケーターは、どうやって区別すればいいのか。「専門家同士ならわかる」という話は出しましたけれど、一般の人にはわからないわけですよね。これでは、何を信じていいかわからなくなってしまう。サイエンスコミュニケーションが行われるほど、多様な意見が氾濫して、かえって混乱を招きかねない事態について、どう考えればよいのでしょう。

渡辺　サイエンスコミュニケーションはもちろん、誰だってやっていいし、それぞれの立場でやるべきことです。よい悪いがあるとすれば、方法とか内容に関してですよね。そこで、「信頼のおける専門家は誰か」というところに、話はまた戻ってしまうわけです。

たとえばアメリカのニュースを見ていても、ファウチさんとかCDCの長官とか、政府機関の長が顔を出していました。発言内容が異なることはあるにしても。

では、日本で、それに対応する人は誰だったのでしょう。尾身先生がそうなのかと思われがちですが、委員会や分科会の一員にすぎません。メディアに対しては、仙台では小坂先生や東北医科薬科大学の賀来満夫先生が、ニュースでマイルドにコメントしていました。

そういう専門家とワイドショーのコメンテーターとのギャップが大きくて。そういうニュースを見る層と、ワイドショーを見ている層が分断しているという懸念もあります。

瀬名　賀来先生は元東北大学教授で、今回の対談シリーズではお話をうかがう機会がなかったんですが、テレビでも穏やかな口調で、かつ的確な解説をされる方なので、宮城県民の間で信頼感は高かったと思います。

ぼくとしては、最初の2020年の1年間ぐらいは、NHKがBSでもいいから毎日30分の枠を設けて、「信頼できる筋の専門家なりサイエンスコミュニケーターなりを呼んで話をさせる」という番組を全国放送で流し続けてもよかったのではないか、という気もしていました。

また、尾身先生は頻繁に記者会見をやられていましたけれど、ああいう会見は数時間に及びますし、最初から最後まで見続けるのは普通の人には苦痛なので、ああいうのこそ「まとめサイト」みたいなものを作り、少なくとも尾身先生が出したプレゼンテーションスライドはそこに行けば全部見られて、話した内容もきちんと整理されている場所がほしかったです。それこそAI技術を使えば、迅速に文字起こしもできるだろうし、尾身先生が会見の場で感情を込めて力を入れた言葉の部分には、傍線を引いて読者に注意を喚起させるような表現方法を駆使することだってできたでしょう。そうやって、尾身先生が何を伝えたかったのか、少なくとも翌日にはもう見られるとかね。そういうようなことをして、メディアの報道だけには頼らずに、生の情報をそのまま出してしまうのも一つの手だったのではないかな、という気がします。どうでしょう。

渡辺 それはすごくおもしろいというか、いいアイデアですけれど、誰がそれをやるのか。

瀬名 えーと、それは武藤香織先生のところの院生さんでいいんですよ(笑)。あるいは、本当にAIでできるんだったら、AIに全部やらせればいい。そうすれば、イデオロギーが入ることもなく中立な立場で書かれることにもなるので。そういうところでこそ、AIを使わなきゃ。

渡辺 ある程度信頼できる人の発言を、中立の立場でクリッピングすることによるサイエンスコミュニケーションですね。

瀬名 ええ、ジョンズ・ホプキンス大学の特設サイト(通称「COVID-19ダッシュボード」)には毎日死亡者数が出ていますけれど、あれと同じ要領で、たとえば「どこそこの国の要人がこういうことをこの日に言った」というのを全部クリッピングするわけです、日本も含めて。東京大学のAI/計算社会学者・鳥海不二夫先生は、ツイッター上での投稿パターンを解析して、「いま、国民の感情は怒りに寄っている」とか、「不安に寄っている」

といった解析をしていますよね。「反ワクチンを煽っている人は、反ウクライナ情報を拡散させている人が多い」というようなクロス分析もやっています。

あの手法で、各国の国民感情を淡々と記録し続けておくというのも、一つの手だと思うのです。あとで振り返り、「あの頃は、不安に偏りすぎていて極端な意見が拡散していたな」と反省する材料になるかもしれない。情報社会のいまなのだから、サイエンスコミュニケーションの一つの手段として、そういうのを使っていくということも考えていいのではないかというのが、最近のぼくの考えです。

渡辺　情報科学が大いに貢献できる、ということですね。

瀬名　そうそう。あとはですね、ぼくが司会役でかかわったNHK BS1スペシャルの『ウイルスVS人類』シリーズは、医療・科学分野が専門の中村幸司NHK解説委員に入っていただいたんですが、テレビの討論会形式で、その局に在籍している全分野の解説委員が一堂に会して、いろいろな分野の問題点をぶつけ合って話し合うような番組を企画して毎週流してもよかったと思うんです。メディア自らが、総合討論の手本を示してほしかった。新聞各社も、そういう特集記事を毎週組めばよかった。タレントさんたちがワイドショーで話し合うよりずっといい。

渡辺　そういえば昔、複数の解説委員が登場して話し合う番組が深夜帯に放送されていたような気がします。確かにそれをやってほしかったですね。

ＮＨＫがもっと流せばよかったという話ですが、あの当時、安倍首相の記者会見ばっかり延々と7時のニュースを割いて垂れ流していた、いまのＮＨＫにそんなことができるとも思えないんですよね。

瀬名　BSならそれなりの自由度があるのでは、という印象があるので、それに、テレビの政見放送は、カットも編集もなしですべてそのまま放送していますよね。どんなに現政府批判であろうが流します。あるいは、それこそクラウドファンディングで制作費を集めてやるとか。

もっとも、そこでもやはり、「専門家として誰を選ぶか」という問題が浮上しますね。

渡辺　そういえば一時ユーチューブで、東大先端科学技術研究センターの児玉龍彦先生が登場する番組を流していましたよね。「PCR全員検査をなぜやらないんだ」という大批判のキャンペーンでしたけれど。

瀬名　そうでした。まあ、ユーチューブだと誰でもチャンネル開設できるので、研究者一個人でも発信が可能でしょうが、反面ゲリラ的になってしまいがちなのと、同じ信念を持つ人ばかりを集めがちになってしまう。テレビとはまた違ったSNS特有の問題点があります。

ちょうど新型コロナのパンデミックに歩調を合わせるかのように、2020年初頭から急速に増えてきた、「bioRxiv（バイオアーカイヴ）」「medRxiv（メドアーカイブ）」といったウェブサイト、つまり、専門家による査読がなされないまま「プレプリント」の状態で論文を発表できるシステムのようなものですね。速報性がある反面、内容の信頼性には疑問符がつく。

メディアは、センセーショナルな未査読論文も拾い上げて一般向けに報道してしまうので、それによる混乱もあったと思います。そういう問題をどうするか。

また論点としては変わりますが、新藤先生の本でも、専門家会議や分科会がPCR抑制論を主張して国民を混乱させたみたいなことを批判しているんですけれど、少なくとも押谷先生の話を聞くかぎりでは、専門家会議がＰＣＲ抑制の方向性を決めていたということはなさそうですよね。

渡辺　ところが、政府や厚労省が、「そもそも検査薬が足りないからできない」とはっきり言わずに、誤解を訂正しようとしなかった。準備不足の批判が嫌だったからでしょう。でも東京都の足立区は、区長の迅速な決断で、希望者全員の検査を実施していました。

瀬名　やりましたね。

渡辺　そういうふうに、決定の過程をオープンにしてやれることを徹底してやれば、行政に対する住民の信頼も高まるわけです。

孤高の専門知は世界を救えない

瀬名　「住民の信頼を高める」という点では、その通りだと思います。ただそれ以前に思うのは、押谷先生からは「ゼロコロナをめざしていたわけではないし、記者会見の場でも言葉を尽くして説明した」という話もありましたが、そういう方針表明が国民にはぜんぜん伝わっていなかったのが衝撃的で、いまとなってはとても大きな問題だったと思います。そういうところは、是正していかなければならないですね。いまからでもそれは遅くないような気がします。

渡辺　そうですね。「自分たちはぶれたことはない。最初に出した提言通りに、できうる最善のことを粛々とやってきた」ということが、ぜんぜん知らされていなかった。

瀬名　ぼくも当初は、尾身先生の記者会見をわりと見ていたほうなのですが、やはりだんだん疲れてきて、途中からは速報とか新聞記事に頼ることになってしまいました。そうすると、メディアのフィルターがかかるので、肝心なところが見えていなかったなと、自分でも反省しているところです。

なので、繰り返しになりますが、生のデータをばしっと国民に出すなら出す、「ルビコン川を渡った」という決意が尾身先生の中にあったのなら、最後まで渡り切ってほしかった、というのがぼくの思いではあります。オリンピックの件にしても、「いまの状況で、オリンピックを開催するのはいかがなものか」と尾身先生はおっしゃったのに、裏でどういう駆け引きがあったのかはわかりませんけれど、その発言は結局、封じ込められてしまいました。それが一般の目には中途半端な態度に映って、「専門家が役割を果たしていなかった」という批判を浴びる結果になってしまった。渡るなら渡り切ってほしかった、というのはそういう意味です。このへんのバランスはどうでしょう。

渡辺　ぼくもそう思います。それと、菅首相に替わってから、記者会見で尾身先生をつねに同席させていましたよね。

瀬名　ええ、そうですね。

渡辺　あの構図を見せられれば、「やはり尾身先生たちが決めているんだ」と思ってもしょうがないのではないでしょうか。首相と打ち合せをして会見に臨んでいたわけでもなく、突然「おまえも立ち会え」と言われたらしいと聞くと、まんまとはめられた感じですよね。

瀬名　そうそう。そういうふうに見えてしまうんですよね。

渡辺　そもそも、「尾身先生の説明はいいから、首相はどう思うんだ」と、突っ込めない記者会の政治記者たちのふがいなさが情けない。

瀬名　あれはやはり、本来は専門知の代表である尾身先生と政治家である首相は別々に会見しなければいけなかったと、ぼくも思います。新藤先生は、そのことも批判しています。ただ新藤先生は、「尾身先生は医系技官の代表だから、厚労省のいいなりになってそうなったのだ」みたいな決めつけをして批判していますが、ちょっとそこは腑に落ちない。ですが、「中曽根政権の頃から、いわゆる利権に取り込まれて、政府のいいように使われる専門家が出てきた」という新藤先生の指摘はおそらく事実で、一部にはそういうこともあったでしょう。

しかし、「利権問題は、無関係な第三者的な立場の専門家を集めて、政府と方針が違っても、最後まで闘うべきだ」と言っていますが、それはほぼ不可能でしょう。たとえば、脇田先生は国立感染症研究所の所長でもあるし、河岡義裕先生はバイオセーフティーレベル3という高度な研究室を持てるほど研究費をもらっている研究者ですが、それを「利権だ」といって外してしまうと、真っ当な研究者は集まらないと思うわけです。現代の科学は、趣味でできるほど甘いものではないので。

ほかの有識者会議委員のことは知りませんが、河岡先生ほどの人たちなら、利権に流されて安易に発言を変えるようには思えない。研究費や立場の面で国から優遇を受けているかもしれないけれど、専門家会議や分科会のような場で公私混同するだろうか。それこそアダム・スミスが説いた、内面にある「中立の観察者」の視点がはたらいて、そこはちゃんと区別できていたのではないか、と個人的には想像するのですけれども。つまり、利権はある程度しょうがない、だめなのは「癒着」だ、ということです。どうですか。

渡辺 もちろんそうだと思います。『日本沈没』とか『シン・ゴジラ』の異端の科学者の登場を期待したいのかもしれないけれど、そういうことで科学ができる時代じゃないですからね。

瀬名 そうですね。『シン・ゴジラ』では、はぐれ者的な専門家を集めて解決策を立てる巨大不明生物特設災害対策本部（巨災対）を作りましたよね。

渡辺 各省庁から集めてね。

瀬名 そうそう。そこでいろいろ議論させて、最終的にはゴジラを退治する方法を、ヤシオリ作戦といいましたっけ。『新世紀エヴァンゲリオン』のヤシマ作戦みたいなもの、あれを発案するわけですが、ああいうはぐれ者が自分たちの専門知を使って世界を救うというのは、いわば〝おたく〟の夢なんですよね。

「おたく」という言葉を決して否定的な意味や差別的な意味で使っているわけではないことは強調しておきますが（ぼくを含め、誰にでもおたく的な側面はありますので）、監督の庵野秀明さんは子どもの頃から特撮やアニメをたくさん観て育った、おたくの代表ともいえる人物だと思うのですよ。それでおたくの人たちにはたぶん、多かれ少なかれ共通して、いずれははぐれ者の自分たちが世界を救う、という夢があるわけです。

渡辺 初代ゴジラの芹沢博士もそうですよね。

瀬名 そうですね。ああいうフィクションでぼくらは憂さ晴らしをするんだけれど、現実的には無理ですよね。

もっとねじれていることがあって、庵野秀明さんはたぶん、小松左京さんの大ファンなんです。たとえば、『ふしぎの海のナディア』というNHKで放映されたアニメでは、『日本沈没』とまったく同じせりふが出てくるぐらいです。「科学者にとっていちばん重要なのは勘である」という例のせりふです。『シン・ゴジラ』も『日本沈没』と基本骨格はとてもよく似ています。

渡辺　そうなんですか。それはおもしろいですね。

瀬名　ええ。だけど、ここが重要なんですが、小松左京さん自身はおたくではなかった。大学の専攻はイタリア文学で、桑原武夫さんとか梅棹忠夫さんといった、京大人文研系の人たちとすごく仲がよかった。

もっとも、新しい知のあり方として、おたくの人たちの業績は分け隔てなく認める人でした。だから、ご自身が『さよならジュピター』という映画を作るとき、将来性があるおたくの人たちに何人も声をかけて手伝ってもらうことまでした。ところができ上がった映画を観て、当時のSFファンの人たちは、「アメリカでは『スター・ウォーズ』が作られているのに、日本は本気を出してもこの程度なのか」と失望して大批判が起こり、興行的にも失敗してしまった。

あくまでぼく個人の感想ですが、あの流れはおたくの人が自分たちの限界を見せつけられたようでものすごい恥辱感を覚え、同族嫌悪の怒りのやり場がわからなくなって、結局「SFの大御所」として祭り上げていた小松さんに批判の矛先を向けてしまった——ということだったんじゃないか。

小松さんもあれでかなりがっくりきたと思いますし、１９９５年の阪神・淡路大震災以降は小説も書けなくなった。秘書さんや「小松左京研究会（通称コマケン）」というファンクラブの人たちは最後まで支えていましたけれど、それ以外のＳＦ関係者からはほとんど相手にされず、むしろ花博のプロデューサーとかをやったりしていたので、「体制側の作家だ」と暗に批判されていました。

２００２年、ＪＴ生命誌研究館に講演で喚ばれたとき、小松さんのことをぼくが熱く語っていたら、館長の中村桂子さん（現在は名誉館長）から「小松さんはもう終わった人だ」と言われて愕然(がくぜん)としたことを憶えています。けれども、２０１１年に小松さんが亡くなったら、手の平を返したように、評論家の人たちも揃(そろ)って称賛し始めたのがぼくには妙な感じでしたね。

渡辺　２００６年に始まったサイエンスアゴラの学術会議主催シンポジウム「ＳＦによる科学コミュニケーション——『日本沈没』を題材に」に、車椅子で登壇してもらったことがありました。冒頭、「まるで〝安愚楽鍋(あぐらなべ)〟みたいな名前の会だな」と発言されたのが、印象に残っています。ぼくも「知の巨人」として一目置いていた方でした。

瀬名　小松さんはふだんから冗談がお好きな人だったんですよ。話がちょっとずれてしまいました。まあ、それはそれとして、『シン・ゴジラ』のああいう世界観は、やはり現実には無理だと思うんです。

「じゃあ、どうしたらいいか」というのを、やはり誰か、小説家なりサイエンスライターなりが書いておく必要があるような気がして。ぼくは、この対談はちょっとそういう場の一つでもあると思っています。〝何とか村の利権〟というものはあるんだという前提の下で人間はやっていくしかないんじゃないか、という気もしているのですが、どうでしょう。

渡辺 そうですね、孤高の研究者というのは、ある意味憧れの存在ですけれど、お金のかかる研究では無理ですね。ただ、特定の研究者にばかり多額の研究費が集中している現在の状況は危ないと思います。対価に見合う成果が出ているとも思いませんし。

しかし、バランスのいい研究者はいるはずです。そういう人たち、目利きのできる人たちが、優秀な若手を引っ張り上げていくしかないとは思いました。「目利き」という言葉は一時流行(はや)りました。元大阪大学総長の岸本忠三先生が、その頃は無名の山中伸弥さんに研究費を与えたことで、iPS細胞の発見につながったというエピソードは有名です。

あるいは、「メンター」という言葉も一時流行りました。そういうメンターの下には優秀な弟子が育ったということです。分子生物学の黎明(れいめい)期には、そういう例がたくさんあります。日本では、生物物理学者の大沢文夫先生が名伯楽として有名です。そういう意味では、人の性善説じゃないけれど、そういう志のある人たちがいることにも期待したいと思います。

人は性悪な生きものなのか

瀬名 「性善説」という言葉が出てきたので、進化学の歴史にも詳しい渡辺さんに、「人間の本性は善なのか悪なのか」という昔から繰り返されてきた話をお聞きしたいと思います。

「進化」とそこから切り離せない「生と死」の問題を通して考えることで、これからも新型コロナのような未曾有の事態に直面したとき、ぼくら人類はどうしていったらいいのか、というビッグピクチャーを描く第一歩となるのではないかと考えるからです。

渡辺 はい、わかりました。難しい問題ではありますけどね。

瀬名 小坂先生が去年読んでいちばん感銘を受けたという、ルトガー・ブレグマンの『Humankind 希望の歴史』という本は、「人間は基本的には善性である」と結論づけている内容です。これまで性悪説のエビデンスとされてきた研究や実例の数々のほとんどは捏造や伝説だった、ということを調べ上げて書いています。そのあたりの手法は、最近よく読まれている歴史学者ユヴァル・ノア・ハラリと似ていて、独自に研究して洞察したことというよりも、広く文献調査してほかの研究者の発見や考察を手際よくまとめて読者に提示する。ぼくが「まとめサイト本」と呼んでいる類いの本で、ふだんからいろいろなポピュラーサイエンス本を読んでいる人には物足りない部分も多いのですが、現代的な手っとり早さという点では優れている。

たとえばニューヨークである夜、女性が襲われて、「助けて!」と大声で叫んだし、目の前のマンションの住人たちはそれに気がついていたにもかかわらず、誰かが連絡するだろうと思って警察に連絡しなかったため、その女性は現場で一人寂しく息を引き取った——という事件がニューヨーク・タイムズ紙で報道されて、社会に衝撃を与えたことがありました。「傍観者効果」と呼ばれる心理的現象の有名な例とされてきたけれど、ブレグマンが調べ直したところ、実際には数人が即座に警察に電話をかけていたし、女の人は助けにきた隣人の腕の中で死んだのであって、放置されていたわけではなかった。なのに、ニューヨーク・タイムズの記者がおもしろい記事になるように脚色して、住民は無視していたというストーリーに作り替えていたというのです。もっとも、この報道は捏造でしたが、「傍観者効果」そのものは現実にあるという研究結果も示されてはいます。

あるいは、心理学の教科書でよく紹介されてきたスタンフォード監獄実験は、実は相当な演出がなされていた怪しい研究だったという例。あの実験がおかしいことは科学に関心のある人たちの間では以前から知られた話でしたが、いったん定説とされたことは一般常識として人々の心に染みついてしまい、なかなか印象が書き換えられないので、ブレグマンがこの本で要領よくまとめたことでベストセラーになったのだと思います。

渡辺　読むと希望が持てる本ですよね。

瀬名　そうですね、性善説の復活なので。「人間の本性は何か」という問題は、進化学や遺伝学でここ百数十年さまざまな議論が交わされてきたと思うので、ぜひ渡辺さんに解説をお願いしたいのですが。

チャールズ・ダーウィンは『種の起源』では、人間についてはほとんど語らずに慎重な態度をとっていたけれど、その後『人間の由来』[*3]という本を書き、人間の本性にも向き合ったそうですね。ぼくは『人間の由来』は読んでいませんが、近年では『利己的な遺伝子』[*4]という本を書いたリチャード・ドーキンスや、その名も『人間の本性について』[*5]という本を書いたE・O・ウィルソンとスティーヴン・ジェイ・グールドとの間で論争があったことくらいは人並みに知っています。ただ、どういう論争があったのかということまで

＊3　チャールズ・ダーウィン（著）、長谷川眞理子（訳）、2016年、講談社学術文庫

＊4　リチャード・ドーキンス（著）、日高敏隆・岸由二・羽田節子・垂水雄二（訳）、2006年、紀伊國屋書店（※書影は「40周年記念版」2018年）

はあまり知られていないと思うので、そのあたりをざくっと紹介していただけますか。

渡辺　ダーウィンの『種の起源』が社会に与えたいちばんの衝撃は、「すべての生物は、遠い過去に生息していた共通の祖先から分かれてきた、進化してきた」ということを滔々と説いたことでした。ただしイギリスは、まだ国教会の影響力が大きかったので、人類の進化については曖昧な表現に止めました。しかしそれを読んだ人々は、「ということは人間の祖先は猿だったということか」と解し、大騒ぎになりました。当時は動物園でオランウータンが飼育されるようになり、それを初めて見た人たちは、仕草が驚くほど人間に似ていることに気づいていたという背景もあります。エドガー・アラン・ポーが『モルグ街の殺人』[*6]を発表したのは1841年で『種の起源』出版の18年前ですが、当時はおとなのオランウータンは凶暴な動物というイメージもあったかもしれません。

その後ダーウィンは、『人間の由来』と『人及び動物の表情について』[*7]という本を書きました。そこでは、「人とほかの動物との間には連続性があり、本能的な行動には共通する部分が多い」と説きました。この2冊から、動物行動学や比較心理学、あるいは人類学が発展したといわれています。ダーウィンがその種子を蒔いたというわけです。そもそもダーウィンは、ビーグル号の航海では南アメリカの最南端の島に住む、当時最も原始的とされていたフエゴ島人に接したほか、帰国後は、いまのロンドン動物園の前身にあたる施設に足繁く通っては、到着したばかりのオランウータンの子どもを観察し、生まれたばかりの自分の長男の行動と比較して、共通点をリストにしていました。あと、生まれたときから身近にはいつも犬がいて、その行動からたくさんのインスピレーションをもらってい

*5　エドワード・オズボーン・ウィルソン（著）、岸由二（訳）、1980年、思索社（※書影は1997年、ちくま学芸文庫）

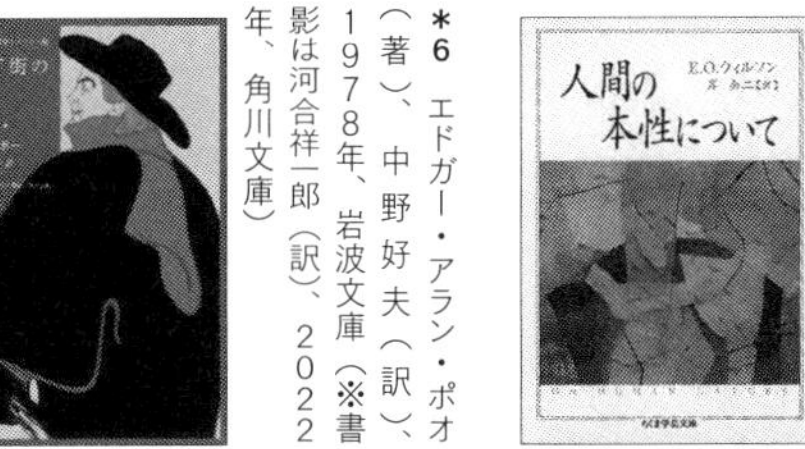

*6　エドガー・アラン・ポオ（著）、中野好夫（訳）、1978年、岩波文庫（※書影は河合祥一郎（訳）、2022年、角川文庫）

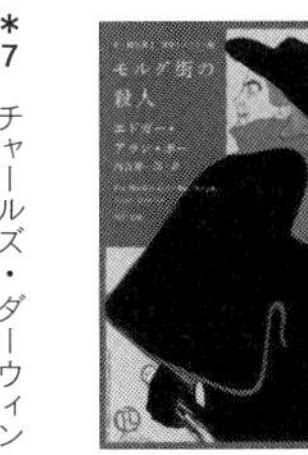

*7　チャールズ・ダーウィン（著）、浜中浜太郎（訳）、1991年、岩波文庫

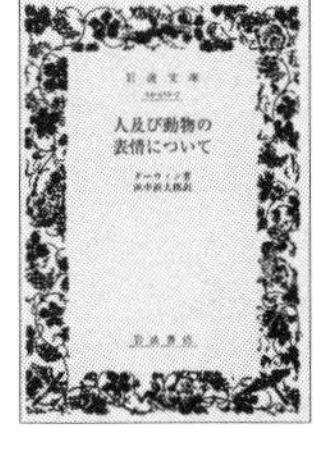

ました。犬が怒ったり怖がったりする表情と人間が怖がったり怒ったりするときの表情、顔の筋肉の使い方が同じことに早くから注目していたのです。

もう一つ、『人間の由来』では自然淘汰（とうた）に代わる「性淘汰」という概念を出しています。[*8] 自然淘汰というのは、適応的な性質を持っている個体とそうではない個体の間では、生存繁殖率に差が出るという説ですが、性淘汰というのは配偶者を選ぶときの好みで見た目や行動が変化して繁殖率が変わっていくという説です。それが暴走した結果、クジャクの雄の飾り羽やシカの角のように必要以上に華美になったり大きくなったりした例もあります。自然淘汰説も性淘汰説も、進化を引き起こす重要な仕組みとして、いまでも有効とされています。

ダーウィン自身は、人間の本性については、動物と同じ感情表現があるといった程度にとどめていて、いまの人間の本性はすべて自然淘汰によって適応的な進化を遂げた結果だ、というようなところまでは踏み込みませんでした。

瀬名　そうすると、人間の本性に踏み込んだのは？

渡辺　いくつかの流れがあると思います。一つは、ダーウィンと同時代人の社会学者ハーバート・スペンサーの社会ダーウィニズム。[*9] 自然淘汰説を「優勝劣敗」と言い換え、人種差別や優生学、選民思想などの基盤になりました。明治時代の日本にも大きな影響を及ぼし、富国強兵のかけ声の原動力になりました。

知能の遺伝ということでは、アメリカの生物学者チャールズ・ダヴェンポートが人類遺伝学の名の下に優生学的な研究を主導し、人種の優劣や精神病者には遺伝が関係しているとするデータを集めました。その考え方は「遺伝決定論」と呼ばれるようになったのです

＊8　『人間の由来』は『人間の進化と性淘汰』という訳題で刊行されたこともある。原題は『The Descent of Man, and Selection in Relation to Sex』。（※書影は長谷川眞理子（訳）、１９９９年、文一総合出版）

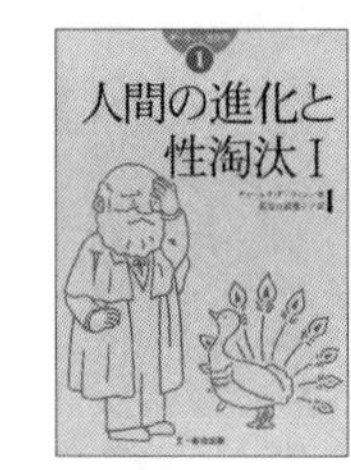

＊9　ダーウィンの自然淘汰説を適者生存、優勝劣敗と言い換えて社会に適用しようとした考え方。優生思想、ナチスの人種政策につながった。

が、のちにそのデータの信憑性が暴かれました。

動物の本能行動については、行動は遺伝と環境で決まるとする行動主義心理学と、本能行動は自然淘汰の結果として決まっているとするコンラート・ローレンツらの動物行動学、エソロジーが対立しました。ただしローレンツは、「種の生存に有利にはたらく行動が進化した」と主張した点で間違っていたのですが、「自然淘汰がはたらくのはあくまで個体である」と言い換えることで、その伝統はイギリスの行動生態学に発展しました。ドーキンスの『利己的な遺伝子』は、自然淘汰がはたらく単位を個体から遺伝子へと還元したものです。ただしその根本的な考え方は同じで、遺伝的な形質はその個体の生存繁殖にとって有利な適応的な形質であるという前提に立っています。

『利己的な遺伝子』の出版は１９７６年ですが、その前年に出版されたのがＥ・Ｏ・ウィルソンの『社会生物学』[*10]という大部な本です。ウィルソンの専門はアリの分類と社会行動ですが、この本はアメーバからゾウまで多様な動物の社会性を網羅した百科全書で、やはり、社会性にしても個々の行動にしても、自然淘汰によって進化した適応形質だという前提に立っています。

瀬名　ウィルソンの『社会生物学』は持っているんですが、あまりに分厚いので未だに読めていないのです。『人間の本性について』もそういう内容なのですか。

渡辺　『社会生物学』を書いたウィルソンは、左派の文化人から「遺伝決定論者」のレッテルを貼られます。中でも、同じハーヴァード大学比較動物学博物館の同僚が匿名で大批判の書評を発表します。後に判明したその主導者は、集団遺伝学者のリチャード・ルー

*10　エドワード・O・ウィルソン（著）、伊藤嘉昭（日本語版監修）、坂上昭一ほか（訳）、1999年、新思索社

ウォンティンで、名を連ねた中にはスティーヴン・ジェイ・グールドも入っていました。公開討論会の席で、壇上のウィルソンに学生がバケツの氷水を頭からかぶせるという事件まで起きました。その後、「氷水をかけたのは、隣に並んでいたグールドだった」という噂まことしやかに流れました。

それと、『社会生物学』の最終章で、「いずれすべての学問は生物学に統合され、人文科学は必要なくなる」という主張を展開しました。還元論的な研究を突き詰めれば、遺伝理論や進化理論ですべて説明できる、というわけです。人文系の学者を怒らせて当然です。「遺伝決定論は優生論であり、ナチスの再来である。優生論をよみがえらせたウィルソンはとんでもない奴だ」というわけです。

それでもウィルソンはめげずに人間の本性に関するところだけを取り出して『人間の本性について』を書きました。ウィルソンは、「行動や社会システムはみな、自然淘汰によって進化してきた適応形質だ」というところは曲げていません。それを遺伝決定論と言われる覚えはない、とも。この本はピューリッツァー賞[*11]を受賞しました。

瀬名 そうみたいですね。

渡辺 ウィルソンという人は、すごく文章がうまいんですよ。とても読みやすい。グールドやドーキンスも、文章はうまいけれど読みにくい。

瀬名 なるほど。彼らは頭がよすぎるんでしょう。

渡辺 ペダンチックなところもありますからね。

瀬名 そうですね。それで、グールドの反論は、「優生論じゃないか」「遺伝子決定論じゃ

*11 アメリカの文学賞・新聞賞。新聞人ジョゼフ・ピューリッツァー（Joseph Pulitzer）の遺産により1917年に制定され、毎年、ジャーナリズム・文学・音楽の分野で優れた仕事をした人に贈られる。ジョセフ・ピューリッツァーとも表記される。

ないか」というところを突いたということですね。

渡辺　ウィルソンに対してはそうですね。「遺伝子決定論的で危ない。生物学者がそういうことを言うと社会は間違う」と。ただ、ウィルソンへの個人攻撃はその後していません。「ウィルソンは物腰の柔らかい紳士なので、同じ建物で出会ってもあまり話はしない」と言っていました。むしろグールドが目の敵にしたのは、その後に登場した進化心理学や適応万能主義です。『利己的な遺伝子』出版後に日本でも、浮気遺伝子とか「不倫は文化だ」といった疑似科学が流行りました。「男が浮気をして遺伝子をばらまくのは、進化的な適応形質だから仕方ないのだ」といった論調です。

瀬名　ああ、ぼくが学生の頃によく言われていたことですね。京都大学の動物行動学者・日高敏隆先生のお弟子さんだった竹内久美子さんの『そんなバカな！――遺伝子と神について』（文藝春秋、1991年）は、1992年の講談社出版文化賞「科学出版賞」も受賞したほどで、2000年代初頭には『恋する遺伝子』[*12]とか、『不機嫌なジーン』[*13]といったタイトルの映画やドラマが連発されたものです。猛烈な批判が湧き起こった後、竹内さんは師匠の日高先生と共著で『もっとウソを！――男と女と科学の悦楽』（文藝春秋、1997年）という開き直りのようなタイトルの本も出されました。「もっと自由に豊かにサイエンスコミュニケーションを楽しもうよ」という主旨の内容で、部分的には、特に日高先生のお話には頷けるところもあり、当時考えさせられたものです。竹内さんも、新潮社の《シリーズ「進化論の現在」》の翻訳では悪くない仕事をされていました。[*14]

渡辺　竹内久美子さんご本人は、とてもおとなしい方なんですけどね……。

＊12　2001年に公開されたロマンチック・コメディのアメリカ映画。原作は『グドール博士の恋愛方程式』（ローラ・ジッグマン〔著〕、中谷ハルナ〔訳〕、1999年、角川書店）

＊13　2005年1月17日～3月28日の毎週月曜日21時00分～21時54分（いわゆる「月9」）で放送されていたテレビドラマ。ドラマの中のテーマに「男が浮気するのは遺伝子のせい」という仮説がある。ただしドラマの内容は動物行動学の研究のおもしろさを的確に伝えるもので、科学的な間違いや偏見的な描写もなく、多くの視聴者に愛される恋愛コメディの佳作となった。

＊14　竹内久美子は最新作『66歳、動物行動学研究家。ようやく「自分」という動物のことがわかってきた。』（2022年、ワニブックス）で、当時のバッシングの渦中で感じていた苦悩を告白した。

それで、社会生物学から出た進化心理学の一部が、「人間の行動や性癖のすべてを適応論で説明できる」というふうに極端に走ったのです。「男が腰がくびれてお尻が大きい女性を好むのは安産・多産型だからで、それは適応的な行動である」といった説明原理です。しかしその後、「あれは一部の白人男性に対するアンケート調査であり、世界を眺めわたすと、腰がくびれてお尻が大きい女性が好きな文化がすべてではない」という妥当な反論が出ています。

問題は、人類の進化においてもある時点で自然淘汰がはたらいたことは確かであるにしても、どこの段階で何に対して適応的にはたらいたのかです。遺伝決定論と言うけれど、どこの何%が遺伝で決定されているのか、人間を特別な存在に進化させたのは何なのかです。

瀬名　「人間は利己的な生きものだ」という考えも、ドーキンス由来ですか。

渡辺　その周辺の社会生物学者ですね。

血縁個体への利他行動については、「血縁度を勘案すると、働きバチなどの身内贔屓（びいき）が説明できる」とする「血縁淘汰説」で説明できました。

では「赤の他人は」ということで、ロバート・トリヴァースが「互恵的利他主義」という説を出しました。要するに、顔見知り間の貸し借りでもとがとれるなら、赤の他人にも利他的になれる、というのです。そうでなければ逆に、利己的に振る舞うほうが、自分の生存繁殖率を高めることになるという論理です。

瀬名　グールドはそういうのに噛（か）み付いた？

渡辺　そうです。社会生物学、進化心理学、行動生態学の適応万能主義を批判しました。

いちばん有名な論文が、ルーウォンティンと共著で書いた「聖マルコ大聖堂のスパンドレルとパングロス流パラダイム――適応主義者プログラム批判」です。大聖堂のドームを飾る伝道者の像が描かれている「スパンドレル」というスペースは、もともとは飾りを描くためのものではなく、ドームを支えるための構造物の空きスペースであり、それが壁画用に転用されているにすぎない。生物の適応をめぐる解釈もこれと同じで、何でもかんでも適応で説明しようとするのはスパンドレルの過ちに嵌まるのと同じで楽天的すぎ。それじゃあまるで、ヴォルテールが『カンディード』というピカレスクロマンで創造した稀代（きたい）の楽天家パングロスと同じじゃないか、というのです。

これが、ダーウィン自然淘汰説の本流を自負するドーキンス派を刺激し、論争を煽り立てました。

瀬名 それで現在は、どうなっているんですか。

渡辺 論争はだいたい、白黒がつかないまま下火になるものですよね。グールドもルーウォンティンも、ウィルソンも亡くなりましたし。社会生物学騒動のときウィルソンが何を思っていたのか、インタビューと伝記も出ましたが、まだ読んでいません。

文化を生む脳が進化した

渡辺 人間の本性に関する遺伝か環境・学習かという遺伝決定論については、『Humankind 希望の歴史』の前に出た、ジョセフ・ヘンリックの『文化がヒトを進化させた――人類の繁栄と〈文化-遺伝子革命〉』[*15]が、現時点でいちばん納得できる結論を出しています。

瀬名　本の存在は知っていますが、まだ読んでいないんです。どんな内容ですか。

渡辺　著者のヘンリックは、人類学、文化人類学、経済人類学が専門です。

先ほど、「人類進化において、自然淘汰がはたらいたのはどの段階だったかが重要だ」という話をしました。短絡的には、狩猟採集生活を送っていた時代だと思いがちです。いまのわれわれは、そのときに精査された形質を受け継いでいるのではないか、と。

しかしたとえば、狩猟生活を送っているイヌイットの人たちでも、あの寒い中で生きていくノウハウを生まれながらに身につけているわけではありません。すべて学習で学んでいます。ただし、そういうノウハウを発明したことで寒い土地で暮らせるようになり、寒さに適応する遺伝的な変化が生じた可能性はあります。これは文化が進化をもたらしたことになります。「一事が万事で、人間が特別な存在になれたのは、柔軟な学習機能にある」というのです。児童心理学の研究でも、赤ちゃんは周りの大人の反応をよく見ている。それに反応して、自分にとって好意的な存在を選択していくといいます。そういう柔軟性、可塑性が人類の特別なところである。それ以外の動物の行動の多くは、それほど柔軟ではないということを、生物学に加えて文化人類学、経済人類学、心理学などの社会科学を駆使した20年にわたる学際的研究で結論づけています。

瀬名　その可塑性は、たとえば神経科学的にはどういう部分で作られたと考えられているのでしょう。

渡辺　この本ではそこまでは突き詰めていません。神経科学はぼくも疎いけれど、そうい

＊15　ジョセフ・ヘンリック（著）、今西康子（訳）、2019年、白揚社

う柔軟な学習ができる脳が進化した、と考えていいのではないですかね。

瀬名　第二章で取り上げた、フランス・ドゥ・ヴァールの『共感の時代へ』という本ですが、原題は「The Age of Empathy」です。本当は『エンパシー（empathy）の時代』ですね。人間の心というのは、マトリョーシカ人形のように入れ子構造になっていて、進化と共にそのマトリョーシカ人形が大きくなってきた。最初は自分たちの仲間とシンパシー的に共感することで育ってきたけれど、狩猟採集民のときには社会性の発達に伴って他者の心を読む能動的なエンパシーの機能が発達していったのではないかということを、動物行動学の知見をもとに書いている本です。ドゥ・ヴァールという有名な研究者からもこういう考え方が発信されていて、ロボット／AIで〝心〟を作ろうとする研究者にもかなりの影響を与えていると思います。

こういう考え方自体は、さほど間違っていないと思いますか。

渡辺　基本的には、先ほどの考え方と矛盾はないと思います。「共感する心」の定義にもよりますが。自然淘汰の洗礼を受けてきた形態的特徴や心的能力の中に、「共感する心」というものもあるとすれば。「協同する心」かもしれませんけれど。

瀬名　「文化」ということでいうと、ロボット研究者の間では最近盛んにロボット倫理の議論が行われていて、ぼくも日本ロボット学会の委員会に参加しているのですが、そこでよく引用されるのが、哲学者ピーター・ポール・フェルベークの『技術の道徳化——事物の道徳性を理解し設計する』[*16]という本です。最近まで知らなかった本なのですが、ロボットの倫理問題を考えるうえで重要な基本的文献となっているようです。人間の道徳は人間だけ

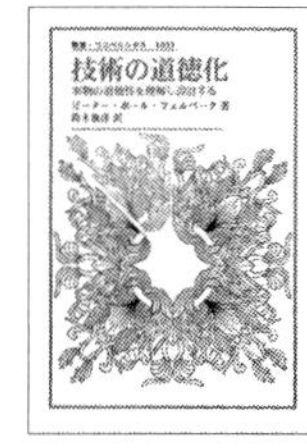

＊16　ピーター・ポール・フェルベーク（著）、鈴木俊洋（訳）、2015年、法政大学出版局

で決まるものではない。われわれは道具を使う生きものであり、人間の道徳は道具を通して、技術を通して形成されていくものだ、というのです。言い換えれば、道具の設計は道徳の設計でもある、と。

自動運転の自動車が横から飛び出した子どもをはねてしまったとしたら、誰が責任をとるのか。人間は、自動運転なのでハンドルを握っていなかった。人を轢き殺したのは、AIで周囲を探索して安全を確認していたはずのロボットである。その場合、どこに責任があるのか。運転者なのか、自動運転装置なのか、それともその自動車を設計・販売した人なのか。ロボットの倫理問題としてここ数年ホットに議論されてきたのが、この種の問題なんです。

なので『文化がヒトを進化させた』という書名だけから受ける印象では、直感的にそこに共通するものがあるのではないかと思ってしまいます。

つまり、文化は人間が作った周囲の人工的な環境であるとしたら、そこで文化が人間にフィードバックされることで、新たな道徳観が形成されていくのではないか、それがまた人間の柔軟な学習機能をよりよく発展させるような方向に持っていった、というふうにも聞こえるのですが、いかがでしょう。間違っていますか。

渡辺　ヘンリックが言っているのは、「学習したものを伝えていく。誰か天才が発明したものを文化としてみんなで共有していく。そういうことができる能力が、人類を特別な存在にした」ということです。そういう文化が倫理観も生んでいく、ということはあるかもしれませんけれど。あと、イヌイットの例のように、新しい暮らし方という文化が遺伝的な変異を生むことはあったでしょう。

瀬名　たとえばニホンザルが芋を洗ったら、ほかのサルもそれをまねしてそれが文化として定着した、ということですね。ならば、そういう共有の能力はニホンザルにもある……。

渡辺　ええ、多かれ少なかれあります。チンパンジーが硬い実を石の台の上に置いて、握った石で割る行動が一部の地域の集団で観察されていますが、子どものチンパンジーは、大人の行動を見よう見まねで学習しているそうです。ところがほかの地域のチンパンジー集団では、その「文化」は発明されていません。人間では「文化」を伝え合う能力が特に発達したのでしょう。

瀬名　最近は「文化進化」という言葉で表現されることが多いようですが、このキーワードの本来意味するところがだんだんわかってきました。ヒトには周囲の環境を変えて住みやすくする柔軟な能力があって、それがさまざまな場面で発揮されてきたために、長期的に見ると十数万年という時間の積み重ねの中では人間自身の進化にも影響を与えてきた、ということですね。なぜそういう能力が身についたのでしょう、人間には。

渡辺　脳が発達してキャパが大きくなり、学習能力が高まったのでしょうね。言語能力の獲得も大きいですよね。「文化進化」ということでは、定住生活という「文化」が発達したことで文字も発明されました。

瀬名　言語能力で、抽象的な考え方や具体的な操作を伝えられる。

渡辺　まさに科学とか学問というのは、そうやって出てきたわけです。技術もそうです。ただグールドは、「自意識も肥大し、余計な悩みも抱え込むことになった」と諧謔(かいぎゃく)的なことも言っています。しかし自意識に、自然淘汰がはたらいたとはかぎらない、脳のキャパが大きくなったことの副産物だろう、という但し書き付きで。

人間は理性によって、人類や社会を「進化」させられるのか

瀬名　なるほど。ただ、ここで、注意しなければならない点があると思うんです。おそらくヘンリックの言う〝文化がもたらした進化〟も、長い年月の結果生じたことをさしていて、たとえばヨーロッパの都市で急激な工業化が進んだら、その付近の蛾(ガ)が黒くなった、というような短期的な変化とは話が別だ、と思うのですが、その解釈で合っていますか。そのへんのところがごっちゃになって、20世紀に入るくらいから「創造的進化」というような考え方が、欧米で台頭してきたんじゃないかと思うのですが。

未来学者レイ・カーツワイルの『ポスト・ヒューマン誕生――コンピュータが人類の知性を超えるとき[*17]』がきっかけでしょうか[*18]。人間の理性や悟性によって、人類や社会の「進化」をさらに促進することができるのではないか、という考え方と言っていいのかな。つまり、ダーウィンの機械論的な自然淘汰ではなく、理性を備えた人間は社会をよりよくするようにはたらきかけることができる。そうやって社会をよりよく作り替えていくことも進化の一つなのだ、というような考え方です。アンリ・ベルクソンの『創造的進化[*19]』が最たるものだと言われていますし、ジョージ・バーナード・ショーの『メトセラ時代に帰れ[*20]』は戯曲によるその具現化でした。

＊17　レイ・カーツワイル（著）、井上健（監訳）、小野木明恵・野中香方子・福田実（訳）、2007年、日本放送出版協会

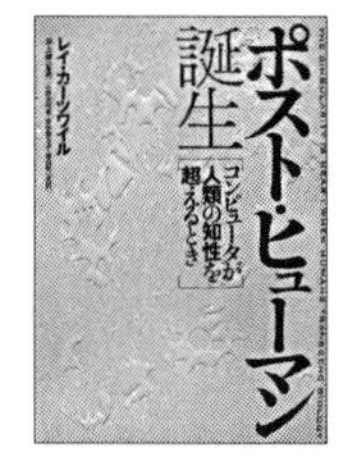

＊18　のちに日本独自の［エッセンス版］として、原著から主にAI関連の部分を抜き出して再構成した『シンギュラリティは近い――人類が生命を超越するとき』（2016年）も出た。

＊19　アンリ・ベルクソン（著）、真方敬道（訳）、1979年、岩波文庫

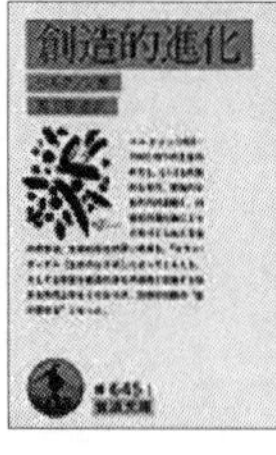

渡辺　おお、そこに飛びましたか。

瀬名　19世紀後半から20世紀初頭にかけての思想書を読むと、いまぼくたちが話し合っている〈総合知〉に近い試みがたくさんなされていたことに改めて気づかされます。

その中の一部に、「人間社会も人類の叡智によってよりよく『進化』できるのだ」という思想があって、優秀な学者らによってまじめに議論されていた。チャールズ・ダーウィンの理論に大きな影響を与えたのは、経済学者トマス・ロバート・マルサスの『人口論』[*21]（1798年）や地質学者ジェームズ・ハットンの「斉一説」[*22]を踏襲したチャールズ・ライエルの『地質学原理』[*23]（1830-1833年）だったといわれていますよね。そのハットンは、同じエディンバラの住人ということで、『道徳感情論』（1759年）、『国富論（諸国民の富）』（1776年）の経済学者アダム・スミスとサロンで交流があった。ハーバート・スペンサーやジョン・スチュアート・ミルの『自由論』[*24]（1859年）で「人類の発展」や「自由の原理」が説かれてから、フランスでも「連帯責任主義（Le solidarisme）」という概念が、経済学者シャルル・ジッドや政治家レオン・ブルジョアによって唱道されて広まっていった。

シャルル・ジッドは、のちにノーベル文学賞を受賞する作家アンドレ・ジッドの叔父だそうです。レオン・ブルジョアも国際連盟の総会議長の功績を認められて、1920年にノーベル平和賞を受賞しています。

1932年に日本で翻訳されたジッドとブルジョアの『社会連帯責任主義』[*25]を読むと、当時の社会進化論的な思想がかなり取り入れられていることがわかります。アダム・スミスや社会学者オーギュスト・コントの「新哲学の全体はすべての時と場所とにわたる社会

*20　『思想の達し得る限り（原名　メトセラ時代に帰れ）』バァナァド・ショウ（著）、相良徳三（訳）、1931年、岩波文庫

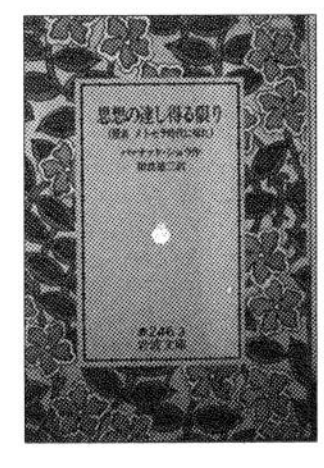

*21　トマス・ロバート・マルサス（著）、永井義雄（訳）、2019年、中公文庫

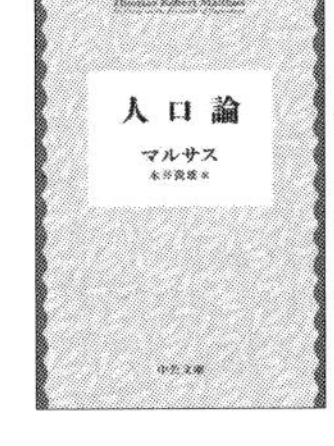

*22　過去の自然現象は、現在の自然現象と同じ作用で形成されたとする考え。

的連帯責任の本質的感情を知らず識らずの裡に親しきものたらしめるよう、数多の方面において各個の全体への結合を顕著ならしめるものである」という言葉を引用し、その直後に何とパンデミックの話が始まるのです。

しかしながらこの新思想が学説の形をとり、公衆の注意を惹くに至るまでには、なお少時待たなければならなかった。…（中略）…けだし微生物学はこれらすべての事実中もっとも強く心に響き、またすべての連帯責任主義の講演者に感動的な例、熱烈な言句における反句を提供したものである。伝染病と流行病のあることはつねによく知られていたし、またつねに人々を恐怖せしめていたが、疫病中もっとも重患なるものおよびほとんどそれすべてすら、眼に見にくき黴菌によって人から人へ移され、天命をまっとうして死んだと信じていた人々の大部分が、その実、おのれの同胞によって殺されたものなることを知るに及んでは、これは一つの大きな動揺であった。…（中略）…この病理学上の連帯責任が運輸の数多きと迅速なるとによって日毎に激しくなることは認めなければならぬ。…（中略）…徒歩もしくは馬背の往時の旅行者は、数分時に過ぎずとも巴里の地下鉄道を通るものよりもたしかに黴菌を吸入する危険を冒すこと少なき者である。（pp. 6-7）（松浦要訳。一部現代仮名遣いに改変。以下同様）

これもおそらくは（旧）アジア風邪[*26]の話ですね。パンデミックが起こったことで、人々はようやく「連帯」の重要性に気づいた、という指摘から議論が始まっていて、いまでも

＊23　ジェームズ・A・シコード（編）、河内洋佑（訳）、2007年、朝倉書店

＊24　J・S・ミル（著）、塩尻公明・木村健康（訳）、1971年、岩波文庫（※書影は斉藤悦則（訳）、2012年、光文社古典新訳文庫）

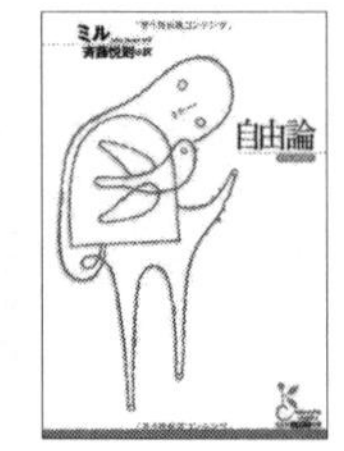

＊25　シャルル・ジッド&レオン・ブルジョア（著）、松浦要（訳）、1932年、日本評論社

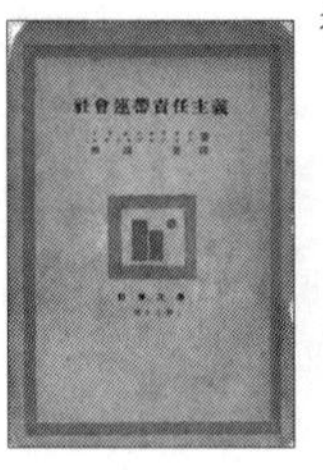

通じることなので驚かされました。さらにジッドらは都市とか社会全体を一つの身体と考えていて、都市や社会全体のすべての部分が互いに助け合ってハーモニーを作ってこそ連帯はなしうる、と、社会学を人体生理学に見立てている。

こういう考え方が進歩的であると見なされていた一方で、たとえば当時は「骨相学」という間違った科学が広まって顔つきから勝手に罪人扱いされたり、気質に問題ある人は「退化した人だ」と差別を受けたりしていました。「進化の裏には退化がある」という考え方だったでしょうから、「退化は悪だ」と見なされていたのだと思います。だから、人類の叡智によって私たちは社会も自らも「進化」させるべきだ、という考え方があったのでしょう。ただ、それがのちに極端な方向に進んで、社会進化論にくっていいのかどうかわかりませんが、旧ソ連のルイセンコ学説とかナチスによる哲学者フリードリヒ・ニーチェの超人思想の悪用が起こり、優生的な政策に利用されてしまった事実が20世紀にあったのではないか、と思います。ここがぼくの危惧するところです。

渡辺　優生思想は、社会ダーウィニズムと結びつくことでホロコーストなどの悲劇を生むことになりました。しかし、優生学が産声を上げた19世紀のイギリスでいち早くそれを支持したのは、社会ダーウィニストではなく、先ほども名前が出たフェビアン協会に属するバーナード・ショーらの社会主義者だったのです。

そもそも優生学は、ダーウィンの従弟フランシス・ゴールトンに始まります。ゴールトンは1883年に、人類の遺伝的資質の向上を図る研究分野を、ギリシア語で「優良な」という意味の「eu」と「生まれ」を意味する「gen」をあわせて、「eugenics

＊26　第十章＊53を参照。

（優生学）」と名付けたのです。ゴールトンは、何でも数値化して測定する癖の持ち主で、『種の起源』を一読後、「自分がめざすべきはヒトの遺伝である」と見定め、姿形だけでなく、知能も遺伝すると確信するに至りました。一方のダーウィンは、ゴールトンの著作『遺伝的天才』（１８６９年）を読んで、それまで懐疑的だった、知能が遺伝することを信じるようになったといわれています。

ゴールトンに問題意識を抱かせたのは、イギリスでは貴族や富裕層の結婚年齢は遅く、しかも少子化が進んでいるという状況でした。このままでよいのか。人類の遺伝的劣化を防止するためには、優良な資質がどのように次代に遺伝するかを理解しなければならない。それに加えて、このままでは社会の富が貧困層の経済支援に食われる一方だという危機感を抱いたようです。つまり、自然による劣った個体の排除という仕組みが作用しなくなった人間社会を劣化から救うにはどうすればよいか、というエリート層の危機感が社会進化論とマッチしたのです。

先ほどダヴェンポートという名前を出しましたが、19世紀から20世紀初頭にアメリカで興隆した優生学は、大規模な家系調査や移民調査、知能テストなどを実施することで、優生思想に「科学的」な装いを纏わせました。しかし、「英語のできない東欧からの移民の知能テストの結果が悪い」というのは、とんでもない言いがかりでした。

ナチスは、ユダヤ人だけでなく知的障害者や精神障害者の排除も実施しました。しかし、弱者の迫害は決して他人事ではありません。第二次世界大戦後も日本も含めて北欧などでも、ハンセン病者や知的障害者への断種手術が法律によって実施されていたわけですから。

そもそもはパターナリズム[*27]から発した優生思想が、「科学」という名の下に悲劇を生んだのです。「遺伝決定論」という言葉に忌避感を抱く人たちがいる背景にはそういうことがあるのです。

瀬名　なるほど。すると、そういう風潮が日本でもいままたぶり返されているような気がするのは、ますます困ったことですね。これは、「COVID-19が収束した後の社会をどうするか」ということにもかかわってきているのではないか、と思っています。

社会進化論はなるほど、20世紀初頭の〈総合知〉の基礎作りに貢献したかもしれない。H・G・ウェルズやG・K・チェスタートンのように、評論でも小説でもおもしろい本が書ける、まさに小松左京さんの先達のような総合的知識人かつ作家が活躍していた時代でもありました。

けれども他方で社会進化論は、差別や誹謗(ひぼう)中傷につながる危険性も孕(はら)んでいた。今でもへたをすると社会や人間が「進化」するのは〝よい〟ことだ、という倫理や信条の問題に話が短絡的に飛んでしまう可能性が垣間見えます。本来、進化そのものによいも悪いもないはずなのですが。

でも、「人間の理性が社会すらも進化させて、その社会が今度は人間の肉体や精神、社会思想、道徳観、倫理までも進化させるのだ。それのどこが悪い」というストーリーが、ロボティクスやAI、ゲノム学[†]、再生医療などの急速な進展によって、100年経って一周回って、研究者の間でさえ再び台頭してきているのではないか、という気がしているのです。

＊27　父権主義。強い立場にある者が、弱い立場にある者の利益のために、弱い立場にある者の意思にかかわりなく、介入・干渉・意思決定を行うこと。

渡辺　先ほども触れましたけれど、社会進化論はハーバート・スペンサーが言い出したことです。ダーウィンの自然淘汰説を社会に適用して、優勝劣敗みたいな価値観を強調したことで、当時の大英帝国とか、あるいは明治維新後の日本などに大きな影響を与えました。その後、スペンサーの名前は忘れられて、そういう論調が雪だるま式に増幅されていきました。瀬名さんも前章でおっしゃっていたように、ダーウィン自身は「進化というのは、進歩ではない」ということを強調していました。

20世紀前半のアメリカでは、自動車王のフォードが社会進化論的な発想で、「エリートが支配する社会が正しい」みたいなことを言いました。それは支配層になる人には都合のいい思想ですよね。「能力の劣っている人はエリートに従えばいい」とか、「劣った人種もそうだ」という主張をナチスは利用しました。そういう社会進化論は間違った考え方です。それがいま、ぶり返されているという実感はありませんが、そういうエリート思想というか選民思想みたいなものを持つ人は、いつの時代にもいますよね。

瀬名　人間のエゴイズムが、こういうのに嵌まってしまうのはいつの時代でもあることでわかります。たとえばSFファンの一部には、昔から妙なエリート意識があって、「自分たちはいま社会のはぐれ者かもしれないけれども、未来を考えることのできる自分たちが実は次代の人類となるかもしれない」といったことを、もう亡くなられたSFファンの代表的人物、柴野拓美（作家名＝小隅黎（こずみれい））さんでさえかつて書いていたことがあります。[*28]

そういうエリート意識が「進化」と結びつくのは、ある意味わかりやすい構図だといえますが、それ以上に危惧するのは、「人間そのものは理性によって進化できる」という考

＊28『柴野拓美SF評論集——理性と自走性——黎明より』、柴野拓美（著）、牧眞司（編）、2014年、東京創元社

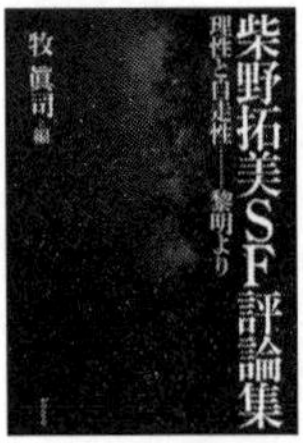

え方なんです。これはいったい、本当なのか。ＣＯＶＩＤ‐19をきっかけの一つとして、それが今後の科学の焦点になるような気がして、舐めてかかるとおかしな方向に進むのではないか、と不安がよぎるわけです。

渡辺　ワンマン経営者が教育に口を出すとろくなことがないのもそれですね。自分たちはパターナリズムの善意で行動しているつもりなんでしょうけど。それと、「進化」という言葉の魔力がよほど強いのでしょうね。「進化」は「進歩」でよいことだ、という先入観がまん延しているのです。

瀬名　先ほど19世紀後半から20世紀初頭の思想界の話をしましたが、１９２９年に、ジョン・デスモンド・バナールという、タンパク質の結晶構造解析を初めて体系化したイギリスの生化学者が、『宇宙・肉体・悪魔——理性的精神の敵について』[＊29]という本を書きました。20代で書いたごく短い本なんですけれど、後世のＳＦや工学者たちにめちゃくちゃ大きな影響を及ぼしたといえる本だとぼくは思っています。

そこには、たとえば人間というのは、いずれ人体を改造して宇宙に適応できるようになり、宇宙植民地も作ったりするし、あるいはみんなの脳がつながって群体頭脳というのを作って、いまよりもずっと優れた知性を獲得するようになるだろう、という未来予測が書かれています。副題に「理性的精神の敵について」とあるように、「理性的な精神の進化を阻む三つのものがある」とバナールは考えました。すべてが彼独自の発想というわけではなく、当時、集団遺伝学者のＪ・Ｂ・Ｓ・ホールデンなど先進的な科学者や思想家も言っていたことを端的にまとめたのが、バナールの功績といえると思います。

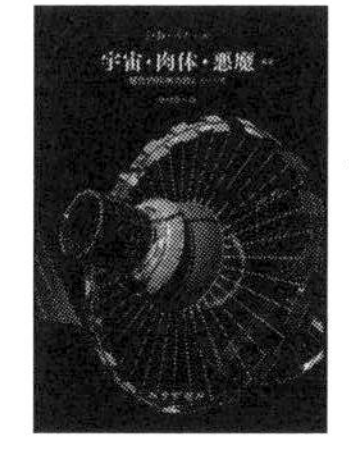

＊29　Ｊ・Ｄ・バナール（著）、鎮目恭夫（訳）、１９７２年、みすず書房（※書影は〔新版〕、２０２０年）

たとえば、われわれ地球人は地球の引力にどうしても逆らうことができないため、宇宙に進出できない。しかし、いずれは重力を克服して宇宙に出ていくだろう。肉体というものがあるから病気になったり死んだりするけれど、これも、サイボーグという言葉はまだできていませんでしたけれども、人体を機械と融合させたり改造したりすることで、生や死の限界から解き放たれるだろう。「悪魔」と言っているのは社会的な心理のことです。社会にはいろいろなしがらみがあり、宗教的な観念もあって、理性が抑え込まれてしまうけれど、群体知能となって知能が向上すれば、そういう個々人の社会的制約すらわれわれは克服して、本当に理性的な未来の精神へと進化することができるだろうというのです。

渡辺　バナールもJ・B・S・ホールデンもある種、科学の力を信奉する科学主義者といえそうです。科学でできることを突き詰めるとどこに行き着くか、それである地点で精神の領域に入ってしまう、徹底的な思考実験をしてしまう。それを反省するところに来ていると思うのですが。

瀬名　そこなんです。もう少し続けさせてもらいます。当時オラフ・ステープルドンというイギリスの特異な小説を書く作家が、この考えに精神的に非常に共鳴して、『スターメイカー』[*30]（1937年）という小説を書きました。あるイギリス人がある夜、丘に行って空を眺めていると、突然魂が空中に浮いて、全宇宙を旅しながら多くの知的生命体と出会い、最終的には知の最高分野の絶対知のようなものと相まみえて、圧倒的感動というか衝撃を受けるという話です。

同じくイギリスで生まれ育った作家のアーサー・C・クラークは、ステープルドン経由

＊30　オラフ・ステープルドン（著）、浜口稔（訳）、2004年、国書刊行会（※書影は2021年、ちくま文庫）

＊31　アーサー・C・クラーク（著）、福島正実（訳）、1964年、早川書房（※書影は、池田真紀子〔訳〕、2007年、光文社古典新訳文庫）

でバナールを遡って読み、強い感銘を受けたと語っています。その影響が最も強く出たのが『幼年期の終わり』[*31]（1953年）という傑作で、人間が宇宙人の侵略を受け、最終的に群体知能となった子どもたちの精神が宇宙の知性として飛翔して行き、地球は壊滅するものの「変容」した子どもたちは生物としての幼年期を脱していくという物語です。ステープルドンや、特にクラークの小説は、後の『機動戦士ガンダム』のニュータイプ、『新世紀エヴァンゲリオン』のシンジ君たちのような「何番目のチルドレン」といった、ああいう新しい子どもたちのあり方に間接的な影響をもたらしたと考えられます。

さすがに作家としての地歩を固めた時期に書かれた『幼年期の終わり』では、クラークは慎重にも「進化」という言葉を使わず「変容」と記していますが、それ以前からこつこつと書いていた実質的な第一作『銀河帝国の崩壊』[*32]（1953年）では人類の行く先を「進化の究極の目標（the goal of evolution）」と書いていましたし、地球を飛び出していって宇宙を「征服」するのは「根源的な人間の衝動」だ、とさえ明言していました。

現在のSF界でもこういう、「いずれ人間は宇宙・肉体・悪魔を克服して、理性の力によって自ら進化するんだ」という思想が、特にハードSFという科学技術の成果を積極的に取り入れるタイプの分野では意外と受け入れられているようですし、一部ではこうした〝進歩的〟未来観がSFの精神性そのものだとさえ信じられてきた節もあります。

渡辺 ぼくとしては、映画の話になりますが、『2001年宇宙の旅』[*33]よりも『惑星ソラリス』[*34]のほうが好きです。創造的進化ではなく、進化によって生じた脳の副産物である自意識にこだわりたいので。

*32 アーサー・C・クラーク（著）、井上勇（訳）、1964年、創元SF文庫

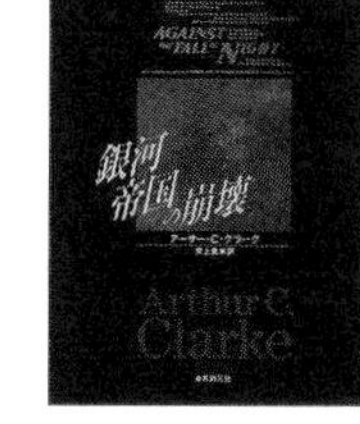

*33 1968年のアメリカのSF映画。スタンリー・キューブリックが製作・監督。脚本はキューブリックとアーサー・C・クラーク。

*34 1972年の旧ソ連の映画。アンドレイ・タルコフスキー監督。ポーランドのSF作家・スタニスワフ・レムの小説『ソラリス』（『ソラリスの陽のもとに』）を原作としているが、映画自体は原作にはない概念が持ち込まれ、構成も異なっている。

瀬名　原作者のスタニスワフ・レムはポーランドの作家で、ずっとアメリカ産の安っぽいSF作品を批判していたんですよ。ロボットや科学に関する思想書も書いています。まあそれで、「創造的進化」とか「共進化」という言葉が工学者の間で盛んに使われるようになったのは、先にもお話ししたように、レイ・カーツワイルの『ポスト・ヒューマン誕生』からだろうといわれていますが、昨今の身体の拡張、人間の拡張工学、脳と人工知能をつないで人間の能力を拡張するという研究は、究極的には生と死の超克にどうしても話が及びます。石黒浩先生は、アンドロイドやジェミノイドを作れば自分の人格を分散させることができるし、死後も自分の人格を保存して生きていくことができる、と最近の著書の中でしきりに主張していて、たとえば『ロボットと人間――人とは何か』[*35]の終盤（エピローグ）では、こんなふうに高らかに宣言しているほどです。

> ……（前略）……多様性は重要だと思う。
> もし未来が一つだったら、それを幸せと思う人にとってはいいことだが、それも変化しなければ、幸せはすぐに薄れていく。未来がどうあるべきかと考えれば、いくつもの価値観を受け入れてくれる多様性があることだろうと思う。
> 多様性で思い出されるのは、動物や人間の進化である。未来に向けてよりよい形態に自らを変えていく進化は、未来を予測しているわけではなく、多様な個体をたくさん生み出し、そのうち偶然環境に適応したものだけが生き延びる。むろん、個体が学んだことが社会の中で引き継がれて、よりよい個体が生まれていくということもある

＊35　石黒浩（著）、2021年、岩波新書

だろう。しかし、多様性を失ってしまっては、進化は難しい。

では、ロボットの技術は、ひいては科学技術一般は、未来において多様性を生み出すのだろうか。私の答えはＹＥＳである。…（中略）…

肉体が人間の要件にないなら、人間は未来においてさらに多様性を拡げる可能性がある。人間の肉体という制約に縛られずに、自由に身体や感覚器や脳の機能を拡張することができる。…（中略）…

どのような人間に進化したいのか、人間一人ひとりが思い描く未来のすべてが可能性としてある。…（中略）…いまのところ、これが人間として生きることの意味だと思う。


バナールの『宇宙・肉体・悪魔』とほとんど同じことが書かれていると、ぼくには読めます。「人間として生きることの意味とは、一人ひとりが未来を思い描くことである」という結論には賛同できるのですが、そこに「進化」という言葉が入ると警戒せざるをえない。「これからは、人間個々人が自分で自由に進化の方向を決めていくのだ」という根底にある考え方は、何か違うという気がする。それともぼくの考えが古いだけで、本当に未来はこうなるのでしょうか。ぼくにはまだそこはわからないのです。ロボティクスの人たちも全員が、石黒先生の考えに同調しているわけではありません。ただ、こういう思想のもとで行われる研究に、いま莫大（ばくだい）な予算が投入されている。「人間は理性によって、人間自身も人間社会も『進化』させることができるんだ」という考え方が第一線の研究者の中で当たり前のように語られるようになってきている。倫理的課題の十分な議論が立ち遅れてしまうほど研究の進展が早いこともあって、「ちょっと待った」と言うべき人も必要なのではないかと思って、ぼく自身そういう問題への指摘をロボットの倫理委員会の場でやっているところなのです。

渡辺　そういう動きはぜんぜん知りませんでした。そういう研究で、人類進化みたいなことを持ち出して理論武装しているとは。

瀬名　理論武装しているというよりは、前にお話ししたように、研究申請書の中で無意識のうちに、「創造的共進化」とかいう言葉をごくカジュアルに使ってしまっているということです。たぶん、「進化と進歩は違うんだ」ということすら知らないまま、こういう言葉を使えば受けがよさそうだから、研究費がとれそうだから、といった理由で使っている。申請書を書くにあたっては、何人もの共同研究者があれこれやりとりしてかかわっているはずなのに、「これってまずいんじゃないの」とストップをかける人がいない。だからこそ怖い。

渡辺　いや、困りましたね。

瀬名　そうですよね。それでなぜぼくがここにこだわっているかというと、「アバターを作れば人間性が拡張できる」「ずっとアバター人格でいつまでも生きられる」という議論は、人間の生と死の根源的問題に直結しているからなんです。

木村先生との対話でも議論したように、「新型コロナは、ぼくら人間が生と死をどう受け容れるか」という問題を浮き彫りにしました。「それは各地域の社会規範や宗教性とも絡んだ難しい課題だ」という指摘もありました。SFでは昔からよく「人類の進歩と調和が進めば、やがて『地球連邦』ができる」という発想があって、手塚治虫さんの『鉄腕アトム』にも描かれていました。でもインターネットがこれだけ普及しても、いや、普及したからこそといえますが、個々人の考え方の違いはより顕著に見えるようになって、地球連邦など夢のまた夢、国際紛争がいまも起こっている状態です。

生と死があるからこそ戦争も悲惨で過酷なものだとぼくらは実感できるのですが、その一方で、報道されないこと、目に入らないことに対してぼくらは「共感」できないし、そもそも関心が持てないという宿命がある。見えない死者のことはわからない。他者を思いやる、「自分は健康だから、どうせ重症化しないからいいや」と油断して感染すると、「その連鎖の先に、遠い国で誰かが死ぬかもしれない。それを想像できることが大事なんだ」という、押谷先生も強調なさっていたぼくら人間の心のはたらきが、それこそ極端な方向へ「進化」しつつあるように思えるのです。これは本当によいことなのか。

「アバターで永遠に生き続けたい」と石黒先生は本気で思っているかもしれないけれど、遺された人たちはそのアバターをずっとメンテナンスしなきゃならないんですか。ずっとあなたの「自由」につきあっていなきゃいけないんですか。その電気代やプロバイダ料や人件費は遺産として保証してくれるんですか。一時別れを惜しむためにあなたのアバターと話をして思い出を懐かしんで、気持ちの整理をつけるのは意義あることだけれど、永遠にそれを強制されてはたまらない。笑いごとじゃなくて、個々人の「自由」な「進化」って、そういう歪(ゆが)んだ社会を作りかねない。

そういう研究なら、いま病気で入院すると新型コロナに罹(かか)っていなくても予防対策のために家族とも会えない、そういう状況を改善するために一刻も早く応用したほうがいいのではありませんか、それは人間の「進化」とは無関係に、人間にとって大切な技術でしょう、ということです。もしアバターを作るなら、イーロン・マスク[*36]でさえ納得するような、テレワークでも対面と同じくらいちゃんとイノベーティヴな会議ができるシステムを作ってください、と言いたいです。「生きた会議」ができる技術を。

渡辺 国民の大多数が知らないところで、個人の願望を叶(かな)えるためみたいな研究に巨額の予算が投じられているという現実が恐ろしいですよね。科学のガバナンスが放棄されているに等しい。サイエンスコミュニケーションの理念が科学技術政策にまったく活かされていない最たる例になります。

瀬名 そんなふうに「いけいけどんどん」で突き進んでいってしまう前に、進化学やサイエンスコミュニケーションの立場からひと言言っておいたほうがいいのではないか、というのが、最近のぼくの思いなんです。それが新型コロナのいろいろな問題解決にもつながるはずだ、と。

渡辺 「進化」とか「遺伝子」という言葉の使い方の変化には、歯止めが利かなくなっているところはありますね。「共進化」というと、手に手を携えてよいほうにいくというといいイメージがあって、それで無意識に使ってしまっているのだとは思いますが。

「自己責任」という名のもとで…

＊36 ツイッターを買収して話題となった実業家イーロン・マスク（Elon Musk）は「対面での会議から生まれるセレンディピティ（偶然の所産）を信用している」と述べており、自身ではリモート会議を行わないと報道されている。

瀬名 長くなってすみませんが、もう少し。「思いやり」や「共感」の課題を掘り下げてみたいんです。

アダム・スミスが『道徳感情論』と『国富論』を書いたように、人間の感情や本性といった問題は、政治経済の問題と表裏一体です。新型コロナ拡大の初期の頃には「これは人命か経済かの二者択一を迫るトロッコ問題だ」といった議論がありました。ダーウィンもアダム・スミスの影響を受けていたといいますよね。歴史的に見れば実は、政治経済学と進化学は双子の兄弟のように、互いに補完しながら発展を遂げてきたはずで、人命と経済は一つの大きな問題として捉えるべきだとぼくは思っています。それは最初の頃、盛んに言われた「分断」と「連帯」の問題ともつながっていきます。

最初の頃、「自己責任論」の名のもとに、「新型コロナに罹って死ぬのは自己責任だ」、逆に言えば、「自分で責任をとるのだから、マスクをせずに三密の場所へ出かけていってもいいだろう。なぜなら人間の行動の自由は保証されているからだ」といった議論が沸き起こって、多くの衝突が起こりました。わざわざ紛争地に行ってテロ集団の捕虜になるようなジャーナリストは、自己責任でそうなったのだから国は身代金など払う必要はない、勝手に死ねばいい、という意見もあります。

しかし、シャルル・ジッドの説いた「連帯責任主義」って、そうじゃないんですね。原文[*37]を照合しながら引用します。

連帯責任(solidarité)なる語はなお他に民主主義に貢献するところあったもので、こ

＊37 原文は次のオンデマンド出版物で読める。Charles Gide & Charles Rist, Histoire des doctrines économiques: Depuis les physiocrates jusqu'a nos jours (French Edition), Wentworth Press, 2018.

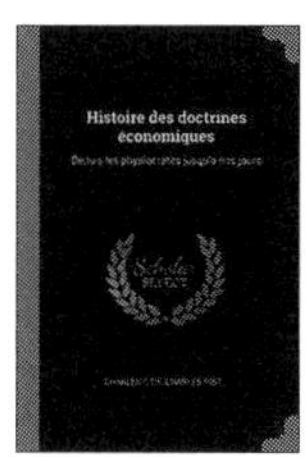

れは宗教的臭味のためにもはや好まれない『慈善(charité)』なる他の言葉を追放するを得せしめた。一八四八年の大革命以来これに代置された『博愛(fraternité)』なる語は、それ自身少しく古びた一の感傷主義(sentimentalisme)の観があった。これに対して、連帯責任(solidarité)なる語は堂々たる科学的容姿を備え、観念論の観を呈さない。それ以来他人のために要求すべきすべての犠牲、互助協会、労働者組合または、廉価住宅に対する補助金、労働者に対する恩与、貧窮者に対する給与すらを、慈善の名目をもっては要求せず、連帯責任の名に於いて要求すべく、あらゆる機会ごとに次のごとき賞讃を博する様式を聞くであろう、すなわち『吾人は慈善事業を為しに来たのではなく、連帯責任の仕事をしに来たものである。慈善は体面を汚すが連帯は品位を高める!』と。(『社会連帯責任主義』pp.13-14)

すごくおもしろい主張だと思うんです。ネットで調べてみると、フランス共和国の三つのスローガン「自由、平等、博愛(友愛)」(リベルテ〔Liberté〕、エガリテ〔Égalité〕、フラテルニテ〔Fraternité〕)のうち三つ目はいろいろ揺れて、「財産」(フォルチュヌ〔Fortune〕)や「友情」(アミティエ〔Amitié〕)だったこともあるらしいんですが、ジッドは「すでにフラテルニテでは感傷主義が入っていて観念的で古臭い、これからはもっと科学的な連帯責任(ソリダリテ〔solidarité〕)という語に置き換えるべきだ」といっているんですね。

「連帯」「友愛(博愛)」「友情」「慈善」といったフランス語の語義、日本語の「博愛」と「友愛」のニュアンスの違いについては後で話しますが、連帯責任主義は慈善事業じゃない、上から下へ金持ちが貧しい人に施しをすることではない、とジッドは断言している。あくまで横の関係として対等・類似である者たちがいて、しかし何らかの社会悪によって片方が「不等」な状況に追いやられているとき、もう一方が連帯責任として助けるんだ、という考え方なのですよ。

いま「分断」「連帯」と言われていますが、ぼくら日本人の考える「連帯」とは語感がぜんぜん違いますよね。ヨーロッパにおける「連帯（solidarité）」の意味がわかってようやく、ヨーロッパでなぜ「連帯」が叫ばれていたのかが見えてくる。いま起こっているウクライナ戦争で、ヨーロッパの人たちがどう考えているのか、その立ち位置もおぼろげながらわかってくる。

日本ではそうした思想的裏づけが見失われているから、「連帯」「友情」「仲間」「友だち」といったすべてがごっちゃになって、逆にそれが社会の「忖度」や「同調圧力」、「極端な正義感」を生んでいる、とぼくは考えます。そうしたことがすべてつながっているように思えるので、「自己責任論」も含めてきちんと基盤を押さえておかないと、ぼくら日本人は今後おかしな社会進化論に嵌まってしまうのではないか、と懸念しているわけです。どうでしょう。

渡辺 だいたい、「国のため」なんていう枕詞がつく主張は、すべて胡散臭(うさんくさ)いですよね。「よりよい社会」という言い方も、誰にとって「よい」のか疑ってかかる必要があります。「自然淘汰は種の存続のため」という言い方を未だに目にしますが、自然淘汰の単位は個体です。生半可な知識を振り回すとそういうボロが出ますが、現実にはそういう主張のほうがウケる。

瀬名　そう、パンデミックで大変だから弱者を切り捨てることと、種が存続してゆくことは、全然別の話なんですよ。今回のCOVID-19に関しても、漫画家の小林よしのりさんは最初に出版した『ゴーマニズム宣言SPECIAL コロナ論』[*38]の中で、めちゃくちゃな結論に達しています。東京理科大学・武村政春教授の『生物はウイルスが進化させた――巨大ウイルスが語る新たな生命像』[*39]を読んで変な具合に感化されてしまったのか、もともと人間というのはウイルスと共存してきたし、ウイルスと遺伝子を交換し合ってきたのだから、長いスパンで考えれば、新型コロナなんて人間の「進化」の一部なんだというのです。だから、こんなのをあれこれ言う必要はない、むしろ新型コロナのようなインフルエンザより「威力」の弱いウイルスならわれわれは共存して、「より強靭な人類へ進化したほうがいいのではないか!?」と言いだして、自分が以前インフルエンザに罹ったときも自分の免疫で治した、だから「ウイルスと共生する（集団免疫を作る）ということは、たとえ犠牲が出ても人類の進化を拒まないということなのだ！」と、いきなり決めつけている。こういうことをわけ知り顔で言う人は、作家と呼ばれる人たちの中にもいるんですよ。がっかりします。

　小林さんはその本の最終章で、「『経済より人命だ』なんてよく言ったもんだ。とても大人の意見とは思えない。…（中略）…命を使って何をするかが人間であって、命そのものは道具に過ぎない」と書き始めて、「動物として生きるのなら、命は経済より重いだろうが、人間として生きるのなら、経済は命より重いのである！」「［人類の祖先にとって］『リス

＊38　小林よしのり（著）、2020年、扶桑社

＊39　武村政春（著）、2017年、講談社ブルーバックス

ク0』の世界は樹上だ。だが人類は地上に降りて、『リスク』に向き合い、犠牲を出しながら『リスク』を克服した」「わしは動物として死ぬよりは、人間として死ぬことを選ぶ！」と、「経済を回すほうが命よりも重要だ」と〝ごーまん〟をかますのですが、途中まではそういう視点はあってもいいと百歩譲っても、現実には重症の患者や後遺症で苦しんでいる人やその家族たちがいたり、直接は自粛経済の影響ではないけれども回り回って精神面や金銭面や人間関係で抑圧を受ける人がいたりするのに、「人類の進化の一環なのだから受け入れろ」という結論に話をもっていくのは違うでしょう、と言いたいわけです。

　そもそも日本は「ゼロコロナ」をめざしていたわけではないことは、押谷先生との対話でも確認しましたし、タイムスパンをまったく無視した物言いで、科学リテラシーの観点からもダメですよね。

渡辺　科学知識の誤用濫用ですね。

瀬名　そうですよね。そういう変な理屈を振りまく世の中になっていることをちょっと危惧しているのです。

渡辺　いまの瀬名さんのそういう怒りを聞いていると、理系と文系の学者間だけじゃなく、一般社会の中でも「サイエンス・ウォーズ」[＊40]みたいなものがこれから起こってくるのではないか、という気までしますね。

「リベラルアーツ」というと綺麗事（きれいごと）に聞こえますが、専門分野間で足の引っ張り合いをしていたのでは、〈総合知〉なんて遠い話ですよね。

＊40　一部の自然科学者と科学や科学者のあり方を研究対象とする科学論者との間の衝突に端を発した論争。高名なポストモダン哲学者の科学用語の誤用にまで批判が広がった。

ポップサイエンスはありか

瀬名　ぼくはこの対談シリーズでは一貫して、人間の本性の一つともいわれる「情動のはたらき」が非常に複雑な問題を生んでいるということが気になっていて、だから渡辺さんを相手に人間の本性とか社会心理学とか適応という話題を取り上げたかったのです。それで、結論は出ないかもしれませんが、〈総合知〉を実現するための提言はどうすればできるのか、ということを最後に話し合いたいと思っています。

ただしその前に、いわゆる「共感」と「感動」の問題がごちゃ混ぜにされてきた現実があり、それが科学の判断をいくらか鈍らせてきた可能性があるのではないか、ということを問題にさせてください。そのとっかかりとして、渡辺さんも『一粒の柿の種――科学と文化を語る』で小説や漫画を例にしているので、そういう作品を取り上げたいと思います。作家が国内の現役同業者のことをあれこれいうのは無作法という雰囲気があって、ぼくもふだんはやらないのですが、ここからの話は決して安易な批判や悪口ではなく、〈総合知〉を考えるための発展的な批評ということでどうかご理解ください。

たとえば東野圭吾さんの《ガリレオ》シリーズ。渡辺さんは、ああいうテレビドラマが人気になったのはサイエンスコミュニケーションにとっていいことだった、と書いていますよね。

渡辺　いいことというか、科学者は「おたく」という画一的なイメージにピッタリ合っていることもヒットした一因かも、という意味です。

瀬名　そうですね。ヒットしたことは確かで、ステレオタイプな科学者像を改めて世間に植えつけたわけです。東野さんは工学系出身で、理系の題材をたくさん書かれていて、しかも日本一売れているベストセラー作家であり、中国でも翻訳本が大人気です。そういう意味では「サイエンスコミュニケーションの立役者」と言ってもいいぐらいだと思います。これほど理系がらみの小説が売れているというのは、ほかの国ではないことだと、肯定的に言うこともできます。ぼくも東野さんの本は好きでよく読んできましたし、映画やドラマもいくつか見ています。東野さんがコアなミステリー読者以外からも注目されるようになったきっかけは、『天空の蜂』[*41]という小説でした。お読みになったことはありますか。

渡辺　東野さんの原作は1冊も読んだことがありません。

瀬名　その後、『秘密』[*42]という本を書いて、広末涼子さんと小林薫さんの主演で映画化されて人気が決定的となり、『容疑者Xの献身』[*43]で直木賞を受賞されました。

『天空の蜂』という小説は、原子力発電所テロの話です。原子力発電所の上空に無人のヘリコプターが突如現れ、「要求をのまなければヘリを落とすぞ」という脅迫が入ります。ところが、原子力発電所は飛行機が突っ込んでも壊れないという安全神話を前提で造られている。だから、ヘリコプターが落ちても問題はないはずなので、脅迫に屈するわけにはいかない。

それでどうするかという話で、原発推進派からも反対派からも好意的に評価された稀有（けう）な小説だったと聞いています。ぼくも後輩ながら書評エッセイでお薦めの一冊として取り上げたことがあります。

ところが実は、東野さんの作風には、科学をめぐる本質的なテーマをばしっとぶつけて

＊41　東野圭吾（著）、1995年、講談社（※書影は、1998年、講談社文庫）

＊42　東野圭吾（著）、1998年、文藝春秋（※書影は、2001年、文春文庫）

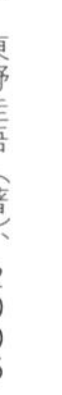

＊43　東野圭吾（著）、2005年、文藝春秋

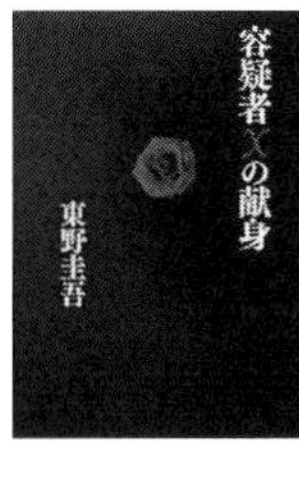

おきながら、そのテーマを回収しない、という傾向があるのです。つまりこの場合なら、「原発の安全神話は本当なのか」がメインテーマであってもいいはずなのに、そこは回収されません。その無人ヘリには一人の少女が偶然にも乗り合わせてしまっていた……という話になり、どうすればその少女を無事に救出できるか、というサスペンスに話が移って、原発神話の話はどこかにすっ飛んでいってしまいます。

これ、東野さんの小説でよくあることなんです。『カッコウの卵は誰のもの』[*44]でも、優れたアスリートの才能は氏か育ちかという、まさに遺伝決定論的な重要な科学的テーマで始めておきながら、それとはぜんぜん関係のない殺人事件の話で終わっちゃう。『人魚の眠る家』[*45]も、これは映画でしか見ていませんが、脳死状態になった妻を最新のロボット技術で手足の筋肉を動かすことで生きて動いているかのように見せかけて、かりそめの家族を維持するというドラマなのですが、これもぜんぜん関係のないところで話が終わってしまいます。

いずれもちょっとしたどんでん返しで話をうまくまとめて、読者を感動させて終わらせる術を心得ている。ということは、一般読者に受け入れられるためには、科学のテーマはどこかで捨てたほうがよいということなのですかね、おそらく。そうだとすると、エンターテインメントでサイエンスコミュニケーションに貢献するのは難しいということになります。

渡辺　東野圭吾さんの作品は、映画化されたものを何作か機内上映かテレビの放映で見たことがあるだけです。確かに、『容疑者Xの献身』は主人公がガリレオの友人で在野の数学者という設定というだけでしたし、『真夏の方程式』[*46]ではガリレオが海洋の環境保全か

*44　東野圭吾（著）、2010年、光文社

*45　東野圭吾（著）、2015年、幻冬舎

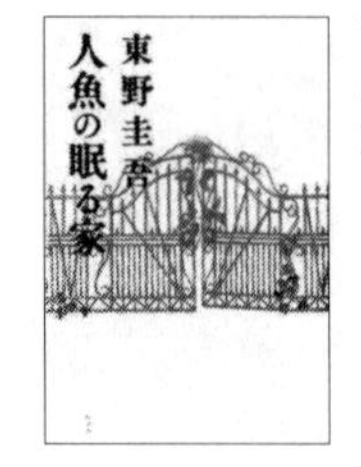

資源開発かという問題に巻き込まれるものの、そちらの解決には関与せずに、少年のペットボトルロケットか何かの遊びに付き合うだけで、何か肩透かしを食ったような印象が残りました。

瀬名　そうですね、『真昼の方程式』もペットロケットを飛ばすくだりは映画を観ている側も気持ちが昂揚（こうよう）しますが、実はストーリーとは直接関係がない。殺人事件も環境保全とは関係がない。でも人間心理が後半強調されるので、感動したような気になるんですよ。テーマとかではなくて、とにかく登場人物に「共感（シンパシー）」してくれないと実際に本は売れない。映画もヒットしない。東野さんはある時点で、そこを割り切ったのかなとも思っています。

渡辺　ただ、『真夏の方程式』では、少年との会話で科学的な説明をするところが、科学リテラシーをうまく入れ込んでいるなと思いました。

漫画の『宇宙兄弟』[*47]も、宇宙飛行士試験で課されるトラブルを解決していくやり方が、技術リテラシーを駆使するシーンとして印象的でした。サイエンスコミュニケーションの観点でぼくがエンターテインメントやアートに注目するのは、アーティストが科学的な素材を自家薬籠中のものとして作品に取り入れる例が増えることで、科学が文化に浸透していくと思うからです。

あともう一つ、ミステリー系の作家には理系の人が多いですよね。学生には、そういう例を挙げて、それもサイエンスライティングの一種だ、論理的な文章を書く訓練はそういうところでも役立つかもしれない、とそそのかしています。

＊46　東野圭吾（著）、2011年、文藝春秋

＊47　小山宙哉（著）、2008年〜、講談社モーニングKC

むしろ問題は、科学者が一般向けに書く科学書が玉石混淆なことでしょう。しかも、新味に乏しい本や怪しい本ほど売れる傾向がある。

瀬名　日本では「新書判」という独特の書籍形態が知のあり方を大きく変えてしまったように思います。昔は大御所の学者が一般向けに重要な問題を説き起こすための判型だったのに、いまは出オチのタイトルで世間の注目を集めて、有名人が自分の見解を独演会のように一方的に語る、一発芸の書物になってしまった。

　最近の科学系ベストセラーだと、ゲノム学者である東京大学・小林武彦教授の講談社現代新書『生物はなぜ死ぬのか[*48]』は、同じ著者の岩波ジュニア新書『寿命はなぜ決まっているのか――長生き遺伝子のヒミツ[*49]』と基本的に同じ内容です。ところが岩波ジュニア新書のほうが専門用語を使っていて、それなりに詳しく、正確に書いてある。講談社現代新書のほうはほとんど専門用語が使われていません。むしろ岩波ジュニア新書のほうが難しいくらい。どれだけ日本の大人は基本知識がないのか、と愕然としました。

渡辺　ぼくも両方を読み比べてそう思いました。一般読者の科学リテラシーはそこまで低いのか、と思ってしまいますよね。

瀬名　累計10万部まで行ったとき、担当編集者が『週刊朝日』の書評欄に登場していましたが、最終章でなぜ人や生物は死ぬのかという個体の問題を社会全体やこれからの人類のあり方、ロボットやＡＩとの共存の可能性といった大きな話題に広げて、「人類の死」について書いているところがビジネスマンの読者に受け容れられたのではないか、と自己分析していました。

＊48　小林武彦（著）、２０２１年、講談社現代新書

＊49　小林武彦（著）、２０１６年、岩波ジュニア新書

むしろあの最終章は、学者ならふだんの学術論文や講演ではとても言えない、あえて科学の厳密性を犠牲にしても一個人として想像を逞しくさせて書いた部分だと思うので、そこが読者に受けたという指摘はわかるのですが、それでは科学書が売れたことにはならないじゃないか、と歯がゆい気持ちになるのですね。

渡辺　ええ、「自然淘汰は種の存続のためにはたらく、個体の死は種のため」というくだりは何をか言わんやでした。朝日新聞の「売れてる本」で皮肉っぽい紹介をしたのですが、著者にも担当編集者にも伝わらなかったようで、かえって「よろこんで」いただいたみたいです。

瀬名　理系の研究者で売れる本をたくさん出している人はいます。たとえば、もともとはロボット分野で名の知られた人だったのですが、最近は生きがいに関するような本まで出すようになった。その人の担当をしている編集者に会ったことがあって、「内容がおかしな本をなぜ出すのか」と聞きました。すると、「よく売れているし、読者も喜んでいるし、会社も儲かっていて、みんなウィンウィンなのだからいいじゃないの。何が悪いの」と反論されました。作家のエッセイなどベストセラーを連発している編集者で、特に科学について関心があるわけじゃなくて、売れる本に関心がある人だとお見受けしました。その編集者にとっては、書かれている科学の内容が正確かどうかなんて無意味なんですね。リベラルアーツがないがしろにされています。

渡辺　ぼくは科学書の編集者もサイエンスコミュニケーターだと思っています。その自覚を持ってほしいですよね。ポピュラーサイエンス本の読者の大半は、文系バックグラウンドの読書好きの人です。理系バックグラウンドの人は日本では3割程度と少数派であるうえに、どちらかというと本をあまり読みません。特に科学者は同業者が書いたベストセラーは読まない。

瀬名　しゃくですもんね。

渡辺　リベラルアーツの劣化という話が出ましたけど、最近は「ＳＴＥＡＭ（スティーム）教育」という言い方がされています。

瀬名　「ＳＴＥＭ（ステム）教育」ではなくて。

渡辺　ええ、ＳＴＥＭはサイエンス、テクノロジー、エンジニアリング、マセマティクス（数学）を組み合わせて、「幹」という単語「ｓｔｅｍ」に引っかけたものですよね。オバマ大統領がその振興の旗振りをしました。そこに、リベラルアーツの「Ａ」を入れて「ＳＴＥＡＭ教育が重要だ」という流れになっています。理系と文系を総合的にバランスよく学ぶべきだという動きが出てきているので、それがうまくいくとよいのですが。

瀬名　そこでのアーツ教育とは、具体的にどのようなものと考えればよいのでしょうか。たんなるお絵かきや笛吹きやダンスの能力だけではない、人文・社会・自然科学を包括する、本来的な「アーツ（Arts）」ですよね。どうすれば、バランスよく学べるようになるのですか。

渡辺　もちろん人文科学のことですが、具体的な戦略があって提唱されているスローガンではないと思います。「ＳＴＥＭだけじゃなくて、人文科学も忘れないで」という発想でしょう。経済界から、「国立大学に人文系の学部はいらない」という声が上がったことへの反発もあると思います。

瀬名　うーん、そのアーツの話は本当は掘り下げたいですね。では最後の対話の章へと続きます。「共感」から「連帯」への話となります。

第十二章 〈総合知〉に何ができるのか③——知の統合をめざして

〈総合知〉を考えるうえでは、内なる「公平な観察者」という
コモン・センスのメタ視点が一つのキーになることが見えてきます。
そして科学リテラシーの活用と誤用、
有効なサイエンスコミュニケーションのあり方の再検討へと議論は進みます。
（2022年4月27日収録）

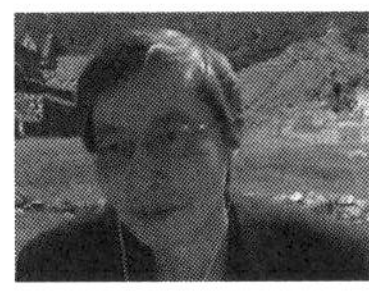

瀬名秀明

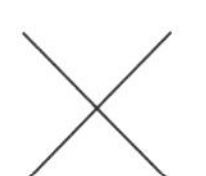

渡辺政隆

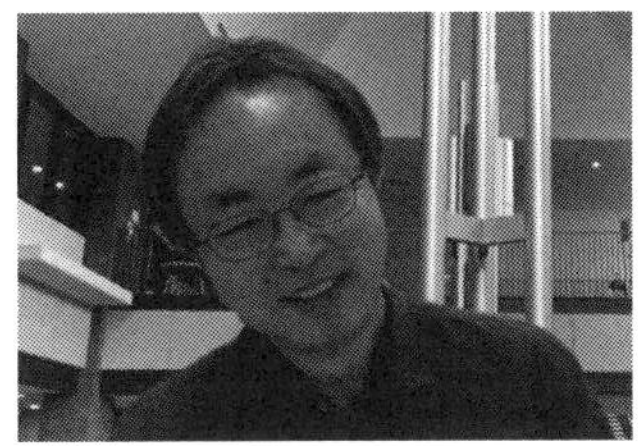

2022年4月27日

シンパシー、エンパシー、コンパシー——「共感」の混乱

渡辺　（話は戻りますが、）新型コロナウイルスが流行する前に、「エンパシー」という言葉が話題になりましたよね。偶然の一致なのでしょうけれど、ブレイディみかこさんが「エンパシー」と言い出した途端に新型コロナウイルスが流行して、「社会を分断させるな」というかけ声とつながりました。

瀬名　ブレイディみかこさんが『ぼくはイエローでホワイトで、ちょっとブルー』[＊1]を出したのが２０１９年ですね。あと、『他者の靴を履く——アナーキック・エンパシーのすすめ』[＊2]が出たのが去年の２０２１年。

そっちのほうはまだ読んでいませんけれど、息子さんの中学校で、「シティズンシップ・エデュケーション」カリキュラムの期末試験で、「エンパシーとは何かを説明しなさい」という問題が出て、息子さんが「自分で誰かの靴を履いてみること」と書いたというエピソードが非常に受けて、日本でもエンパシー論が盛んに受け入れられるようになりました。ただ、そういう話は、ロボット研究者や認知心理学者の間では以前から論じられていて、ぼくも２０００年代の最初の頃からそういう話を書いていました。なので少し長くなりますが、説明させてください。

渡辺　はい、もちろんお願いします。

瀬名　最初にぼくがシンパシーやエンパシーの話題に触れて、これは重要だと感じたのは、ロボットの若手研究者が集まって合宿で集中討論する「けいはんな社会的知能発生学研究

＊1　第五章＊28参照。

＊2　ブレイディみかこ（著）、2021年、文藝春秋

会（通称「ソシオ〔socio〕」）」という勉強会に出ていたときでした。

ちょうど世紀の変わり目頃から雑誌『文藝春秋』の依頼を受けて、当時台頭が著しかったロボティクス（ロボット学）の取材を始めて、２００１年には雑誌掲載の記事を膨らませて『ロボット21世紀』[*3]という新書本も出していました。ちょうどその頃はホンダのＨ２、Ｈ３、ＡＳＩＭＯとか、ソニーのａｉｂｏ、ＱＲＩＯ、産総研（産業技術総合研究所、ＡＩＳＴ）のＰＲＯＭＥＴが立て続けに発表されて、「これからロボットとの本格的な共存社会がやって来るぞ」という期待感がものすごく盛り上がっていた時期だったんですね。

それで取材を通して優れた先生方とたくさんお話しする機会をいただいて、先方もぼくのことに興味を持ってくださったのか、クローズドでコアな勉強会であるｓｏｃｉｏに外部講演者として招いてくださり、さらにはメンバーに加えてくださったんです。

Ｓｏｃｉｏには、アンドロイド研究でその後有名になる石黒浩先生や、のちに日本ロボット学会の会長を務められて赤ちゃんロボットの研究でも知られる浅田稔先生、ロボットを通して人間の知能システムの成長・発達過程を研究しておられる國吉康夫先生、神経システム科学者の銅谷賢治先生、論理プログラミング言語Ｐｒｏｌｏｇの開発者で、公立はこだて未来大学の学長にもなられた中島秀之先生など、ロボット／ＡＩ／認知心理学研究のトップクラスの先生方がそろっていました。それだけでなく、比較認知科学者の川合伸幸さん、社会認知心理学者の梅田聡さん、進化言語学の橋本敬さん、ロボット分野でも柴田智広さん、稲邑哲也さん、大武美保子さん、清水正宏さんなど、いま最前線で活躍されている、ぼくと同世代や少し下の世代の人たちも入っていて、とても刺激的な交流が

＊3　瀬名秀明（著）、2001年、文春新書

できました。みんなで『知能の謎――認知発達ロボティクスの挑戦』[*4]という本も2004年に出しました。

渡辺 瀬名さんのロボットへのこだわりには、そういう背景もあったんですね。

瀬名 そうした勉強会の中で、エンパシーの問題が話題に上ったのだと思います。梅田さんや橋本さんと一緒に『境界知のダイナミズム』[*5]という本を2006年に出し、そこでエンパシーの問題を、当時ぼくらが名づけていたところの「境界知」、すなわち個々の専門分野に収まらないところから生まれる「違和感」や「異和感」の正体を探り、その意義を深める視点の一つとして取り上げたのが最初だったと思います。2020年の日本ロボット学会では、会長（当時）の浅田稔[*6]先生とカリフォルニア工科大学の認知心理学者・下條信輔先生、それとぼくの三人が講演して、そこでもエンパシーの話題で盛り上がり、おかげさまでとても高評価を得たパネルディスカッションとなりました。

浅田先生のお話によると、あるとき著名な外国の発達心理学者にシンパシーとエンパシーの定義を尋ねたところ、「学者の数だけ定義がある」と言われたそうで、それほどこの問題は難しく、分野ごとにも捉え方が違っています。岩波の『哲学・思想事典』や有斐閣の『心理学辞典』など片っ端から調べたことがありますが、みんな定義がばらばらでした。ぼくにとっていちばんしっくりきたのは『コウビルド英英辞典 改訂第5版』（2006年、ハーパーコリンズ・パブリッシャーズ）の記述で、最近はそれをもとにこう区別して説明しています。

*4 けいはんな社会的知能発生学研究会（編）、2004年、講談社ブルーバックス

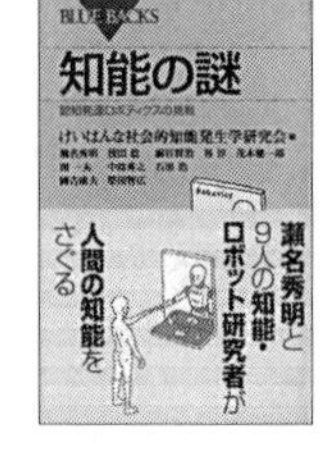

*5 瀬名秀明・橋本敬・梅田聡（著）、2006年、岩波書店

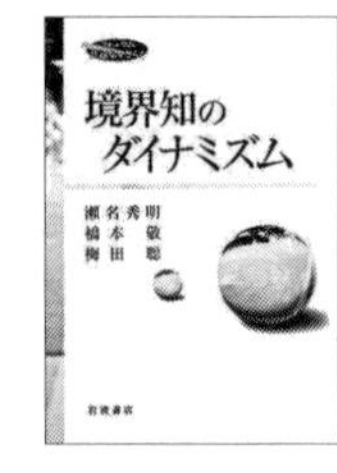

*6 ロボット学会の視点からシンパシーやエンパシーの問題を統合的に理解しようという試みが、日本ロボット学会の元会長の浅田稔教授によって進められている。Minoru Asada 'Towards Artificial Empathy', International Journal of Social Robotics volume, 7:19–33, 2015.

・シンパシー（sympathy）……他人の気持ちといつの間にか同調している、受動的な心の状態（state）。
・エンパシー（empathy）……自分とは違う他人の気持ちを推し量る、能動的な心のパワー（ability, power）。

シンパシーは「状態」、エンパシーは「能力」だというのがミソです。最近はこの中間に「コンパッション（compassion）[*7]」から派生した新語「コンパシー（compathy）」を入れて説明することもあります。

今回のようにパンデミックが起こって、どうしても有効な薬がなくて、目の前に重症の患者さんがいるとき、医師の判断で、海外では承認されているが国内では未承認の薬を使用するのを認める「コンパッショネート・ユース」という制度があります。「人道的使用」と訳されますが、医師が患者にコンパッショネート（compassionate）しているわけです。ごく初期の頃、日本でもこの制度で抗ウイルス薬レムデシビル[*8]が使われたことがありました。

渡辺　こういう話で、キリスト教を語源とする言葉が出てくるのが、いかにもですね。

瀬名　そうですね、コンパッションは多分に宗教的です。ジョアン・ハリファックスという禅仏教研究家の人が書いた『Compassion——状況にのみこまれずに、本当に必要な変容を導く、「共にいる」力』という本でも出てきて、コンパッションこそがいちばん重要で、それは「人が生まれつきもつ『自分や相手を深く理解し、役に立ちたい』という純粋な思い。自分自身や相手と『共にいる』力のこと」だと要約されています。マインドフルネス的な話も出

＊7　キリスト教ではイエス・キリストの受難をわが事のように感じ、「共に（com）苦しむ（passion）」の意味がある。

＊8　抗ウイルス薬で、商品名ベクルリー。日本ではのちの2022年5月、SARS-CoV-2による感染症への治療薬として特例承認された。

てくるので、「科学的に大丈夫なのか」と警戒する読者もいるかと思いますが、コンパッションの考え方についてはよくまとまっていて参考になります。

ハリファックスの考え方では[*9]、ぼくら人間はいつもコンパッションの崖っぷちに立つ不安定な状態（エッジ・ステート）にあって、コンパッションがよいほうに転がればうまく相手を思いやる利他的な行動ができるのですが、反対側の悪い方向に転がると共感疲労や燃え尽き症候群に嵌まったり、病的な利他性に陥って自分や周囲を傷つけてしまったりすると、定義づけています。わかりやすい考え方だと思います。

日本語では「感情移入」「共感」「同感」「同情」といった言葉がかなり曖昧に、かつ意味合いもそれぞれ微妙にオーバーラップされながら使われていて、これも混乱の一因だとぼくは思っています。英語のポピュラーサイエンス本が日本語に翻訳されるとき、訳者によってはエンパシーを「感情移入」、シンパシーを「共感」、とする人もいれば、エンパシーを「共感」、シンパシーを「同情」、とする人もいるので、翻訳書を見て「おやっ」と思ったときには、（お金はかかりますが）必ず原著の電子書籍版を購入して確認することにしています。コンパッションは「同情」と訳されることが多いのですが、それだとシンパシーとの区別がわからなくなってしまいます。

2021年、東京大学の入学式で藤井輝夫総長が、分断の進む現代社会における対話の重要性として三つの要素を挙げ、そのうちの一つが「共感的理解」だと語りかけたことがニュースになりました[*10]。藤井総長はその後、日本文学研究者のロバート・キャンベル教授とも「対話と共感」について議論を深め、「共感」は難しい問題で、「エビデンスを欠いた

＊9　第五章〔図5-1〕p.139参照。

＊10　https://www.u-tokyo.ac.jp/ja/about/president/b_message2021_01.html

共感ほど危険なものはない」という、はっとするような言葉まで引き出しています。[*11] ここで藤井総長の語った「共感的理解」には、シンパシー、コンパシー、エンパシーのすべての側面が入っていると思われます。

シンパシーは状態、エンパシーは能力

瀬名　こうしたシンパシーやエンパシーにかかわる全体的な難しさを、アダム・スミスを起点に読み解き直したい、と以前から思っていました。その思いが強くなったのは、まさに新型コロナ拡大の最初期に、フランスの思想家ジャック・アタリがアダム・スミスを引用して、「利己的な利他主義（selfish altruism）」の重要性を語っているのをテレビで観て感銘を受けたからです。

それでようやく最近、堂目卓生先生の解説書『アダム・スミス——『道徳感情論』と『国富論』の世界』だけでなく、イギリスの政治家ジェシー・ノーマンの解説評伝『アダム・スミス 共感の経済学』[*12]、それにやっと本家の『道徳感情論』も読みました。筑波大学名誉教授・櫻井茂男先生の『思いやりの力——共感と心の健康』[*13]も、発達心理学や社会心理学の立場からのわかりやすい解説書として、とても参考になりました。けっこう時間がかかりました。

渡辺　とても追いつけません。

瀬名　はい、順を追って説明します（笑）。「経済学の父」と呼ばれる18世紀のイギリス人、アダム・スミスは、生涯で『道徳感情論』と『国富論（諸国民の富）』という二つの主著を

＊11　https://www.u-tokyo.ac.jp/focus/ja/features/z1304_00127.html

＊12　ジェシー・ノーマン（著）、村井章子（訳）、2022年、早川書房

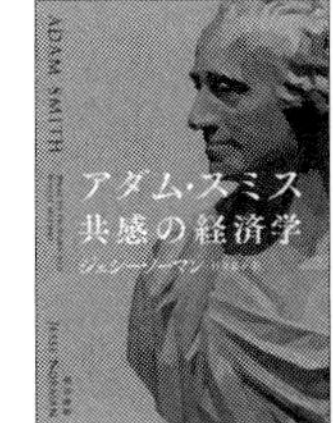

＊13　櫻井茂男（著）、2020年、新曜社

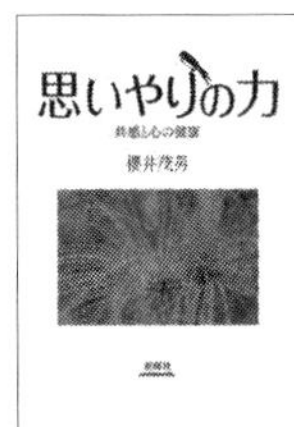

出しています。スミスの時代の経済学とは、いまと違って政治学と経済学の両方を含んだ広いもので、ノーマンは「政治経済学」と呼んでいます。ところがぱっと両者の本のタイトルを見るかぎり、前者では人間の道徳心や利他性について論じ、後者は資本主義経済に不可欠な自己利益の追求を称賛しているように見えるので、「スミスの論点はばらばらだ」とか、「途中で宗旨替えをしたのだ」といった言説がこれまであったわけです。ブレグマンの『Humankind 希望の歴史』でもそのような論調で若干批判されています。

ところが、「いや、そうじゃないんだ」と堂目先生やノーマンは指摘しているのです。スミスの中では論旨は一貫していて、ぼくら人間は道徳感情によって経済活動をするので、そういう人間の心の「シンパシー（sympathy）」のあり方をまずきちんと考えておく必要がある、と論じた。そのシンパシーの核心とは、成熟した大人の人間なら誰しも心の中に持っているはずの、「公平な観察者」という、いわば道徳的な判断のうえで他者の行動を評価し、是認や否認の気持ちを決める「メタ視点」のようなものだ、決して彼の見解はぶれていなかったのだ、と。

たぶんスミスの時代にはまだ「エンパシー」という言葉がそんなに使われていなかったのではないかと思うので、スミスの「シンパシー」にはいまで言う「エンパシー」、他者の心を推測する思いやりの気持ち、さらにそこに是認か否認かを意見表明して行動に移す「同感」の意味合いが多分に含まれているとぼくは考えます。

「成熟した大人」「社会的な存在となった大人」と、但し書きがついているのが興味深いところで、つまり社会の中で生きるようになってこそ人間らしい他者への想像力ははたらくのだ、と言っているように見えます。発達心理学との接続ですね。大人の人間には道徳感情を司って社会的な判断基準の役割を担うメタ視点が心の中にあるから、自分自身に対してもも他者に対してもそのメタ視点を通した判断ができるはずだ。それをもとに、対象に対して行為を行ったりするし、他者の行為とか感情がいいのか悪いのか、適切なのかそうでないのか、感謝したり憤慨したり、その人を攻撃したり称賛したりということを行うのだと、スミスは論じていたわけです。ここまでは、進化学的にもそんなに大きな間違いではないような気がしますが、どうですか。

渡辺　人間の本性としてはそうですね。

瀬名　それで、この話を読んでぼくは、この胸中の「公平な観察者」というメタ視点は、実はつねに揺れ動いている存在なのではないかと考えました。哲学ではよくアリストテレスの説いた「共通感覚」ということが言われます。野家先生との対談でも出てきました。[*14] この「共通感覚」というものがぼくらの胸中の「公平な観察者」を形成する基盤になっているのではないか、あるいはそうなるべきではないか、というのがぼくの直感なのです。

共通感覚なのだから、みんなが同じメタ視点を持てたらいいのだけれど、実際は一人ひとり揺れ動いているし、その人の社会的な立場や状況などによっても刻々と変わる。そのせいで、ここが変わってしまい、ときにはこれが見えなくなってしまって、自分である観察者自身が正義だ、公平な観察者だと思い込んでしまう。メタ視点を通さず、自分自身が公平だと錯覚してしまい、相手や行為者に対して感謝したり憤慨したりするという行為が行われてしまう。メタ視点を失って、自分こそが正義だと思ってしまう。そこで極端な正

＊14　第三章 p. 93と＊33、＊34を参照。アリストテレスの言う「共通感覚」は、個々の五感を統合し比較するはたらきをさしていたことに改めて注意。

義感が表れて、大渕先生と話した、人を傷つける攻撃性が生まれたり、自己愛が暴走してしまったり、極端な正義を振りかざす人が出てきたりするのではないか、と考えました〔図12-1〕。

大渕先生との対談でも言及したフランスの思想家ジャック・アタリは、「利己的な利他主義」あるいは「合理的な利他主義」という言葉を使って、まさにこのアダム・スミスの論を引いていたわけです。アタリは決して「無私の聖人になれ」と言ったわけではありませんでした。たとえばパン屋には、「自分が儲かりたい」という利己的な心理があるわけですが、同時にそれは他者的、利他的でもある。おいしいパンを作れば、買う人も満足するし、店も流行るからです。

パンデミックでも、「自分だけ助かればいいや」と利己主義に走るのではだめで、自分が感染対策をすることは、ひいては他者が感染しない、重症化しないことにつながるのだから、こういう危機的状況のときは一人ひとりが「利己的な利他主義」の精神を思い出して、決して観客目線に留まるのではなく、自分自身もサッカーグラウンドにいるプレイヤーの一人であると考えて、ポジティブに生きよう、とアタリは提唱したのです。

渡辺　目にした他者の行動をわがことのように「共鳴する」脳内の神経細胞ミラーニューロンを想起させますね。

〔図12-1〕**胸中の公平な観察者はつねに揺れ動いている**（**共通感覚の有効性**）

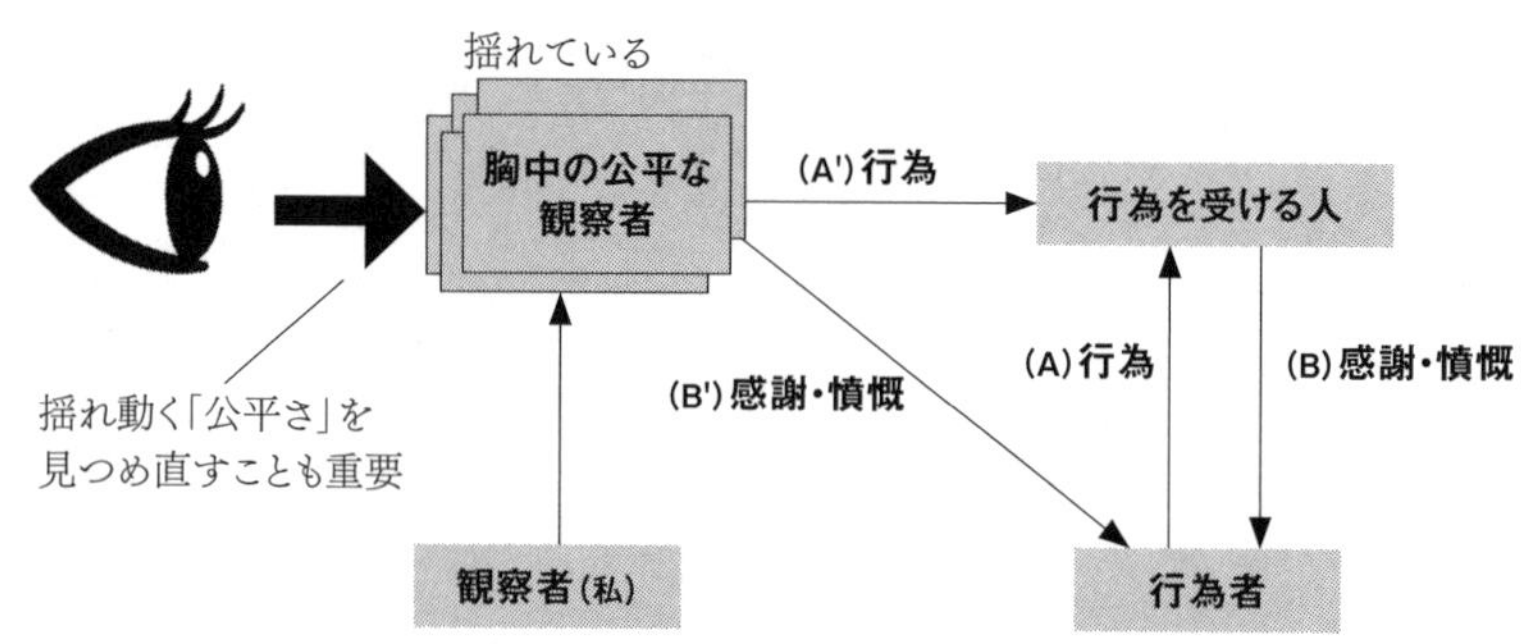

p.270の〔図9-6〕と比較して左上部分の違いに注目のこと。

（出典：堂目卓生『アダム・スミス』〈2008年、中公新書〉p.41より引用改変）

瀬名　はい、その通りです。思いやりに関する用語の整理ですが、先に書名を挙げた櫻井先生の『思いやりの力』によくまとまって書かれています。櫻井先生は著書の中でエンパシーの訳語に「共感」を当てていますが、それをあえてエンパシーに戻して、内容をぼくなりに再構成して説明すると、このようになります。

まず櫻井先生の定義するエンパシーとは思いやりの気持ちのことで、情動の発露から実際の援助行動まで次の4つのプロセスを辿（たど）ります。①目の前にけがをしている人がいるとして、「困っているようだ」と、他者の存在や他者の心情の変化に気づき、②「つらそうで援助を欲していそうだ」と、他者の立場になって相手の考えや感情、欲求を推測し、③自分もつらい気持ちになるなど、他者と同じ感情を共有し、④他者に対して「かわいそうだなあ」と同情するなどの感情反応をする、という流れです。心理学の分野では「認知的共感（cognitive empathy）」「情動的共感（emotional empathy）」という用語で前半①②と後半③④の区別が説明されているようですが、これはつまり、自分で意識しているかどうかの違いだと思うんですよね。

先ほどぼくは、シンパシーは「状態」で、エンパシーは「能力」だと述べました。ですがぼくら人間は他者に対して利他的行動をとるとき、刻一刻とシンパシー、コンパシー、エンパシーのスイッチを切り替えているのだということがわかります。

もともとエンパシーとは、野家先生との対話でも出てきた通り、ドイツ語で「アインフュールング」、他者の心の中に入り込むことを意味していました。アダム・スミス自身が『道徳感情論』の中で一例として挙げているのですが、サーカスを観に行って高い場所で綱渡りするアクロバットの人を見上げると、ぼくら観客もそのアーティストの心にあたかも入り込んだような気になってどきどきする。これが「アインフュールング」、エンパシーです。ドゥ・ヴァールも『共感（エンパシー）の時代へ』でこの例を引いています。

このときぼくらは、まず櫻井先生のいう②に入って、「視点取得」するわけですね。これはぼくらがある程度成長して「高い場所を歩くのは危ない」という認識ができているから、はらはらする。生まれたばかりの赤ちゃんはサーカスを観ても「視点取得」できないだろう、と思われます。ということは、①②までの認知的共感とは、ある程度社会で経験を積んで常識を獲得した人が認知・理解できる、能動的なエンパシーだと言えます。

ではぼくらはずっとエンパシー能力を発揮し続けなければならないのかというと、実はそうではない。いったんエンパシー能力で綱渡りアーティストの心の中に入り込んだら、あとはある程度自動的に、相手の心とつながったまま、はらはらどきどきしながら綱渡り芸を愉しむのではないでしょうか。そしてクライマックスでアーティストがバランスを崩し、綱から落ちてしまったとき、ぼくらは一瞬「あっ」と叫んで立ち上がり、思わず助けようとするのではないでしょうか。実は下に安全ネットが張ってあるので、落下もアーティストの芸の一つだったとわかってぼくらはほっとし、拍手喝采します。

このとき心の状態はどのように変化しているか。綱渡り芸が進んでいくにつれて、ぼくらは③④の「情動的共感」に移っていっているのだということがわかります。ここではシンパシーやコンパッションの気持ちが優勢なのです。そしてアーティストが落下した瞬間、ぼくらは④の状態をさらに超えて、「助けなきゃ」という「向社会的行動」「援助行動」へと進むわけです。心の中で思っているだけじゃなく、実際の「行動」に移して他者を助ける。「思い遣り」の「遣り」とはまさに行動することですね。綱渡りを見ている場合は反射的な行動かもしれませんが、これをたとえば地震などの自然災害に置き換えてみたとき、被災して困っている人たちを助けたいと思い、高速バスに乗って被災地まで赴いてボランティア活動をするならば、確実にそれは④の状態からさらに先の「向社会的行動」「援助行動」となるわけです。そしてアーティストが安全ネットから力強く立ち上がって笑顔を見せれば、ぼくらはシンパシー状態から抜け出して自分を取り戻し、アーティストへのかぎりない称賛という自分の感情を、拍手のかたちで表現することでしょう。

この「シンパシー状態から抜け出して自己を取り戻す」能力も、ぼくら人間には大切なことです。そうしないと、ずっと相手と共感して抜け出せずにいたら、共感疲労に陥って、自分も具合が悪くなってしまうからです。被災地のボランティア活動も夜はきちんと別の場所で休憩したり、仲間と談笑したりして、張り詰めた気持ちを緩める作業が大切です。

櫻井先生は著書の中で、総論として自分の共感性（エンパシー）を育てるポイントとして、①愛する人を作ること、または信頼できる人を作ること、②幸福感（ウェルビーイング）、自己肯定感、有能感を持つこと、③自分に優しくすること（セルフ・コンパッションの実現）、の三つを挙げています。セルフ・コンパッションとは、「苦痛や心配を経験したときに、自分に対する思いやりの気持ちをもち、そうした否定的な経験を人間に共通のものと認識し、苦痛に満ちた考えや感情をバランスがとれた状態になること」「簡単にいえば、自分にやさしく接して本来の自分を保つこと」（『思いやりの力』p.167）です。この技術を身につけておくと、燃え尽き症候群に陥りそうになったときも、自分を取り戻して回復できます。

内なる「公平な観察者」の視点――再びアダム・スミスへ

瀬名　こうした考え方は、アダム・スミスが『道徳感情論』の終盤で説いていることと、とても近いように思えます。②の「視点取得」も広い意味でメタ視点獲得の一種といえるでしょう。この「視点取得」で間違えてしまうと、相手に対する勝手な決めつけをして、本当は相手が望んでいないことまでむりやり押しつけてしまいますし、周囲を見わたせずその相手だけに入り込んでしまったら、その後の行動も偏向的になり、極端な正義感に陥ってしまうかもしれません。エンパシーを育てるポイント②の「有能感を持つこと」も、決してエリート意識に嵌まることではなく、まさにアダム・スミスの言う内なる「公平な観察者」の視点を通して、自分への自尊感情を公平に評価して、自分の努力と成果を認めてゆくということなのだと思います。だからそれができる人は、むやみに自慢したりしませんし、他人を見下したりもしないでしょう。静かに自分を肯定すればよいのです。

さて、櫻井先生の著書から離れて話を続けます。そういうわけで、このメタ視点が本当は重要なのだけれど、ぼくらは往々にしてこれを忘れてしまい、自分や近しい仲間たちの立場を守ろうとするあまり、いわゆる「道徳部族（モラル・トライブズ）」の陥穽（かんせい）にはまってしまいます。「モラル・トライブズ」とは、大渕先生や本堂先生との対話でも言及しましたが、道徳哲学者・心理学者のジョシュア・グリーンが提唱した言葉です。[*15]

[*15] 第二章p.65、第七章p.197を参照。

ふだんならぼくらは仲間内の道徳部族に収まって、互いに「共感」し合って生きていればいい。それで特に何も問題は起こらないし平和が続く。ところが、何か世界全体に危機的状況が起こって、仲間内のコミュニティを飛び越えてほかのコミュニティとも対話しなければならないときが出てくる。そうしたとき仲間内の「共感」だけを振りかざしていたのでは対話にならない。ジョシュア・グリーンは「オートモード」と「マニュアルモード」といううまい表現を使って、ふだんは仲間内でオートモードの共感をし合っていてもいいけれど、自分たちと意見の異なるほかのコミュニティと話し合うべきときは「マニュアルモード」に切り替えて、一つひとつの課題を互いにちゃんと吟味し合うことが大切だ、と説いているのです。これもすごく重要な指摘だと思います。

そして、グリーンの著書『モラル・トライブズ——共存の道徳哲学へ』邦訳版の巻末解説[*16]を書かれた認知神経科学者・阿部修士（のぶひと）准教授に直接お話をうかがって、「なるほど」と思ったのですが、ぼくら人間は誰しもすぐにマニュアルモードになれるわけではない。ずっと特定のコミュニティ内に生きてきた人たちがオートモードに囚われたままでいるのは仕方のない側面もある。けれども、少なくともいざとなったときは、それぞれのコミュニティのリーダーがマニュアルモードを発揮して、互いの話し合いをしなければならないんだ、ということでした。緊急時におけるリーダーの持つべき責任論と道徳哲学がここでつながります。胸中の「公平な観察者」が揺れているときとは、一面ではこのオートモードとマニュアルモードの切り替えがうまくいっていない状態ともいえるかもしれません。またコミュニティ内の「共感」とは「オートモード」、つまりいまのロボットでも実装可

＊16 http://kokoro.kyoto-u.ac.jp/1509abe_greene/l

能なほど機械的な感情のあり方なんだ、という指摘も興味深いところだと思います。オートモードの「共感」だけに頼って生きているのでは、本当の人間らしさは発揮されていない。ぼくらは悪い意味でロボットと同じなのです。それではパンデミックの複雑な諸問題には立ち向かえない。

まとめると、今回の新型コロナで仲間内の利権といったようなことが噂され、「自分の子どもが感染したのに保健所が対応してくれない」と、相手の状況などかまわず一方的に文句を言うとか、「ファイザーのほうがモデルナよりいい」と、世評に流されてモデルナのワクチンが余っちゃって廃棄せざるをえないとか、そういったことが浮き彫りにされてきた背景は、このアダム・スミスという18世紀の人に遡って考え直すことで説明できるかもしれない。だとしたらわれわれは、理系、文系を問わず、こういう先人の哲学を共通理解として持っておかなければいけないのではないかという気がするのです。

ここまで、渡辺さんのご意見、どうでしょう。

渡辺　パン屋の自己愛と利他性ということでいえば、先ほどの科学書の編集者や出版社（pp.384-385）もそうであってほしいですよね。

それはともかく、アダム・スミスが『国富論』で唱えたのはレッセフェール、自由放任主義ですよね。自己愛と利他性があれば、結果的にはよい方向に進む、という言い方ができるわけです。ダーウィンは、レッセフェールからヒントを得て自然淘汰の原理を思いついた、と言われています。「自然」にメタ視点はありませんが、人間にはそれがある。メタ視点が崩れると人は攻撃に走る、という解釈はおもしろいですね。

先日、日刊ゲンダイのサイトを見ていたら、作家の宇能鴻一郎さんのインタビュー記事が出ていました。その中で、「私は正義という言葉は嫌いだ」と発言されていました。正義というのは相対的なもので、絶対的正義などないのだから、正義を振りかざすこと自体が信じられない、というのです。瀬名さんのアダム・スミス論を聞いていて、その言葉を思い出しました。SNSで攻撃するのも、「自分が正義だ」と思っているからなのですよね。

瀬名　「自由放任」というと悪い印象がありますが、実際はスミスが一度も著書内で使っていないといわれる表現、「神の見えざる手」ですね。レッセフェール（laissez-faire）、つまりフランス語で「為すに任せよ」と。

そう、そこが難しいところで、字義通り自由放任で各人が勝手気儘に行動してしまうと、社会の「正義」が歪んでしまう。スミスの論では、社会がうまく機能するには愛に基づく「正義」という行動原理が不可欠だという立場でした。「善行は…（中略）…奨励で十分であって、強制にはおよばない。これに対して正義は、構造物全体を支える基柱である」[*17]（村井章子、北川知子訳）と。齋藤雅俊『自己責任という暴力——コロナ禍にみる日本という国の怖さ』[*18]や山口真一『正義を振りかざす「極端な人」の正体』[*19]といった書物でも論点になっていることですが、自分が絶対的な正義だという信念のもとに、他者を攻撃してしまう、そういう人たちが出てきてしまうわけです。「公平な観察者」の視点を見失った、「極端な正義感」の暴走です。宇能鴻一郎さんがおっしゃっていたのは、きっとそういう「利己的な（自分勝手な）正義」を振りかざすことの恐ろしさなのだろうと、いまうかがって思いました。[*20]

それと、何をするにしても「自己責任だ」と言い放って、「それは自分には関係ない」

***17**　日経BP社版p.222〜223。岩波文庫版では上巻p.224。

***18**　齋藤雅俊（著）、2020年、未來社

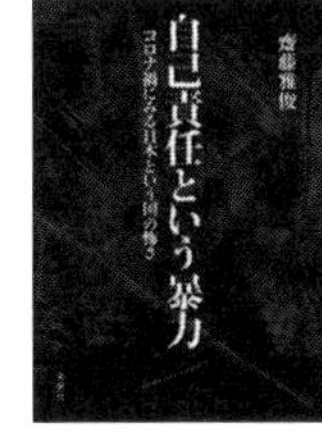

***19**　山口真一（著）、2020年、光文社新書

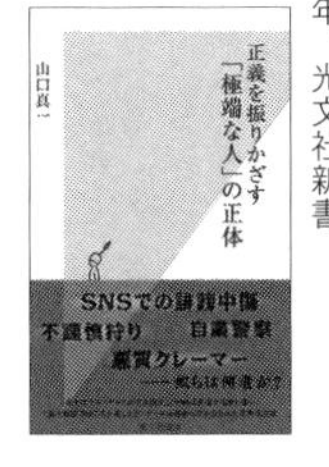

***20**　こちらの記事もご参照下さい。https://gendai.ismedia.jp/articles/-/52308

と言い募るけれども、いざ自分がたとえば新型コロナウイルス感染症にかかってしまったとか、家族がかかってしまったときは、「こんな理不尽な社会はない」と怒ってしまうパターンです。それはつまり、想像力が足りないわけです。

想像力によるエンパシック・アンダスタンディング[*21]が浸透するためにはどうすればよいか、それも〈ビッグピクチャー〉や〈総合知〉の一つなのではないか。これは以前から思っていたことなのですが、この2年でその思いを強くしました。

渡辺 ブレイディみかこさんが「エンパシー」という言葉に出合ったのは、ロンドンの移民社会、階層社会の教育現場では、そういう教育が必要だという必要性に迫られているからなのでしょうね。

瀬名 ふだんの生活の中で「他者」をつねに意識する環境があった、それが教育現場にも活かされていた、ということですね。

そこで「科学リテラシー」のあり方と絡めてさらに述べると、先ほどの編集者は、たとえぼくから見ればおかしな内容のものであったとしても、読者も喜んでいるし会社も儲かっているからウィンウィンの関係でいいじゃないの、と言っていたわけですけれども、それでは「公平な観察者」の視点が失われていると思われるのです。

パン屋も儲かっているし買い手も喜んでいるのだからいいでしょう、というだけではだめで、パン屋は本当においしいパンを作ってみんなに喜んでもらいたい、売れるからといって手を抜いたりしては職人失格だ、と思って努力を続けることも必要ですし、買い手側も「あそこのパン屋は世間で評判だから、きっとこれはおいしいのだろう」と安易に納

*21 日本では「共感的理解」と訳されることが多いが、ここでの「共感」はエンパシー。看護師が患者と一定の心的距離感を保って燃え尽き症候群に陥らないよう自己制御しつつ、患者が本当に望んでいることを推測してケアすることをさす。

得して機械的に買い続けるのではなくて、家族そろって食事をするとき、パンの味についてちょっとでもいいからみんなで感想を話し合ってみる。「値段のわりにはふつうの味だな」「前より味が落ちてきたかも」「これは風味があってすごくおいしいじゃないか」。あるいは「お父さんはおいしいと言うけれど、私は味が落ちたと思う」と、迎合せずに自分の意見を言ってもいい。

SNS社会だと、どうしても他人の目を気にして、それに合わせながら自分の感想を述べてしまう傾向がある。たとえば、日本語の読書感想サイトはいくつかありますが、ある場所で一つ感想が書き込まれると、次からはそれに同調するような感想が書き込まれがちといった印象があります。そんな他人に遠慮しながらの「共感」なんて必要ない。ぼくはいつも書評原稿を書くとき、書き終えるまでアマゾンのレビューや読書感想サイトの他者の評価は絶対に見ません。他人に「いいね！」を押されるかどうかなんて気にしなくていい。自分自身の感想や批評をきちんと制限文字数内で書く、何よりもそれが重要だと思うからです。そもそも実際に読んでみて「おもしろくない」と思った本は、書評の依頼を断ります。そんなときはいい書評は書けませんから。

売り手と買い手の間には、「公平な観察者」という共通感覚のもとで、そういう一定の緊張関係があっていい。そうして初めて「利己的な利他主義」という道徳が社会で成り立つ。もちろん、本当においしいと思ったら、ちゃんと感染対策を心がけたうえで、その店に黙って通えばいい。きっとお店側にも応援の気持ちが伝わるはずです。

これ、もの作りをしている人には理想論に聞こえるかもしれませんけれども、そこを追求してこそ、本当のもの作りの喜びがあるんじゃないか、という主張は、さまざまな場所でこれまで多くの人が訴え続けてきたことだと思うんです。

一方で、いちばんまずいのは、「俺はもの作りを究めたのだから俺の作るものに間違いはない。批判する奴のほうがアホ、バカなんだ」と主張することで、そんな類いのことを言い始めたら、たとえ過去に優れた業績を挙げた高名な科学者であったとしても、その人は危険領域に入っているとぼくは感じます。つまり、「自分は科学リテラシーを持っているのだから、正しい科学的判断ができる。俺を批判する奴はそっちのほうがバカなんだ」と言い出したら危険だということです。そんなふうに「科学リテラシー」という言葉を使うのはだめなんだ、とここで強く指摘しておきたい。

この話は、後で述べますが、実は世の中で時に過激な行動へと発展してしまう疑似科学批判活動の問題、さらには先ほど言われたエリート意識、個々人のプライドの問題にも直結すると考えているのです。反ワクチン論ともつながります。渡辺さんは先の対話の始めに、「バランスのいい研究者というのはいるはずだ」と人の性善説を信じたい気持ちについて語っておられましたよね。まったくその通りで、つまりバランスの問題だとぼくも思うのです。「科学リテラシー」という言葉は謙虚な気持ちで、「公平な観察者」の視点を伴って使う必要がある、と考えるのですが、いかがですか。こういう視点の導入が、今後の「科学リテラシー」教育のさらなる前進、焦点の再設定、より精緻で豊かで応用範囲の広いリテラシーの醸成に貢献できる、とぼくは考えるのですが。

渡辺　科学の研究者に対しては「科学者リテラシー」という言い方もあります。具体的には、先端的な研究をしている科学者は、その分野の専門家ではあっても、ほかの分野に関してては「特殊な素人」にすぎないという認識を持っているかどうかが重要だ、という意味です。そういう認識があれば、「自分が絶対正しい」などという発言は出てこないはずです。別の言い方をするなら、これもバランス感覚であり、「公平な観察者」の視点だといえますね。

ただ、そうだとして裏を返すと、〈専門知〉なるものも、研究分野が細分化するほどに個々に狭まってゆくことになります。

西欧と日本の「連帯」

瀬名　先ほど、ロンドンは移民社会だからエンパシーの教育が重要なんだ、という話がありました。移民社会ということでいえば、イギリスを含め、ヨーロッパと日本では社会のあり方が違っていたわけですよね。ただ、２００９年の新型インフルエンザのときと比べると、日本の大都市は様相が大きく変わりつつある。押谷先生によれば、東京の中でも移民の人が多く暮らしている地域でクラスターが発生したそうですが、それは都市問題であると同時に移民問題でもあるけれど、いまの日本人にはほとんどそれが見えていない、という指摘でした。

フランスの経済学者シャルル・ジッドらが20世紀初頭に提唱した「連帯責任主義」の話をしました。ぼくはいま週一回、フランス語を習っていて、そこで先生の話を聞いても実感しているのですが、フランス人は「連帯（ソリダリテ〔solidarité〕）」という言葉が好きです。この言葉の意味をもう少し考えてみたいのです。ジッドの本では、これからは「博愛（友愛）」（フラテルニテ）と言うより「連帯責任」（ソリダリテ）と言ったほうがより科学的な人間社会の絆のあり方だ、と論じていました。

この考え方には社会進化論の影響があるような気もするのですが、どうでしょうかね。

渡辺　シャルル・ジッドは、『創造的進化』の著者アンリ・ベルクソンとほぼ同時代人ですね。フランス革命を経験していたフランスには、ダーウィンの進化理論をわりとすんなり受け入れる土壌がありました。特に進歩的文化人の間では。

瀬名　「共和国の精神を社会進化学的にさらに発展させて洗練させるんだ」という気持ちが、ジッドらの中にはあったのかもしれないですよね。

渡辺　そうですね。

瀬名　そういうこともあって、西欧の「連帯」という言葉の中にも、進化論思想が少しは含まれているのではないか、というのがぼくの感想です。その一方で、日本人が言う「連帯」は、何となく言葉が軽い気がします。

渡辺　野家先生もおっしゃっていたように、自由とか権利は勝ちとるもので、そのために「連帯する」という意識があるのかもしれないですね。

瀬名　フランス語講座の先生に、「連帯」や「友愛」や「友情」の違いは何か、と質問してみました。それでぼくなりに理解したのは、次のようなことです。

まず「友情（アミティエ〔amitié〕）」は、個人間の友達関係ですね。これに対して、フランス共和国のスローガンの一つ「友愛（フラテルニテ〔fraternité〕）」は、兄弟愛、同胞愛、の意味なのです。師弟愛のような上下関係のある友愛ではなくて、横に並んだ同じ立場同士の友愛。アダム・スミスの『道徳感情論』でも「同胞感情（fellow-feeling）」という言葉が「シンパシー」とほぼ同義に使われているところがあって、これがヨーロッパの人たちの感覚を解く鍵になりそうです。日本では「自由、平等、博愛」と言われることが多かったのですが、「博愛」というと上から下への慈善事業や施し（シャリテ〔charité〕、フィラントロプ〔philanthrope〕）の感じが強くなって、本来の意味から外れてしまうので、近年は「自由、平等、友愛」と表現されています。「友愛」はあくまで対等な同胞が助け合うことなんですね。フランス人から見れば、その対等な同胞とは、ほかのヨーロッパ諸国ということになります。残念ながらフランス人にとって日本は遠い極東の国なので、同胞ではない。

となると、「連帯（ソリダリテ〔solidarité〕）」する相手は、「同胞に対して」ということになります。これはフランス語の先生の個人的見解なので研究者の方々の考えは違うかもしれませんが、「それではフランスは、もし日本がロシアや中国に侵攻されたら助けてくれるか」と教室で尋ねたら、うーんと考え込んで、「『連帯』の関係ではないから、助けにはいかないかもしれない。もちろん経済制裁などの間接的な支援はするだろうけれども」と言っていました。「連帯」はヨーロッパ内の結びつきなのだ、と。

シャルル・ジッドが著作の中で引用している、レオン・ブルジョアが提唱した連帯責任主義の実際的適応範囲は、次の三つでした。

（一）生命の危険に対する保証　性質上偶然なものであるから、この危険はすべての者に共通である。国民は相互救助の広大な社会でなければならぬ。
（二）最低生計の各人に対する保証　遡及契約の仮説が、与えられているので、少くも社会が生活権を保証しなかったとしたら、かかる社会へ加入することに同意したということは、矛盾たるべきが故である。……（後略）
（三）地位の如何を問わずすべてに対する無償の教育　知識上の資本は他のすべてに比しいっそう集合生産物であるから、これは共通なものでなければならず、各人は自由にこの泉を汲み得なければならぬ。（『社会連帯責任主義』p. 29）

ジッドはこうした連帯責任達成のためには、まず立法による実現が大切だとして、そこには「労働者取締、工場および都市の衛生、流行病に対する健康法と保護法、災害および老年に対する労働者保険、貧弱な病者および老齢者に対する強制救助……」（前掲書 p. 30）等々が入っている。いまにも通じる提案に思えて興味深いです。一方で産業組合のようなものは個人の自由な連帯責任であるから道徳上前者よりも劣ると考える、としています。つまり連帯とは、国家による法規の役割が重要だけれど、基本は理想を同じくする同胞のつながりという意味合いがあって、理性を重んじる仲間の作り方なのではないか、とぼくは考えています。

そこで、ドラえもんの話になります（笑）。

渡辺　おっと、ドラえもんですか。

友だちか仲間か——『映画ドラえもん』より

瀬名　ぼくは子どもの頃からずっと、藤子・F・不二雄先生の『ドラえもん』が大好きなんです。それで、「連帯」とか「友だち」とか「仲間」という言葉について考える中で、ここ直近3作の《映画ドラえもん》シリーズでは、「思いやり」という言葉がキーワードになっていることに気づいたんですね。このことを指摘しているのはぼくだけだと思うので、これもあくまでドラえもん批判ではない、同業者への悪口ではない、〈総合知〉への提言の一つなんだ、ということを前提に話をさせてください。すみません、ここも長くなります（笑）。

今年（２０２２年）の春に、『映画ドラえもん　のび太の宇宙小戦争（リトルスターウォーズ）　２０２１』が1年遅れで公開されました。これは藤子・F先生が描いた『大長編ドラえもん　のび太の宇宙小戦争（リトルスターウォーズ）』という漫画の再映画化版で、脚本を担当なさったのは数々のロボットアニメで活躍されている佐藤大（だい）さんです。その前の映画は、２０２０年8月公開の『映画ドラえもん　のび太の新恐竜』という作品でした。ベストセラー作家の川村元気さんが脚本を書いていて、もともとの第1作『映画ドラえもん　のび太の恐竜』を今風にアレンジして、近年の恐竜学の成果も取り入れて作り直したストーリーでした。その前の２０１９年春公開作『映画ドラえもん　のび太の月面探査記』は、ドラえもんの大ファンとして知られる直木賞作家の辻村深月さんが脚本を書きました。ぼくより一回りくらい下の人で、仲良くしてもらっています。残念ながら、佐藤大さんや川村元気さんとの面識はありません。

この3作品すべてに「思いやり」という言葉が出てくるのですが、使い方がどれも微妙に違う。そこがすごく興味深いと思っているのです。のび太は学校の成績も悪くてぐうたらな性格ですが、動物に対してはいつも優しい心を持っていますし、「ドラえもんって、どんなロボット？」と聞かれて、即座に「ぼくの親友さ」と言える男の子です。映画ではのび太は異世界から来た人と友だちになり、その友だちを助けにいく。そこで大冒険をして帰ってくる。これがドラえもん映画の定番ストーリーです。

なのでそこでは、どうしてのび太は異世界の人たちと友だちになるのか、どうしてその友だちを助けるのかというモチベーションの理由づけが展開上必要になるわけです。「友だちとは何か」「仲間とは何か」、このテーマを第1作の頃から40年以上にわたってずっと考えてきたのがドラえもん映画だというのが、ぼくの考えなのです。

ぼくは小学校を卒業した春からすべてのドラえもん映画を観てきましたが、藤子・F・不二雄先生が亡くなられた後、映画制作スタッフの間で、この「友だちとは何か」という肝心なテーマがいっとき見失われていたと思っています。というのも、「なぜ友だちになるのか」というのび太の心の葛藤を十分に描かないまま、すぐさま「友だちだから助けにいこう！」と決断して異世界へ乗り込んでゆく展開が繰り返された時期があって、正直その頃は、ぼくも映画ドラえもんへの気持ちが離れつつありました。あまりに簡単に友だちになりすぎる、現実の人間社会って、友だちになりたくてもなれないとか、友だちとけんかしてしまってどうしようとか、そういう葛藤でみんな悩むものじゃないか。そういうところが欠けてしまった、と悲しい気持ちになっていたのです。ところがここ数年で、映画ドラえもんはちゃんとその問題に向き合うようになってきた。だから注目したのです。

渡辺 ぼくはドラえもん世代ではなくて、オバQ世代よりもさらに前のアトムの子で、ドラえもんにはまったく疎い身です。そういうことなのですね。

瀬名 『月面探査記』は、のび太が月面人のルカという少年と友だちになって、危機に陥ったルカを助けに行く話なのです。辻村さんに話を聞いたら、脚本執筆段階で監督さんから、「どうしてのび太はルカを助けるんですか」と、何度も何度もダメ出しがあったそうです。月面人なんて地球人とぜんぜん関係ないのに、なんでのび太はルカを助けにいこうと思うんですか、そこの心の動きをきちんと書いてくださいと要求された。どんな編集者よりも厳しかったそうです。

最初、ルカは、のび太の小学校にやってきた季節外れの謎の転校生という設定です。ルカは自分が月面人であることを隠して地球にやってきたんですね。やがてルカが月面人であることがわかり、みんなで月面で楽しく遊んでいるとき、ルカとその家族が悪の権化にさらわれそうになる。のび太たちはルカを助けようとしますが、歯が立たない。命からがら「どこでもドア」で地球に逃げようとするのですが、ルカはそのとき、のび太たちを地球において、自分だけは月面に残り、自分の家族と運命を共にする道を選ぶのです。のび太の前でどこでもドアが閉まり、ルカとは離ればなれになってしまいます。辻村さんが描いたすばらしいシーンの一つです。なぜのび太はルカを助けようとしたのか。なぜルカは月面に残ったのか。

のび太は、地球の小学校でたった一日クラスメートだっただけのルカを、すぐに友だちだと信頼します。ドラえもん映画の歴史が重ねられていったのび太の優しいキャラクター性が、そのまま素直に示されています。辻村さんは、「のび太はどんな人ともすぐに友だちになれる男の子なんだ」というキャラクター性が確立された時期に熱心にドラえもん映画を観て育った世代なので、そこは当然のことと思っていたようですね。そして月面で遊んでいるとき、のび太は「友だちは、仲間だよ。友情でつながっている仲間。友だちが悲しいときには自分も悲しいし、嬉しいときは一緒に喜ぶ。ただ友だちってだけで、助けていい理由にだってなるんだ」とルカに説明するのですが、ルカは「友だち」という感覚がわからないんですよ。なぜなら、ルカは悪の権化から逃れて月面でひっそりと1000年も家族だけで暮らしてきたから、家族関係ではない「友だち」という概念が理解できない。のび太たちと出会って初めて、友だちという状況があるんだ、ということを知るのです。

実は初期の映画ドラえもんでは、のび太が異界から来る人と必ずしも「友だち」関係にならない物語もありました。『のび太の海底鬼岩城』で出会う海底人のエルはのび太よりずっとしっかりした少年で、「仲間」として信頼関係は結んでも「友だち」というわけではなかったですし、『のび太と鉄人兵団』で地球を侵略するため先兵スパイとして送られてきたロボット少女のリルルとは、互いに葛藤しながらも、原作では最後まで友だち関係を結べずに終わり、それがのび太の心のしこりとなるという展開でした。

あえて意地悪く考えますが、ここでもし、のび太の小学校にやって来たのがロシアの男の子だったらどうなりますか。のび太はロシアを助けにいったのでしょうか。ちょっと違和感があるのではありませんか。逆に、ウクライナの子と友だちだったらどうでしょう。「友だちだからウクライナを助けにいく」という理由だけで、ぼくらは納得するでしょう。ぼくらは連日の報道で、ウクライナにシンパシーを感じているからです。おかしなことになりますよね。そうなると、「友だちだから助けにいっていいんだ」という理由だけでは、本当は物語が成り立たないんですよ。

ここでのび太が「友だちは友情でつながっている仲間だ」というのは、のび太たちが小学生だからだと思うんです。社会に出たらこれで終わることはできない。これもまた後で話したいのですが、大人の社会では「友情」にもいくつかのタイプがある。

重要なのはそこから先で、どこでもドアで敵から逃れたのび太は、早くルカもこっち側へ来てほしいと叫ぶ。ところがルカは、ドアの手前で立ち止まり、応えるのです。「ぼくは残る。仲間を残してはいけない」。

ここでルカが言っている「仲間」とは、月面人の家族たちや、遠い故郷にいる同胞たちのことなのです。のび太は驚いて、「だったらぼくたちも。友だちだろ!」と促す。しかしルカは、「友だちだからさ」と〃泣きそうに微笑み、ドアを閉じる〃(脚本より)のです。ここはすばらしい。のび太は優しい男の子だけれども、まだ「友だち」と「仲間」の違いがわかっていない。でもルカは、短期間ですぐに「友だち」と「仲間」の意味を理解した。ルカはのび太のことを「友だち」だと思うからこそ、安全な場所に君たちは逃げ延びてくれ、と考える。しかし家族や同胞は、「仲間」として自分が助けなければならないと決意して月面に残る。「友だち」と「仲間」の違いを鮮烈に描いた名シーンです。

渡辺　なるほど。

そして「思いやり」

瀬名　この映画のクライマックスで、「思いやり」という言葉が出てきます。ルカの故郷であるカグヤ星で、ついに悪の権化と対峙したのび太やドラえもんは、敵の正体が人によって作られた人工知能だと見抜きます。ところが敵はこう言ってのける。「余は、カグヤ星人によって造られた。彼奴らの想像力が、破壊を生み出したのじゃ！」。それに対してドラえもんは歩み出て力強く言います。「違う！　想像力は未来だ!!　人への思いやりだ!!　想像することを、諦めた時に、破壊が生まれるんだ!!」と。

人の想像力は、よいほうにも悪いほうにも転がってゆく。でも「思いやり」がそこにあれば、よい未来が生まれるんだ、と宣言するわけです。「思いやりを伴う想像力こそが、未来を拓く」というドラえもんの主張に、ぼくらは感動するのです。最初にのび太が言っていた、「ただ友だちってだけで、助けていい理由にだってなるんだ」からここまでの間に、のび太やドラえもんたちと共に、観客であるぼくらも精神的成長を遂げる。

ここまでお聞きいただいて、最初ののび太の台詞、「友だちだから助けにいくんだ」という考え方、どう思われますか。純粋な心情の吐露だけれども、ぼくらにはもっと先の、共に未来を考えるという「連帯」があるんだ、と考えることができると思うのですが。

渡辺　やくざ映画で高倉健が一人で殴り込みに行くときに、鶴田浩二がそっと付き添うシーンを思い出しますね。人を殺すことに正義はないはずなんですけれど。

瀬名　ああ、高倉健だと、映画『昭和残侠伝』は観ました。そこでは池部良が絶妙なタイミングで健さんに寄り添って、かっこよかったですね（笑）。

つまりここで注目したいのは、「友情」が「正義」の理屈づけに使われていることなんですよ。物語としては感動できるのでしょうが、冷静に考えた場合、この理論って正しいのか気になるわけです。監督もそこが気になって、「補強してください、補強してください」と、何回も辻村さんに申し入れたというエピソードです。

渡辺　ブレグマンの『Humankind 希望の歴史』に、兵士が戦うのは大義のためではなくて仲間のためだ、という話があります。性善説の裏づけとして出てくる例ですが、顔見知りになると、敵のことも撃てない、という話も。そこと通じる気もします。論理ではなく、人間の本性にかかわることかもしれません。

カート・ヴォネガットの小説『スラップスティック——または、もう孤独じゃない！』[*22]に、「拡大家族」という言葉が出てきます。こちらはみんなが家族になれば争いも消えるという考えでしたね。

瀬名　そうでしたね。ヴォネガットらしい小説でしたが、あの話もいま考えると、けっこう無理があると思うのです。小説では「もう孤独じゃない！」という政治的キャッチフレーズによって、アメリカに人工的な拡大家族の概念が広がってゆく。世界中のみんなが兄弟愛や姉妹愛でつながれば平和がもたらされるだろうというアイデアです。

確かにぼくらは生活の中でしばしば同郷愛みたいな親切心を発揮していて、出身が同じ

＊22　カート・ヴォネガット（著）、浅倉久志（訳）、1983年、ハヤカワ文庫SF

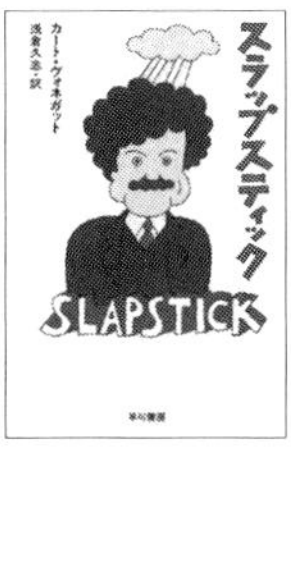

だとわかった人には快く手助けしたり、夏の甲子園では地元の高校を応援したりする。でも、ぼくら人間は現実のところ、親族同士で醜いいがみ合いもするわけですよ、横溝正史の世界のように。むしろ家族だからこそしがらみから逃れられず余計に苦しんだり憎んだりする。

地球全体が家族になれば、本当にそれでいいのか。多分それは幻想にすぎない。ただ、いずれは地球全体がみな同胞になるだろう、という考え方は、先ほどのシャルル・ジッドもこんなふうに書いていて、当時の進歩的思想だったことがわかるんです。

…（前略）…進化の目的は、凡俗なる『吾人同胞（類似者）』なる言葉を、一の真実とすることにあるのではないか。世界はますます大となる分化へ進むのではなく、斉一へ向かって進むのではないか。（『社会連帯責任主義』p. 26）

アーサー・C・クラークの『幼年期の終わり』を思い出させる文章です。『幼年期の終わり』では、「変容」した子どもたちの精神が宇宙で一つになるという終わり方でしたけれど、ほかの大人から見てその子どもたちは、滅亡寸前の地球で汚い襤褸（ぼろ）をまとって集団でダンスしているだけのように見えるので、本当にみんなが一体になることが幸せなのかわからない。そんな皮肉な描写が入っています。「友だち」「仲間」「家族」「同一化」の関係性の違いが浮き彫りにされますよね。

本書のテーマ〈総合知〉にかかわる、本当の「連帯」とは何かという最大の問題に近づくために、ドラえもん映画の話を続けると、川村元気さんが脚本を書かれた『のび太の新恐竜』では、のび太が恐竜の卵を発見して育てると、恐竜の子どもが孵ります。鳥へと進化する段階の恐竜の卵を見つけたという話になっています。しかも一個の卵から双子が生まれる。一方は元気がよくて、空も上手く飛べるのに、もう一方は引っ込み思案な性格で、なかなか空も飛べない。のび太はその飛べないほうのちっちゃな恐竜にシンパシーを抱きます。最終的に恐竜時代に戻って、彼らの時代に放つのですが、そこで、飛べなかったほうの弱っちい子が、最後にのび太の危機を、自分が崖から空に飛び立って助けるというシーンが、とても感動的に描かれています。最後の別れのとき、のび太たちを現代へ送り届けるタイムパトロールの隊員がこんなふうに呟きます。「他者を思いやる心、そんな感情は人だけが進化させた能力なのかもしれない。恐竜が空を飛ぶ翼を進化させたように、人間は、豊かな感情を進化させた。彼ら「のび太たち」を見ていると、そう思うよ」。

この話の背景には、学校の体育の授業で逆上がりができないのび太がみんなから笑われるエピソードがあります。のび太は恐竜の子どもが空を飛べないことと逆上がりができない自分を重ね合わせて、その子を飛べるように特訓するシーンさえあります。映画の最後にのび太は、ついに自分でも逆上がりができるようになって、「できた……！」と言って終わるのですが、最初に観たとき「これっておかしいんじゃないか」と混乱しました。実はいまも違和感が抜けません。恐竜の進化と個人の努力を同一視していると感じたからです。

これじゃあ、魚は「陸に上がりたい」と願って努力したから陸生生物になれた、と言っているようなものではないか。先の進化論の問題提起とつながるわけですが、藤子・F先生だったら絶対にこんな脚本は書かなかったはずだ、と反発さえ覚えました。だけど、これを観たぼくよりずっと若い世代のドラえもんファンの人たちは、ものすごく感動しているんです。この反応には、ぼくも作家として、かなり考えさせられました。多分、ぼくの中で何かが混乱していると思うのですけれど、どう思われますか？

渡辺　いやでもそれは、個体発生と系統発生の違いですよ。個体発生は成長で、空を飛ぶ訓練も逆上がりもこちらにあたります。

瀬名　ああ、そうか！　やっとわかりました。物語上の構成としては、恐竜の鳥への進化とのび太たちの努力の話を区別しているし、全体として科学的にも間違っていない。けれども、受け手である視聴者は自分の心の中でこの二つを重ね合わせて受け止めること〝も〟できる。物語のイリュージョンですね。でも、そうすると、イリュージョンで感動してしまうのは本当に〝よい〟ことなのか、という大問題が残る。区別できたうえで感動するほうがひょっとするとより〝未来へつながる〟感動ではないだろうか。

「忖度」「同調圧力」に屈しないために…

瀬名　最新作（2022年）の『のび太の宇宙小戦争（リトルスターウォーズ） 2021』が、図らずもいまのウクライナ情勢を想起させる話になっています。軍事政権がクーデターを起こして、その星の少年大統領を追放してしまいます。その10歳の大統領パピがたまたま地球に漂流してきて、のび太たちと友だちになります。軍艦がやってきてパピを連れ戻してしまうのですが、のび太たちがその星に行って軍事クーデター政権を転覆させ、パピ大統領の下で市民が団結し、平和な世界を取り戻すという話です。

今回、囚われの身となった少年大統領パピの演説シーンが新たに設けられていて、原作にはなかったとても熱い語りが繰り広げられます。そこでは、ぼくは大統領なんだけれども、いままで友だちというものがほとんどいなかったのに、地球に行ってのび太君たちと出会い、友だちができたことによって、ちょっと自分が変わった、と話し始めます。

それで、「私はやっとわかったのです…（中略）…人を思いやる気持ちこそが、宇宙でいちばん大事な約束なんだって」と言うのです。大切なのでもう一回言います（笑）。「人を思いやる気持ちこそが、宇宙でいちばん大事な約束なんだ」。つまり、友だちができたことで人を思いやる気持ちというものが大統領である彼の中によみがえってきて、その大切さを訴えることで、政治世界での仲間であるレジスタンス組織や、一般市民との連帯を深めるきっかけになっていくという物語構成になっていて、今回、ぼくとしては大絶賛なんです。つまり、「友だち」という個人的な感情が正しくはたらいて社会の連帯を動かすきっかけになるという、そういうつくりになっているわけです。

この三つの作品すべてに「思いやり」という言葉が出てきますが、使われ方が全部違います。つまり40年以上続いてきた《映画ドラえもん》シリーズには、友だちと仲間と思いやり、連帯という関係性をずっと模索してきた歴史があります。ここにCOVID-19の中でどう連帯すべきかのヒントがあるような気がしています。この、「思いやりが連帯をもたらす」点はどうでしょうね。

渡辺　その話を聞いて、東日本大震災のときの在日アメリカ軍の「トモダチ作戦」を思い出しました。絶妙なネーミングだったな、もしかしてドラえもんともリンクしているのかな、と。

瀬名　なるほど。あの頃は「絆（KIZUNA）」という言葉も国際語になりました。「トモダチ」は親和力が高い言葉ですから、のび太君のようにまず「友だちだ」と意思表明するのは、人と人が絆を作るとてもよいきっかけですよね。あのときはそれがうまくはたらいて、ぼくらも感謝の気持ちを深めました。

渡辺　浦沢直樹さんの『20世紀少年』[*23]でも「ともだち」がキーワードでしたね。見ず知らずの人間だったら意地悪できるかもしれないけれど、友だちになれば仲良くできると信じたいはずなのです、みんな。アルベール・カミュの『ペスト』も、ペストのせいでロックダウンされた街で知り合いになった者同士、連帯してゆくという話ですね。

瀬名　そうですね。主要登場人物の医師リュー（リウー）と、外からやって来て都市封鎖で足止めを食ったジャーナリストのタルーとの関係性は、とても示唆に富んでいます。

渡辺　われわれはそういうストーリーを見たり読んだり聞いたりすると感動するし、希望が湧いてくる。ぼくは大学生のときに読んで、ラストシーンで医師リューが歩きだすシーンに感動した覚えがありました。でも今回、新訳で読み直したら、そんなシーンはなかった。でも、希望を覚えた記憶は間違っていませんでしたけれど。

瀬名　カミュの『ペスト』は今回の新型コロナで初めて読みましたが、何度か読み返すう

＊23　浦沢直樹（著）、単行本全22巻、2000〜2007年、小学館（※書影は、完全版デジタル、2021年）

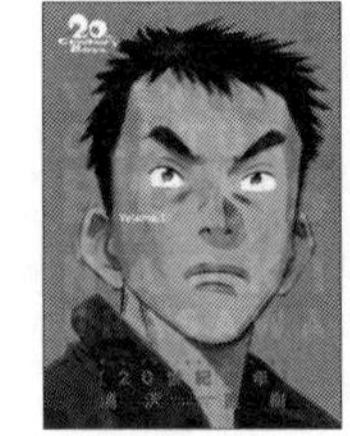

ち、物語の途中でリューとタルーが夜のテラスで語り合うくだりがとてもすばらしいと思いました。あそこはフランス語の原文と照らし合わせると、会話が進むに連れて二人の関係性が少しずつ変化してゆくことがわかるんですよね。医師リューはタルーに尋ねる、平和に到達するためにとるべき道について、何か考えがあるか、と。タルーは短く、「あるよ。共感ということだ」と答えます。「シンパシー」です。しかし続いて、「要するに…(中略)…僕に興味があるのは、どうすれば聖者になれるかということだ(la sympathie)」(中条省平訳。以下同様)と言う。この物語で医師リューは、どこか「無私の聖人」のようになってゆくでしょう? タルーはリューのそんな聖人ぶりを見て、自分はきみのような真の医師、英雄にはなれないけれど、多くの人たちと同じように犠牲者の側に立つよ、と語ります。

ところがリューは、「ともかく私は聖者よりも敗北者のほうに連帯(solidarité)を感じるんだ。ヒロイズムや聖者の美徳を求めるつもりはないみたいだ。私が心を引かれるのは、人間であること(être un homme)なんだよ」と返す。「連帯(ソリダリテ)」という言葉が出てきます。ここは少し、リューが本心を偽って取り繕っているようにも見える。無理に自分を卑下しているようにも見えるわけです。しかしタルーはこれを受けてすぐさま、「そう、僕たちは同じものを求めているんだ。僕のほうが野心は小さいけどね」と、相手に「共感」して見せるのです。

そしてタルーは、会話の最後にこう語りかけます。「どうだい。…(中略)…友情のしるし(pour l'amitié)に何かしようか?」と。「友情(アミティエ)」です。そして「未来の聖者」であるリューを海水浴に誘い、二人で夜の海に向かって駆け込んでゆくのです。この場面はとても美しい。

渡辺　おお、キーワードが全部でてきますね。

瀬名　タルーは最初に「シンパシー」という言葉を使った。でも「無私の聖人」になりかけている医師リューは、あえて「自分は聖人なんかじゃない」と言い、連帯の重要性を強調する。そんな友人のリューに対して、タルーは思いやりの心でもって「友情のしるしに何かしようか？」と相手を誘い、一緒に夜の海へと駆けてゆく。このときリューは聖人であることも忘れ、医師である使命感さえ忘れて、一人の人間としてタルーと共に遊び、純粋な友情を確かめ合う。この後に続く展開を思うと、彼ら二人が本当の意味で心を通わせ合ったのはこの夜の海が最後なんです。世界の平和や医師の使命のことなどすべて忘れて、わずかな一時だけ二人は「友情（アミティエ）」を確かめ合う。

このシーンがあるから、物語全体を通して二人の関係性に説得力が生まれる。ぼくらはつねに「共感」「連帯」「友情」の間で揺れ動く存在だけれども、それは刻一刻と変わっていいものなんだ、むしろそうやって刻々と変わってゆくことこそが、人間らしさや他者との関係性を形成するんだ、と読みとれます。

ただ、ここで現実問題としても難しいのは、ぼくら大人の人間は、社会のしがらみがたくさんあって、友情といってもどうしても損得関係が生じてしまう、ということだと思います。それがパンデミックの状況下であっても、「友情」の名のもとに利権に走る人や、他者排除する人たちが出てきてしまう。そこはどうすればいいのか。

渡辺　気になりますね。

瀬名　たまたまアリストテレス『ニコマコス倫理学』[*24]を読んでいて、その参考にと思ってNHK Eテレの「100分de名著」を見ていたら、アリストテレスの考える「友愛」というものは三つあるんだという考えを教わりました。ここでの「友愛」とはギリシア語で「ピリアー」と発音して、カタカナ表記すると「フィリア」、調和や兄弟愛のような愛のかたちなのだそうです。

それで、アリストテレスは、フィリアには「実用の友愛」「快楽の友愛」「善の友愛」という3種類があるのだと説いています。実用の友愛は、相手が自分にとって有益だから、得をする存在だから友情を結んでいる。快楽の友愛は、一緒にいれば自分にとっておもしろいからつき合っている。どちらも「自分にとって」の友愛であって、つまり利己的なものである。そうした友愛は時間が立てば消えてしまう。ところが善の友愛は、自分の利益とか快楽とかと関係なく、徳(アレテー)に基づいた、損得勘定のない、お互い相手に善いことをしてあげたいという気持ちで成り立つ友情だというのです。こうした善の友愛は安定していて、長続きする、とアリストテレスは言います。

ぼくら日本人は「連帯」について語りつつも、現実ではつい損得勘定でつながっているはかない「実用の友愛」で行動決定しがちなのではないか。「実用の友愛」や「快楽の友愛」に縛られすぎていると「忖度」や「同調圧力」に屈してしまうのではないか。これはぼくら一人ひとりが内省して変えることのできる部分であって、「本当の友情とは何か」を考え直すきっかけになると思うのです。

そこで重要なのは、やはりアダム・スミスが言った「公平な観察者」という、共通感覚

＊24　アリストテレス(著)、渡辺邦夫・立花幸司(訳)、2015年、光文社古典新訳文庫

に基づくメタ視点だと思います。これをしっかり自分の中に持っていれば、べったりの人間関係にはならないはずで、パンデミック時でも無用な人間関係に振り回されたりしないと考えるのです。

要するに、世の中に利権というものがあるのはしょうがないとして、「共通感覚」という古代ギリシアの時代から言われてきた感覚をメタ視点として取り戻すことで、〈総合知〉に近づけないか、今回のパンデミックにかぎらずどんな危機が来てもよりよく判断し行動できる、リベラルアーツやビッグピクチャーを構築できないか、と考えているところなんです。

渡辺 なるほど、ぼくも同意します。

瀬名 それで、「どうすれば〈総合知〉が実現できるか」ということです。われわれ二人とも感染症の専門家ではありませんが、サイエンスコミュニケーションに従事し、小説とかエッセイを書いているプロなので、何らかの提言を最後にまとめておきたいのですが。

おたくの人もバランスのいい人も必要——「コンシリエンス」をめざして

渡辺 提言になるかどうかわかりませんが、「コンシリエンス（consilience）」という言葉を最後に紹介します。この言葉は、何回か名前が出てきたE・O・ウィルソンが1998年に出版した『Consilience: The Unity of Knowledge』[*25]という本のタイトルに採用したことで有名になりました。ただしもともとは、19世紀の科学哲学者ウィリアム・ヒューウェルの造語です。これはラテン語のcon（together）とsalio（to leap）を合わせた造語で、そのまま

＊25 邦訳は、エドワード・O・ウィルソン（著）、山下篤子（訳）『知の挑戦——科学的知性と文化的知性の統合』（2002年、角川書店）

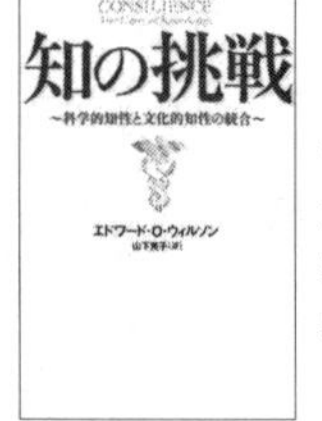

なら「共に飛躍する（leap together）」という意味です。ヒューウェルは「サイエンティスト（scientist）」という言葉も造語した人です。コンシリエンスの定訳はまだありませんが、一応「統合」と訳しておきます。

E・O・ウィルソンは、社会生物学論争を招いた『社会生物学』の最終章で、「いずれ人文科学はサイエンスに統合される」と予言しました。それを受けてウィルソンは、神経生理学なども発展したことで、人間の精神の科学的解明も進んだ。同じようなことはあらゆる分野で起こっており、人文科学はもう間もなく科学に分解されて統合される、収束される、と繰り返したのです。『人間の本性について』と同じような論旨ですね。

それに対して、グールドがこれにも噛み付いて、「人文科学と自然科学はどちらも重要であり、どちらかがどちらかに吸収されるということはないんだ」と、『The Hedgehog, The Fox, And The Magister's Pox: Mending and Minding the Misconceived Gap Between Science and the Humanities』という死後に出版された本で反論しました。

ウィルソンが言っているのは、還元論を究極に進めていくとそうなる、という話なんです。これは、ドーキンスなどの「遺伝子に還元してすべて説明できる」とするのと同じ説明原理です。

瀬名　おおもとのヒューウェルの主張は、学問分野を際限なく細分化していくと、自然とエビデンスが結集されてコンシリエンスになる、ということですか。

渡辺　グールドに言わせると、異なる学問分野にまたがるエビデンスが結集することで、共通の説明基盤が生まれ、知識の飛躍が可能になるというのが、ヒューウェルの原義だというのです。ウィルソンは、「コンシリエンス」という言葉を見つけてきて、自分の持論にくっつけて、還元論的に物事を極めていけば、最後はサイエンスの言葉で説明できると主張したのです。それに対してグールドは、「収束ではなく飛躍というのが重要なのだ」と言います。

たとえばダーウィンは『種の起源』において、これまでばらばらだった知識、化石とかハトや犬の品種改良とかそういうものを全部統合したことによって進化論という飛躍を可能にした、それがヒューウェルの言うコンシリエンスである。ニュートンも、コペルニクスの地動説や運動の法則などを統合することで、万有引力の法則の発見に至ったと言うのです。これがまさにヒューウェルの言うコンシリエンスであって、それは還元論ではないというわけです。

さらには、社会はすごく複雑であり、還元なんかできない、階層的にどんどん積み重なっていっているものを還元しようとしても、階層ごとに説明原理が違ってくるので無理なんだ、と論じています。なので、ナチュラルサイエンスとヒューマンサイエンスは並び立つ存在であり、互いにコラボレーションしながら新しい飛躍を達成していくべきだ、と。ただ、こういう論調はベストセラーになりにくい。ウィルソンやドーキンスのような切れ味鋭い還元論のほうが受ける。

瀬名　そうですね。

渡辺　読んでいるほうも、説得される快感を味わう。

瀬名　そういえば最近、渡辺さんの翻訳で出た、グールドの『進化理論の構造』[*26]という2

＊26　スティーヴン・ジェイ・グールド（著）、渡辺政隆（訳）、2021年、工作舎

巻で2万円もする分厚い本もそういう感じなのですか。すみません、ぼくはまだ読んでいないのですが。

渡辺　こちらこそすいません。瀬名さんに送ろうと思っていて送らないで、買わせてしまって。

あの本では、階層論的進化理論を提唱しています。淘汰がはたらくレベルには階層があって、個々の階層では還元できることがあっても、すべての階層を遺伝子にまで還元することはできない。自然淘汰が働く単位は、遺伝子レベルもあればグループレベルもあるし、種のレベル、科のレベルでもありうるということを、歴史の振り返りも含めて、2万円かけて論じているのです。

瀬名　現在、ドーキンスとグールドではどちらが支持されているのですか。

渡辺　「ドーキンスの論理のほうが鋭い」と言って軍配を上げる論調もありますが、どちらが正しいというよりも、そういう説明ができることとできないことがある。進化の起こり方は徐々に漸進的ではなく断続的に起きてきたとするグールドの断続平衡説も、当てはまる事例のほうが多いことは古生物学者にとっては常識である、現生生物学者は知らないだけだ、ということだと思います。どちらか一方が正しいということで決着がつくものではないですよね。

瀬名　どっちも当てはまる部分があって、補完し合っているみたいなところがあるという感じですかね。

渡辺　そうですね。進化は、自然淘汰が方向性を決めるものもあれば、偶然の産物が結果的に何かに転用されていくということも多い。

瀬名　ブレグマンの『Humankind 希望の歴史』では、「利己的な遺伝子論はすでに否定されている」と断言されているのですが本当ですか。出典もなしに書かれているのですが。

渡辺　誤りというか、利己的遺伝子論自体がメタファーなんですよね。なので、科学的に正しい正しくないということではないのです。

そもそも、ドーキンスは「人間は利己的な存在だ」と言っているわけではありません。「自然淘汰がはたらく単位は、遺伝子にまで還元できる」と言っているだけで。

でもコンシリエンスをめざすなら、一元論的な理論で説明するよりは、みんなで多角的な知恵を出し合って文殊の知恵をめざすべきでしょう。おたくの人も必要だし、バランスのいい人も必要だし、ということで。先ほどのグールドの本の意味不明なタイトルにある「ハリネズミとキツネ」というのは、敵に会うと丸まることを貫き通すハリネズミの知恵と、キツネの多様な狡知(こうち)に引っかけたものです。人間の多様な知性を信頼していくべきでしょう。

瀬名　そうですね。役割分担といいますか、個々人の長所をうまく発揮できるような場を用意し、適材適所でうまく活用していくことも、コンシリエンスを達成するにあたって必要なことでしょうね。それぞれの分野の特性を見極めながら決断していく、ということが必要になってくるはずです。ウィルソンの本、ぼくも読んでみることにします。

国家や組織のためではなく、それを超えた「理性」で知性を使う

瀬名　新藤先生の『権力にゆがむ専門知』の中に、「全般的に言えることは、政治権力と専門知の協働関係がかつてないほどに深まっていると言ってよい。政権から見るならば、存在のうっとうしい学者あるいは団体を退けても一向に困るということはないということであろう。政権に協力する専門知はいくらでもいるということだ」とか「新自由主義が闊歩している」とか、「専門知の自律性の回復は政治に一定のインパクトをもたらし、科学的マインドを備えたファクト重視の政治を導くと言える」とあります。そしてCOVID-19の分科会にはそれができていなかった、と批判してこの本は終わっています。

しかし利権がある人だからといって、必ずしも利権に流されているわけではないだろう、学者としての使命をそれなりにまっとうしている人もいるだろうと思うわけです。

学術論文を書くときは必ず最後に、どこから研究資金（ファンド）を受けているか、どこか特定の企業と結託して自分たちに都合のいい結果だけを公表していないか、「利益相反（Competing interests）」を開示することになっていますよね。「The authors have decrared that no competing interests exist.」と書いて、変な金品や役員報酬を受けたりしていないこと、人間関係や損得勘定によって動いているのではないことを宣言する。あるいは、企業から寄附金や試薬の提供を受けている場合は、それをきちんと書いて示す。それと同じことだと思います。

それともう一つ、押谷先生のおっしゃるビッグピクチャー[*27]を実現するためには、そもそも「専門家」と言われている専門知の人自身が、他分野の基本的な知見を、リベラルアーツの共通基盤として学んでいなければならないと思います。そのことに気づいているのが、

＊27　第九章＊18、＊19と、第十一章＊1を参照。

実は感染症の専門家で、押谷先生や小坂先生たちは、「俺たちにはここが足りないから勉強しなきゃ」と思い、哲学の本を読んでいるような気がします。それに対して、ほかの人たちには、それに応えられるだけの覚悟や基盤ができていない。これを何とかするための構造改革が必要ですね。もし可能なら、専門学校や短大、大学にかぎらず、理系・文系を問わず、どんな専門分野のところでも、少なくとも最初の1年、できれば2年間は、へたな学際授業より哲学の講義をみっちりやったほうがいい。絶対にそのほうが、学生たちがのちのち研究者や社会人になるにあたって役立ちます。

　それで最後にいくつか畳みかけたいのですが、では行政官はどうしたらいいのか、一般市民はどう振る舞ったらいいのでしょう。「専門知はなくても、サイエンスコミュニケーションは誰にでもできる」という話も、最初にありましたけれど。

渡辺　鷲田清一さんが山折哲雄さんとの対談[*28]で、カントの『啓蒙とは何か[*29]』を引いて、「理性の使い方には私的使用と公的使用がある」と語っています。行政官が国家の利益のために自分の知性を使うのは、公的使用ではなく、実は私的使用だというのです。知性の公的使用とは、国家や企業や特定の組織のためではなく、それを超えたところで「理性」に基づいて知性を使うのが本当の公的使用だ、と。

　とにかく行政官には矜持を持ってほしいですし、市民一人ひとりが、少しでも自分で考える習慣を身につけてほしい、少しでも賢くなってほしいですね。こんなことを言うと、「上から目線だ」と言われそうな気もしますが。サイエンスコミュニケーションでもそうですけれど、いちいち言葉尻をとらえて「その使い方は間違っている」と言っているうちは先に進

＊28　http://www.kokoro-forum.jp/report/toyokeizai0918/

＊29　イマヌエル・カント（著）、篠田英雄（訳）、1974年、岩波文庫

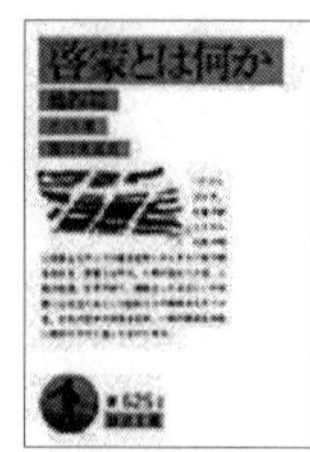

まないと思います。「教えてあげよう」という精神が間違いで、「自分は知らなかったけれど、ほかの人たちはそんなふうに思っているのか」という発見をする謙虚な心が必要です。

瀬名　それは、京都大学で学際融合の推進を担当している宮野公樹先生の言う、「学際にはまずは聞く力が重要だ」という話につながりますね。

正義感を振りかざしたバッシング

瀬名　「おたくの人もバランスのいい人も必要だ」というご意見には賛成です。ただ、現実問題としては、おっしゃるような「多様な知性の信頼」を築いてゆくのはすごく難しい。前に疑似科学問題やエリート意識、プライドの問題、といったことをちょっとだけ話しました。実はいまぼくは、「水素水」[＊30]の問題にもかかわっていて、少なからぬ科学者や研究者、「自分は科学リテラシーをもっている」と信じて疑わない人たちが、この水素水に対して「疑似科学である」と言って攻撃を続けているんです。

水素水というのは分子状水素（H_2）が高濃度に溶存している水のことで、複数の作用機序を通して抗炎症作用や抗疲労作用など、さまざまな効果があると考えられています。日本だとスポーツジムにはよく水素水サーバーが置いてありますし、中国では水素ガス吸入治療[＊31]が新型コロナの感染で生じるサイトカインストーム[†]の炎症を抑えて重症化を防ぐということで、診療ガイドラインに正式に記載・採用され、日本でも同様の応用をめざして慶應義塾大学病院の研究グループが試験に取り組んでいます。もっとも、状況が刻々と変わ

＊30　瀬名の水素水問題に関する総合的な見解と提言は、第11回日本分子状水素医学生物学会大会の招待講演の要旨「水素水　私たちは何をどうすべきなのか——『疑似科学』の烙印を捺され科学コミュニケーターからも誤解された、真に期待される未来の科学——」にまとめられている。(https://researchmap.jp/sena/presentations/39981839)

＊31　実際には爆発の危険性を防ぐため、酸素ガスに水素ガスを混ぜて、安全な酸素水素混合ガスとして用いられる。

るいまは、どの候補薬もそうでしょうが、くっきりとした臨床試験の結果を出すのはかなり難しいでしょう。

水素ガスと水素水の違いですが、分子状水素を水に溶かして飲むと、ふつうに水素ガスを胃腸内に送るよりも効率よく血中に移行することが最近わかってきて、ガスではなくて水素水として飲用することの意義も科学的に確認されつつある状態です。これまで一部批判者の間では「腸内には水素産生菌が棲息（せいそく）していてつねに水素ガスを発生しているのだから、わざわざ水素水を飲む必要はない」と言われてきたのですが、その主張の根拠はかなり揺らいできています。

ただ、本当は分子状水素がほとんど入っていないのに水素水の名前をつけて販売する業者もあって、２０１６年頃には水素水ブームが起きると同時に、ものすごいバッシングが起こりました。水素水商品の販売を予定していたのに世間であまりに激しい炎上が起こっているので、やむなく直前で販売を中止した大手医薬品会社もあったと聞きます。日本人なら誰でも名前を知っている有名企業です。とりわけ分子状水素の抗酸化作用について最初に『ネイチャー・メディシン（Nature Medicine）』に論文を発表した日本人研究者が集中的に攻撃される事態となりました。分子状水素の作用はミトコンドリアのはたらきと深くかかわっており、その先生はもともとミトコンドリア研究で有名な人だったので、ぼくもある程度は、分子状水素医学の論文は理解できるんです。

どんな人でも、突然世間から「おまえは疑似科学だ」*32と指差されてバッシングを受けたら、それは精神的にこたえることでしょう。明らかなハラスメントです。なるほど

*32　「疑似科学」の定義としては、次の信州大学・菊池聡教授によるものが当を得ている。「疑似科学（pseudoscience）とは、科学的な外観を備えているにもかかわらず実際には科学としての要件を満たしていないために誤った結論に至った研究や、それにもとづく主義である」。（菊池聡「中学高校生の疑似科学信奉と科学への態度の関連性」、『信州大学人文科学論集』第４号、pp.39-52、２０１７年）

2016年当時は、怪しげな業者も多くて、市場は混乱していました。健康なヒトに対する効果を見たRCT（ランダム化比較試験）の論文数も少なく、しかも臨床実験で使われている水素水もメーカーや作り方がまちまちで、結果もばらついていて、はっきりと効果が確信できない部分もありました。ですが、「分子状水素の研究が捏造である」とか、「人を騙すニセ科学・疑似科学だ」というわけではない。それなのに、すさまじい誹謗中傷、バッシングが、「科学リテラシー」の名のもとに行われてしまった。この事実はとても重いものだと、ぼくは思います。

2022年のいまは、論文発表はされていませんが、メタ分析という信頼性の高い論文解析手法で、たとえば水素水の作用のうち悪玉コレステロールを減らす効果を試しに見てみると、ヒトで有効性を示すこともできるようです。もちろんこうしたメタ分析研究は、もともと調べる対象の論文群の質が高いものであることが前提ですから、質の高い論文を積み重ねてゆく努力は大切で、ぼくにその結果を教えてくださった研究者も、批判側があまりにもエビデンスピラミッド（図12-2）にこだわって「まだヒトへの結果が信頼性の高いレベルで確認されていないからダメ」と頑なに否定するので、「じゃあ試しに自分でもメタ分析してみよう」と手習いのつもりで手元のデータで試してみたら結果が出た。そのくらいの差は簡単に出せるよ、というデモンストレーションなんです。メタ分析は、統計解析のプログラミング言語である「R」の「パッケージ」と呼ばれるプログラム（関数）を利用して、「フォレストプロット（forest plots）」というものを作成して行うのですが、手法さえ会得すれば見栄えのよさげな図が誰でも作れてしまうそうなので、だからこそ分析者のセンスが問われる。ですが批判者の人たちにそういったことを指摘して個々の臨床論文を精読しようと持ちかけても、残念ながらのってきてはくれません。

渡辺　「自分たちが正義だ」と思っているということですかね。

瀬名　問題の本質はそうなんです、疑似科学批判の人たちは「自分は科学リテラシーを持っている。自分の意見は正しい。疑似科学を潰すことは正義である」と考えている。科学リテラシーを持っているから、細かい検討などしなくても自分はそれが科学か疑似科学か判断できる、という信念（コアビリーフ）ですね。その一方で、分子状水素の研究者たちも、強いバッシングを受けるとどうしても心が頑(かたく)なになって、「自分たちの研究は、ちゃんと科学のプロセスに則った正統なものであるし、論文数も着実に増えている。『疑似科学呼ばわり』され

〔図12-2〕**エビデンスピラミッドの一般的な図説**

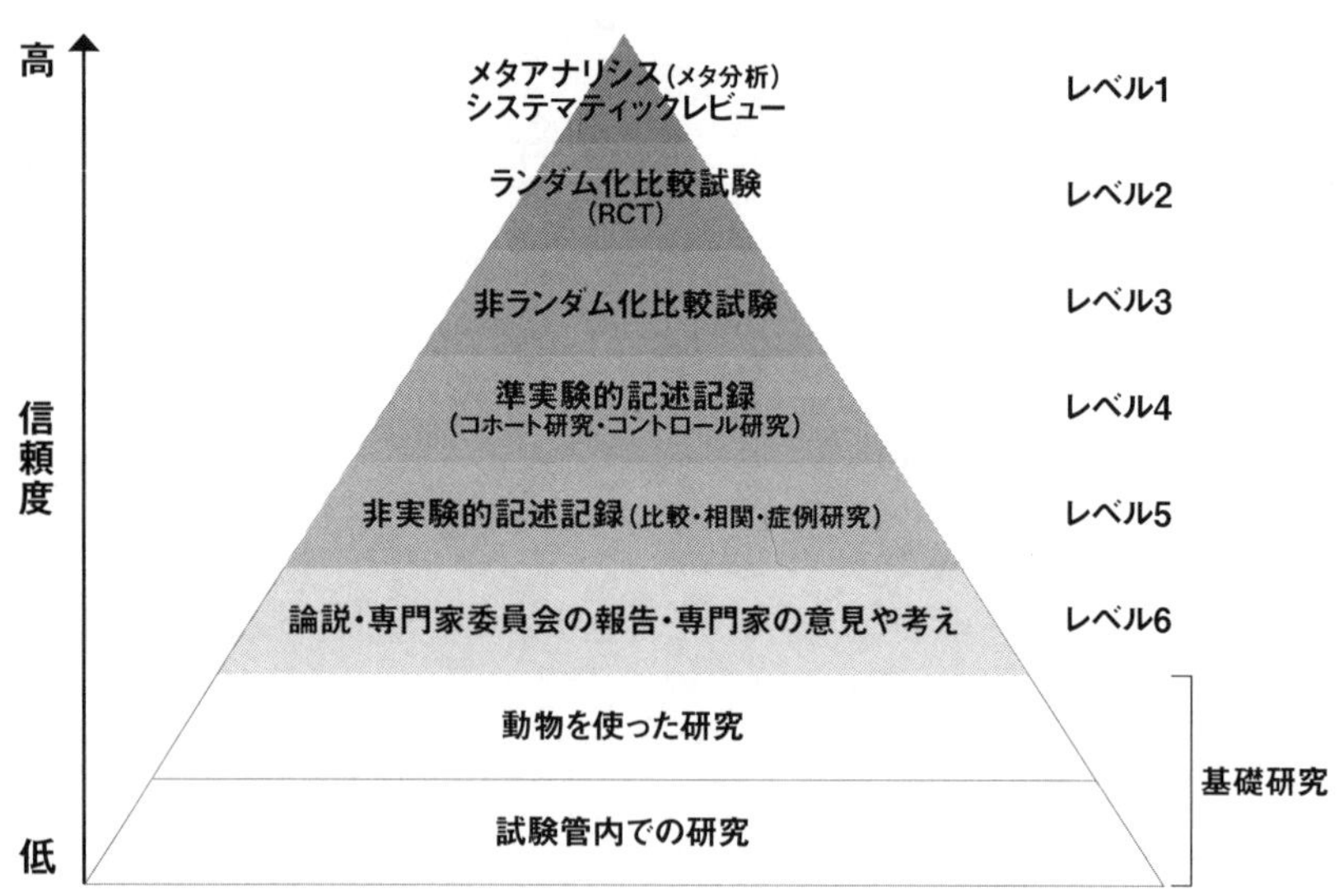

上に行くほどヒトに対する効果の信頼度が高いとされる。

（出典：AHCPR〈Agency for Health Care Policy and Research〉1993、Guyatt G, et ai: User's Guides to the Medical Literrature. McGraw-Hill Professionai, 2008を参考にして作成）

るいわれはない。批判するほうが、科学を知らないバカなのだ」と考えて、自分たちの殻に閉じこもって、批判者を退けてしまう。しかし批判者たちは納得しない。「水素水の商売で使われている宣伝文には、科学的根拠に基づいていないものがあって、薬機法に違反している。そうした悪徳業者を野放しにしているから疑似科学だ」と、論点を変えて批判してくる。さらにややこしいのは、世間で「水素水（の研究と商売）は疑似科学だ」という噂が立つと、省庁やほかの科学者たちも警戒してしまうことで、申請が通らないから十分な研究予算が取れない、医薬品応用への道が閉ざされる、批判の圧力に怯（ひる）んで優秀な若手研究者が育ちにくい、といった弊害が生じうる可能性さえある。健全な科学研究の発展にとって大きなマイナスです。

そこでぼくはここ1年ほど、分子状水素の研究者たちを科学哲学の人たちと引き合わせて、世間でこれ以上無用なスティグマタイゼーション（風評被害）が広がらないよう、学際的にこの問題を考えていこうじゃないか、と裏方で旗振りしてきました。ところが、これが実際にやってみるととても難しい。

渡辺　というと……。

瀬名　科学者、研究者や、ぼくのような作家たちの中には、「人とコミュニケーションを取るのが苦手だ」という人がけっこういますよね。研究者の中にも「自分の言っていることは科学的に正しい。批判する奴はバカだ」と言って、それ以上の対話を拒む人が出てくるのです。以前はもっと話ができたはずの人も、積年のバッシングですっかり心が硬くなってしまっている。誹謗中傷、意図的な嘲笑は、確実に人の心を壊します。これは批判者側の人もまったく同じで、彼らともかなり対話を重ねましたが、研究者側も批判者側もやはり一部の人は「自分は科学リテラシーがある」と言って譲らない。また、少しでも相手が自分の道徳観や価値観と違うことを言うと、もうすぐに「あなたのことは信用できない」といって口を閉ざす。宮野公樹先生の『研究を深める5つの問い――「科学」の転換期における研究者思考』を紹介して、ほんとうの学際、異分野融合とは、まず自分が変わることなんだ、『融合』とは…（中略）…むしろ、個人の中で生じるもの」で、異なる考え方が世の中にあることに気づいて受け入れることなんだ、そうすることで自分の中で『再定義』という創造作業につながる」んだと伝えても、「自分はもともとの性格で自分を変えることはできない」「そこを批判するのは、人権侵害、憲法違反だ」と言い出す。それ以外にも、プライドが強すぎていったん何か批判してしまうと撤回できない、自分が負けたような気になるから自分の意見を変えられない、という人もいるでしょう。逆に、家族的な同情心が自分の研究仲間やお師匠さんにはたらいて、過度な庇い立てをしたり、一緒に相手への敵意を剝き出しにしたりする。そうした極端な行動もすべて「科学的に正しいからやっているのだ」と科学の名のもとに正当化してしまう。「みんなで話し合おう」と思っても、現実的にはそういう反応があちこちで勃発して、調整するのが本当に難しい。

もちろん、そうでない人もいます。少なくとも2名の疑似科学批判者は、半年くらい根気よくメールをやりとりして、互いに理解し合うことができたと思います。彼らはもう水素水を安易に否定することはないでしょう。彼らの科学的態度は尊敬します。しかし、それでも半年かかりました。

宮野先生の『研究を深める5つの問い』には、「どうすれば異分野融合が実践できるか」というアドバイスも書かれていますが、そもそも異分野同士で「集まって」「伝える」ことが苦手だという人がいる。ぼくは、だからみんながみんな異分野融合する必要はない、もし「集まって」「伝える」ことが苦手なら、信頼の置ける研究仲間にその作業は役割分担してもらって、自分は研究に専心するのも一つの手だと思い、そう説得してみることもあります。結果的に「瀬名は信用できない」「瀬名は科学的ではない」などと言われて絶縁状態になってしまうことも少なくないのですが、誰かが仲介役をしなければ前へは進めない。ものすごい根気が必要なのです。途中で心が折れてもしょうがないと思うほどの苛烈さです。

一部の研究者は余計な火の粉が降りかかるリスクを恐れて、いい研究をしているのに、一般の目にふれるような場に決して出てこない。残念ながらコミュニケーションそのものを回避してしまう。

こんなに心身を蝕(むしば)むほどの努力をみんなしなければいけないのか。〈総合知〉の実践において、この問題を少しでも解決するにはどうすればよいのか、ぜひここで社会心理学や科学哲学の人たちに問いかけをしておきたい。そしてうまいアイデアや実践例があったらぜひ教えてほしい。切にそう思います。

通じる言葉、通じない言葉

瀬名　いずれぼくたちは、ＡＩにも社会道徳の問題を一部託すことになるかもしれません。

人間以外の知能を含めての役割分担、ということです。ぼくらにその覚悟はあるか。そうした未来も含めてレジリエンスな社会を作れるか。そこで「メタ視点」という考え方が有効になる。

渡辺　しかし「すべての人がメタ視点を持てるか」というと、無理ですよね。人は安心できる言葉にすがりたくなります。コロナの専門家会議のことでいえば、人々は「答え」がほしかったんだと思います。「こうすれば大丈夫」と断言してほしかったのに、真摯な科学者ほど「絶対に大丈夫」とは言えない。

瀬名　言えないですね。最初に言われていたように、人々は安心を求めていたということですよね。

渡辺　安心理論がほしかった。でも、科学には断言できないことが多い。そのことを知っていることも科学リテラシーです。

だから、押谷先生が何回もおっしゃっていた、その場その場で最善と思われる策を採るということの理由を理解してくれる人が増えないかぎりは、どういう説明の仕方をしても、おそらく通じないことのほうが多いのではないでしょうか。それを補足するのが、政治家や行政官が真摯に語る言葉だったはずです。行動制限の必要性を訴えたドイツのメルケル首相の言葉が、人々の胸を打ったことを忘れてはいけないと思います。

瀬名　それで思い当たるのが、マルティン・ハイデガーの思想です。これも「100分de名著」を観て知ったことなので恐縮ですが、ハイデガーの『存在と時間』[*33]を読み解く回で、「世人」という言葉が出てきました。「人々は世間の雰囲気に呑まれてしまう」とい

*33　マルティン・ハイデガー（著）、中山元（訳）、2015年、光文社古典新訳文庫

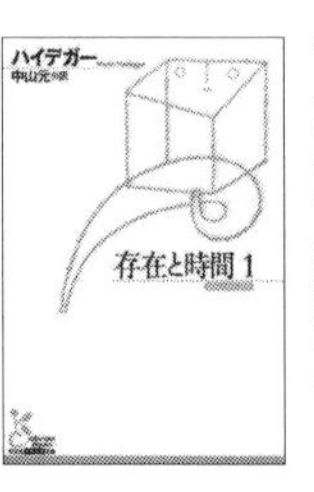

いいます。そういう、呑まれたかたちでわれわれは誰もが生きてしまっている、とハイデガーは述べている。関西外国語大学の哲学者・戸谷洋志先生の解説によれば、そういう世人の生き方には三つの特徴があるそうです。一つは「世話話」、二つ目は「好奇心」、三つ目が「曖昧さ」です。

ここで「おやっ」と思ったのは、「好奇心」という言葉が入っていることです。というのも、「科学では好奇心が大切だ」という言い方がよくされますよね。ところが、好奇心を発揮したことによって疑似科学にはまってしまう人も多いわけです。

あと、「世話話」というのは毎日のように流れていく世間の空気、そういうものに流されてしまうということ。自分の本当の意思とは関係なく、そういうのに染まってしまうということですね。世話話でコミュニケーションが支配されているために、流行しているものに同調してしまう。そういう落ち着きのなさが好奇心と呼ばれるものの特徴なんだと、ハイデガーは言っているそうなのです。好奇心がなければ、流行に流されることもないわけですから。そういう意味では、好奇心には、流行や空気を読むといったことにもつながってしまう側面があるということですね。

「曖昧さ」というのは、そういう世話話に流されて、周囲に合わせて興味や関心をころころと変えてしまい、自分の確たる考えとかが表明できなくなってしまうことだそうです。こういうのをハイデガーは「頽落（たいらく）」という言葉で表現している。

渡辺　空気や時代に流される堕落した生き方をしているのが、世人というわけですね。

瀬名　ええ。なので、好奇心があることはすばらしいことではあるけれど、「いい」と言っているだけでは、疑似科学問題とかはおそらく解決しないのではないか。反ワクチン論の人たちも勉強して、自分で科学的に判断して、「ワクチンはだめだ」という信念に至っているわけです。だから、彼らに正論を説くだけでは通用しないんだということが、ハイジ・J・ラーソン『ワクチンの噂――どう広まり、なぜいつまでも消えないのか』[*34]という本に書いてありました。したがって、まったく異なるアプローチが必要だというのです。反ワクチン派の人たちは、自分の意見を聞いてもらえないから不満を募らせ、不信感に陥って、攻撃的になってしまう。まさに「自分とは異なる世界観や価値観を持つ人が、世の中にはいるのだ」ということを互いに理解し、尊重したうえで、話し合わなければならない。

渡辺　メタ視点ですね。この場合の好奇心は、「なぜ」と疑う心ではなく、単なる新しもの好きのことでしょうね。

瀬名　その通りだと思います。たいてい誰にも、「自分の科学リテラシーを高めたい」という気持ちはある。そして、それなりに勉強しようと努力もしている。それでもどこかで間違えて、おかしな信条に嵌まってしまうことがある。渡辺さんは、「科学リテラシーとは、いうなれば科学の基礎体力だ」とおっしゃいました。その基礎体力のつけ方がちゃんとしたプロセスに則ったものでなければ、身についた「免疫」は、かえって他者を不当に攻撃する口実となってしまう。科学リテラシーやサイエンスコミュニケーションの基盤を考え直すべき段階に来ていると、ぼくが思うのはそういう意味です。

　では、なぜ途中でぼくらは間違えるのか。これはまさに渡辺さんがおっしゃった、「いいメンターに巡り会えない不幸から起こる」と考えられます。勉強しようと思って本を手

＊34 ハイジ・J・ラーソン（著）、小田嶋由美子（訳）、2021年、みすず書房

に取っても、その本がいいメンターとなりえないものならば、かえっておかしな信念に嵌まってしまう。メンターを見分ける際に何よりも大切なのは、やはり自分の内にある「公平な観察者」の視点でもって、是認していい相手なのかどうなのか、そこを判断できる力だと思うのですよ。「実用の友愛」や「快楽の友愛」に縛られてメンターを選んでしまうと、結果的にはその相手の盲目的な信奉者になるだけで、本当の知を見失ってしまう。

さらに大切だとぼくが思うのは、自分がどれだけ他者と役割分担できるか、自分が受け持つことのできる専門知はどこで、信頼できる他者に任せるべき部分はどこか、そういう自分の能力の可能性と限界を、ちゃんと冷静に、謙虚に、いつも考えておくことです。

もう一つ、専門家は「自分の専門が、つねにほかのすべての専門分野とつながっているのだ」という想像力を忘れないことです。そして専門家とは、決して大学研究者や企業研究者・技術者たちだけのことではありません。ぼくらはみんな何かについての専門家なのです。それを決して忘れないことです。他者の専門知を下に見るようなことだけは、絶対に避けなければなりません。

そうして初めてぼくらはみんな横に並んで、互いを助け合って「連帯」できる。そういう社会をこれから作ってゆくことが、すなわち〈総合知〉ではないだろうか、というのが現時点でのぼくの思いです。

渡辺　それは、「科学を他人事とせずに自分の問題として考える」というサイエンスコミュニケーションの基本理念に通じますし、大賛成です。

問題はどのようにして実現してゆくかですが、それをみんなで考え議論してゆくことが、まずは重要ですね。先ほど名前を出したカントは、「そのためには、自分の理性をあらゆるところで、自由に公的に行使することができさえすればよい」と言っています。

瀬名　この対話では、サイエンスコミュニケーションの大先輩である渡辺さんのお話を十分に聞きたいと思っていたんですが、後半は何だか人生の区切りのような覚悟で臨んだ気がします。でも、正直なところ、まだどこかへ辿り着けた感じがしません。

渡辺　こういう言い方をすると誤解を招くかもしれませんが、ある意味これは、われわれに与えられた試練だと思います。前にも言いましたが、これまでの生き方、社会のあり方が問われているわけで、考え直すきっかけにしないと前には進めない。大渕先生との対談で瀬名さんが言った、ジャック・アタリの「ポジティビズム（前向き主義）」も忘れてはいけない。

瀬名　利己的な利他主義、前向きな生き方、ですね。

渡辺　そういうことで、希望が持てる明るいほうをめざすしかない。新型コロナウイルスが出現していなくても、世界を見わたせば、いままで通りの生き方では続けられないことが見えていたわけですから。

瀬名　はい、ぼくもそう思います。

渡辺　そのためには、人類がこれまで積み重ねてきたいろいろな知恵を統合するしかない。瀬名さんが発掘してきたように、古典には人類の叡智が埋まっていますね。瀬名さんがおっしゃったように、サイエンスコミュニケーションの方法論も、もう一回考え直す機会だろうと思っています。瀬名さんとお話しして、胸に刺さるところがとてもたくさんありました。

瀬名　ありがとうございます。引き続きよろしくお願いします。

第十三章 SDGS-IDセミナー 2022年9月30日

2022年9月30日に「新型コロナウイルス感染症がわれわれにもたらしたもの」
と題した、第17回SDGS- IDセミナーがオンライン開催されました。
このセミナーでは、押谷仁教授と小坂健教授が講師を務め、
これまでの課題について整理し直し、
これからどのような状況が予測されるのか、
またパンデミック下でのリスクコミュニケーションや
COVID-19の後遺症「ロングCOVID」などについて話されました。

押谷仁

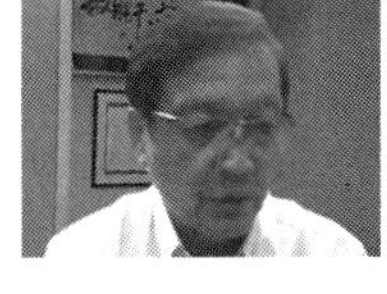

×

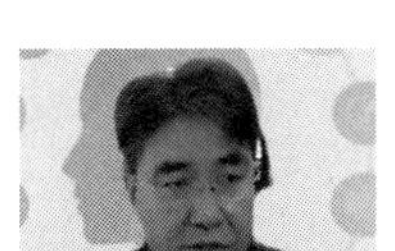

小坂健

2022年9月30日

新型コロナウイルス（COVID-19）から明らかになったパンデミック対応の課題

押谷仁

新興感染症の脅威

今回のようなパンデミックがいずれ起こるだろうということは、１９８０年代後半くらいから指摘されていました。特に１９９２年に、細菌遺伝学の業績でノーベル生理学・医学賞を受賞したジョシュア・レダーバーグと著名なウイルス学者のロバート・ショープらが中心となって「21世紀の新興感染症の脅威」と題して警鐘を鳴らすレポートを出していました。これがきっかけとなり、ＷＨＯでも、１９９５年に新興・再興感染症のプログラムが立ち上がることになりました〔図13-1〕。

その時点で指摘されていたのは、21世紀にはグローバル化などの要因により、新興感染症が大きな脅威になるということでした。

実際、90年代後半から、エボラウイルスの流行や香港の高病原

〔図13-1〕新興感染症の脅威に関する警告

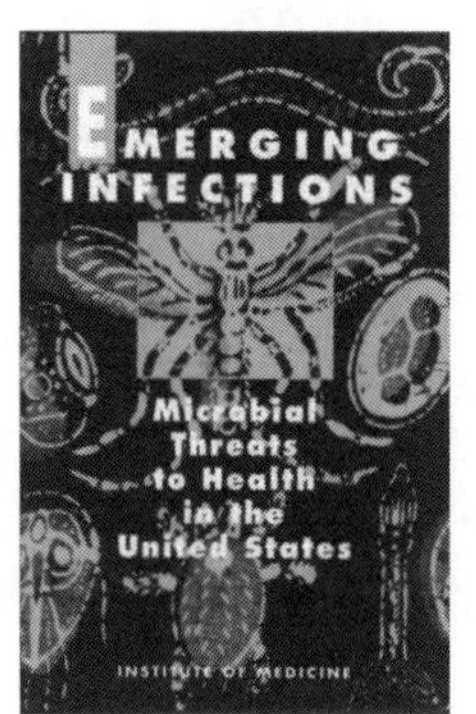

Institute of Medicine（1992）

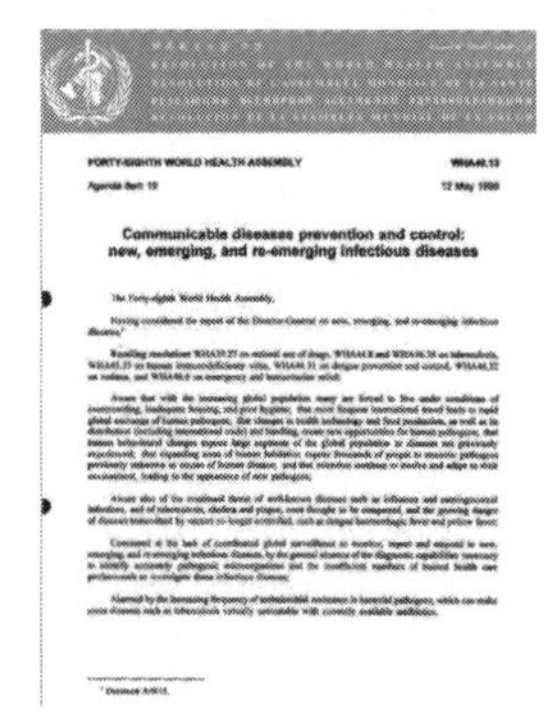
FORTY-EIGHTH WORLD HEALTH ASSEMBLY WHA48.13

Agenda item 19 12 May 1995

Communicable diseases prevention and control: new, emerging, and re-emerging infectious diseases

WHO（1995）

性鳥インフルエンザがあり、21世紀に入ると相次いで新たな新興感染症の問題が出てきています〔図13-2〕。そういう意味で、今回のパンデミックは起こるべくして起きた問題だと、ぼく自身は思っています。これだけリスクが高まっていたので、決して想定外のことではありませんでした。ただし、コロナウイルスが今回のようなパンデミックを起こすことは、それほど想定されてはいませんでした。

今回のＣＯＶＩＤ-19のパンデミックは、いまも収束していません。ＷＨＯのテドロス事務局長が、10日ほど前に「パンデミックの終わりが視野に入ってきた」と発言しました（２０２２年９月14日のメディアブリーフィング）が、まだまだ終わる状況ではありません。アメリカ大統領の「パンデミックは終わった」という発言をＷＨＯがただちに否定したように、まだ終わってはいないのです。いまも、直近のデータでは世界で毎日１０００人以上の人が亡くなっています。この図〔図13-3〕で色の濃い国は、死亡者が報告されている国です。日本を含め多くの国で、まだまだ死亡者が出ています。

２００３年に起きたＳＡＲＳと今回のＣＯＶＩＤ-19は

〔図13-2〕1990年代後半以降の新興感染症の流行

1995年 エボラウイルス（旧ザイール）

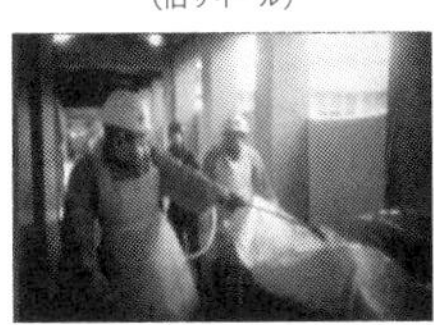

CDC Public Health Image Library

1997年 高病原性鳥インフルエンザ（香港）

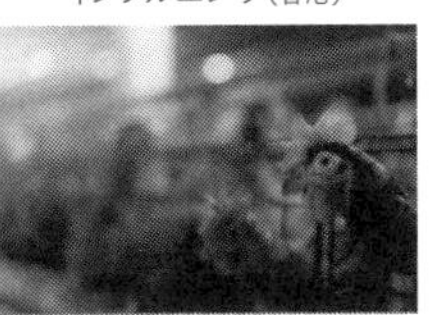

2003年 重症急性呼吸器症候群（SARS）（世界各国）

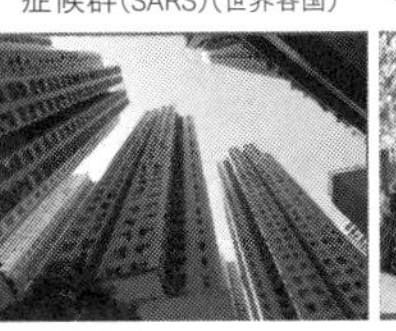

2003年〜 高病原性鳥インフルエンザ（アジアなど）

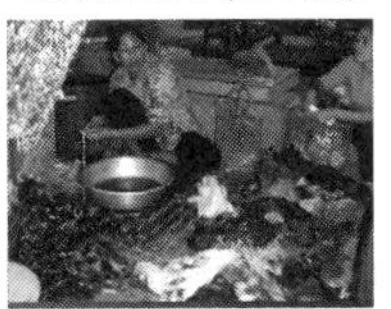

2009年 インフルエンザパンデミック（H1N1）（全世界）

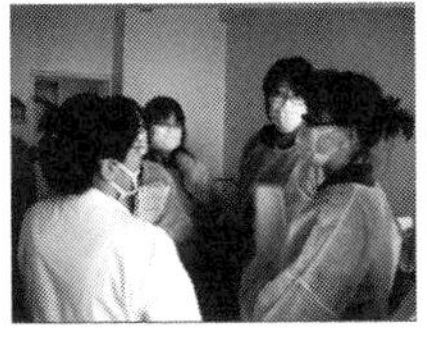

2012年 中東呼吸器症候群（中東中心）

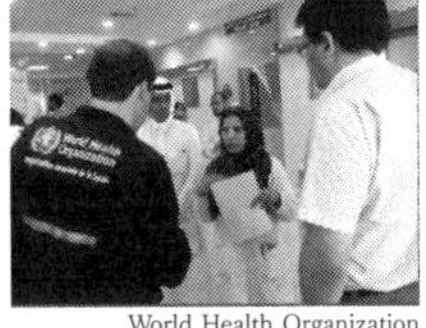

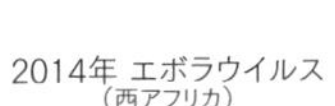

2014年 エボラウイルス（西アフリカ）

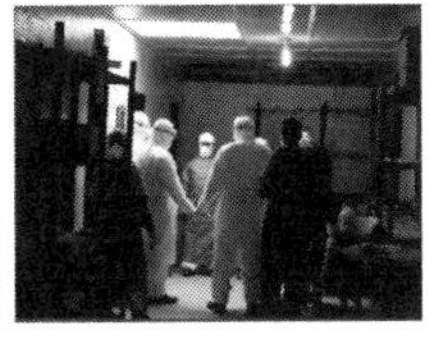

World Health Organization

似たようなウイルスが原因です。ところがSARSは8カ月足らずで世界的な封じ込めに成功し、8000人足らずの感染者で終わったわけですが、COVID-19は未だに収束の兆しが見えません〔図13-4〕。世界中で650万人以上の人が亡くなったとWHOに報告されていますが、実数はこれよりもはるかに多いだろうと言われています。少なくとも3倍くらい、2000万人くらいの人がこれまでに亡くなっていると考えられており、いまも増え続けています。

　SARSとCOVID-19では、そもそも疫学的特徴がかなり違います。COVID-19は、制御のしにくい感染症です。しかも、SARSが起こった2003年からCOVID-19の感染が拡散していった2020年までの間に世界は大きく変わってしまったことが、今回の大流行に大きく関与しているのだろうと考えられます。

　SARSが最初に発生したのは中国の広東省でしたが、実は国際的なウイルスの拡散はたった一人の感染者（64歳の男性）がきっかけになって起こりました〔図13-5〕。この人がバスに乗って広東省から香港に行き、香港のホテ

〔図13-3〕**2019年～:新型コロナウイルス感染症（COVID-19）パンデミック（全世界）**

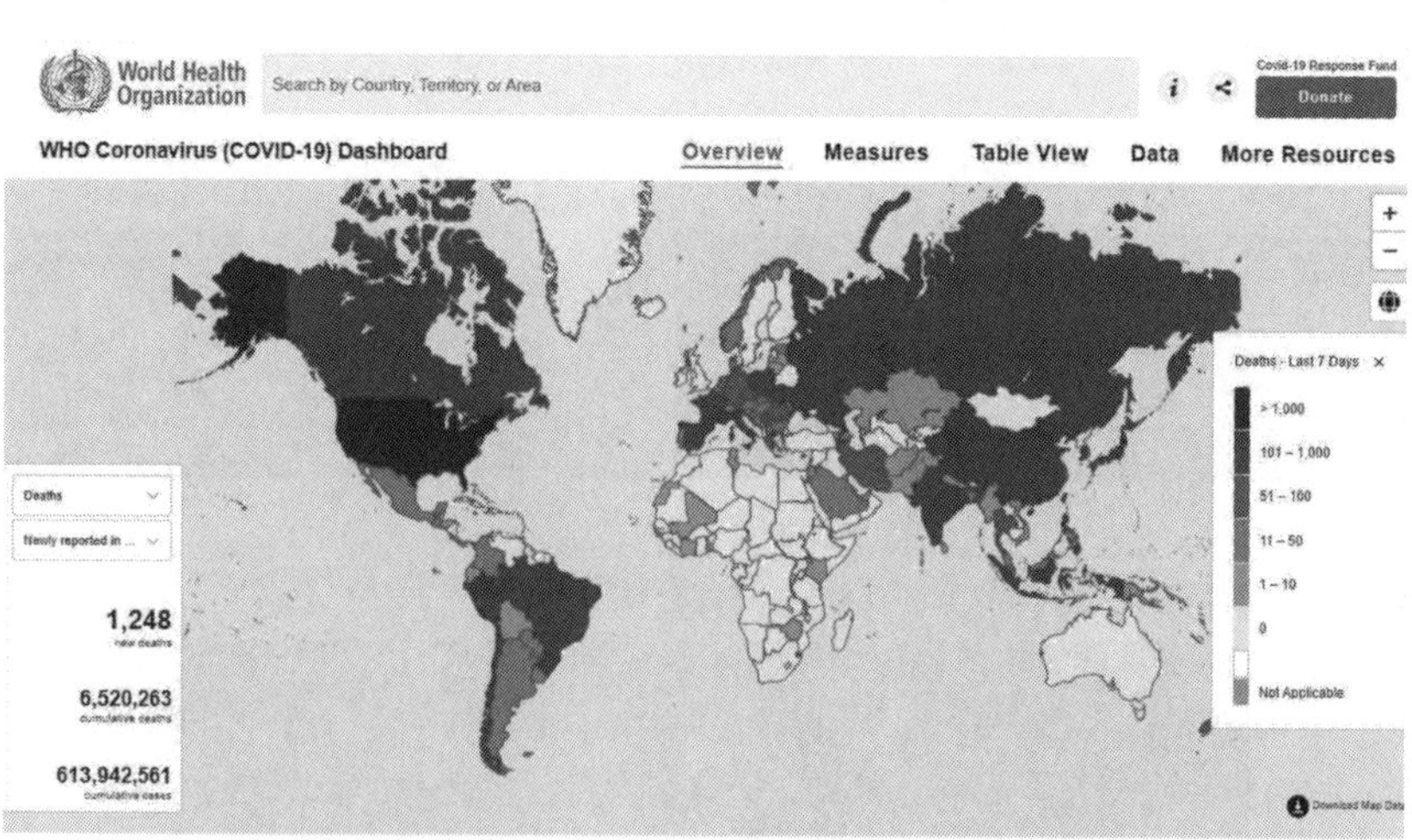

Globally, as of 6:29pm CEST, 29 September 2022, there have been 613,942,561 confirmed cases of COVID-19, including 6,520,263 deaths, reported to WHO. As of 27 September 2022, a total of 12,677,497,489 vaccine doses have been administered.

〔図13-4〕SARSとCOVID-19

WHOに報告のあったSARSの可能性例

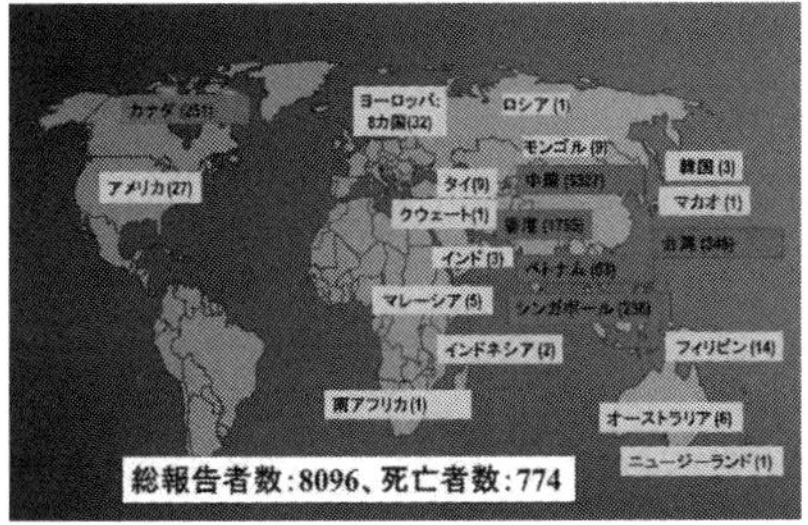

WHOからの作図

COVID-19

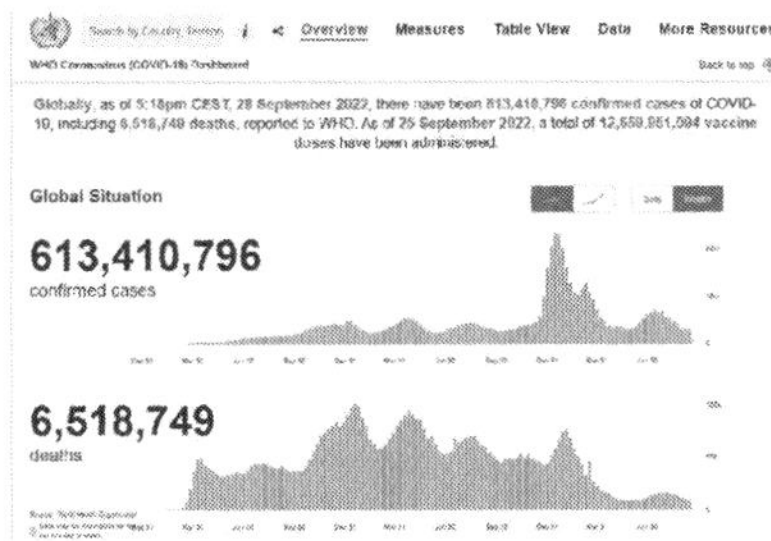

World Health Organization

〔図13-5〕SARSとCOVID-19の国際的伝播

SARS

広東省の流行曲線

WHO

COVID-19

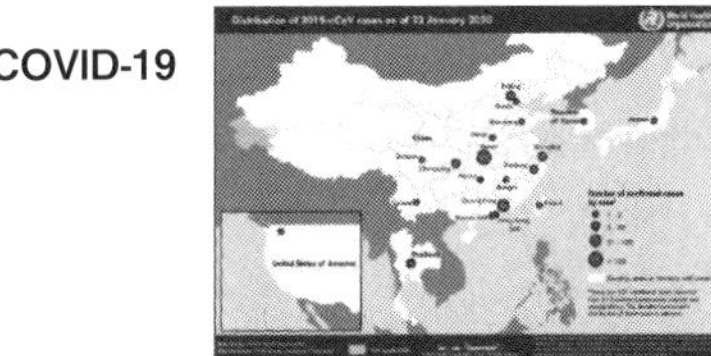

WHO Coronavirus disease 2019 (COVID-19) Situation Report –3, 23 January 2020

SARS: how a global epidemic was stopped. WHO WPRO, 2016

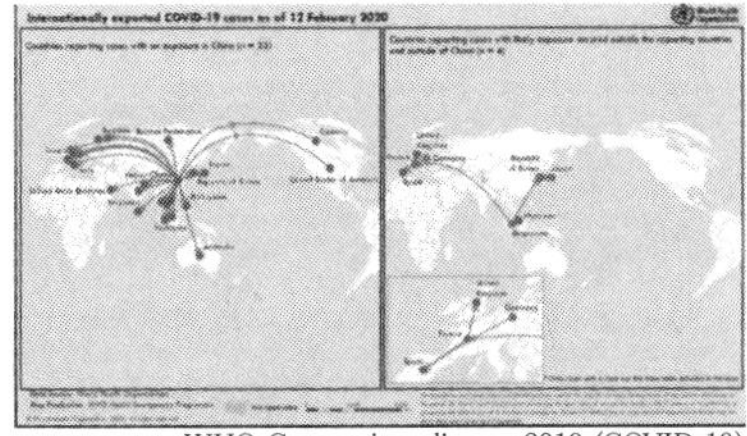

WHO Coronavirus disease 2019 (COVID-19) Situation Report – 23, 12 February 2020

ル〔図13-5左下〕に泊まったことで、世界へのウイルスの拡散が起こりました。国際的拡散ルートは、ほぼこの1ルートのみだったのです〔図13-5中央下〕。

ところが今回は、グローバル化によって中国の多くの都市が世界の多くの都市とつながっていたということがあり、COVID-19は2020年の1月の終わりまでには航空機を介して相当多くの国に感染が広がっていったと考えられています〔図13-5右下〕。

つまりこの17年間で、世界は大きく変わっていたのです。世界は極めて脆弱（ぜいじゃく）な社会になっていたことが、今回、これほど大きな流行になってしまったことの要因の一つなのだと思っています。

COVID-19への各国の対応

特に欧米諸国は、当初、対応にとても苦慮して、多くの感染者、多くの死亡者を出してしまいました。この図〔図13-6左〕は、2020年2月から5月くらいまでの国別の死亡者数の推移です。イタリア、アメリカ、イギリス、フランスは、4

〔図13-6〕**欧米諸国の初期対応**

G7諸国の2020年2月～5月の死亡者数の推移

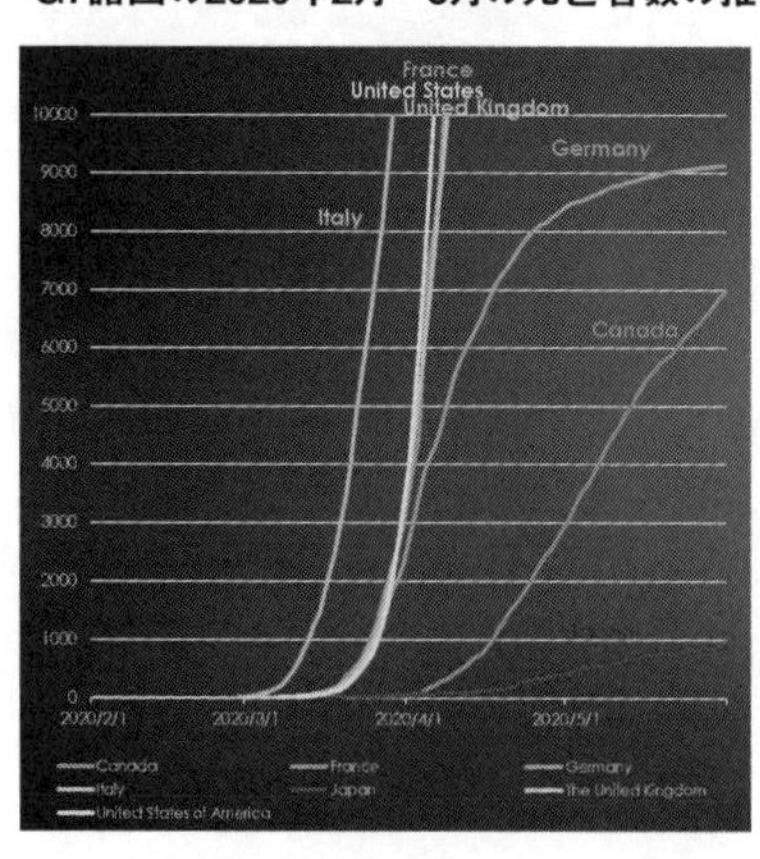

潜在的な伝播
“Cryptic Transmission”

Nature. 2021 Dec;600(7887):127-132.

月の初めまでに1万人を大きく超える数の死亡者を出してしまいました。アメリカでは、この3月から5月までの第1波で10万人以上の人が亡くなりました。それに対して日本の5月末日までの間の死亡者数は891人でした。

その要因としては、欧米は多くの感染者を見逃していたということがありました。日本は医療へのアクセスがよくて医療のレベルも高いということで、感染者の見逃しが少なかったことが、初期の対応の成否の違いを分けたのではないかと考えられます。

欧米はその後も大きな流行を繰り返し起こしてきました。アメリカの死亡者数はすでに100万人を超えています。日本も4万人を超えてしまいましたが、直近の人口10万人当たりの死亡者数〔図13-7〕を比較すると、人口当たりの死亡者数は少ないことがわかります。

その推移をグラフ〔図13-8〕にすると、2021年8月の第5波より前はほとんど見えないくらいのレベルだったのに対し、2022年7月以降の第7波の流行が非常に大きいものだったことがわかります。感染者数という分母が大きくなったことで、過去の波よりもはるかに多くの死亡者

〔図13-7〕**G7各国の人口10万人当たりの死者数**

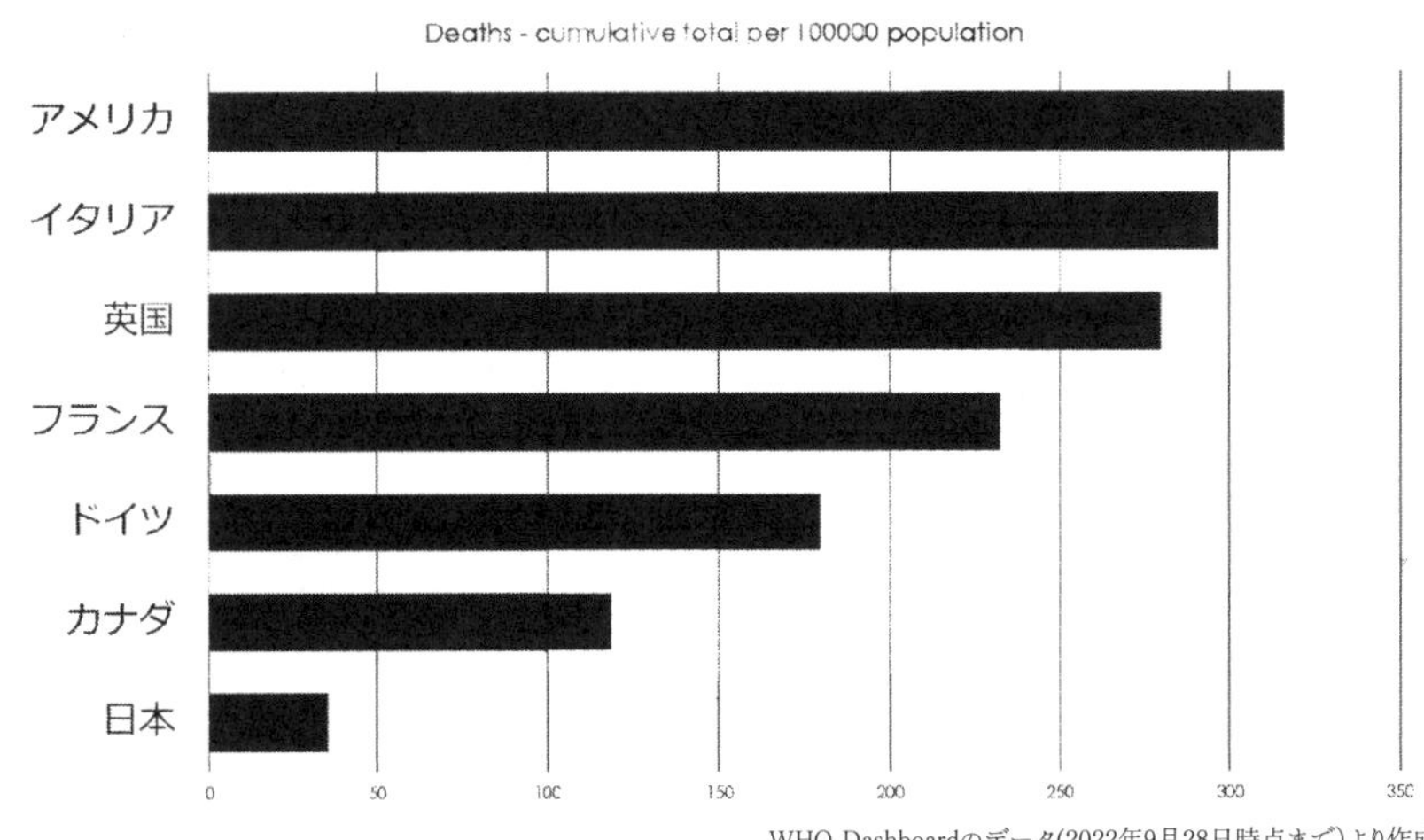

WHO Dashboardのデータ(2022年9月28日時点まで)より作成

〔図13-8下〕が出ているというのがいまの状況です。

第６波では死者が１万２０００人を超え、第７波では１万３０００人を超えました〔図13-9〕。死亡者の割合（致死率）は、当初は治療法も確立していなかったこともあって割合としては多くの人が亡くなりましたが、治療が確立し、ワクチン接種も進んだことで致死率は下がってきています〔図13-9〕。これには重症化しにくいオミクロン株に置き換わったことも関係していますが、多くの人がワクチンもしくは自然感染によって免疫を獲得したことが大きく寄与していると考えられます。ただし、分母が大きくなったことで死亡者数は増えてしまい、特に高齢者の方が多く亡くなっていることはご存じの通りです。

日本の感染症危機管理体制の課題

それで、日本の感染症危機管理体制はどうだったのかに関しては、いろいろ反省すべき点があります。

２００９年にインフルエンザＡ（Ｈ１Ｎ１）のパンデミックがあり、それが終わった後に新型インフルエンザ対策総括会議の報告書が出されています*1〔図13-10〕。そこでいろいろなことが指

〔図13-8〕**日本の状況**

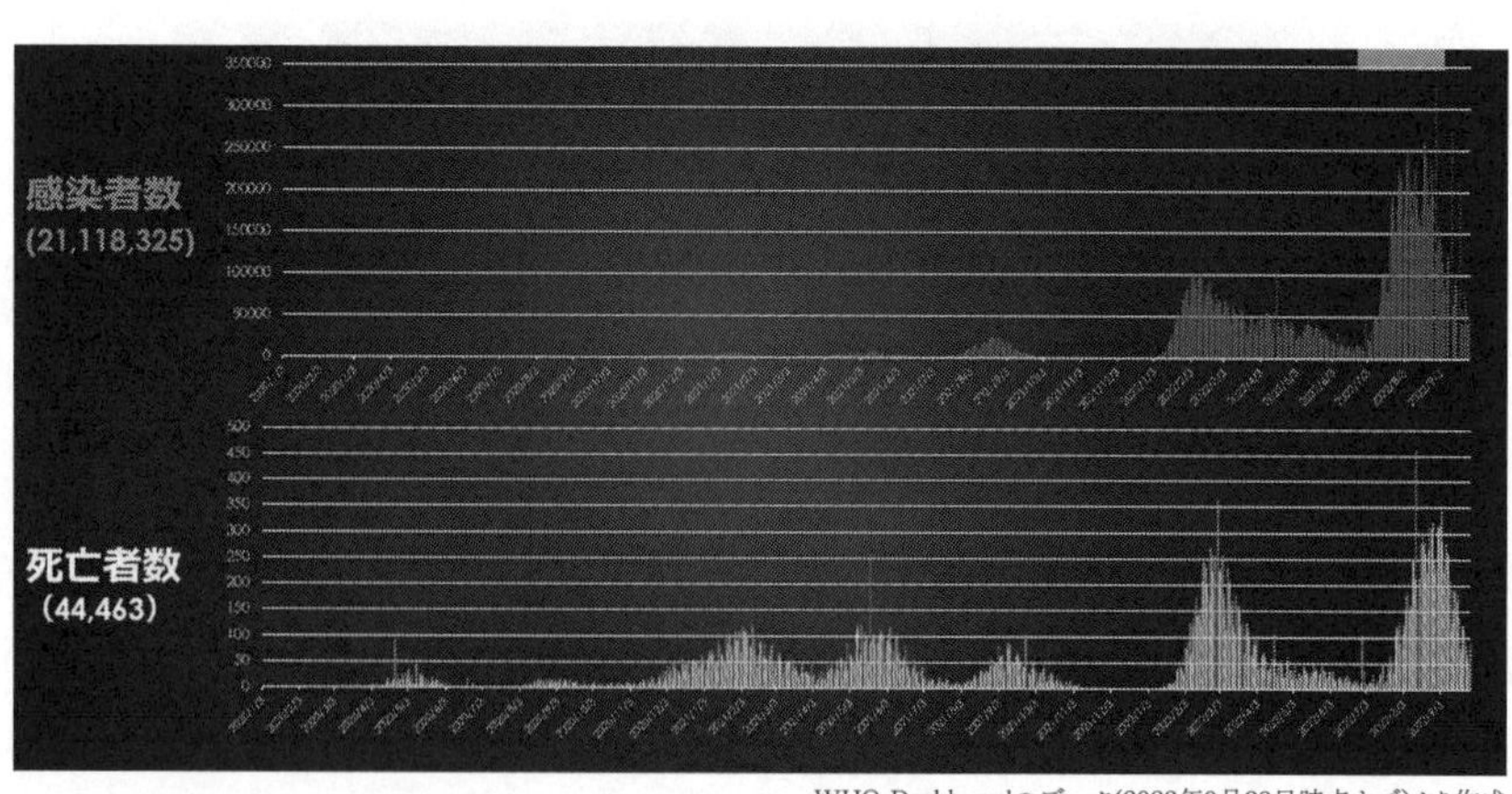

WHO Dashboardのデータ(2022年9月28日時点まで)より作成

〔図13-9〕**第1波から第7波の感染者数・死亡者数と死亡者の割合**

	第1波 2020年 1-5月	第2波 2020年 6-10月	第3波 2020年11月- 2021年2月	第4波 2021年 3-6月	第5波 2021年 7-12月	第6波 2022年 1-6月	第7波 2022年 7-9月
感染者数 (21,118,325)	16851	83541	331348	366419	935166	7549758	11835242
死亡者 (44 463)	891	864	6105	6880	3653	12853	13217
死亡者の割合 (0.21%)	5.29%	1.03%	1.84%	1.88%	0.39%	0.17%	0.11%

WHO Dashboardのデータ(2022年9月28日時点まで)より作成

〔図13-10〕**新型インフルエンザ(A/H1N1)対策総括会議 報告書**

新型インフルエンザ（A/H1N1）対策総括会議　報告書

平成22年6月10日

1．　はじめに

平成２１年４月に新型インフルエンザ（A/H1N1）が海外で発生して以降、政府においては、重症者や死亡者の数を最小限にすることを最大の目標として掲げ、広報活動、検疫の強化、サーベイランス、学校等の休業を始めとした公衆衛生対策、医療体制の整備、ワクチンの供給や接種などの努力を行ってきた。

第１波が終息した現段階において、我が国の死亡率は他の国と比較して低い水準にとどまっており、死亡率を少なくし、重症化を減少させるという当初の最大の目標は、概ね達成できたと推察される。死亡率が低い理由については、現時点では未解明であるが、広範な学校閉鎖、医療アクセスの良さ、医療水準の高さと医療従事者の献身的な努力、抗インフルエンザウイルス薬の迅速な処方や、手洗い・うがいなどの公衆衛生意識の高さなどが指摘されている。こうした成果の多くが、国民一人一人の努力と病院、診療所、薬局などで働く医療従事者など現場の努力の賜と考えられる。

このように、死亡率が低い水準にとどまったことに満足することなく、厚生労働省がこれまで講じてきた対策を評価し、今後の再流行や、将来到来することが懸念されている新興・再興感染症対策に役立てていくことは重要である。特に、Ｈ５Ｎ１などの新型インフルエンザが新たに発生する可能性は減少しておらず、その病原性がどの程度かは予測不可能であることから、様々な場合を想定して万全の対策を講じておくことが重要である。

本会議は、計７回の会議で４０名超の特別ゲストにお越しいただきご意見をいただくなど、現場の状況を十分に踏まえる努力をしつつ議論を行った。

これらを踏まえ、ここに厚生労働省に対する提言として報告書をまとめた。厚生労働省は、関係省庁とも密に連携を図りながら、また、検討の過程を随時オープンにしつつ、この報告内容を国の対策に活かしていくべきである。

2．　全般的事項

（１）総括に当たって

平成21年４月末の新型インフルエンザ（A/H1N1）発生を受け、厚生労働省は情報収集に努め、危機管理対策として迅速に対応したことには一定の評価をするとの意見がある一方で、対策については様々な問題点が指摘された。本会議では、これらの問題点を中心に、事実関係を整理した上で、厚生労働省の考え方や現場の意見を聞き、今後に向けての教訓を取りまとめ、提言を行うものである。

総括に当たって、厚生労働省の対策には、当時、以下の準備不足や制約があったことに

1

結びに

新型インフルエンザ発生時の危機管理対策は、発生後に対応すれば良いものではなく、発生前の段階からの準備、とりわけ、新型インフルエンザを含む感染症対策に関わる人員体制や予算の充実なくして、抜本的な改善は実現不可能である。この点は、以前から重ね重ね指摘されている事項であり、今回こそ、発生前の段階からの体制強化の実現を強く要望し、総括に代えたい。

摘されていたのですが、実際にはこれらのことが改善されてこなかった。それが今回の混乱を招いた大きな要因だという指摘があります。

国は新型インフルエンザ等対策特別措置法（特措法）を策定していました。特措法を作ったことは、今回のパンデミックへの対応においてとても重要だったとは思います。ただ、特措法に基づく対応にもいくつかの課題がありました。

たとえば対策訓練もその一つです（図13-11）。訓練は毎年実施してきましたが、国内で十数人とか二十数人の感染者が出たという、感染流行のごく初期を想定した訓練しかしていませんでした。

日本の新型インフルエンザ対策で想定されてきたのは、ごく初期段階（図13-12左矢印）の対応でした。新型インフルエンザ・パンデミックが起これば、罹患者は2000万〜3000万人に達すると考えられていたにもかかわらず、訓練はごく初期の段階しか想定していなかったのです。非常に厳しい状況になったとき、どういう医療体制にするか、保健所はどういう役割を

〔図13-11〕**新型インフルエンザ等対策訓練**

訓練

日本国内における患者の確認状況（令和元年11月8日（金）7:30時点）

検疫（〜11月8日（金））

3か所の検疫所で、合計5名が新型インフルエンザ陽性確定
→ 患者はいずれも指定医療機関に入院。
濃厚接触者は停留
10月28日（月） H港 2名
11月 2日（土） K空港 1名
11月 6日（水） N空港 2名

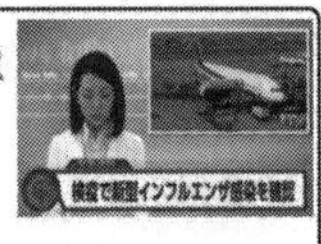

A県（11月7日（木））

Y国への出張から帰国した会社員6名のうち、2名が発熱。
→ 新型インフルエンザ陽性確定
※当該患者は感染症指定医療機関に入院中

陽性患者2名（上記の会社員）の濃厚接触者（同僚、家族等）のうち、合計5名が高熱・せき等のインフルエンザ様の症状。
→国立感染症研究所で感染の有無を検査中

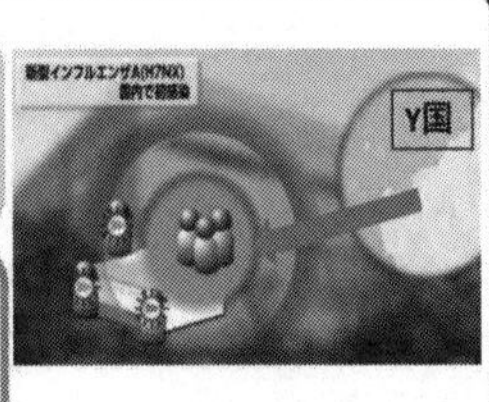

内閣官房ホームページ

＊1 https://www.mhlw.go.jp/bunya/kenkou/kekkaku-kansenshou04/dl/infu100610-00.pdf

担うかという制度設計が十分にはできていなかったことは反省点としてあると思います。

つまり日本の感染症危機管理の実態は、①わかりやすく対応しやすい事態を「想定」して対策を考える、②より厳しい状況は起きないことにしておく、というものでした。これはまさに、「思考停止・想像力の欠如」以外の何ものでもありません。これは、福島第一原子力発電所事故を招いたことにも通じる危機管理体制の課題なのではないかと思っています。

今後起こりうることのシナリオ

これは、京大の西浦博先生が3週間ほど前（2022年8月31日）に厚労省のアドバイザリーボードに提出した資料に入っている論文にある図（図13-13）です（資料は「新型コロナウイルス感染症対策アドバイザリーボードの資料等」で検索してダウンロード可能。https://www.mhlw.go.jp/stf/seisakunitsuite/bunya/0000121431_00348.html）。

現在、いまはまだパンデミックの状態にあり、日本でも繰り返し流行が起き、流行のたびに大きな被害が生じていますが、いずれは他の呼吸器ウイルスと同じように一年の決まった時期に流行するよ

〔図13-12〕**実際の新型インフルエンザの流行と想定されていた事態**

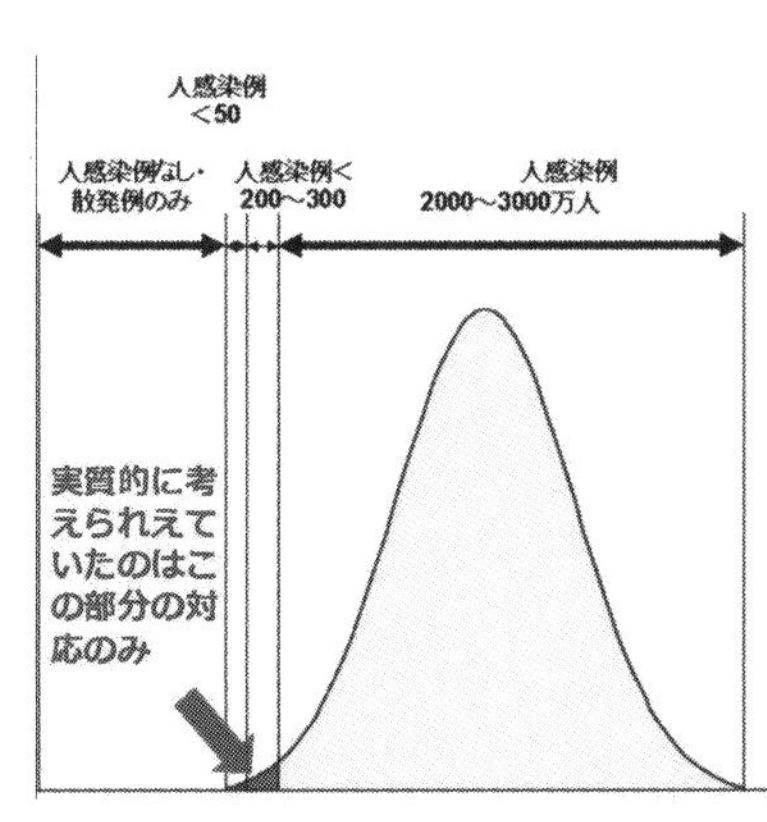

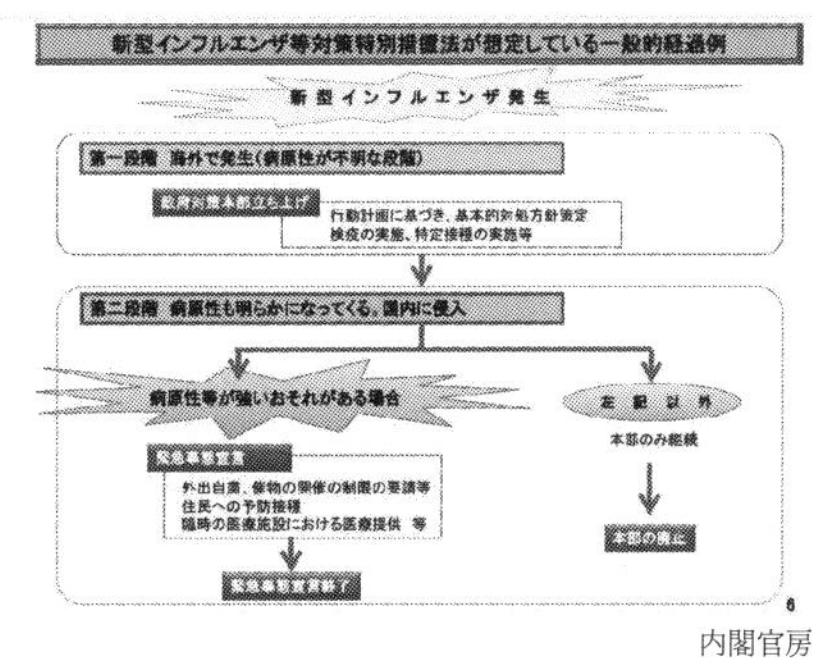

内閣官房

うな季節性のウイルスになるのだろうと想定はされてはいるのです〔図13-13左下〕。

しかし問題は、そこに至るまでにいったいどれくらいの時間がかかるかです。そういった状態を「エンデミック」と呼ぶかどうかという問題はあるのですが、パンデミックの状態からエンデミックに短期的に移行していくということはおそらくないでしょう。不確定要素は多いものの、専門家の間では相当の時間がかかるだろうと議論されています。

インフルエンザのパンデミックに関しては、いくつかの重要な知見があります。１９１８年のスペインインフルエンザ・パンデミック以降、過去１００年間に起きたパンデミックについては、ある程度の記録が残っているからです〔図13-14〕。

いずれのパンデミックも、やがては季節性インフルエンザに移行しています。しかしそもそも、インフルエンザウイルスが発見されたのは１９３１年です。発見者は、先に述べたレダーバーグと一緒に１９９２年に報告書を出したショープの父、リチャード・ショープです。つまり、それ以前はウイルス学の知識がなかったわけで、それ以前にコロナウイルスがパンデミックを起こしていた可能性もないわけではありません。

〔図13-13〕**COVID-19のエピデミックからエンデミックへの移行とその間に起こりうること**

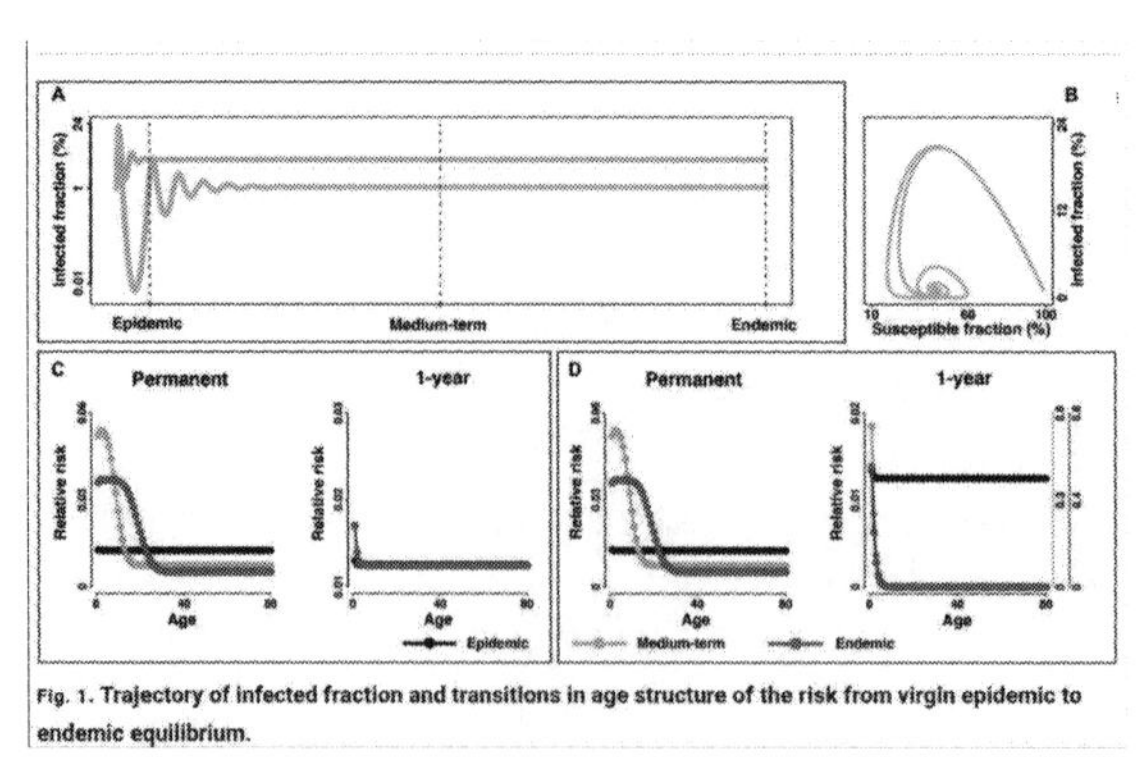

Fig. 1. Trajectory of infected fraction and transitions in age structure of the risk from virgin epidemic to endemic equilibrium.

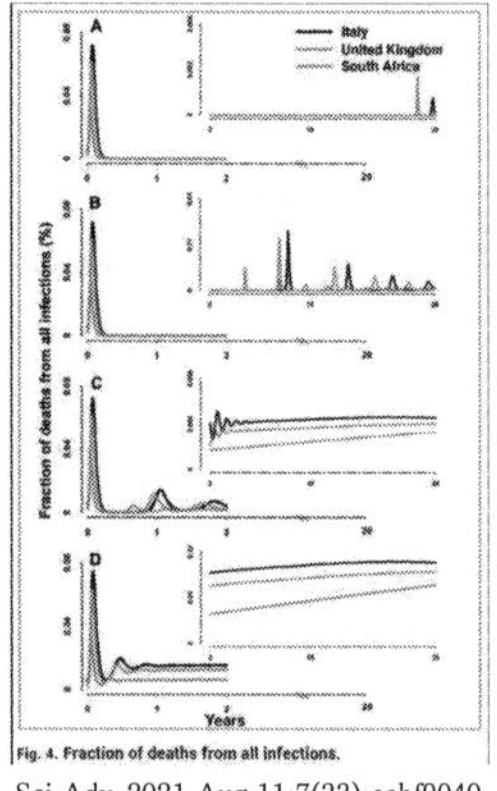

Fig. 4. Fraction of deaths from all infections.

Li R et al. Sci Adv. 2021 Aug 11;7(33):eabf9040.

〔図13-14〕**インフルエンザとパンデミックの歴史**

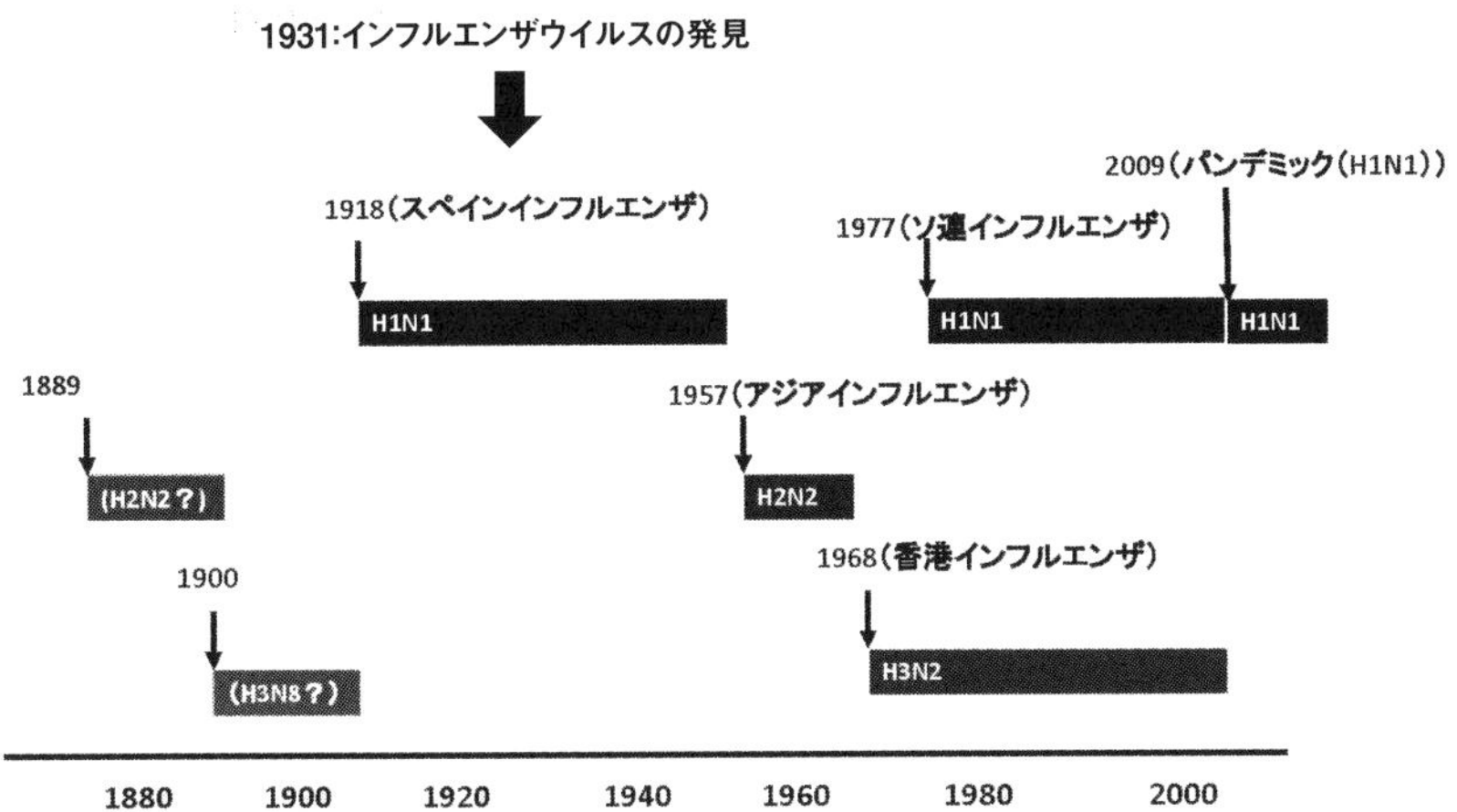

〔図13-15〕**インフルエンザ・パンデミックとCOVID-19の違い**

イギリスにおけるインフルエンザと肺炎による死亡者の推移(1918-1919)

世界の地域ごとの死亡者の推移

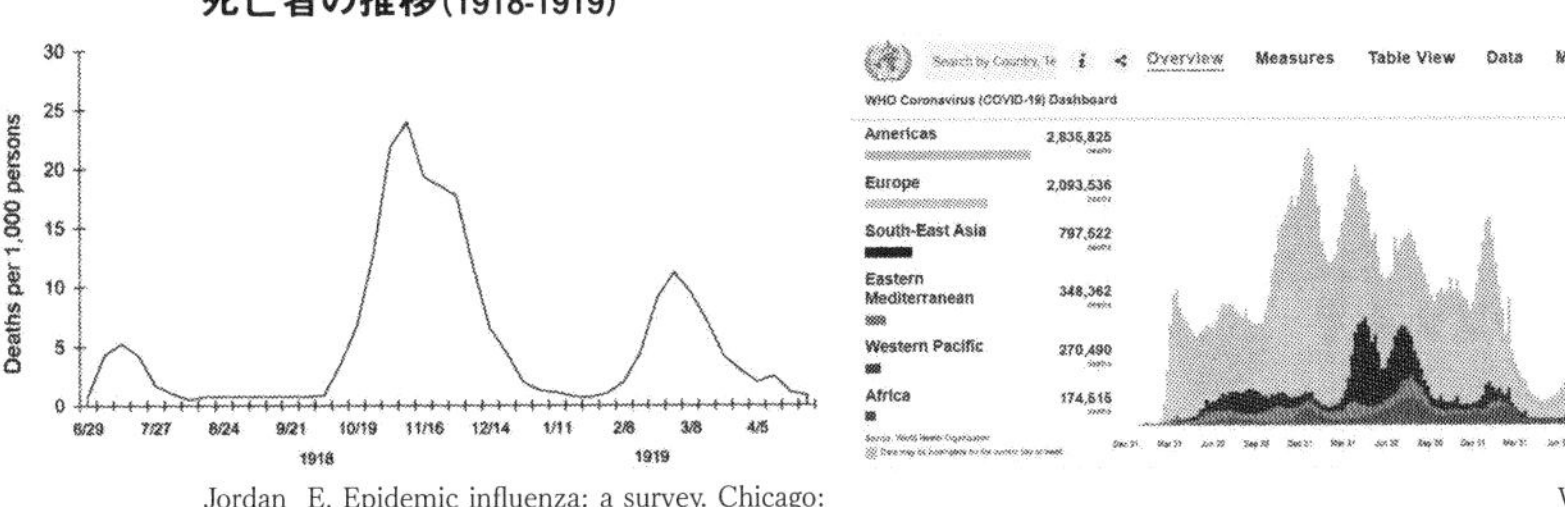

Jordan E. Epidemic influenza: a survey. Chicago: American Medical Association, 1927.

WHO

たとえば1889年のパンデミックは一般にはインフルエンザウイルスによるパンデミックだったといわれています。コロナウイルスだったという可能性を指摘する声もありますがおそらく違うのではないかと考えられます。つまり、過去にコロナウイルスがパンデミックを起こしたという確実な記録はないわけで、どういう展開をとるのかについてはまったく不確実です。なので、COVID-19がふつうの季節性の呼吸器ウイルスになるのに何カ月かかるのか、何年かかるのかはまったくわかっていない状態なのです。

インフルエンザ・パンデミックならば、スペインインフルエンザ〔図13-15左〕に見るように、いくつかの波を繰り返した後に季節性に移行することがわかっています。ところがCOVID-19は、この2年半の間にこれだけの流行を繰り返しています〔図13-15右〕。これは死亡者のデータですが、死者は減ってきてはいるもののほとんど収束の兆しを見せていません。

アメリカの死亡者数の内訳〔図13-16〕を見ると、COVID-19で亡くなった人〔図13-16の右の山〕と季節

〔図13-16〕**アメリカにおけるCOVID-19の死因別死亡者数の位置づけ**

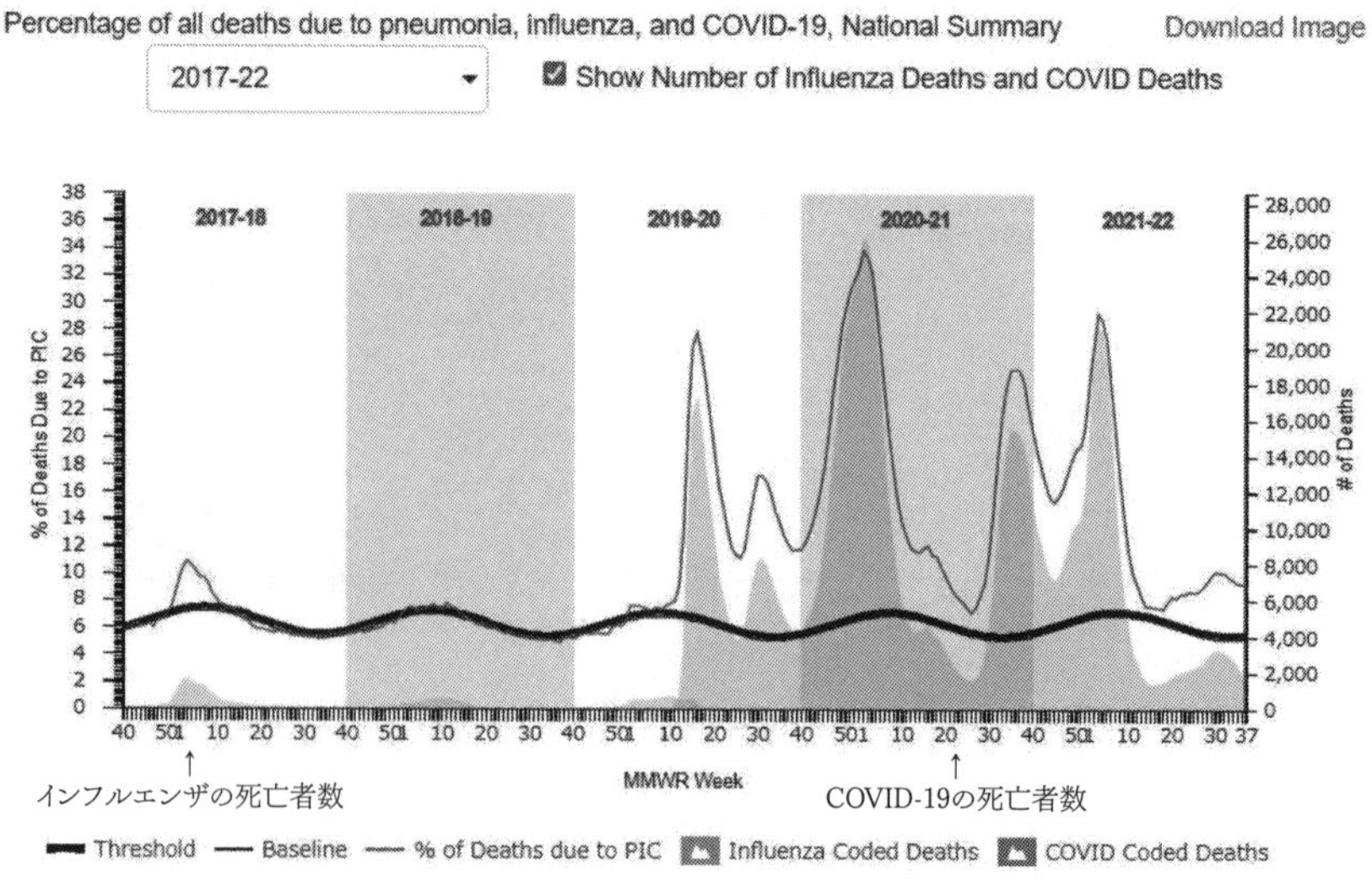

https://gis.cdc.gov/grasp/fluview/mortality.html

性インフルエンザで亡くなった人の数〔図13-16の左の低い山〕には大きな違いがあります。季節性インフルエンザと同じとは、とても言えない状況です。そのうえ、日本でも夏にも大きな流行があったように、季節性もありません。少なくとも季節性という特徴が出てこないことには、ふつうの感染症にはなりません。死亡者数も、季節性インフルエンザの比ではありません。この状況は、しばらくは続くと予想されています。

今後の流行状況を規定する要因としては、①ウイルスの変異、②ワクチン接種か自然免疫のいずれかによる人口中の免疫の状況、③人々の行動パターン、で決まってきます。

COVID-19の原因ウイルスであるSARS-CoV-2〔図13-17左〕は、オミクロン株が突然出てきたりと、どういう変異の仕方をするかが非常にわかりにくいウイルスです。インフルエンザウイルス〔図13-17右〕では、段階的に変異していくことがわかっています。次にどんな変異が起こるかもだいたい予測が可能となっています。SARS-CoV-2ではそれがわかっていないし、予想もつきません。

COVID-19では集団免疫が達成されて流行が収束していくということがなぜ起きないのでしょう。イギリスのデータ〔図13-18〕で

〔図13-17〕**ウイルスの進化**

SARS-CoV-2

Influenza A(H1N1) pdm

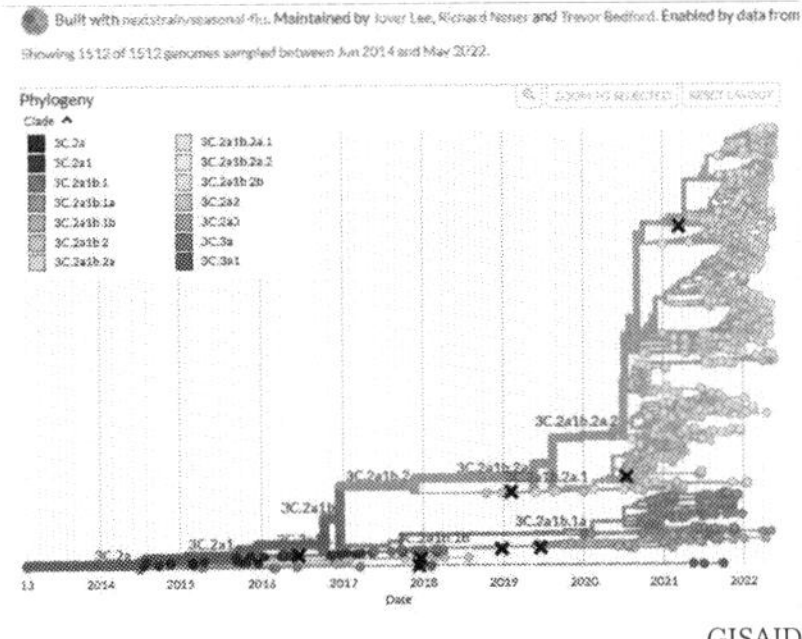

GISAID

自然感染によってできたNタンパク[*2]というものに対する抗体〔図13-18右の下のグラフ線〕とワクチン接種によるものを含むSタンパク[*3]に対する抗体〔図13-18右の上のグラフ線〕を見ると、ワクチンもしくは自然感染による抗体は100%近くの人が持っており、自然感染でも70%の人が抗体を持っていることがわかります。にもかかわらず、感染が収束していないのはなぜなのか。

それは、ウイルスの感染性が非常に強いからです〔図13-18左〕。一人が何人に感染させるかという基本再生産数で比べると、季節性インフルエンザでは1・2から1・4くらいと言われているのに、COVID-19では、最初の武漢株でも2・5くらい、オミクロンでは5を超えるくらいの高い感染性を持っているのです。感染性が高いと、集団免疫のハードルがどんどん上がっていきます。こういうことで、免疫を獲得した人が増えても感染が収束しにくいことが説明できます。

イングランドのデータ〔図13-19〕を見ると、入院患者の数が増えています〔図13-19下右中〕。新たな波が来ていると思われます。あれだけ多くの人が免疫を獲得しているのに、この状況なのです。

国内のこれまでの状況〔図13-20〕を見ると、3年続けて夏に大きな流行が起きました。2020年は年末から大きな流行になりま

〔図13-18〕**なぜ集団免疫（Herd Immunity）は達成されないのか？**

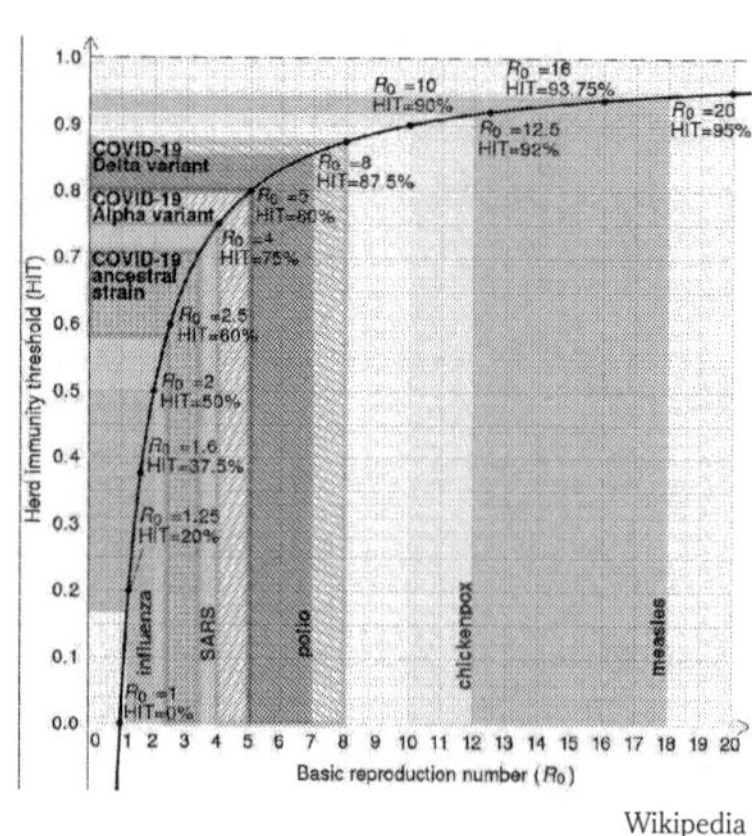

Wikipedia

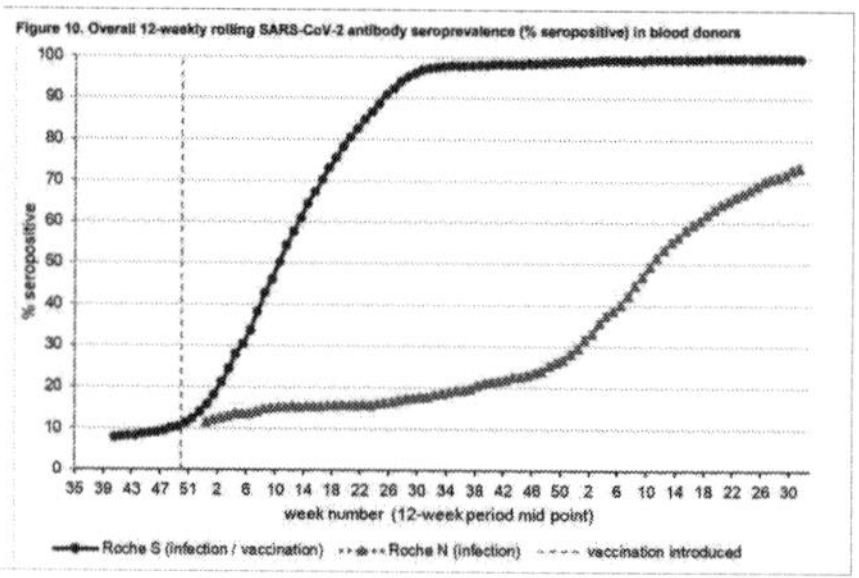

Figure 10. Overall 12-weekly rolling SARS-CoV-2 antibody seroprevalence (% seropositive) in blood donors

UK Health Security Agency
COVID-19 vaccine surveillance report Week 35, 1 September 2022

〔図13-19〕**イングランドの状況**

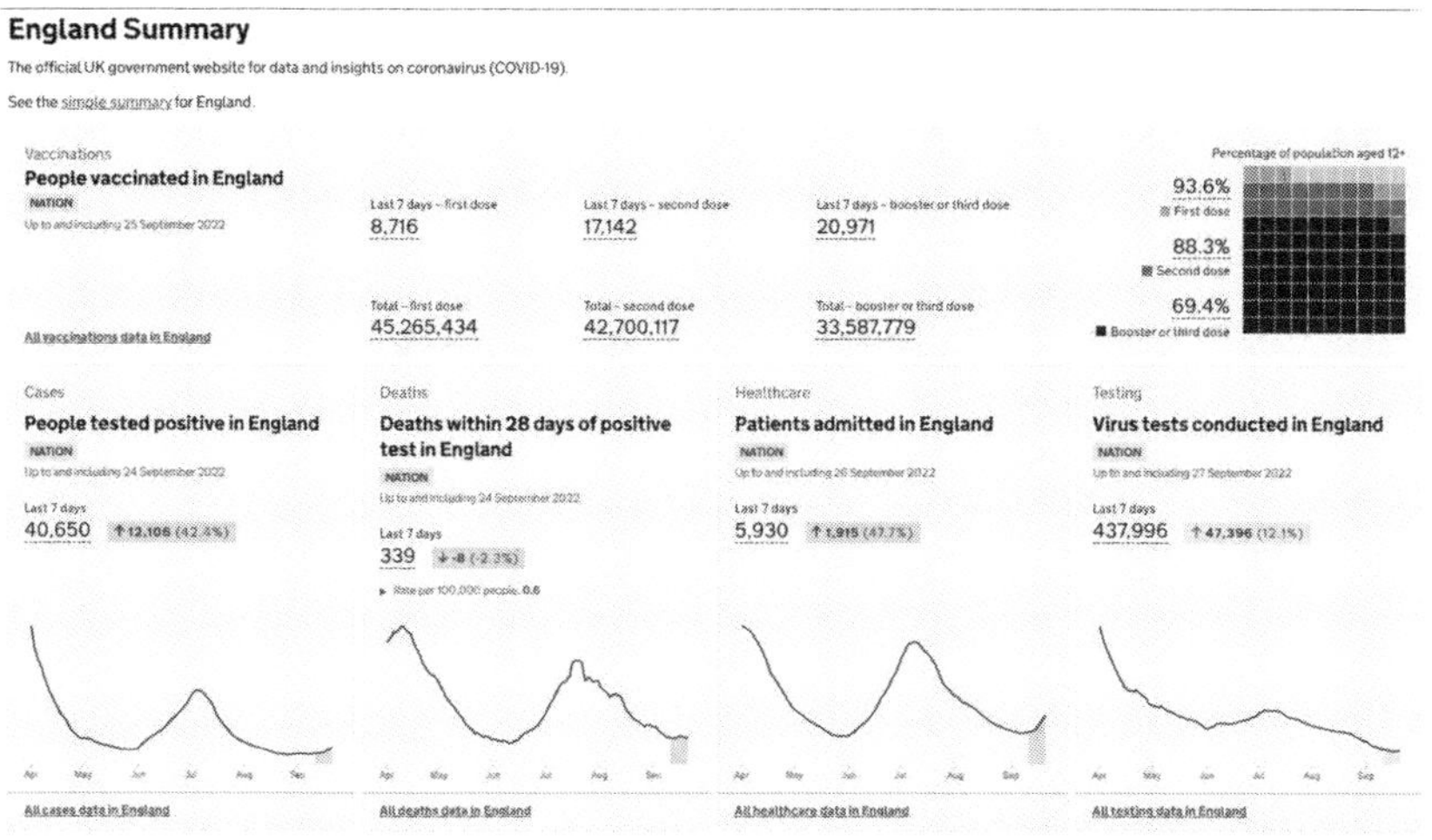

https://coronavirus.data.gov.uk/

〔図13-20〕**国内の年ごとの流行状況**

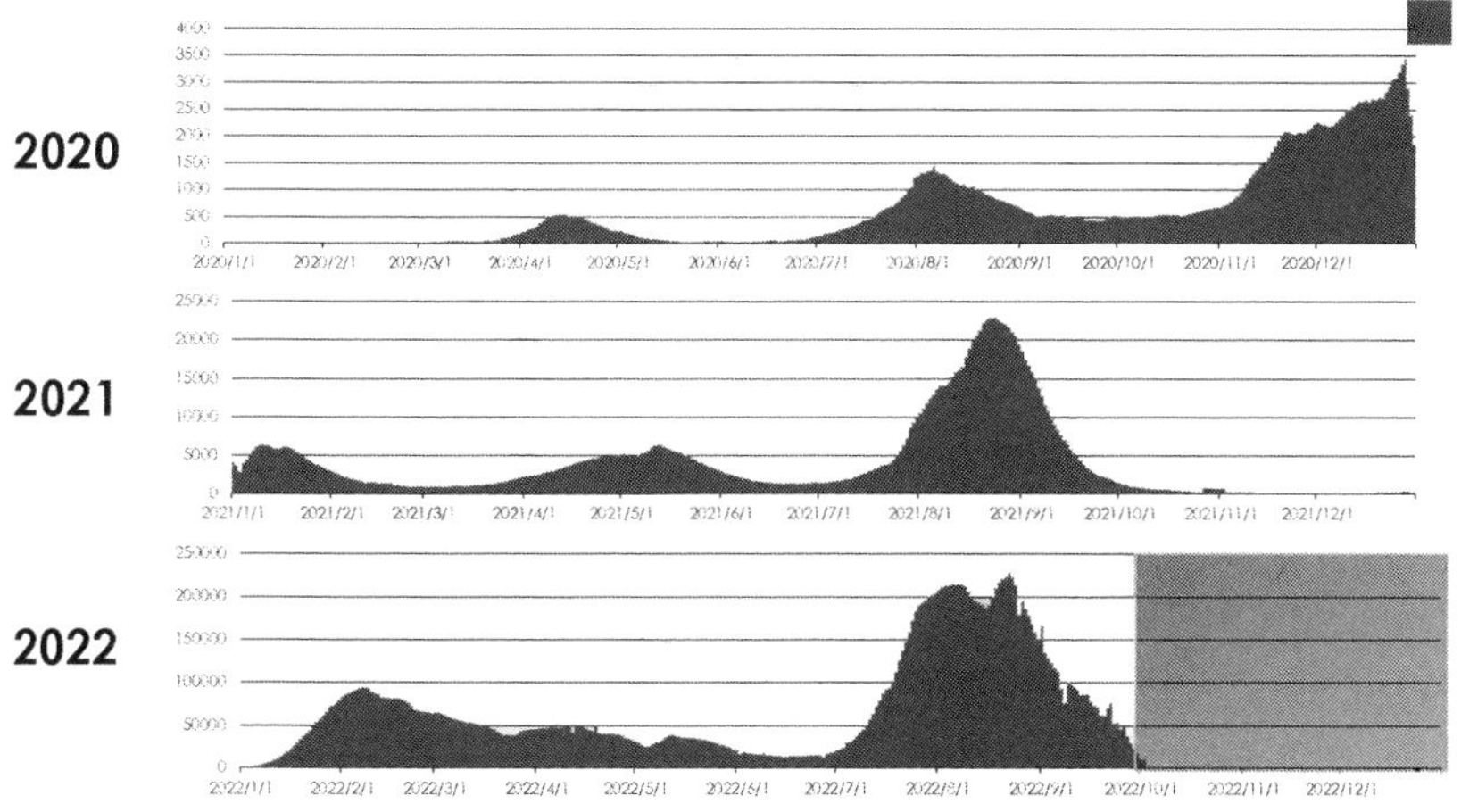

WHO Dashboardのデータ(2022年9月28日時点まで)より作成

した。2021年の年末に大きな流行にならなかった要因は、2回目のワクチン接種が進み、デルタ株にはよく効いたことです。それでも2022年の年明けにはオミクロン株の流行が起きました。今年はこのまま流行が下がり切らずに年末に再び大きな流行が起きることが、十分にありうると思われます。

＊2　SARS-CoV-2のRNAを包む殻を構成するタンパク質。〔図14-1〕も参照。

＊3　SARS-CoV-2が細胞へ感染する際に使われるスパイクタンパク質。

COVID-19パンデミックの経験から
これからの社会を考える

小坂健

インフォデミックの話、後遺症の話、データマネジメントの話を手短にお話しさせていただきます。

インフォデミック

アメリカのCDC（疾病対策予防センター）は、そのウェブサイトに[*4]一般向けの感染対策心得をわかりやすく掲げています。ワクチンや予防薬が手に入る場所、ワクチン接種の勧め、換気の励行、抗原検査キットによる感染の確認、その検査結果が陽性なら病院へ、決められた場所でのマスクの着用といった指示です（注：のちにウェブサイトは変わりました）。

簡単な情報ですが、これに加えてアメリカは、学校の換気システムの整備を12兆円をかけて進めていますし、各家庭に16個ずつの抗原検査キットを配布しています。高性能のN95マスク4億枚の配布もしていますし、ファイザー社の抗ウイルス薬パキロビッド[*5]を薬局で処方できるようにもしています。

*4　https://twitter.com/CDCgov/status/1570459941328285697

*5　感染症用語解説集の「アビガンなど（新型コロナウイルス感染症薬）」項目（p. 16）を参照。

押谷先生の話にあったように、アメリカではとんでもない数の感染者数と死亡者数を出しているわけですが、コロナの正体がわかったとなると、いろいろな対策をダイナミックに実行しているのです。日本と比べると、うらやましいかぎりです。

日本でも、厚労省がウェブ上[*6]でそれなりの通知を出してはいます。しかし、読んでも何が書いてあるのかわからないような情報です。ページを開くと5ページくらいの長い文章が出てきて、行政の医療関係者は、これをいちいち読み込まなければいけないというのが日本の実態です。

CDCの通達のようなわかりやすさがないので、たとえば仙台でも、必要ないことがわかっている、ハンドドライヤーの不使用とか、環境消毒などを未だに一生懸命やっているという残念な状態が続いています。

こういうリスクコミュニケーションで問題となるのがインフォデミックです。インフォデミックというのは、WHOの定義によれば、「情報が氾濫し、正確なものもあればそうではないものもあるため、必要なときに信頼できる情報源や信頼できる指針を見つけるのが難しくなること」です。これが公衆衛生上の大きな脅威になるというのです。WHOは、COVID-19の対策以外にインフォデミックの対策にも力を入れなければいけないとして、専門家会議を開いています。しかしやはり、適切な対策はなかなか難しく、悩ましい問題だとされています。

同じことは『ランセット』誌に載った論文[*7]でも論じられています。パンデミックにかぎらず、煙草産業なども含めて、陰謀論はいろいろなところで繰り返されてきたというので

＊6　https://www.mhlw.go.jp/stf/seisakunitsuite/bunya/0000121431_00088.html

＊7　https://doi.org/10.1016/S0140-6736(20)31678-0

す。ワクチン接種反対派はいろいろなところと結びついているのに対し、ワクチン接種賛成派は孤立している。どうすればいいのかについてはいろいろな意見がありますが、とにかく「誤った情報を簡単に広めてしまう環境的・社会的要因に対処する」必要があると言っています。

『ネイチャー・メディシン』誌に出た論文[*8]では、フェイスブックの対応が紹介されています。2021年8月までに、COVID-19とワクチンに関する誤報の拡散を禁じる規則に違反したアカウント、ページ、グループを3000件以上、2000万件の個別のコンテンツと共に削除したというのです。

とにかく、陰謀論のルーツは深くて、古くはフランス革命直後に始まり、フリーメーソンや反共産主義など、山ほどあるといいます。最近では特に、グローバル化や新技術を取り巻く不安、経済格差、テロリズム、監視強化などをめぐる大衆の不安と強く結びついているのが陰謀論だというのです。陰謀論には、「複雑な出来事を単純化したストーリーに落とし込むことによって理解しやすい」という特徴があるので、文化伝搬に最適だと、その論文では論じられています。

たとえばイギリスでは、5G携帯電話の中継基地局がCOVID-19に関係しているというデマが流れて、2020年4月初旬の4日間で、少なくとも20の中継基地局が破壊されたと推定されているそうです。

情報共有が悪かったせいでリスクコミュニケーションに失敗した例が、香港のワクチン接種でした。[*9]〔図13-21〕のグラフを見てわかるように、香港では高齢者の死亡数（矢印）が

＊8　https://doi.org/10.1038/s41591-022-01728-z

＊9　https://doi.org/10.1136/bmj.o1127

2022年2月に急増しました。それは、高齢者のワクチン接種率が43%しかなかったことに起因していると言われています。

香港ではファイザー社製のワクチンと中国製のシノバックという2種類のワクチンが使用可能でした。しかし、どちらのほうが有効かは、明確にされていなかったせいで混乱が生じたのです。さらには、①ワクチン接種後の死亡者が出るたびに、メディアが大騒ぎした、②事前スクリーニングの注意喚起で、高齢者や慢性疾患のある人は事前に医師に相談するようにと強調しすぎたことで、ワクチン接種は危険というメッセージを出してしまった、③ゼロコロナ対策をとっているので、ゼロになるならワクチン接種を急ぐ必要はないと思われてしまった、という三つの原因が挙げられています。

われわれもJACSISというデータを解析[*10]しているのですが、人々の予防行動としては、換気

〔図13-21〕**香港の死亡者数**

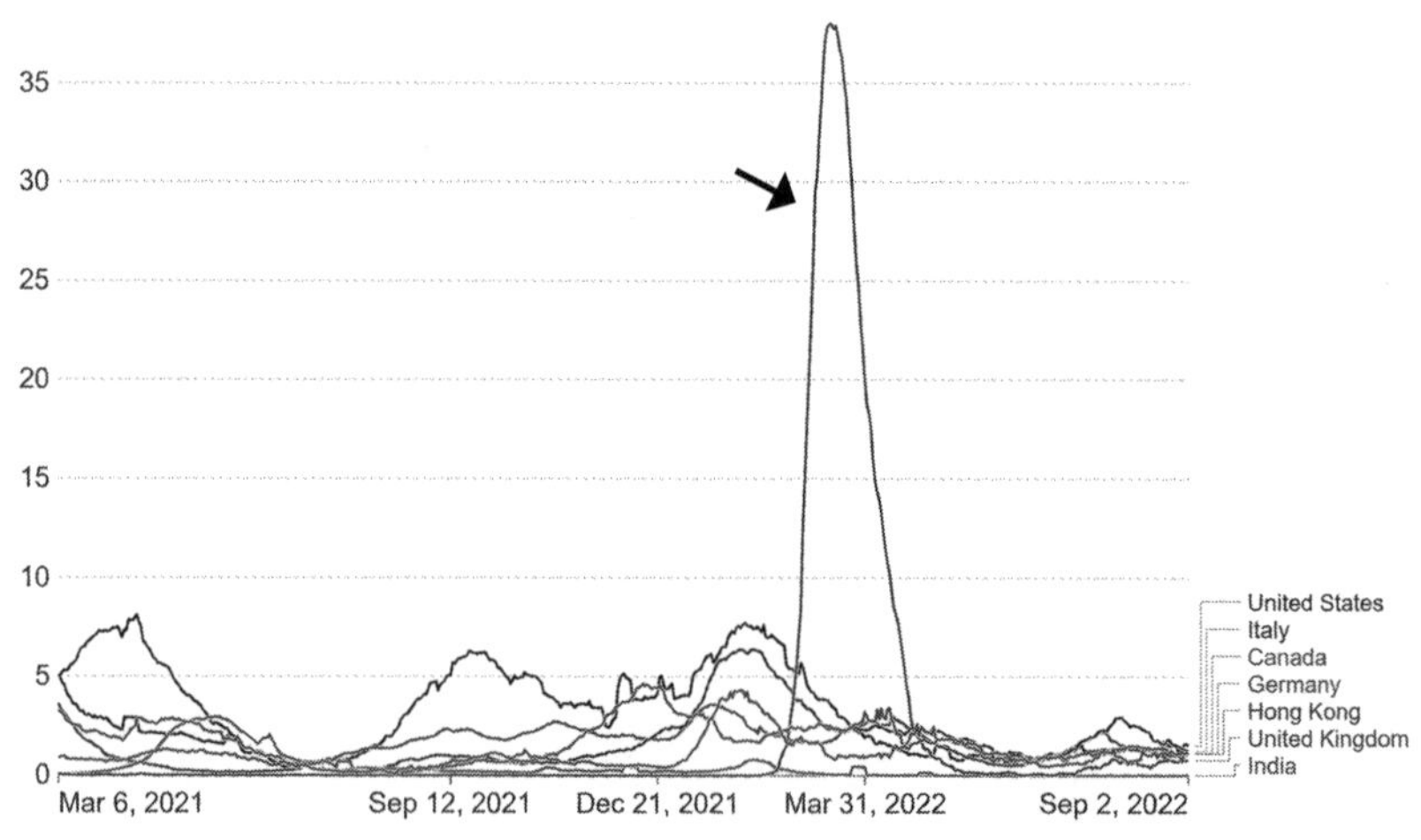

出典:Johns Hopkins University CSSE COVID-19 Dateより引用改変

がまだ４割くらいしか守られていないことがわかります〔図13-22〕。つまり、コロナの感染予防として守らなくてはいけない行動の重要な点が、うまく共有されていないというのが現状だと思います。

新型コロナ感染後遺症

日本のメディアではあまり取り上げられていない問題に、後遺症の問題があります。いろいろな名称がありますが、患者さんたちの間で自然発生的に言われるようになった「ＬｏｎｇＣＯＶＩＤ」という名称が、いちばんいいのではないかと個人的には思っています。最近のアメリカの定義では、「感染の初期段階から４週間以上経過しても症状がある状態」とされています。

どのくらいの患者さんがいるかについては膨大な数の論文が出ていて、論文ごとに違うのですが、最近の『ランセット』誌に出たデータ[*11]では、感染者の12・7％といわれています。そうすると、日本では陽性者数が２０００万人以上ですから、数十万から百万人はいる計算になります。

〔図13-22〕**COVID-19に対する各予防行動を遵守している人の割合**

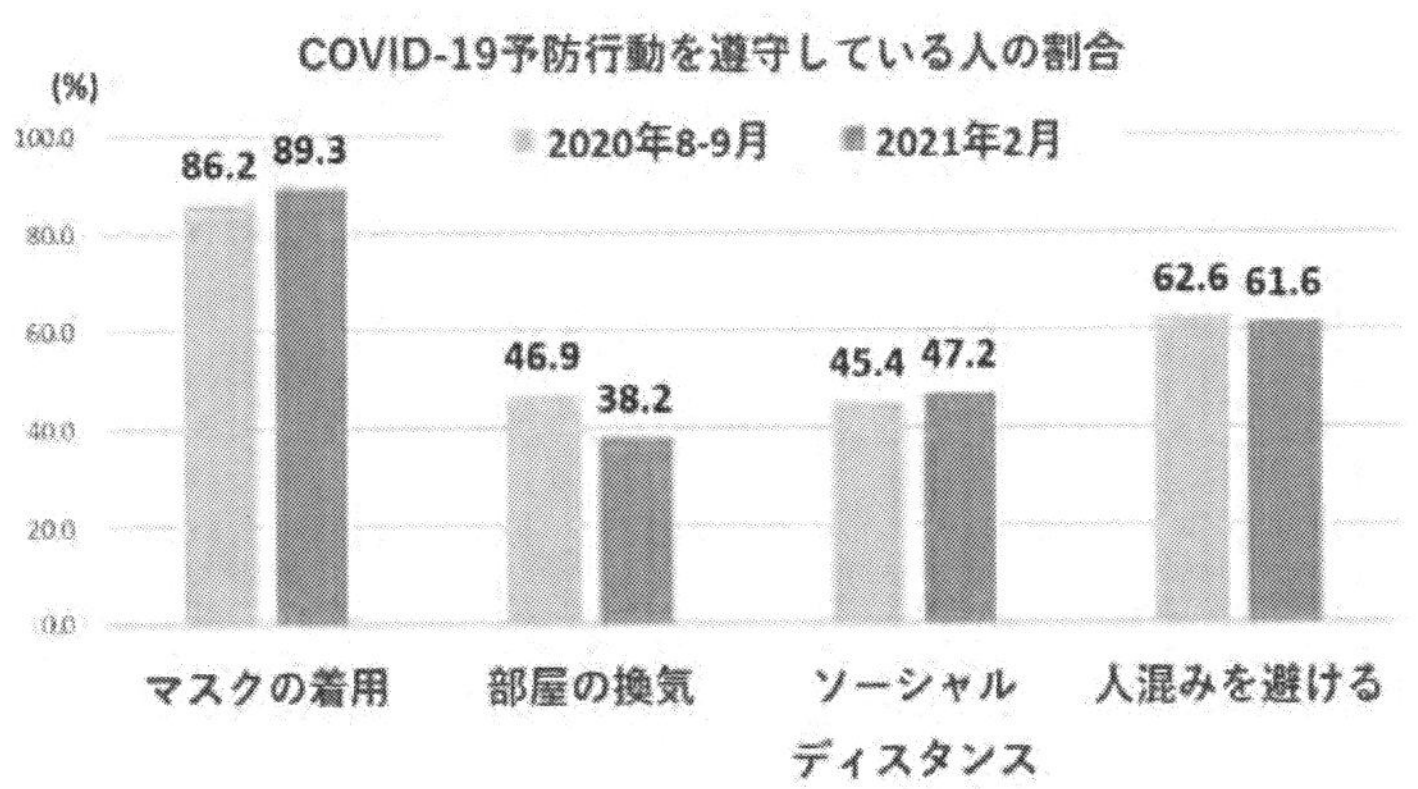

出典：Kusama T, Kiuchi S, Takeuchi K, Ikeda T, Nakazawa N, Kinugawa A, Osaka K, Tabuchi T.2022. Information Usage and Compliance with Preventive Behaviors for COVID-19:A Longitudinal Study with Data from the JACSIS 2020/JASTIS 2021. Healthcare. 10(3). より引用

＊10　https://doi.org/10.3390/healthcare10030521

多くの人が、人知れず苦しんでいることになります。

海外で言われている危険因子は、女性、高齢、肥満、喘息（ぜんそく）、全身状態が悪い、精神状態が悪い、社会経済状態が悪いなどが挙げられています。

子どもたちの間でも、それほど多くはないと言われつつも、気分障害、頭痛、学校に行きたくないといった症状が出ているようです。

その原因としては、いろいろな要因が絡んでいます。日本ではあまり聞きませんが、心筋炎、肺のほかに腎臓への持続的障害。ＥＢウイルスなどで疲労感が残るように、ウイルス後疲労症候群。ＩＣＵに閉じ込められたことによる集中治療後症候群ＰＩＣＳやＰＴＳＤもあるかもしれない。それと、治療で使われた薬剤の影響もあるかもしれません。パキロビッドでは味覚障害が言われていますし、ＳＡＲＳのときは後から効果はなかったことがわかりましたが、抗ウイルス薬のリバビリン[*12]とステロイドが多量に使われたことによる後遺症も報告されています。慢性疲労症候群・筋痛性脳脊髄炎との関連も疑われています。

『サイエンス』誌に出た記事[*13]では、その主な原因は三つあるとまとめられています。一つは、微小な血栓ができて、それがいろいろなところで悪さをしているのではないかというもの。スパイクタンパクによってアミロイドのようなものができているのではないかとされています。二つめは、いろいろな臓器で見つかっている持続性のウイルスやＲＮＡのせいではないかというもの。三つめは、免疫系が暴走してインターフェロンなどが過剰に生産され、それが持続的な影響を及ぼしているのではないかというもの。イギリスには、苦

＊11 https://doi.org/10.1016/S0140-6736(22)01385-X

＊12 商品名レベトール。インターフェロンとの併用でウイルス血症を改善する。日本では2022年末の時点でCOVID-19への治療薬には承認されていない。

＊13 https://www.science.org/content/article/what-causes-long-covid-three-leading-theories

しんでいる方の中には、３００万円かけて海外で血液浄化をしている患者さんもいることが話題になっています。

『ネイチャー・メディシン』誌に出た論文[*14]では、再感染の影響も調べられています。なかには3回感染する人もいます。再感染では、感染するごとに症状や後遺症が重くなる傾向が見られます。

アメリカでは、新型コロナ後遺症の研究に対して11・5億ドルの研究費をすでに注ぎ込んでいて、ＣＯＶＩＤ-19に関連する研究にさらに36億ドルを用意しているそうです。イギリスでも、４つの後遺症の研究に１８５０万ポンドを支出すると発表しています。

アメリカの雑誌に出た記事[*15]では、２０２１年3月までのアメリカ国内感染者数は１億１４００万人を超えていて、後遺症に悩む患者の平均年齢は約40歳なので、次の国民的健康災害だと言っています。人口統計を考えると、医療制度のみならず、経済的にも長期にわたる影響を及ぼしうるというのです。

そこでアメリカでは、後遺症に苦しむ患者、その家族、コミュニティメンバーを巻き込んだリカバー研究を実施しています。[*16] それは、当事者がいろいろな試験に参加できる仕組みです。患者さんと研究所をつなぐ１０００以上のパートナーができています。感染者の１割が後遺症に苦しんでいるとしても、９００万人以上の患者さんが存在することになります。そこで莫大な研究費を注ぎ込んでいるのです。それだけでなく、さまざまな患者団体やＮＰＯのサポートグループが形成されています。

日本では、たとえば自殺率はどうか。〔図13-23〕の上は男性、下は女性の年代ごとの自殺

＊14　https://www.nature.com/articles/s41591-022-01840-0

＊15　https://doi.org/10.1056/NEJMp2109285

＊16　https://recovercovid.org/

者数です。男性の縦軸の目盛りのほうが大きくなっています。[*17]

濃く塗られた棒グラフがコロナ流行後です。男性では20代が増えていて、女性ではすべての年代で増えています。コロナで自殺者が増えたというのは日本特有の現象で、海外でも話題になっています。感染者へのサポートがなく、孤立した結果ではないか、日本の文化的な背景があるのではないかと言われています。

これまでクラウドファンディングで8億円ほど集めてさまざまな支援を行ってきました。後遺症に苦しむ人たちの支援もしています。しかし、病院に行っても気のせいだと言われて相手にされないなど、

〔図13-23〕**COVID-19パンデミック後の自殺の傾向**

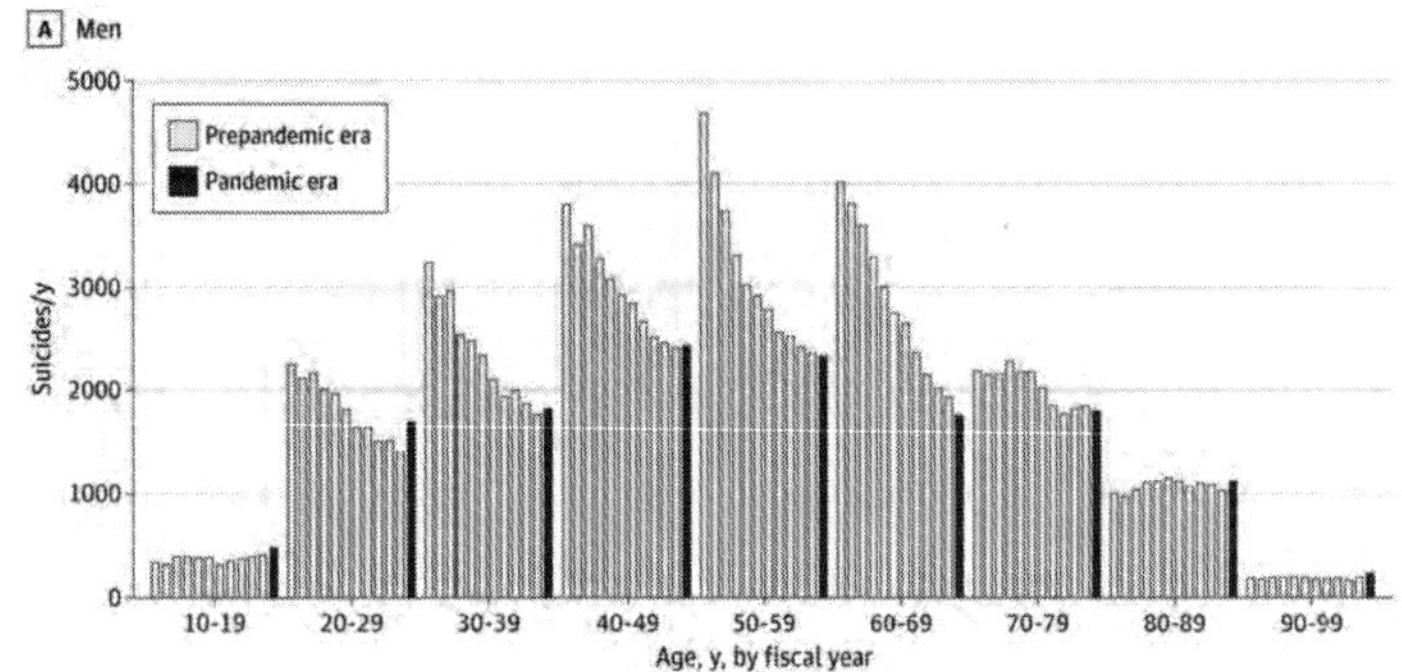

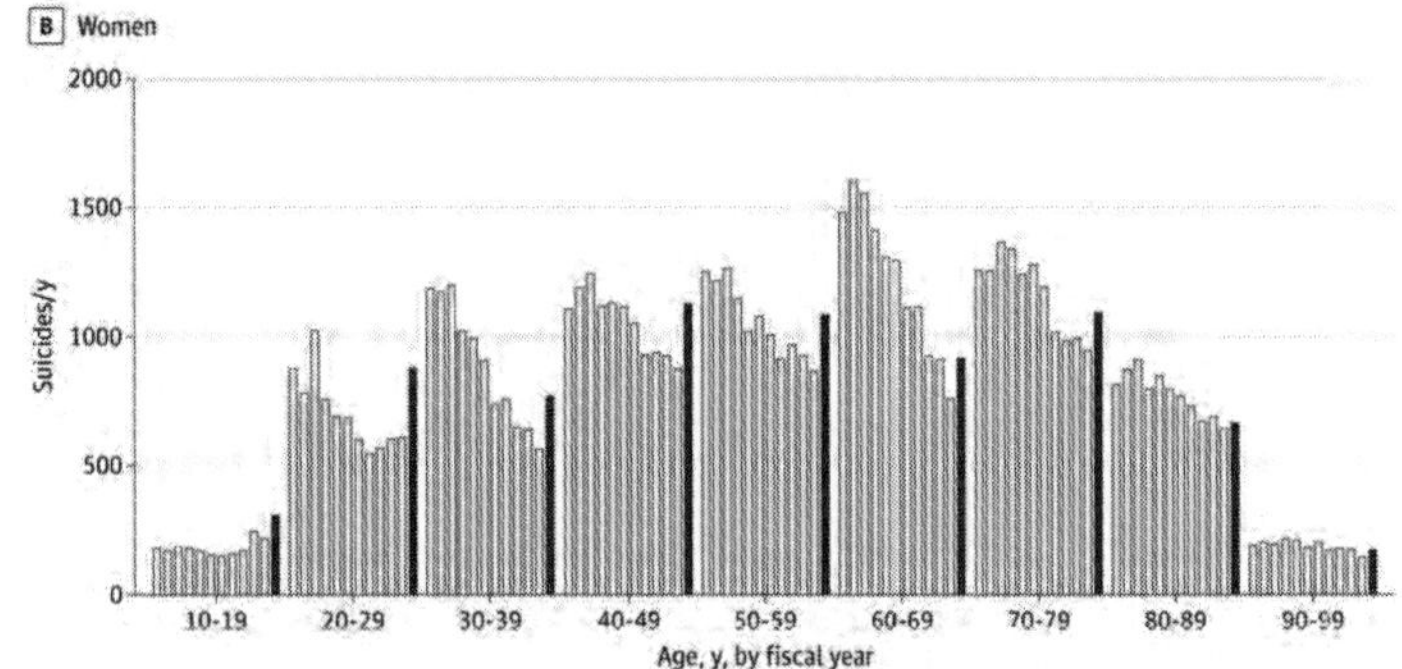

出典：Horita N, Moriguchi S, Trends in Suicide in Japan Following the 2019 Coronavirus Pandemic. JAMA Netw Open. 2022;5(3)より引用

*17 https://jamanetwork.com/journals/jamanetworkopen/fullarticle/2790486

孤立しがちなのです。いまは診療の窓口が増えていて、その点では進捗しています。しかし、患者さんのＳＮＳグループでも、「情報がなくて不安でしょうがない」「もう死にたい」といった発言がたくさん出ています。そういうところにもお金をかけて、日本でも海外のようにやっていく必要があると思っています〔図13-24〕。

データマネジメント

最後になりますが、ＣＯＶＩＤ-19に関して、いくつもの情報システムが個別に走っており、いうなればシステムハラスメント状態にあります。

Ｇ-ＭＩＳはマスクやベッド数など、医療機関等の情報支援システム、ＶＲＳはワクチン接種記録システム、ＨＥＲ-ＳＹＳは感染者等情報把握・管理支援システム、Ｖ-ＳＹＳはワクチンの在庫を管理するワクチン接種円滑化システム、ＲＥＢＩＮＤは東北大学も入っている新興・再興感染症データバンク事業ナショナル・リポジトリ。どれもマイナンバーでつながっているわけではなく、それぞ

〔図13-24〕ロングCOVID（新型コロナ後遺症）国内の支援の動き

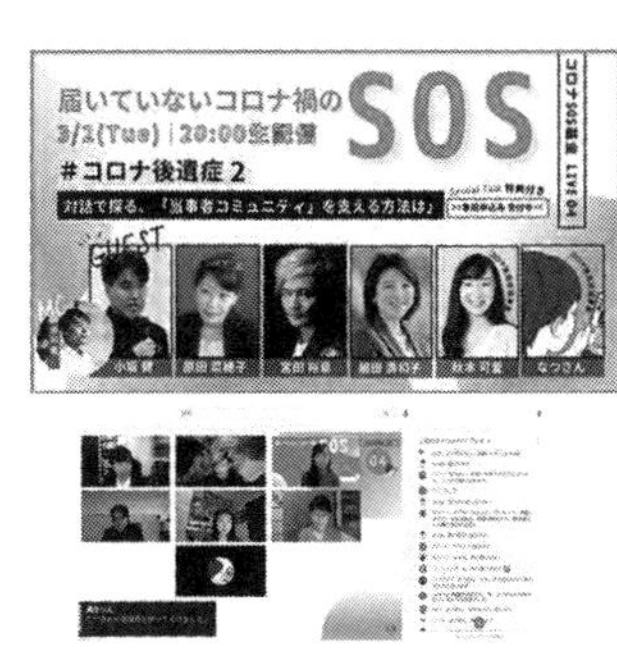

・どの医療機関にいっても相手にされず絶望的な気持ちになった。
・新型コロナ検査陽性でないと受診できない。
・保険が使えないので厳しい。
Recognition　Rehab　Research

出典：READYFOR「新型コロナウイルス感染症：拡大防止活動基金」

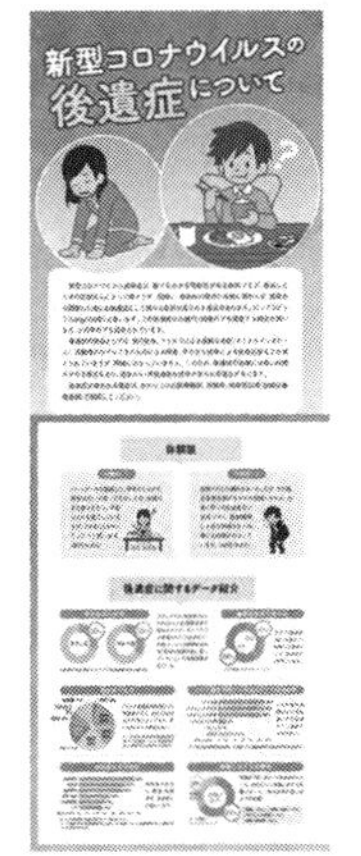

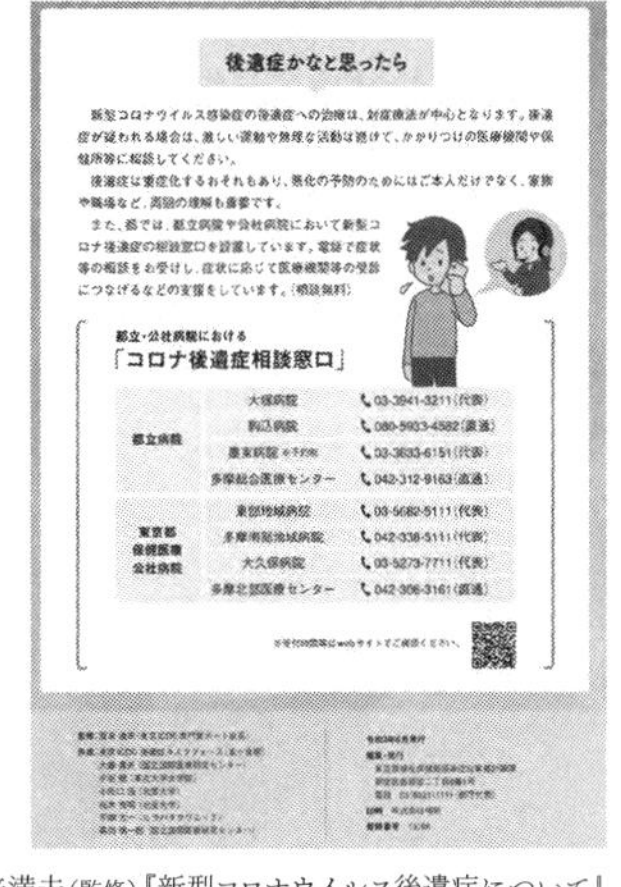

出典：賀来満夫（監修）『新型コロナウイルス後遺症について』（2021年6月、東京都福祉保健局）

れが独立しているので、変異株の実効再生産数とか重症化率、ワクチン効果など、リアルタイムで見ていかなければいけないのに、それができない。莫大な予算をかけて作ったのに、動いていない。HER-SYSに至っては、感染がいちばんひどいときに動かなくなって、感染者のデータをファクスで送ってくれということになったのは、ご存じの通りです。

今後、きちんとしたデジタル化を進めていかないと、次のパンデミックには対応できないと思います。このままでは、新たなパンデミックが来てもこれまでと同じ対応しかできないと思います。これが、日本の現状です。専門家においても、WHOがエアロゾル感染を認めるのに1年かかったと批判されましたが、日本が認めたのは2年たってようやくですよ。こうした状況は皆さんで変えていくしかないと思っています。

質疑応答

――専門家のお二人は、正確な情報を入手するためにどういう方法を使われていますか。情報を入手できても、それが正しいかどうか判断できないときもあります。一般人はどのように情報と向き合えばよいのでしょうか。

小坂　SNSを取り巻く状況を見ていると、人は自分の見たいものしか見なくなっていき、その結果、偏った情報にばかり接してしまうようになります。否定する論文がたくさんありますが、寄生虫の薬イベルメクチンがコロナに効くといわれていました。イベルメクチンを推奨する医療者も実際にたくさんいるわけです。科学的な情報も錯綜（さくそう）しているわけで、何が誤った情報なのかわかりにくくなっている時代です。エアロゾル感染も、日本の専門家はなかなか認めませんでした。これは過去の経験や知見に縛られるあまり、いわば洗脳されてしまっていたわけで、専門家でも考えをすばやく切り替えられない面もあります。必要なのは、すべてを疑ったうえで物事を謙虚に見ていくことだと思います。自分一人で判断すると間違いやすいので、たとえば私が先に紹介したようなコミュニティで、専門家も入って「いや、こういう論文が出ているんだけれど、どっちが正しいんだろう」という話し合いを続けていくことが重要なのだろうと思います。

――専門家、サイエンティストと呼ばれる人たちは、今後パンデミックに関してどのようにリスクコミュニケーションをしていくのがよいと考えますか。

押谷　非常に難しい問題で、日本が弱いところだと思います。今日お話しした通り、パンデミックはとても不確定要素が多い。何が正しくて何が正しくないのか、専門家ですらよくわからない場合が多い。そういう状況の中で、いろいろな人たちがいろいろなところでいろいろなことを話すと、専門家どうしでも意見が対立する場面がたくさんあるわけです。そのとき一般の方々がどうやって情報を収集し、取捨していけばよいのか、なかなか難しい。しかも今日正しいことが明日正しいともかぎらない。進行中の感染症にはつねにそういう側面があります。

小坂　日本での情報発信は、専門家の視点だったり行政の視点だったりと、立場が固定されがちです。それに対してイギリスやアメリカのリスクコミュニケーション（リスコミ）のやり方は、当事者である一般市民も意思決定の側に巻き込んで進めることが前提になっています。東京都はリスコミの問題に一生懸命取り組んでいますが、私が見たところ、「行政側からどうやって情報発信するか」という話ばかりなんですね。「熱が出たらどこへ行けばいいのか」といったような、一般市民の側から見て必要な情報をきちんと発信していかないと、この問題はなかなか解決しないだろうと思っています。

——結局、何がどう効いたのかがわかりにくい状況です。マスクが効いたのか、手洗い励行が効いたのか、自粛要請のような行政介入や集団免疫が効いたのか、効果の切り分けが難しい。今後どのような分析がなされるのでしょうか。

押谷　感染症に関しては多くの場合、複数の対策が同時進行で実行されるので、何がどれくらい有効だったのかを定量的に解析することは非常に難しいです。2021年の秋に感染者数が大きく減少した理由も、複合要因なのでしょう。ワクチン接種が行きわたったことが大きかったのだとは思いますが、第5波の自然感染で若い人たちが多数感染したことも要因としてあったでしょう。この3年間の動向を見ると、必ず秋には若干下火になっています。これは季節要因なのかもしれないし、年間を通して見たとき夏休みやお盆休みに相当する多くの人の動きをともなうようなイベントがあまりなくて、感染拡大が落ち着くからかもしれません。手洗いも一定の効果はあると思いますが、現在のCOVID-19は実際のところ、エアロゾル感染が主体で、手を介しての感染はおそらくごく一部の事例にすぎず、それで防げる部分はかぎられているだろうと思っています。では、いつまで消毒などを続けていくのか。いろいろな規制が緩和されている中で、さほどの効果が見込めない対策をまだ一生懸命にやっているものもあるので、それらの整理が今後は必要になってくると思います。

――HER-SYSなど、個々のデータを今後どのように突き合わせていくお考えですか。対策をやったけれど本当にそれが効いたのかどうか、データがなければわからないじゃないか、という疑問に答えるためにも、データの有効活用が求められると思うのですが。

小坂　感染症対策は、まさにデータこそが命です。そのデータをきちんと集められない、これが日本の致命的な欠陥です。世界中の研究者とデータを共有して解析するシステムを構築できればいちばんよいのですが、いまの日本の状況だとこれはあきらめるほかない。シンガポールではCOCOAに相当するアプリを国民の9割以上がインストールして、スマートフォンを持っていない人にはトークンを配って対策しています。なので、濃厚接触者の聞き取り調査をする必要がない。イギリスだとNHS（国民保健サービス）のデータストア[*18]というのがあって、臨床データもすべて公開されています。しかし日本では、情報提供に関する国民の不安も根強くてなかなかできない。ですから今後は、国全体としての対応は無理だとしても、都道府県単位でデータをきちんと解析できる体制になっていけば、未来につながる有益なことがいろいろわかってくるだろうと思います。デジタル庁にもっと

*18　https://www.england.nhs.uk/contact-us/privacy-notice/how-we-use-your-information/covid-19-response/nhs-covid-19-data-store/

頑張っていただければ、みんなの対策向上につながるし、モチベーション向上にもなるのですが、そういうコミュニケーションがうまくできなかったのは非常に残念なことでした。

――ワクチンについて。現在は「二価ワクチン」といって、オミクロン株ともともとの武漢株に対応したワクチンが開発されています。ところが試験管内で効果が確認されたレベルでどんどん社会実装されていっているのを見ると、こんなことで本当によいのか、と思ってしまいます。「インフルエンザのワクチンも似たような感じでやっているし、大きな副作用もないから大丈夫だろう」と言う専門家もいるのですが、どのようなご意見ですか。

小坂 歴史のある不活性化ワクチンではなく、新技術のmRNAワクチンを何度も打つべきなのか。同じワクチンを繰り返し接種することによる悪影響がないのかモニタリングしていく必要があります。長期的に見て、今後のワクチン戦略も考える必要があります。感染予防という観点で言うと、近年は鼻腔(びくう)粘膜から接種するタイプのワクチンもあって、そういうものも使用していかないと、血液中に抗体ができても感染そのものは防げない可能性があります。つまりいまは過渡期であって、mRNAワクチンのような新しいワクチンを使うときには副反応をしっかりと見る必要があるのですが、現状の日本だと、医療従事者を通じてでしか報告ができない。副反応の報告をきちんと集めるシステムを今後作っていかないと、本当の安心は確立できないだろうと思います。

――今回のCOVID-19によって人口は減るのでしょうか。

押谷 アメリカとイギリスでは2020年、2021年と続けて人口減になっています。厳密には「平均寿命が短くなった」というデータです。日本も2022年、これまですでに3万人近くの人が亡くなっています。超過死亡と言って、COVID-19で直接亡くなったわけではない方々も含めた死亡も見られるので、日本でも平均寿命が短くなるという結果が出てくる可能性が高いです。アメリカの高齢者ではＣＯＶＩＤ-19が死因のトップ３に入っているというデータも出ており、今後日本も緩和が進んで大きな流行が繰り返される状況になった場合は、平均寿命が短くなる、死因の上位にＣＯＶＩＤ-19が入ってくる、といった可能性は十分に考えられます。

――この新型コロナウイルスは、いったいどこから出てきたのでしょうか。

押谷　最初に中国の武漢市で流行があったわけですが、これに関しては結論が出ていません。「武漢の海鮮市場で売られた動物から感染が広がったのではないか」と言われて、最近『サイエンス』誌にその可能性が高いという論文も出ているのですが、それ以前の２０１３年に、雲南省で類似した感染症の流行があって、そのウイルスの実験を武漢ウイルス研究所が行っていた事実は確認されています。よって意図的ではないにしても、そこからウイルスが漏れ出した可能性は否定できない。いまも結論は出ていないのです。

――「免疫作用がきちんと発揮できる人たちに向けての対策だけでなく、基礎疾患を持っている人や社会的立場の弱い人たちにもしっかりとした対策作りが必要だ」と、押谷先生は論文に書かれています。総括として、いまのお二人の気持ちを聞かせてください。

小坂　日本社会がこのコロナを経験したにもかかわらず、われわれ日本人はあまり変わらなかったという残念な状況があります。一つは当事者の視点、もう一つはデジタル化の視点が欠けていたのではないか。保健所の仕事もデジタル化が進めばずいぶん楽になったはずです。その意味で、次のパンデミックに向けて本気で備えていかないと、諸問題は解決しない。そのためには国や政府に頼るのではなく、自分たちでできることはとにかくやっていく。他人任せではいつまでたっても変わらないので、私たちみんなで一歩ずつ進めましょう、と言いたいです。

押谷　いま、世の中はこのCOVID-19対策でずっと疲弊していて、「もとの生活に戻したい」と多くの国民が願っていることや、多くの産業が大きなダメージを受けていることは、われわれ感染症疫学の専門家もよく理解しています。ただ、COVID-19の流行はまだ続いていく可能性が高い。本当にすべてをもとに戻してしまってよいのか。もしそうすれば、毎日300人から400人の高齢者が亡くなっていきかねない。そういう社会がニューノーマル（新常態）であってはいけないと、ぼくは思っています。そうならないようにするためにどうすればよいのかということを、みんなでもっと真剣に考えなければいけないと思います。もとに戻すだけではいけない。なぜなら21世紀に入ってこうした感染症のリスクは飛躍的に増大してしまっていて、「今後もパンデミックは起こる」という前提で物事を考えなければいけないからです。訪日外国人を増やすのであれば、「それに伴うリスクマネジメントをどのようにしていくのか」という視点なしに、「ただ経済がよくなればいい」というだけで進めていくのではいけない。それには小坂先生の紹介なさったようなデジタルツールもうまく使いながら、リスクをきちんと制御できる、そういう社会を作っていかないと、今回のCOVID-19のみならず、今後のパンデミックでも大きな被害が出る可能性がある。そういう世界にわれわれはいま生きているんだという認識を持つ必要はあると思います。そういう社会を作っていくことが必要ですし、そういうことを考えていくのが、この東北大学感染症システムデザイン学際研究重点拠点（SDGS-ID）の目的でもあるので、いろいろな分野の人たちと一緒に今後も考えていきたいと思っています。

（質問の取りまとめは東北大学大学院医学系研究科微生物学分野の神代和明助教による）

第十四章 総合知と全体知の新たな「連帯」に向けて

瀬名秀明

東北大学をケーススタディとして、
新型コロナウイルス感染症が突きつけた問いに、
総合大学の専門知、総合知はどのように応えられるのか
という問題意識からスタートした対話は、2年半近くに及びました。
作家に課せられた使命としてこのプロジェクトに臨んだ瀬名は、
長い航海の終わりに「知の統合」「全体知」「連帯」
といったキーワードに行き着くことになりました。
（本章の瀬名の原稿は2022年12月23日執筆）

パンデミックは〝終わりが視野に入った〟のか

（前略）〈破局〉を設定することによってはじめて人間が、そのモラルが、社会機構や文明や歴史が、いわばこの世界の〝総体〟として問題にされるのです。

小松左京「拝啓イワン・エフレーモフ様」（１９６３年）

この最終章で私（瀬名秀明）は、本書を通して各先生方と論じてきた総合的な知のあり方と未来の展望について、一定の結論を導き出すつもりである。この章を書くために2年かかった。私にとっては長い道のりだったが、ここに示す結論は一部の読者の皆様にとっては一種「当たり前のこと」のように感じられるかもしれない。一方で必ずしも皆様の「共感」を呼ぶものではないかもしれない。だがかつて作家の小松左京が長文エッセイの中で、いわば彼自身のマニフェストのようなかたちで、作家とは世界の〝総体〟を想像して描き出す役割分担を請け負う者であると宣言してから、私は心のどこかでいつも〈総合の知〉とはいったいどのようなものだろうか、どうすればそれを実践できるのか、想像力そのものを専門知とする作家という職業人はそこにどのような貢献ができるのかと考えてきた。この章で私は小松左京に対する自分なりの返答も示したいと思っている。

さて本書第十三章再録のウェビナーでも言及された通り、ＷＨＯのテドロス事務局長は２０２２年9月14日のメディアブリーフィングで「（ＣＯＶＩＤ-19パンデミックの）終わりは視野に入っている」と発言し、そのフレーズがいっせいに報道されて、新型コロナ問題はこれで終わったと安堵（あんど）する気分が世間に生まれた。

しかしそうした状況を読み取ったうえでのことであろう、「実はテドロス事務局長の発言の真意はこうなのであって、もう感染対策の必要はなくなったと言ったわけではない」と引き続き慎重であることを促す解説記事も出た。私が見た限りもっとも的確に記事をまとめていたのは毎日新聞の高野聡記者による医療ニュース[*1]で、その記事も参照しつつ私なりに説明すると次のようになる。

テドロス事務局長がブリーフィングで語った内容[*2]を読むと、まず先週ようやく1週間当たりの死者数がパンデミックの拡大初期の2020年3月時点より下回ったことを報告し、そのうえで今回のパンデミックをマラソンに見立てて、「私たちはまだそこに到達してはいないが、(死者数がパンデミック初期より下回ったことで希望が生まれて)終わりが見えてきた」と述べた。しかしすぐに続けて「マラソンランナーはゴールが見えても立ち止まることはない。持てる力を出し切って走り続けるものだ。私たちもまたそうでなくてはならないのだ。いま止まってしまってはだめで、すべては水泡に帰してしまう。だからこそこれからもよりいっそう懸命に走り続けよう」と訴えかけたのである。このように文章を広く眺め渡すとテドロス事務局長の思いが鮮明に伝わってくるのがわかる。

そして彼は、私たちがこのマラソンを完走するための6つの対策を改めて提言した。

1　さらなるワクチン接種の世界的推進。
2　新型コロナの監視・検査体制をインフルエンザなど他の呼吸器疾患と統合させてゆくこと。
3　新型コロナ患者への適切な治療とケアのために、これまでのプライマリヘルスケアの体制と統合させてゆくこと。
4　今後の感染拡大に備えた必要な物資、機器、医療従事者の確保。

*1　https://mainichi.jp/premier/health/articles/20220927/med/00m/100/004000c
*2　https://www.who.int/director-general/speeches/detail/who-director-general-s-opening-remarks-at-the-media-briefing--14-september-2022

5　医療施設において医療従事者と新型コロナ以外の患者の健康を確保するための感染予防・管理の維持。
6　COVID-19対策を変更するときにはどんなときも地域コミュニティと明確なコミュニケーションを取り、変更の理由も含めて話し合うこと。

さらに補足として、

7　誤った情報を見つけ出して対処できる保健ワーカーを訓練育成し、デジタル社会に適した質の高い健康情報を提供できる環境を開発してゆくこと。

を挙げた。毎日新聞の記者も書いている通り、これらは新規な対策と言うより、むしろいつ、どのようなときでも実現されていなければならない基本中の基本事項だ。テドロス事務局長自身もそのことをブリーフィングで強調し、これらはいままでも私たちが皆と共に懸命に取り組んできた対策だが、これからもこうした活動を続けるのだと述べている。そして「私たちは共にこのパンデミックを終わらせることができる。しかしすべての国、企業、コミュニティ、個人が互いに歩み寄り、このチャンスをつかみ取ることなしに、それは実現できないのだ」と締め括った。

テドロス事務局長がこうした発表をあえて行ったのは、その少し前に『ランセット』誌が掲げた28名の専門家の連名による総説論文[*3]の内容が影響したからではないか、との見方を毎日新聞は日本の専門家の意見も聞きながら指摘した。その論文ではこれまでの世界の新型コロナ対策を「複数レベルでの大規模な世界的失敗（a massive global failure at multiple levels）」と表現していたからだ。いや、そこまで世界は壊滅的だったわけじゃない、それなりの成果は挙げてきた、とテドロス事務局長は言いたかったのではないか、というわけである。いずれにせよここでテドロス事務局長が掲げた継続すべき対策事項はどれも最重要なものであり、「パンデミックはもう終わりが視野に入ったのだから気を張り詰めることはないよ」といった楽観論とは別のものだったことがわかる。

２０２２年12月にはサッカーのワールドカップ試合が開催された。スタジアムの観客席で母国チームを応援する人々は、マスクなしに感情豊かに声を上げてエールを送っていた。日本のチームはベスト16まで残り、多くの人が海外からのテレビ中継を通して自宅の居間から選手らに声援を送っただろう。

本章を書いている２０２２年12月現在、日本はオミクロン株の複数の亜系統が広まり、各地で新規陽性者数が再び増え、いわゆる第８波を迎えている。私の暮らす仙台では、まだ人々は電車に乗るときも街路を行くときもマスクを外してはいない。

つい先日の12月９日（金）、地元のｔｂｃ東北放送は直近１週間での人口10万人当たりの新規陽性者数が他県は3桁に留まっているのに対し宮城県だけ１００７人と4桁に達していることを一覧表で示し、「新型コロナ感染者〝全国一〟宮城県はナゼ多い？」と報道し、その書き起こし記事は「Ｙａｈｏｏ！ニュース」に転載されて国民のさまざまな意見が書き込まれた。確かに一覧表として画面に提示されると、4桁の宮城県は突出して見える。ニュースでは厚労省発表のデータや東北医科薬科大学教授のコメントを紹介し、宮城県を含む東北や北海道ではいま抗体保有率が低くて沖縄では逆に保有率が高く、それは第5波や第6波で多くの沖縄の人たちが感染したためではないかとの仮説を示していたが、予想通りコメント欄では「ここで献血者対象の抗体保有率データを参照するのは不適切ではないか」「それではワクチン接種率は意味がないのか」などの疑問や反論が列をなして書き

＊3　https://doi.org/10.1016/S0140-6736(22)01585-9

込まれていた。

しかし多くの人々はすでに、一定の理解へと辿り着くことのないこうした議論を繰り返すことへの虚しさも感じているのではないか。世に出るこうした情報は多くが複合的な要因の結果であり、サイエンスとしてきちんと検証するには個々のニュースに囚われるよりも、もっと俯瞰的な視点で全体を見渡し、さまざまな問題を生むその根本を変えていかなくてはどうしようもないという思いが強くなってきているはずだ。その根本を射貫かないかぎり私たちはいつまで経っても同じことを繰り返してしまうこともわかっている。逆に言えば「なぜ宮城県が1位なのか」という問いそのものが的を外しているのである。

では根本の問題とはどのようなものか。それを示すのが「知の統合」であったはずだ。一方で専門知はその「知の統合」を推進してゆくための基盤であったはずだった。それが押谷教授の言う「ビッグピクチャーを描く」ことであったはずだが、私たちは皆それぞれの立場からこの3年にわたり無数の対話を重ねてきたにもかかわらず、何か根本のところで互いに噛み合わず、いまも社会は迷走を続けているように思える。そして実際のところ、科学者と呼ばれる人たちの多くも、すでに対話や思索を重ねることに疲れているようにさえ見受けられる。学会の懇親会も集会式で行われるようになり、役員たちはマスクなしにテーブルを回ってビールを注ぎ合い、2年ぶりのリアルな対面を歓迎している。接触確認アプリＣＯＣＯＡは11月をもって機能を停止したから、その懇親会で感染が広がったかどうかはもはやわからない。

私たちはこれまでいったい新型コロナについて何を学び、いったい何を知ったのだろうか。

たとえば私たちは新型コロナウイルス感染症（ＣＯＶＩＤ-19）における次のような根本的な謎について、納得できる回答を未だに持ち合わせていないのだ。

・なぜ感染しても無自覚症状や軽症の人と、重症化する人が出てくるのか。
・なぜ多くの感染者はほとんど他者に感染させないと言われるのに、5人に一人の割合で「スーパースプレッダー」と呼ばれるような人が現れるのか。
・新型コロナウイルス（SARS-CoV-2）は既知のSARSウイルス（SARS-CoV）と遺伝子上は79・6％似ている。しかしSARS-CoVは全世界で8000人ほどにしか広まらなかったのに、SARS-CoV-2は本章を書いている2022年12月現在において全世界で6億4000万人以上に感染し、660万人以上の死者を出している。なぜこれほど大きな違いが生じたのだろうか。

私たちがCOVID-19への興味や関心を失うことなく、今後も継続して研究がなされるべきだと私が考える所以である。

一例として、ここで私の父である糖鎖ウイルス学者の鈴木康夫が共同研究者らと見出して2022年6月に論文発表した[*4]、SARS-CoV-2の感染経路に関するトピックを紹介したい。たんなる身内びいきではなく掛け値なしに興味深い研究成果だと感じるためだが、この事例をきっかけとして「そうか、新型コロナにはわからないことがまだまだあるんだな。けれどもこれから未来が拓ける可能性も十分にあるんだ」と実感していただきたいためでもある。この研究成果は右に示した三つの疑問を解く鍵となるかもしれないのだ。

新興感染症が広がっているとき、科学者がまず行うのは、既存薬の中にその新しい感染症に対して効くものが

＊4　https://doi.org/10.1371/journal.ppat.1010590

ないかサーベイをすることだ。ＣＯＶＩＤ-19拡大初期にも日本の国立感染症研究所がまさにこの一斉サーベイを行い、全国の研究者に「手元に効きそうだと思われる化合物があったらサンプルを送ってほしい」と呼びかけて、バイオセーフティーレベル3の実験室で試験を行った。小さな孔に区分けされたプレートに少量ずつ細胞と培養液を入れて、そこに全国から集まってきたさまざまな化合物を加え、そしてすべての小孔に新型コロナウイルスを注入する。しばらく培養して、小孔内の細胞がウイルスに感染し死滅すれば、そこに一緒に入れた化合物は新型コロナに効かなかったことになる。だが稀（まれ）に細胞が生き残る小孔が見つかる。そこに入れた化合物こそ、新型コロナウイルス感染症に効く可能性がある物質だ。研究者は何度もサーベイを繰り返して取捨選択を重ね、有効と思われる物質を絞り込んでゆく。

実はその候補の一つに、私の父・鈴木康夫が研究で用いていた物質が挙がったのだ。それはシアロ糖鎖というもので、糖がいくつもつながったかたちをしている。人間の体内に存在する化合物はタンパク質、脂質、糖質、核酸などが主なものだが、多くの人にとってもっとも馴染（なじ）みの薄いのが糖質かもしれない。私たちの体内には遺伝情報としての核酸があり、その核酸からはタンパク質が作られる。しかし脂質や糖質は遺伝情報の中に設計図が書き込まれているわけではなく、食べ物を代謝することによって利用される。どちらもさまざまな用途に使われるが、たとえば脂質は私たちの細胞を包む脂質二重膜としてイメージしやすいだろう。私たちの喉の表面にある一個の細胞にぐっと近づいて、その様子を観察してみよう。細胞は脂質二重膜で外部と内部が区別されているが、その脂質表面にはたくさんのものが氷山のようにぷかぷかと浮いて顔を出している。その一部はタンパク質であり、外部からやってきた物質と結合して細胞内部に固有のシグナルを送るはたらきを持つ。新型コロナウイルスが結合するアンジオテンシン変換酵素2（ＡＣＥ２）もまさにその一つだ。

しかし細胞表面の海に見えているのはタンパク質だけではない。実は糖質の連なった鎖が、海面の脂質膜から直接伸びていたり、あるいは膜から顔を出すタンパク質とくっついて枝のように繋ったりしている。そうした糖鎖の一種がシアロ糖鎖だと考えていただければよい。糖鎖は一直線につながるだけでなく途中で枝分かれもするので、まさに木の枝のようである。

ウイルス感染とは、私たちの細胞表面上にある物質にウイルスのスパイクがちょうどうまく結合することで、細胞内にウイルスが取り込まれて成立するのだが、新型コロナウイルス（SARS-CoV-2）の場合はSARSウイルス（SARS-CoV）と同じく、私たちのACE2というタンパク質に結合することで感染が生じる。少し詳しい解説書をお読みになった方なら、このとき細胞表面上にあるTMPRSS2という（生体内での役目はいまなおよくわかっていない）酵素タンパク質が感染の手助けをしていることもご存じであろう〔図14-1〕。

ここまでがSARS-CoV-2の感染に関する一般的な理解だった。しかし試験管内のサーベイで細胞へのSARS-CoV-2の感染を抑制したシアロ糖鎖は、それらの理解を上書きする知見をもたらしたのである。培養液

〔図14-1〕SARS-CoV-2の構造

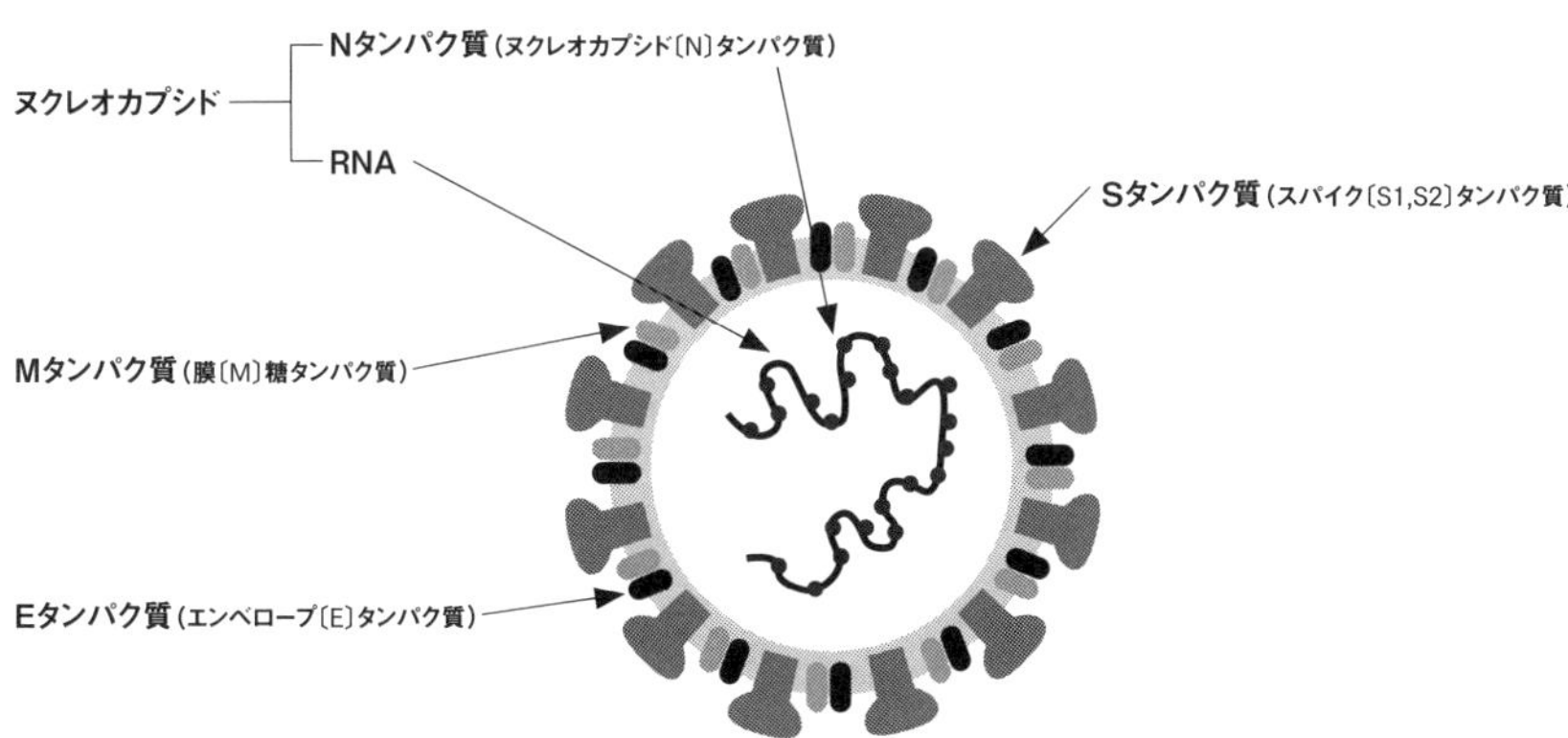

SARS-CoV-2（SARSコロナウイルス2）は、4つの構造成分によって構成される。

コスモ・バイオ株式会社Webサイト（https://www.cosmobio.co.jp/product/detail/sars-cov-2-covid-19-antigen-protein-pgi.asp?entry_id=39905）を参考にして作成

内に添加されたフリーのシアロ糖鎖は、ウイルスが細胞にくっつく前に自らウイルスのスパイクとくっついて、細胞への結合を阻害していたのだ。つまりSARS-CoV-2のスパイクは、ある特定のかたちをしたシアロ糖鎖と結合する特徴を持っていた。そしてそのシアロ糖鎖とは、私たちがインフルエンザウイルス〔図14-2〕に罹るときにウイルスと結合する物質と同じ構造を持っていたのである。

細かな実験内容は省いて結果を示すと、SARS-CoV-2は糖鎖の先端部がα2－6と呼ばれるタイプのシアロ糖鎖と結合することがわかった。糖鎖は脂質膜やそこに浮かぶタンパク質から生えているので、その糖鎖のかたちがウイルスの結合性に大きく影響してくることはおわかりいただけるだろう。中でも糖鎖の先端部はウイルスのスパイクと真っ先に触れ合う場所であるから、この部分のかたちによってウイルスのくっつきやすさ

〔図14-2〕**A型インフルエンザウイルスの模式図**

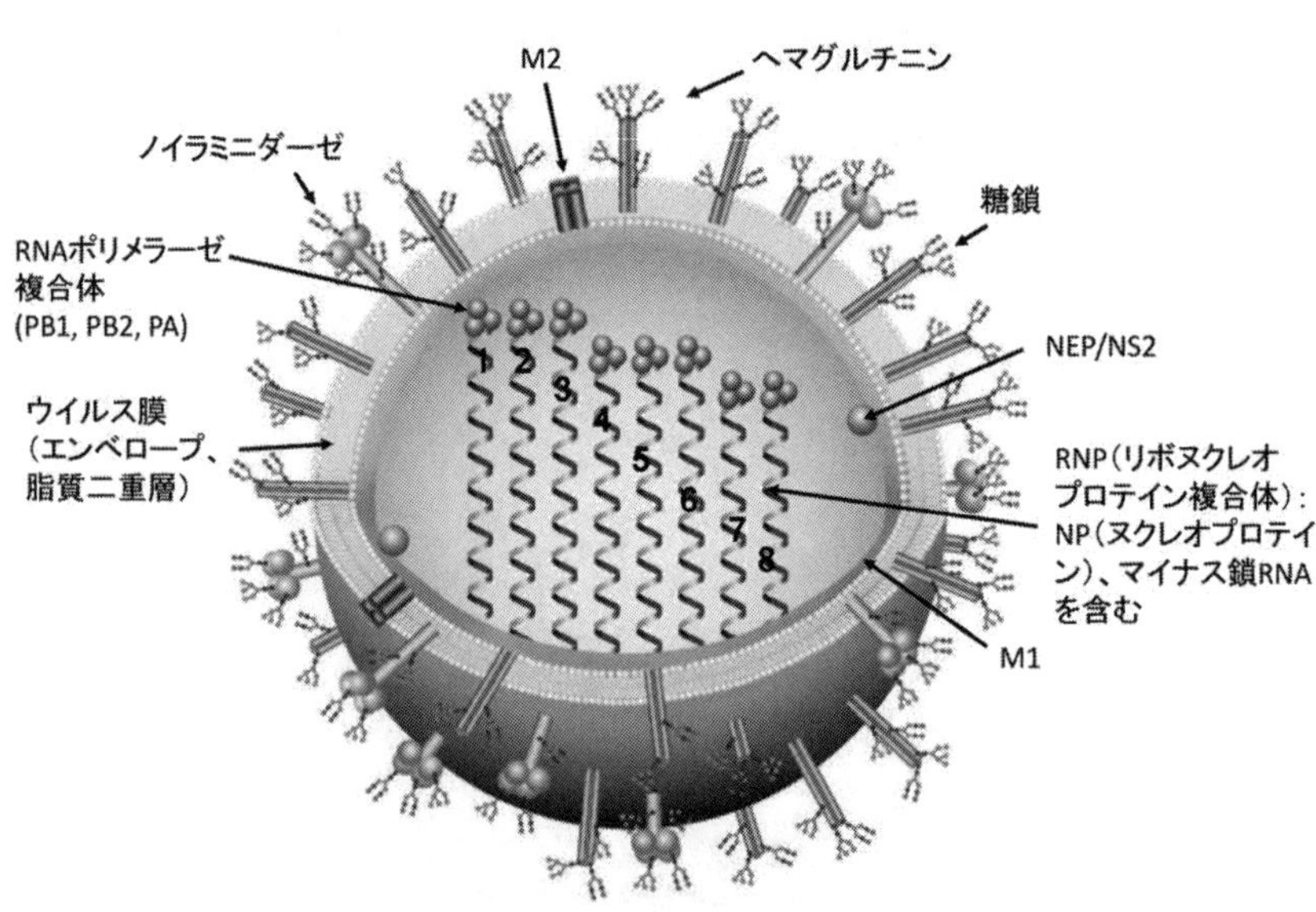

鈴木康夫「インフルエンザウイルスのシアロ糖鎖生物学―鳥インフルエンザウイルスのヒト適応性変異の分子基盤―」『生化学』第87巻第3号(2015)、p.349図1より引用改変

が変化することもご理解いただけると思う。そして今回のSARS-CoV-2は、先端がα2－6のシアロ糖鎖にはくっつくが、α2－3というかたちのシアロ糖鎖にはくっつかなかった。SARSウイルス（SARS-CoV）はα2－6とα2－3のどちらにもくっつかなかった。この変異がSARS-CoV-2の大きな特徴だとわかったのだ。

〔図14-3〕をご覧いただきたい。α2－3のシアロ糖鎖は先端部がまっすぐだが、α2－6のシアロ糖鎖は傘の柄のように深く折れ曲がったかたちを取る。この違いがウイルス結合性の違いとなるのだが、重要なのはその先だ。α2－3のシアロ糖鎖は私たちの上気道から下気道、さらに肺にかけて分布しているといわれる。だがα2－6のシアロ糖鎖は私たちヒトの上気道にとりわけ多く分布しているのだ〔図14-4〕。つまりα2－6に結合しやすいウイルスは息を浅く吸い込んだだけで感染しやすい。さらにちょっと咳（せき）をするだけで上気道から飛び出し、他者に感染させやすい。α2－6に結合しやすいウイル

〔図14-3〕**鳥型とヒト型レセプターシアロ糖鎖**

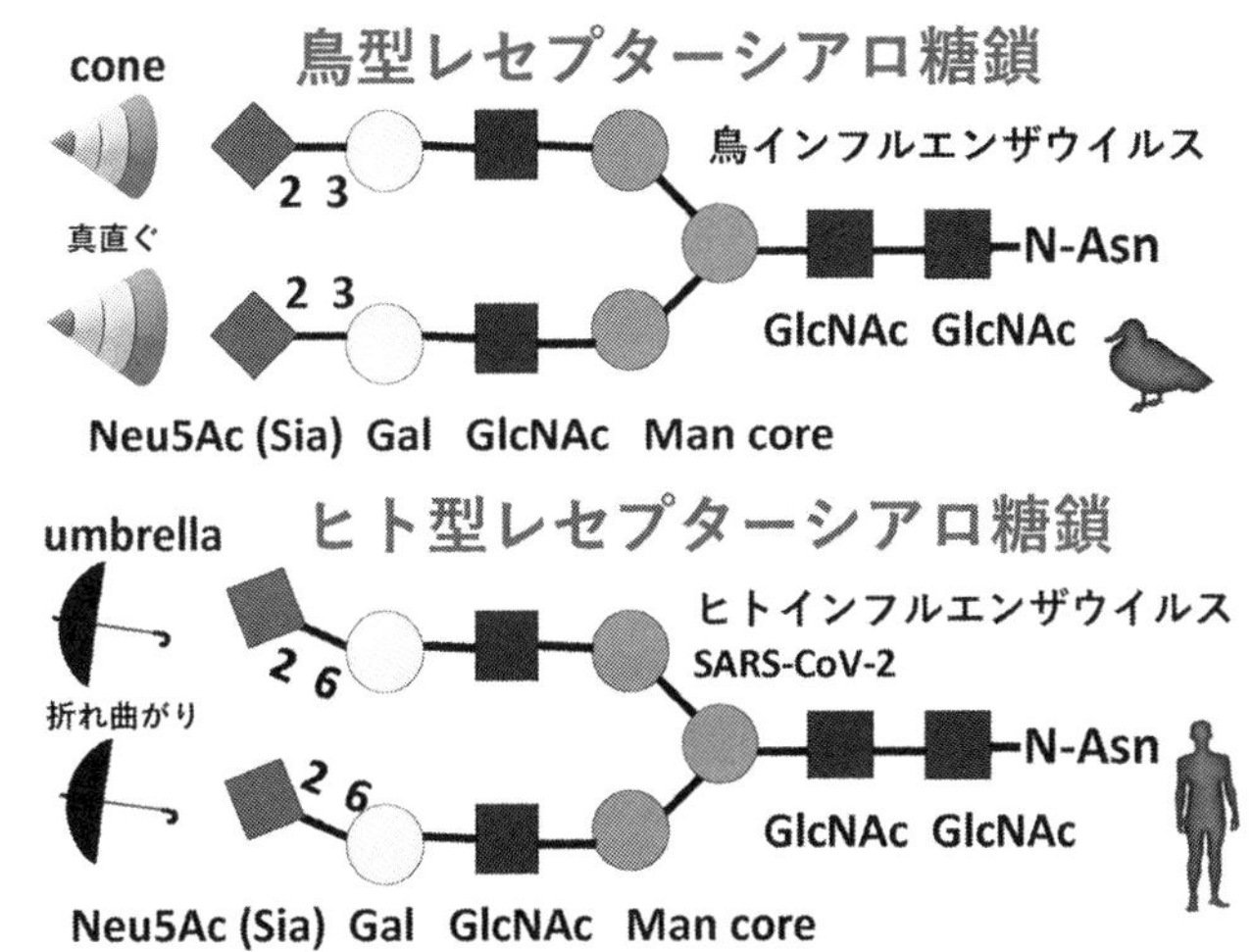

鈴木康夫「新型コロナウイルスは、感染に宿主細胞のACE2レセプターの他にシアル酸含有糖鎖を利用する」
第21回メディカル・イノベーション研究ユニット・ワークショップ「新型コロナウイルス感染症に挑むⅢ」講演スライド（2022年9月12日）

スは、私たち人間社会の中でパンデミックを引き起こす可能性が高いのである。SARS-CoVと遺伝子が79・6%同じはずのSARS-CoV-2には、α2-6シアロ糖鎖に結合しやすいという特徴的な変異があった。はっきりと結論がつく話ではないが、もしかするとこれが世界的なパンデミックを引き起こした原因の一つだったかもしれない、ということなのである。

α2-3とα2-6の違いがどれほど重要であるかについては父も監修に加わって書いた拙書『インフルエンザ21世紀』の第二章に詳述したので、ご興味のある方は（いくらか難しいが）ぜひそちらもお読みいただきたい。いまなお日本でほぼ唯一の、糖鎖ウイルス学について一般向けに解説した書物である。糖鎖ウイルス学はこれまでインフルエンザウイルスを主な対象として研究が進められてきた。インフルエンザは細胞表面のシアロ糖鎖に結合することで感染するからである。

インフルエンザはヒトだけでなく多くの動物種にも感染する「人獣共通感染症」だ（図14-5）。ふだんインフルエンザウイルスは水棲である野生カモの腸内に存在し、共生し

〔図14-4〕**ヒト及び鳥インフルエンザウイルスのシアロ糖鎖受容体への結合**

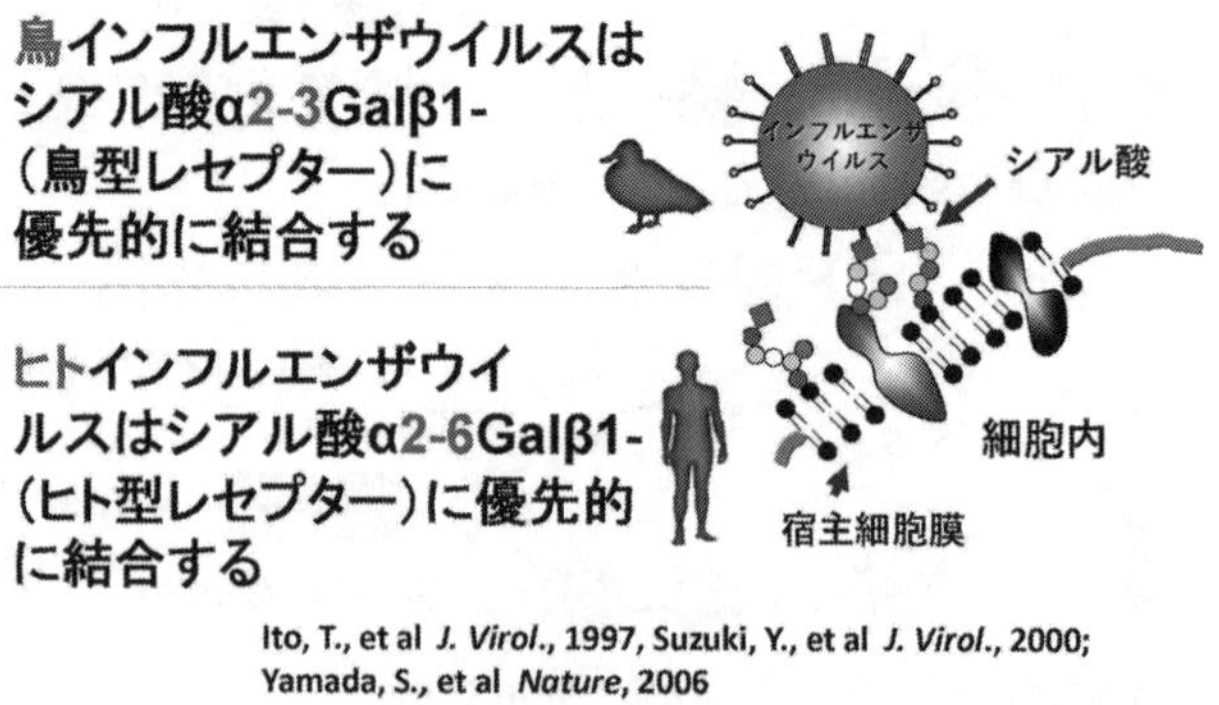

鈴木康夫「新型コロナウイルスは、感染に宿主細胞のACE2レセプターの他にシアル酸含有糖鎖を利用する」
第21回メディカル・イノベーション研究ユニット・ワークショップ「新型コロナウイルス感染症に挑むⅢ」講演スライド（2022年9月12日）

ている。カモの腸内細胞はα2－3シアロ糖鎖を生やしており、そのためふつうの鳥インフルエンザウイルスはα2－3シアロ糖鎖に結合する性質を持っている。

だが野生カモはシベリアで越冬したのち南へと長い渡りの旅に出て、その途上にある中国南部の浅い湖でいっとき羽を休める。こうした湖のすぐ近くには農家が点在しており、人々は湖へと通じる川辺で地カモやアヒル、ニワトリなどの水禽（すいきん）・家禽類やブタを飼育して生活の糧を得ている。渡ってきた野生カモは湖でウイルスの混在した糞（ふん）を落とし、川辺の家禽類はそれらのウイルスが混じった水を飲む。そうしてウイルスが鳥やブタやヒトの間で循環し、それぞれの体内で異なるウイルスが遺伝子再集合を起こして新しいインフルエンザウイルスが誕生する――と、このように考えられている。新型インフルエンザウイルスに感染し

〔図14-5〕**A型インフルエンザウイルスの宿主域**

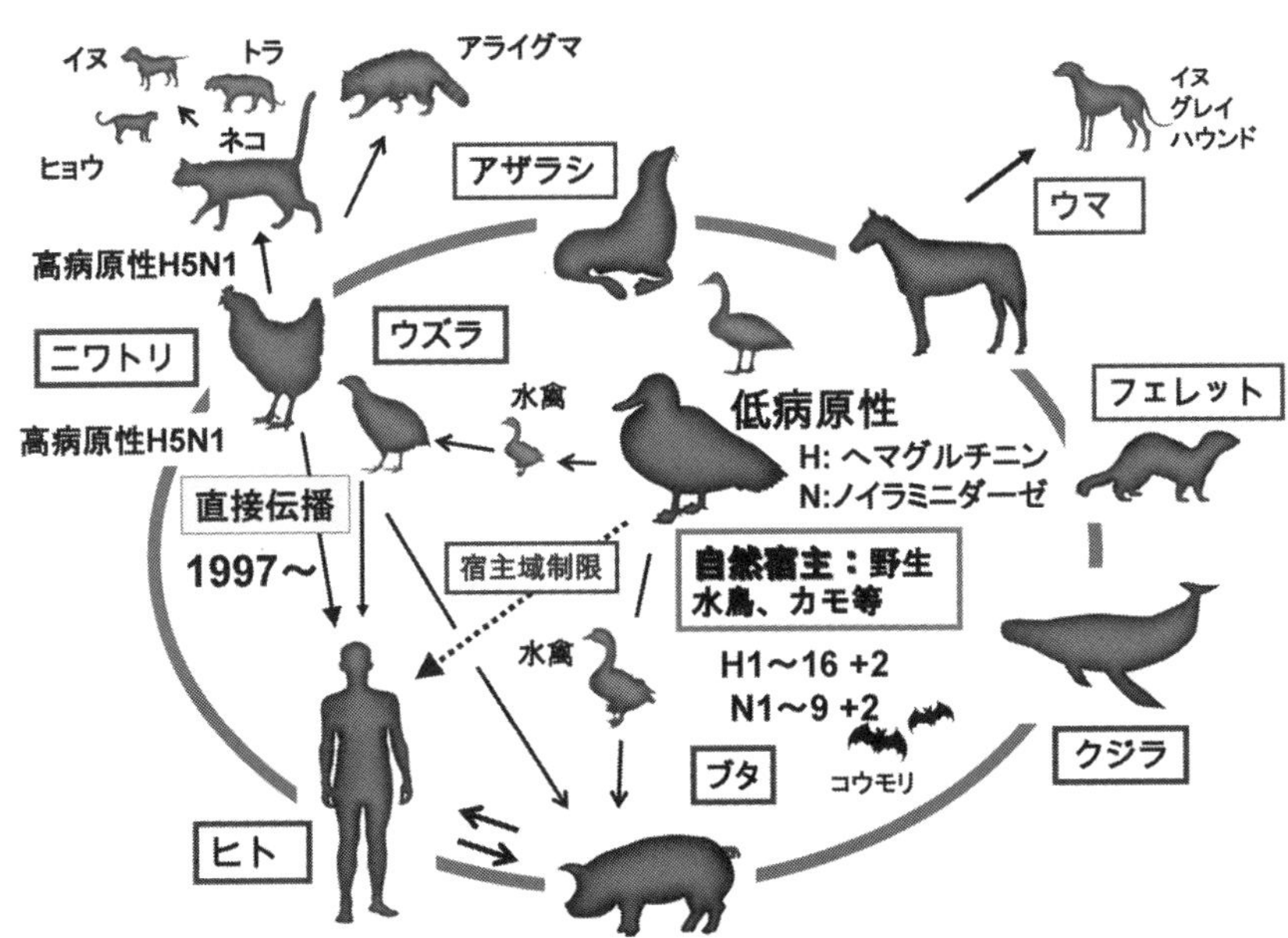

鈴木康夫「インフルエンザウイルスのシアロ糖鎖生物学―鳥インフルエンザウイルスのヒト適応性変異の分子基盤―」『生化学』第87巻第3号（2015）、p.349図2より引用改変

たニワトリは生きたまま市場で売られ、食材として都市部にも輸送されてゆく。

高病原性鳥インフルエンザウイルスとは、このようにして生じた新しいインフルエンザウイルスのうち、たまたま陸棲の家禽であるニワトリに対して強い病原性を持つようになったウイルスをさす。きちんと説明すると難しくなるので要点を記すが、インフルエンザウイルスのスパイクタンパク質であるヘマグルチニンに遺伝子変異が起こると、周囲の環境にある水との親和性が低くなり、逆に脂質膜との親和性が高くなって、ウイルスが宿主細胞に取り込まれたときにウイルスを包んでいた脂質二重膜とウイルス膜の融合が起こり、ウイルスの核酸が宿主細胞内に出やすくなる（図14-6）の左側の取り込まれ方を見るとわかりやすい）。結果としてそのインフルエンザウイルスは細胞内で複製・増殖してゆくようになり、ついにはたくさんのウイルスが体内で増えてニワトリの命を奪う。

ただしニワトリの呼吸器や腸管にはやはりα2－3シアロ糖鎖が多く存在しているので、鳥に対して高病原性であるといっても、α2－3にしか結合しないウイルスであるならば、人間は下気道や肺までウイルスを取り込むほど深呼吸をしないかぎり感染の可能性は低い。またたとえ一人が感染したとしても、その人が他者へ感染を広げる可能性は低い。ところがもしそのウイルスがα2－6シアロ糖鎖にも結合しやすい変異を有しているならば、感染したニワトリと短時間接触しただけで私たちは上気道から感染し、さらに他者へと感染を広げてしまう可能性が高くなる。

残念ながら糖鎖ウイルス学を専門に研究する人は世界で少なく、現状の知見だけではまったく十分ではない。たとえば、どのような人にα2－6シアロ糖鎖が多いのか、性差や年齢差、地域差があるのか、といったことはほとんど何もわかっていない。遺伝子解析で糖鎖のことはわからないのだからなおさら謎に包まれている。しかも糖鎖の先端部の構造だけでなく、糖鎖の延長度（鎖の成分の繰り返し回数、簡単に言えば長さ）もウイルスとのくっつきやすさに関わっている可能性が、近年インフルエンザウイルスで報告されつつある。先端部がα2－6でも鎖が短いとくっつきにくくて、長い糖鎖にくっつきやすいスパイクを持つインフルエンザウイルス亜系統が出てきているのだ。長い糖鎖は上気道に多いので、こうした変異ウイルスは以前よりもさらに肺まで到達しにくく、肺炎のような深刻な病状になりにくいと考えられる。また糖鎖の枝分かれ具合もインフルエンザウイルスには相性があるかもしれず、ウイルスの細かな遺伝子変異がそうしたさまざまな糖鎖のかたちへの反応性を変えている可能性もある。SARS-CoV-2でもひょっとすると似たような変異メカニズムがはたらいて、そのことが亜系統によって重症化率が変わる一因となっているのかもしれないのだが、まだほとんど何もわかっていない。重要だが未知のことがたくさんあるのだ。

そこでここからは私・瀬名の想像になるが、もしかするとスーパースプレッダーと呼ばれる人たちは何らかの理由で上気道にα2－6シアロ糖鎖を多く持っていて呼気にウイルスを含みやすいの

〔図14-6〕**SARS-CoV-2の感染模式図**

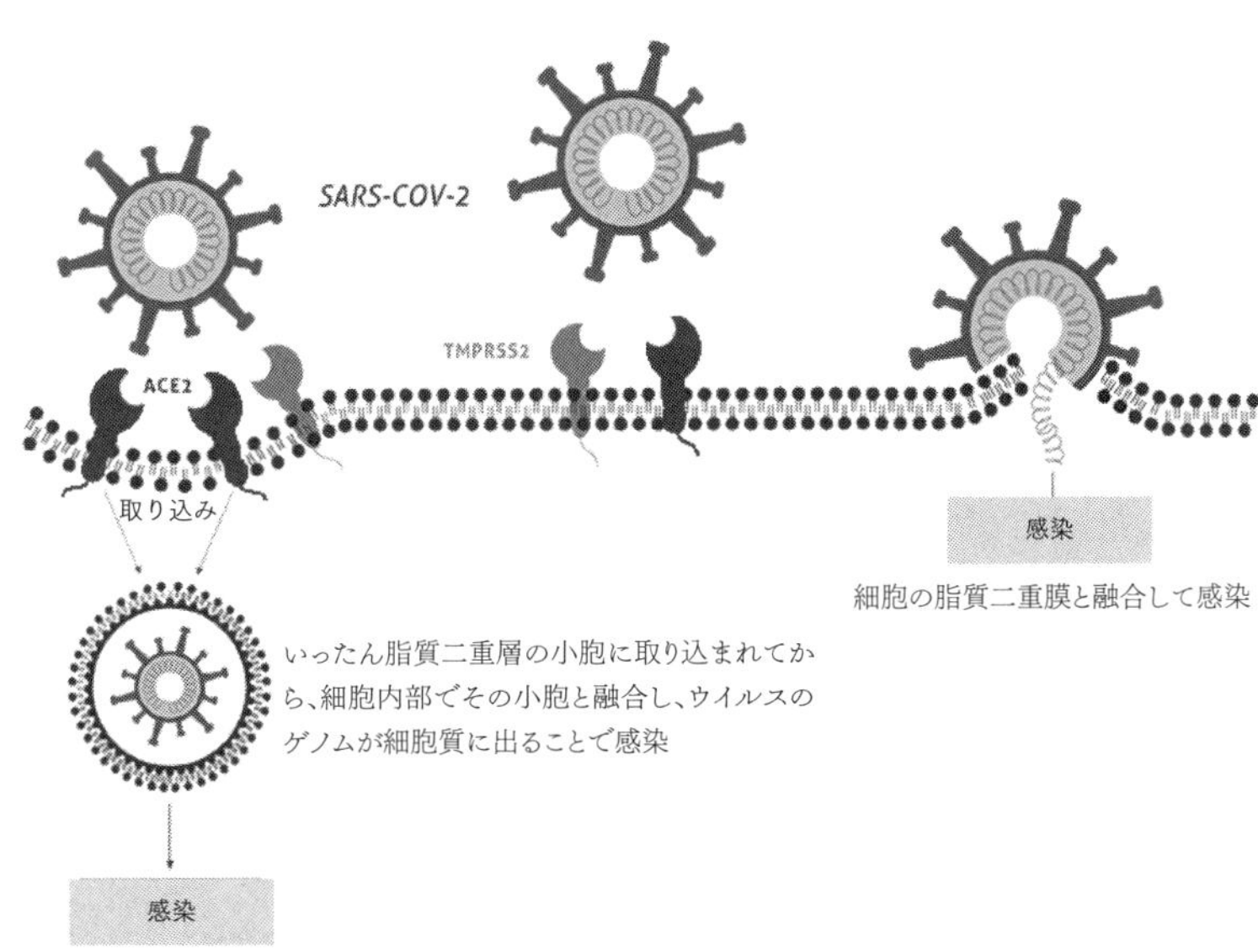

コスモ・バイオ株式会社Webサイト（https://www.cosmobio.co.jp/product/detail/sars-cov-2-covid-19-antigen-protein-pgi.asp?entry_id=39905）より引用改変

かもしれない。もちろん原因はこれ一つではなく複合的なものだろうが、可能性の一つとして考えることができる。またSARS-CoV-2が一般の季節性インフルエンザウイルスと同じくシアロ糖鎖と結合することで感染するのなら、あらかじめ上顎の部分（硬口蓋など）にα2－6シアロ糖鎖をまぶしたフイルムを貼ってそこでウイルスを事前捕獲することができるし、ふだんからα2－6シアロ糖鎖を含むガムを噛んでいれば感染予防対策の一つとなりうる。「呼吸器系のウイルス感染症は鼻から入るだろうと思われるのに口の中でガムを噛んで予防対策になるのか」という意見もあるだろうが、ウイルスは感染者の唾液に多く存在することがわかっているので、たとえば発想を広げて、口の中でα2-6シアロ糖鎖のガムを噛んでいれば、唾液中のウイルス量を減らし、結果的に呼気として出てゆくウイルスも減らして、その人が他者へ感染を広げるリスクを下げることができるかもしれない。社会的な防疫に有効である可能性がある。しかもSARS-CoV-2とインフルエンザウイルスの両方を対象とすることができる。

こうしたアプローチは、持病があってワクチン接種できない人や小児にとっては安価でかつ有効な予防手段となろう。糖鎖に着目した創薬や予防策は、工夫すれば今後現実のものになる可能性はあると考えられる。

現在まで父の他にも複数の研究グループがSARS-CoV-2にシアロ糖鎖と結合する性質があることを論文発表しており、それぞれの実験手法が異なるのでどのような種類の糖鎖にもっとも結合しやすいのか統一的な見解には至っていないものの、父らのグループはシアリダーゼという酵素であらかじめ細胞表面上のシアロ糖鎖を除去しておくとSARS-CoV-2のACE2受容体との相互作用が減弱し、SARS-CoV-2の感染拡大が抑制されることを、細胞実験で確認している。よって、少なくともSARS-CoV-2がヒトへの感染に際してACE2のみならずシアロ糖鎖も使っているようだ（図14-7）、とは言える段階にある。

現時点で私たちは人に感染する7種類のコロナウイルスを知っており、そのうち4つは鼻風邪などの原因とな

〔図14-7〕**シアロ糖鎖とACE2受容体の結合による感染想像図**

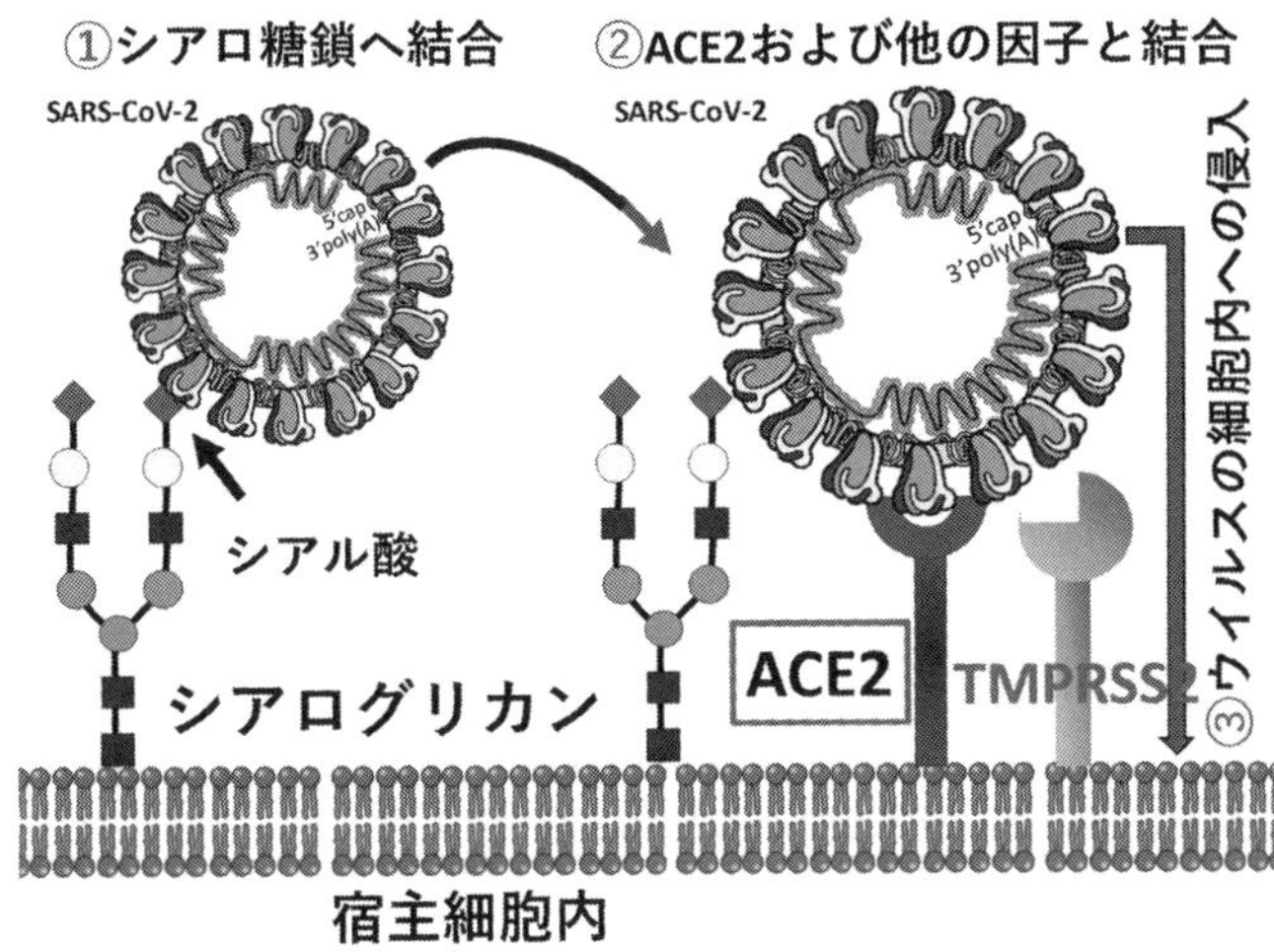

鈴木康夫「新型コロナウイルスは、感染に宿主細胞のACE2レセプターの他にシアル酸含有糖鎖を利用する」
第21回メディカル・イノベーション研究ユニット・ワークショップ「新型コロナウイルス感染症に挑むIII」講演スライド（2022年9月12日）

〔図14-8〕**シアロ糖鎖と4種類のコロナウイルス**

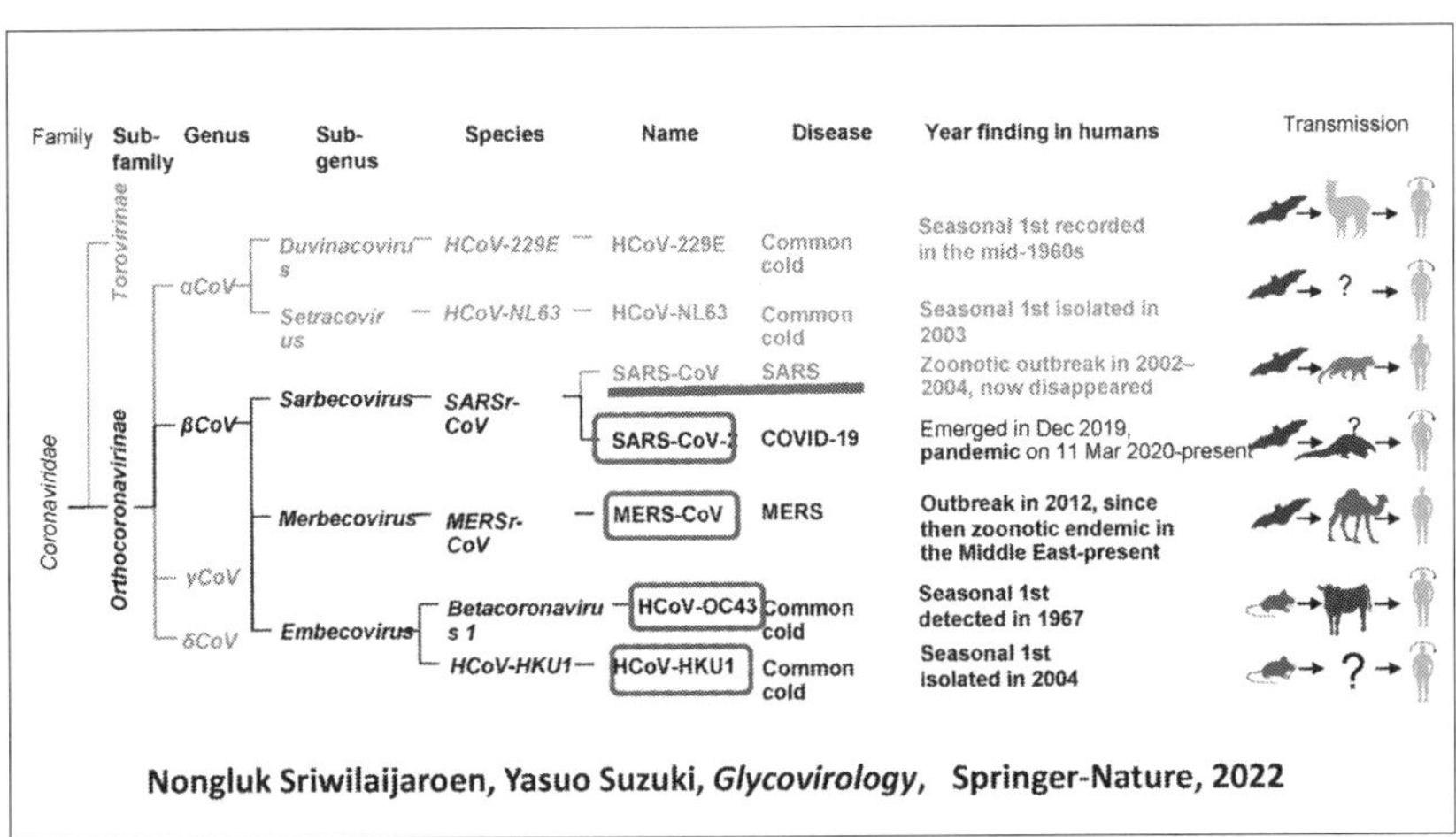

鈴木康夫「新型コロナウイルスは、感染に宿主細胞のACE2レセプターの他にシアル酸含有糖鎖を利用する」
第21回メディカル・イノベーション研究ユニット・ワークショップ「新型コロナウイルス感染症に挑むIII」講演スライド（2022年9月12日）

るコロナウイルスであるが、これら7つのうち今回のSARS-CoV-2を含め4つがシアロ糖鎖と結合することが明らかになった〔図14-8〕。

実はこの知見は2020年4月のサーベイの時点でわかっていたことなのだが、父らのグループが他の専門家による査読を経て論文として発表するまでには2年の歳月がかかった。「ウイルスの特異性を理解してこそ」と押谷教授は第八章で強調していたが、シアロ糖鎖に結合するという知見は新型コロナウイルスの特異性に新たな一面を加える。新型コロナウイルスは、インフルエンザウイルスとは違った感染の動向を見せる。しかし一方で、インフルエンザウイルスと極めて類似した作用機序で感染している部分もあるのだ。ここに感染症対策への手がかりがある。

ワクチンや抗ウイルス薬とはまったく異なる手段・発想によって新たな感染症対策が実現できるかもしれないのだ。まだまだ私たちには研究すべきことがたくさんある、もっともっと私たちは発想豊かに対策を練ってよい、と私が考えるのはこのためである。

人間の限界性

昨平成七年四月一日から始めたこの連載も、まるまる一年を迎える。毎日新聞とは一年連載の約束だったから、ここで一応終わらせていただくが、私自身はこの問題に関して、これですべて清算したなどとは思っていない。むしろ、この一年間に集まった膨大な資料、書籍、映像、音声のデータを、これから数年かけてじっくり整理し、私なりに、大震災の「総合的イメージ」をまとめていきたいと思う。したがって、ここでいったん筆をとどめさせていただき、若干の静養を許していただきたい。何しろ毎週一回、四百字詰め原稿用紙十枚、データを集め、解析しながらの連載は、昔ならともかく、明けて満六十五歳になった身には、いささかきつかった、と最後に免じて弱音を吐かせていただきたい。

小松左京『大震災'95』（1996年3月30日付、連載最終回の冒頭部）

本書のタイトルは『知の統合は可能か——パンデミックに突きつけられた問い』である。「知の統合」という合い言葉はパンデミック以前からも何か巨大な問題や危機が生じるたびに繰り返し掲げられ、広く議論されてきた。日本学術会議は東日本大震災後の2011年8月に「社会のための学術としての『知の統合』—その具現に向けて—」[*5]という提言書を発表しており、そこでは大規模震災と津波、原子力発電所事故、風評被害といった課題がまっさきに記され、これらの複合的大災害で顕在化したさまざまな社会的要請に対していまの科学者は十分な回答を示せていないのではないか、という自省から始まっている。

他にも、後述の書籍リスト作成時に知ったのだが、総合人間学会[*6]という学会が発行しているオンラインジャーナル「総合人間学研究」では本書で渡辺政隆特任教授と語り合ったシンパシー、エンパシー、コンパッションと新型コロナ問題についての類似した試論が2021年の第15号にあり[*7]、2020年の第14号には『『総合知』と『全体知』—私たち（本学会）は何を知ろうとしているのか？—』といった思索の試みがある[*8]。また学際的取り組みに熱心な機関として総合地球環境学研究所[*9]があり、近年の活動は定かではないが「総合知学会」[*10]というものや、小松左

＊5　https://www.scj.go.jp/ja/info/kohyo/pdf/kohyo-21-t130-7.pdf
＊6　http://synthetic-anthropology.org
＊7　http://synthetic-anthropology.org/blog/wp-content/uploads/2021/05/2021_12kiyoshi.pdf
＊8　http://synthetic-anthropology.org/blog/wp-content/uploads/2020/06/OnLine14_anami.pdf

京が設立に関与した「日本未来学会」[*11]もある。東京電機大学出版局は「横幹(おうかん)〈知の統合〉シリーズ」という叢書(そうしょ)を2016年から2018年にかけて全5冊出版し、その第一巻のタイトルは『〈知の統合〉は何を解決するのか――モノとコトのダイナミズム』(2016年4月)であった。「横幹」とは横断型基幹科学技術の意味で、また横幹連合とは(超)学際(transdisciplinary)を希求する科学者たちの研究団体連合[*12]が掲げる活動標語であり、人文社会と自然科学の垣根を横断的に越えて異分野融合を果たし社会に貢献することを目的としている。

また内閣府の科学技術・イノベーション推進事務局は、2021年以降の有識者議員懇談会で「『総合知』の基本的考え方及び戦略的に推進する方策の検討に向けて」[*13]という議論を進めた。そこでは「総合知」の基本的な考え方やその社会実装のあり方が論じられ、「総合知の活用」とは「複雑な課題に対して①属する組織の「矩」を超え、専門領域の枠にとらわれず、多様な知を持ち寄り、②ビジョンを形成し、③バックキャストしつつ課題を整理し、④連携を取りながら専門知の組み合わせに解決することで、目指す未来を実現する」ものであるとの暫定的定義が提案された。さらにその推進方策として「知」(専門知の深掘りと広がり、交流)、「人」(人材育成、キャリアパス)、「場」(交流や育成を促進する社会全体としてのシステム)という三つの観点から環境整備の重要性が議論されていた。そして第三章(p.96)でも示されている通り、「第6期科学技術・イノベーション基本計画」では「総合知」を「多様な『知』が集い、新たな価値を創出する『知の活力』を生むこと」だと捉えて、今後の日本が世界と伍してゆくための極めて重要な概念と位置づけている。

だがこうした捉え方だけで「総合知」の議論は本当に十分だと言えるだろうか。私たち自身も考えなくてはならない。いま時代は急速に変化しており、いま「知」を考えるにあたってヒトの知能だけでなくビッグデータや人工知能(AI)の寄与と、あるいはそれがもたらす弊害についても視野に入れる必要が出てきた。そして私たちはパンデミックに直面したことで、人間の可能性は無限大であるといった無邪気な楽観論だけで物事を語ることができなくなったのも事実であろう。もちろん一部ではいまなお楽観的な人類発展論があり、そうした書物は読者に未来への希望を与えるだろうが、そうした〝希望〟は本当の希望であるのか、いっときの幻想に過ぎないのではないか、という視座も私たちは持っておく必要がある。

かつて未来学者レイ・カーツワイルは、いつか近いうちに世界の人工知能（ＡＩ）のすべてを集積した知能が、人間一人の知能を凌駕（りょうが）する時代がやって来るだろうと考え、その転換点を「シンギュラリティ・ポイント」と呼んだ。カーツワイルはその時期を最初のうち２０４５年、後に２０２９年だと推測した。だが今回の新型コロナウイルスパンデミックによって、私たちはどこかで〝人間の知能の限界性〟というものを見てしまった気がしないだろうか。専門家と呼ばれた人たちも感染者数の予測を外し、行政は付け焼き刃の対策を重ねてかえって国民の信頼を失い、そして持続化給付金などいくらかの補助金はあったものの多くの一般市民はいまも生活苦に喘（あえ）ぎながら暮らしている。感染症にしろ経済にしろもっとよい対策ができたはずではないか、との疑念は頭から離れない。これらの事態は一部の業者や学者、政治家たちの利権によって引き起こされたと言うよりも、私たちはあまりに巨大かつ複雑な危機に直面したため、その事態は人間が進化的に獲得してきた知能の限界を超えてしまったからではないか、とも感じられるのである。すなわち私たちはヒトという種の知の天井に突き当たってしまったのではないか。ＡＩに先を越される前に、すでに２０２０年の時点で私たちはシンギュラリティを見てしまったのではないだろうか。

＊9　https://www.chikyu.ac.jp
＊10　http://www.sougouchi.org/blog/
＊11　http://www.ifeng.or.jp/itech_web/miraisite/
＊12　https://www.trafst.jp
＊13　内閣府「総合知」ポータルサイト　https://www8.cao.go.jp/cstp/sogochi/index.html

自分の能力には限界がある、天井がある、と考えるのは寂しく、また辛いことだと思われるかもしれない。だが少し待ってほしい。決してこれは悲観的に考えることではない、と頭の隅に置いたうえで読み進めていただきたいのだ。ここで必要なのは私たちの「人間らしさ」にどのような限界性があるのかを検討したうえで、それら一つひとつの問題にどう立ち向かってゆけばよいのかを皆で知り、未来につなげることなのである。

本書で私たちはさまざまな知のあり方とその可能性について考えてきた。専門知が集まれば総合知が実現できるのだろうか。日本学術会議は東日本大震災の際に「知の統合」がいっそう求められると提言していたのだから、今回のような新型コロナの危機においてはまさにその成果が発揮され、社会に還元されているはずではなかったのか。作家の小松左京は知の〝総体〟を夢見たが、情報爆発によっておのれの心がひどく疲弊し、結果的にまったく成果物を発表できなくなるという事態に至った。ここまで渡辺特任教授との対話の中で「統合知（コンシリエンス）」というヒントがあることが示されたのだが、本当に統合知は人類の危機を救う知のかたちでありうるのか、最終章であるこの場で考察の結果を述べる必要がある。

私が辿り着いた結論は、「私たちには総合知と全体知の『連帯』こそが大切である」というものだ。初めてここで「全体知」という言葉を出したが、これについては後で説明する。まず私たち人間にはどのような限界性があるのかを列記して振り返ってみよう。多くは私たちの社会進化心理学的な輪郭が、私たちの限界性をかたちづくる要因であることがわかる。

1　私たち人間は、中長期的な未来を予想・予測することが苦手である。逆にいま興味があったとしても、身近なトピックでなくなればすぐに忘却してしまう。

2　人は判断・決断を下すまでにいくらか時間がかかる生きものである。

3　人は事実を目の前にしても、おのれの信念（コアビリーフ）を変えることが難しい。またプライドが目を曇らせたり、自己正当化の認知バイアスがはたらいたりすることで、かえっておのれの信念に固執してしまうことがある。

4　人は「見えない」「見えにくい」現象や「遠い」他者への想像力がはたらきにくく、それらに対しては切実さをもって考察することが一般に難しい。

1については遠い未来の出来事を描いているSF映画を一つでも観ればよくわかる。百年後の未来が舞台であるはずなのに、そこに登場する科学者たちは、製作時の科学の知見を語り合っているばかりである。川辺で草野球をしていてフライボールがどの辺りに落ちてくるのかを予想してミットを構えることはできるが、5年後にどのようなヒット商品が生まれているかを予測するのは、（その業界の人たちでさえ）かなり困難だろう。優れたサイエンスコミュニケーターであり理論物理学者であるミチオ・カクは著書『2100年の科学ライフ』（2012年）の中で、おおよそ2030年まで、2070年まで、2100年まで、と3段階に分けて未来社会を予想しているが、カク自身も著書の中で認めている通り、科学者であってもそれなりに妥当な予想ができるのはせいぜい5年か10年後まで（つまり第一段階まで）であり、30年や50年以上先のことはたんなる空想にしかならないのである。今回のCOVID-19パンデミックは、ウイルスが電子顕微鏡で「見える」時代になってから初めて起こったコロナウイルスのパンデミックであった。そのため私たちはコロナウイルス感染症の流行がどのようにエンデミックへと至るのか、まったく手がかりを持ち合わせていない。どのように流行が収束してゆくのかは誰もわからないのだ。第十三章で押谷教授が指摘していることである。

2は第三章で言及したクリント・イーストウッド監督の映画『ハドソン川の奇跡』を思い出していただくとよ

い。トム・ハンクス演じる旅客機パイロットは、不慮の事故に直面したとき、決断を下すまで35秒必要だった。だが、もしここでAI支援によって35秒が25秒にまで短縮できたなら、トム・ハンクスは別のオプションを選択できたかもしれない。冬の寒いハドソン川に不時着するのではなく、出発地のラガーディア空港に戻るか近隣空港へ進路変更して無事に着陸できたかもしれないのだ。

3と4は、これまでサイエンスコミュニケーションや科学リテラシーを議論するうえでほとんど注目されてこなかった、しかし絶対に無視することのできない重大な限界性である。科学者は「自分は科学リテラシーがあるのだから誤った判断をするはずがない」という信念(コアビリーフ)に囚われてしまいがちだ。しかも科学者は通常、自分は頭がよいと思い込んでいるので、よもや自分が認知バイアスに嵌まっているとは考えない。またその事実を突きつけられても容易には納得しない。むしろ「自分は正しい」と言い張ろうとする。これが多くの問題を生み出す主因の一つなのだということが、まさに今回の新型コロナのパンデミックでは露わになったわけである。これを本章では〝「私は正しい」問題〟と呼ぶことにしよう。これをどう解決してゆくか、後で詳しく検討する。

4は一般生活上の問題であると共に、サイエンスの現場で生じている問題でもある。たとえば私たち日本人の場合、遠い場所で起こっているウクライナ戦争の諸問題は想像しにくいが、自分の家族の感染に関しては身近な事件なので関心を抱かずにはいられない。一方、自分とその家族が感染するのは避けたいが、どんな人かまったくわからない「高齢者」「基礎疾患者」がパンデミックで亡くなるのは仕方のないことだと考えてしまう。だがそもそも〝そこ〟に問題が〝ある〟ことが見えなければ、人は関心の持ちようがない。サイエンスにおいても同様に、こうしたエアポケットの如き領域がおそらく多数存在する。たとえば現代の私たちは電子顕微鏡で一個の原子を観ることができるし、光学顕微鏡で一個の細胞を観ることもできるが、その中間の時空間、たとえば細胞の中でタンパク質がいまこの瞬間どのように動いて別のタンパク質とどのように反応しているのか、といったことは未だに「見えない」ないしは「見えにくい」。日常生活内でウイルスが感染する瞬間を「見る」ことも難しい。それは適切な観察装置が存在しないことや、そもそも私たちがその時空スケールに科学上の重要な課題があると気づかないためでもある。著述家のマーク・ホウはこうしたエアポケットのような領域を、ミクロワールドとマクロワールドの間に存在する「ミドルワールド」と呼び、[*14]ここにこそ科学のフロンティアがあると指摘した。

今回の新型コロナが流行するまで、感染症の専門家とされる人の多くは「エアロゾル感染」についてほとんど知見を持ち得ていなかった。いまなおエアロゾルの動態は「見えにくい」。スーパーコンピュータがさまざまなシミュレーション動画を披露しており、そうした研究はそれはそれで大切だが、本当にそれらの動画のようにウイルスが拡散している確証はない。ここで十分に注意すべきなのは、私たち人間は「見えない」ものへの想像力ははたらきにくいが、逆に「見える」とたちまちそれを〝盲目的に〟信用してしまう傾向があることだ。私たちは以前から、ウイルスがエレベーターのボタンに付着して、次に乗る人が不用意にそのボタンを押してウイルスを指先につけてしまう啓発動画を何度も見てきた。その人は後に必ず素手でサンドイッチを食べてウイルスは口の中へと入り込む。動画でウイルスはしばしば色つきのＣＧで表現される。また映画『アウトブレイク』を観た人は、空気感染と言えば映画館でポップコーンを食べている誰かが咳をすると、たちまちウイルスが通気口を抜けて隣の劇場へと辿り着き、誰かの体内に入ってしまうものだと思うだろう。ＣＧは現実に起こりえない現象を〝本当に起こるかのように〟描き出す。

＊14　『ミドルワールド――動き続ける物質と生命の起原』（２００９年、紀伊國屋書店）

これら4つのとりわけ注目すべき限界性のうち、再び1に戻って私たちの忘却の問題について考えてみよう。私たち人間は何事も喉元を過ぎればすぐに忘れてしまう生きものである。だが忘却するだけではいつまで経っても社会の諸問題に対応できないため、私たちは歴史に学ぶということをする。感染症においても医療歴史学者らがこれまで人類が経験してきた天然痘やペスト、コレラ、インフルエンザなどの流行史をまとめ、当時人々がどのような防疫策を取り、政権がどのような対応をしたのか、市井の人々がどのように感じながら暮らしていたのか、といったことを掘り出し、書物として後世に伝えてきた。近年出版されたカリ・ニクソン『パンデミックから何を学ぶか――子育て・仕事・コミュニティをめぐる医療人文学』（2022年9月）には歴史から導き出された30の教訓が示されている。しかし私がこの本を読んで感じたのは、それらすべての教訓はたった一つの明快な教訓に集約される、すなわち「人は忘れてしまう生きものである」、ということであった。

しかしここが重要なところなのだが、私たちは「歴史に学ぶ」がゆえに「歴史に囚われすぎて現在の状況を見誤る」ことがある。つまり過去の体験や経験を重視するあまり、「今回も同じように物事が進行してゆくだろう」と決め込み、誤った判断を下して、結果的に失敗してしまうことがあるのだ。専門家でさえこのイリュージョンに嵌まってしまうことがある。忘却しないために歴史に学んでいるはずなのに、歴史に囚われてしまうのだ。よって私たちは歴史を学ぶ際、そこに見出された経緯の「本質」を見抜いたうえで、その本質こそをいまに活かさなければならないのだが、ではどうすればその歴史の「本質」を正しく抽出することができるのだろうか。これは歴史学の本質的な課題といえる。

第八章で言及された1976年アメリカの豚インフルエンザワクチン事件も、かつてのスペインインフルエンザの教訓に学んだがためにリーダーたちが過剰な警戒でワクチン政策を進めてしまい、結果的にパンデミックは起こらなかったのにワクチン副反応による死者を出してしまった事例であった。今回の新型コロナでも、当初は接触感染や飛沫感染が主体だと多くの専門家がそれまでの経験をもとに思い込んでしまい、エアロゾル感染へと対策の舵を切るまでにかなりの時間がかかった。

いま日本では、今回の新型コロナは季節性インフルエンザと同等なのか、そうではないのか、という議論が行われている。季節性インフルエンザと同等なら感染法上でもインフルエンザと同じ扱いにして経済を回すべきだという考え方がある。しかし専門家（エキスパート（expert）＝識者。専門的見地から鑑定し助言できる人のこと）が現状「季節性インフルエンザとの単純な比較は難しい」と述べているのももっともなことだ。

実際のところ、「新型コロナと季節性インフルエンザは似ているか、似ていないのか」という問いの立て方自体が的を外しているとも考えられ（第八章p.214参照。リンゴとオレンジ問題）、専門家の一部はそのことがわかっているから「単純な比較は難しい」と述べているのだろう。だが世間が「似ているのか、似ていないのか」と判断を迫ってくるので、専門家として回答する必要に駆られているという状況であろう。そうした混乱も含めて、何を本質として捉えて分類を決めるのかという根本問題がいま専門家と私たち国民には問われているわけだが、実は私たちはそうした根本の議論をほとんどしてこなかったのである。何を本質として歴史から抽出するかと同じ問いだ。

このように書き出してみると、私たち人間には生得的な心理的限界があると同時に、社会の余裕のなさによって図らずも顕在化してしまうストレス性の限界もあることがわかる。1、2、4は人間の本質として仕方のないことで、私たちはそのように生まれてしまったのだから、つねに自省し、日頃から鍛錬を積んで少しでも失敗を犯すことのないよう気をつけるほかない。特にパイロットのように他者の生命を預かる職業人は、これらの限界性を十分に理解したうえで、それでもよりよい結果を出そうと努力するものだ。しかし3についてはそこに限界があること自体に気づかない人が多く、いまなお多くの社会問題を生んでいる。人はおのれの信念（コアビリーフ）

を変えることが難しい——すなわち〝「私は正しい」問題〟である。人は自分自身の極端な正義感と科学的エビデンス解釈を混同しやすい。科学者がこれに陥ると、自分の正義を正統な科学だと主張し始めるので十分な注意が必要である。

実際、これに嵌まった科学者はその場の議論を著しく混乱させるのだが、当の科学者は「自分は科学者であるから間違った判断をするはずがない」「科学の議論に人間性の良し悪しは無関係であり、そこを問い質すのは科学の道に外れた人権侵害行為である」と本気で信じている。よって〈総合知〉を始め知の統合をめざすならば、まず科学の人間性まで降りていって、皆でそこを自省し合う必要がある。日本学術会議の提言でも書かれてこなかった、すなわちこれまでほとんどの統合知の試みで見逃されていた、メタ視点による「共通感覚」の重要性にまず皆が気づく必要がある。

ビジネスパーソンなら「アンガーマネジメント」「アサーティヴ・コミュニケーション」といった概念をご存じだろう。社内研修を受けた人もいるかもしれない。何度も研修があってうんざりだという人さえいるだろうか。前者はおのれの怒りをうまくコントロールして人間関係をより良好にしてゆく方法論であり、後者は「アサーション」（主張）という言葉が入っているように、自分も相手も不快な気持ちに陥ることなく自分の主張を的確に相手に伝えるためのコミュニケーション技術である。実は私も今回の新型コロナの諸問題に接するまでこれらの概念を知らなかった。疑似科学批判問題（第十二章p.433）の調整にも悩んでいたさなかにこれらの書物と出会い、科学者にもアンガーマネジメントとアサーショントレーニングは必要だと強く実感した次第だ。しかしおそらく日本で暮らす自然科学研究者のほとんどは、ビジネスパーソンなら知っているこれらの技法をまったく知らないし、耳にしたこともないのではないか。

少なくとも大学勤務の研究者は文理を問わず年一回これらの研修を必ず受けるべきであるし（ノーベル賞受賞者も

例外ではない)、できれば私たちは中学か高校時代に一度特別授業のかたちでこれらの訓練を体験しておくのがよい。少なくとも今後科学者を名乗る者は、この世に「アンガーマネジメント」「アサーティヴ・コミュニケーション」という概念があることは知っておく必要がある。ここで科学者や専門家の方々に私が心から述べたいのは、アンガーマネジメントを受け入れることは決してあなたのプライドを貶めるものではない、あなたは自分の尊厳を放棄することなしに自分の「人間らしさ」をよりよく発揮できる、その技術を身に付けることはあなた自身のためだけでなく他者や社会のためでもあるのだ、ということである。同じ科学の主張をするのでも、あなたがより「人間らしい」心持ちで発表し相手に伝えようとするならば、それは必ずいま以上に温かく迎えられるだろう。パンデミックとは社会的危機なのであるから、どんな立場の人であっても私たちは社会的コミュニケーションの重要性をまず受け入れて、相互に相手を尊重すべきだ。そのことを私たちは皆で理解しよう。真に重要なことなので本章後半でも解説を加えたい。

そして社会の余裕のなさがもたらす私たちの心理限界とは、すなわち私たち人間はもともと群衆の一人として周囲の「空気」や「雰囲気」に呑まれやすい生きものであるということだ。フランスの心理学者であったギュスターヴ・ル・ボンは著書『群衆心理』の中でこの人間心理を鮮やかに人々に示して見せた。しかし私も後で知って驚いたのだが、ル・ボンは社会進化論者であり、このような「操縦者の断言から引き起こされる反覆と感染」という群衆心理は低度な人種のほうが嵌まりやすいのだと別の書物で主張しており、彼の定義では日本人は欧州人に比べて一段階低い人種であるので、より群衆心理に嵌まりやすいと考えていたようだ。そのため当時日本は日露戦争などで破竹の勢いだったわけだが、ル・ボンは日本が欧州の脅威となることはありえないと考えていた。1915年(大正4年)に『群衆心理』と合本で翻訳刊行された『民族心理』の日本語版序文で彼はわざわざそのことを書き記している。[*15]

もちろん人種によるそうした優劣など過去の主張に過ぎないが、逆に言えば世界中の誰もがこの群衆心理に囚われてしまう可能性があるということでもある。そして道徳哲学者・心理学者のジョシュア・グリーンが「モラル・トライブズ（道徳部族）」という言葉で表現した通り、私たちは「自分と同じ道徳観を持つ仲間」同士で集まりやすく、そのコミュニティ内で閉じてしまいがちだ。道徳部族のコミュニティ内であれば自分の正義はむしろ仲間との連帯を深める強い絆となるし、自分と違う道徳観がこの世に存在するという事実を考えなくても生きてゆける。だが新型コロナのような世界的危機の際には、どうしても私たちはどこかの場面で道徳部族のコミュニティから外へ出て、道徳観の異なる他者と接する必要がある。そのときオートモードではなくマニュアルモードにギアチェンジすることが必要だとグリーンは説いた。特にリーダーシップを取るべき人物はマニュアルモード、すなわち「人間らしさ」でもって他のコミュニティと接しなければならない。このギアの切り替えがうまくいかずに社会で衝突が起こっている事例がままある。こうした問題は近い将来、ＡＩ支援によってある程度回避できるようになるかもしれないし、またそうした技術の開発が望まれるところだ。

他に人間の限界性はないだろうか。重要な現実をさらに抽出しよう。

5　私たちは、似ているように見えるもの同士には関係があると思い込んでしまう。

この認知バイアスは第十一章で進化学の問題を検討して浮き彫りとなったものだ。これは社会問題を生み出すのみならず、科学の現場でもおかしな隘路に研究者が嵌まり込んでしまう原因となっており、しかしこれまで知の統合を議論する際に見逃されていたものである。あるいは、見逃されていたというよりも、そんな低次元の人間のクセなどとっくの昔に克服したことを前提として話が進められていた、ということかもしれない。しかし今回の新型コロナによって、実は知の統合のためにはどんなに優れた人間であっても、こうしたクセや限界性をつねにおのれのメタ視点によって見直しながら物事を進めていかないかぎり、皆の連帯による社会困難の克服はありえないのだと多くの人は気づいたはずだ。ここで示した「似たものは関係があると思い込んでしまう」問題とは、たとえば進化における個体発生と系統発生を物語のイリュージョンによって似たものと感じ取り、心中で重ね合わせて幻の感動を「本当の感動」と思い込んで浸ってしまうことであるし（第十二章p.420）、あるいは文化の発展ぶりは生物の進化に似ているから「文化も進化する」と言ってよいのだと誤った観念を抱いて信じ込んでしまうことでもある（第十一章p.359）。だがそれを本気で学術テーマに掲げてしまい、人々にもイリュージョンを振りまいて研究費を獲得し、ひたすら文化の発展と進化の類似点を掻き集めて何かを成し遂げたかのような報告書を作成する――そんな事態が生じてしまうかもしれない。いや、実際にそうしたことは起こっているのではないだろうか（第十一章p.372）。何かが為されたのかもしれないが、そこに科学としての本当の意味はあるのか。それらはときに有害なものにもなりうるのではないか。

しばしば「科学の物語化」と呼ばれる人間の陥穽である。小説家の私がこの限界性を指摘するのは妙な具合だが、本書ではきちんと書いておかなければならない。これは私たちにエンパシーという情動機能が備わっていることによって起こる。エンパシー能力は私たちに大切なものだが、一方でときに重大な錯覚をもたらす。

サイモン&ガーファンクルの楽曲「ボクサー（The Boxer）」を思い出していただきたい。この曲は一人の青年が地方からニューヨークへ上京してきたが、思ったように職は見つからず冬の寒空の下で凍えながら毎夜過ごすことになる、若者の夢と失意と孤独と希望を歌ったものだ。彼は一旗揚げたい、成功したいと願っており、自分に

＊15　波田野節子「李光洙の『民族改造論』とギュスターヴ・ル・ボンの『民族進化の心理学的法則』」国際地域研究論集第2号、pp.143-156、2011年も参照。

はそれをやり遂げるだけの実力もあると信じているが、意に反して世間は彼を認めてくれない。それでもまだ故郷へは帰りたくない、帰ったら敗者になってしまうからだ。

それまで青年の心情にずっと寄り添っていた歌詞は、最終部分で突然視点が変わり、青年とはいっさい関係のないボクサーの話になる。何度も何度も殴られてはまた起き上がり、相手に向かってゆこうとする孤独なボクサーの姿である。歌はその光景と青年との関係性にはいっさい言及しない。だがある程度の人生経験を積んだ人ならば、青年がいま場末の闘技場の暗い観客席にいて、あのリング上のボクサーに自分を重ね合わせているのだということがわかるだろう。青年はボクサーにエンパシーしているのだ。だからこそ青年の孤独と、彼自身の中にあるはずの闘志と、それを発揮できていない彼自身のふがいなさと悲しさが、ありありと私たちにはわかるのである。

本来、青年とボクサーは何の関係もない。だが青年は目の前のボクサーが自分と似ていると感じている。物語の生み出すイリュージョンである。そのイリュージョンは感動をもたらす。だが新型コロナのような危機において、このイリュージョンはときに重大な過ちへと私たちを引きずり込むこともあるのではないか。私たちはこれまで、当の科学者たちでさえ、こうした問題に無関心でありすぎたのではないだろうか。

これらの人間の限界性はさまざまな書物ですでに指摘されている。だがこれまで知の統合をめざす科学者ら自身が、あまりに有能であるがゆえにこれらの大前提をまともに検討してこなかったことが、いま多くの問題の主因となっているように思われるのだ。

私は2009年新型インフルエンザ・パンデミックの際、慶應義塾大学の吉川肇子教授から「三つの対話が成す重層構造」という概念を教わり、これこそが鍵だと感銘を受けた。私たちには「真理へと至る対話」「合意へと至る対話」そして最終的に「終わりのない対話」というものがあり、まず私たちはすべての基盤となる科学でもって真理を共有し、その上でお互いの社会的立場も踏まえた対話で方針の合意へと至る。それでもまだ「感染症」とは何かという哲学的な問いはいつの時代でも消えず、私たちは終わりのない対話を、しかし人間性をより深めてゆくための対話を続けるのだ、という考え方である。私は吉川教授が示した3層ピラミッドの図をすばらしいと感じ、自著『インフルエンザ21世紀』（２００９年）でも全体の鍵となる概念として紹介した。

かつてはこの3層ピラミッドで物事の全体像を説明できた。しかし今回、私たちはより複雑な新型コロナのパンデミックに直面し、この3層構造では説明しきれない部分が出てきたと感じたはずだ。なぜならそもそも基盤であるべき「真理へと至る対話」が今回の新型コロナではめちゃくちゃな状態となって、専門家同士でさえ意見は一致しないのだという事実が国民に知れわたってしまったからである。私たちの多くは科学的に物事を考えて行動したいと願っている。だからこそ本当にマスクが効くのか、ワクチン接種が効くのか

〔図14-9〕隠れていた「人間社会へと至る対話」

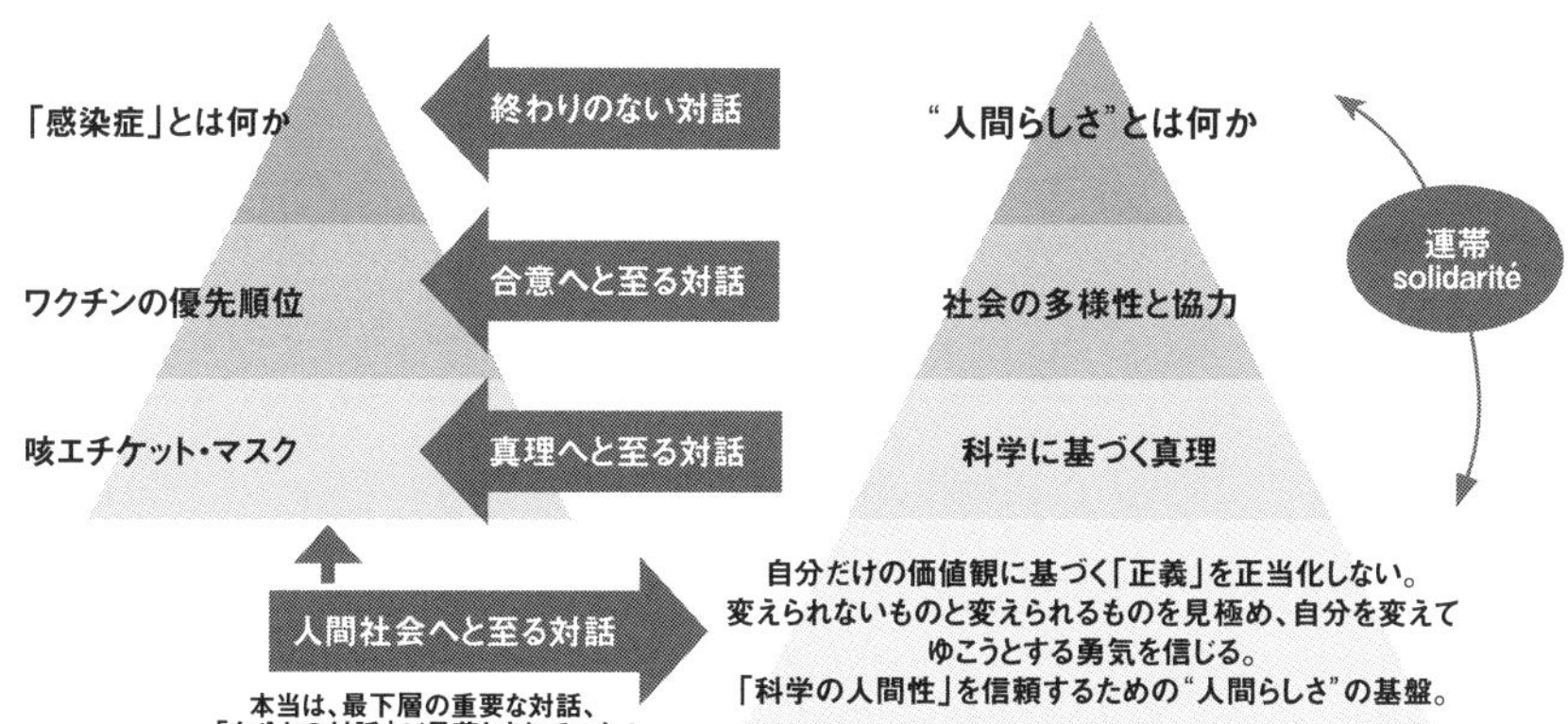

を知りたい。だが専門家たちの意見はさまざまであり、どれを信じたらよいのかわからない。そうなると一般人にはもうお手上げであり、どう行動したらよいか自分で考える努力を放棄してしまって、判断をすべてお上に丸投げし、専門家たちへの批判を繰り返し、公衆衛生上の対策を個人の自由の侵害だなどと話をすり替え、あるいは自己責任論を声高に叫んで他者を見捨て、しかし自分がいざ発症したら周囲から疎外されるのが恐くて感染の事実を隠そうとする。

よってこの3層ピラミッドの下にはもう一つ、もっとも重要な4層目が隠れて存在しているのだと、私は考えるようになった〔図14-9〕。「人間社会へと至る対話」と仮に名付けたが、これは「自分との対話」でもある。自分だけの価値観に基づく「正義」を正当化しないこと。有名な「ニーバーの祈り」[*16]を繰り返すわけではないが、自分の中で変えられないものと変えられるものを見極め、自分を変えてゆこうとするその勇気を自分自身で信じること。こうしたメタ視点による「共通感覚」への絶え間ない振り返りこそが、「科学の人間性」を信頼するための「人間らしさ」の基盤となる。この4層目を意識しない限り私たちは人間の限界性の前に崩れ落ちてしまう。「連帯」というスローガンはよく使われるようになったが、他者と連帯する前に私たちはまず自分を見つめ直して自分と連帯しなければならない、それは自分の「人間らしさ」をきちんと取り戻すということである。私たちは何よりも先に、いちばん下の「人間社会へと至る対話」といちばん上の「終わりのない対話」を自分の中で連帯させなければならない。知の統合へ向かうのはこの大前提を理解し、皆で共有してからの話だ。

その先にもう一つ、重要な人間の限界性を示しておきたい。

6　知の〝総体〟をめざそうとすると、私たちは往々にして情報爆発の底なし沼に嵌まり込む。

情報が爆発すると人は心が壊れるか、あるいは関心を失ってしまう。目の前から現実を消して、何も見えないことにするのである。小松左京は何をどこで失敗したのか。小松は〝総体〟を〝総体〟のまま、一人の人間として飲み込んで咀嚼しようと試みた。小松は作家であったから、作品は彼一人によって執筆される。そのため彼は自分が〝総体〟と一体化する必要があると考え、多くの情報を集めるまではできた。しかし収集してゆくうちにそれはあまりに膨大なものとなり、目の前の情報量に圧倒され、疲弊し、混乱して、ついにそれらを統合することができずに終わった。小松でさえ情報爆発に陥ったのだから私たちが実践しようとして成功するはずがない。近年は「情報的健康」という言葉も出てきたが[*17]、〈総合知〉をめざすとき〝総体〟の罠に陥ってはならないのである。

では情報爆発の精神的危機に陥ることなく私たちは〈総合知〉を達成することができるのだろうか。その方法はある——というのが私の結論である。具体例を次に示そう。

〝総体〟として新型コロナ問題を捉え直す

この「旅」の、ほんのささやかな、「序章」にすぎないものを書いてみようと思いたったのは、数年前、南極をおとずれた帰路、アルゼンチンの南東沖合にあるF——諸島にたちよった時だった。

＊16　アメリカの神学者ラインホルド・ニーバーが唱えたとされる祈りの言葉。英語では「Serenity Prayer」と呼ばれる。パーキンソン病を発症した俳優マイケル・J・フォックスが自伝『ラッキーマン』（２００５年、ＳＢ文庫）で引用した。「神様、自分では変えられないことを受け入れる平静さ（serenity）と、自分に変えられることは変える勇気（courage）と、そしてそのちがいがわかるだけの知恵（wisdom）をお与え下さい（以下略）」（入江真佐子訳）。

＊17　鳥海不二夫、山本龍彦『デジタル空間とどう向き合うか——情報的健康の実現をめざして』（２０２２年７月）

（中略）私自身の、「もっとも個人的な旅」の備忘録など、人に読ませる気はなかった。メモが「フィクション」の形をとる事を奇とする人もあろうが、どんな形をとろうと、メモはメモであり、純粋に私的なものである事は変りはない。が、そう言うものにでも誌面を提供すると言う月刊誌が無ければ、私はそのメモさえ書かなかったろう、と思うと、編集部に対する感謝の意にたえない。――四篇の連作は、それぞれ「出発」「渦」「難破」「孤島」に関する、ほんの一行ずつのメモである。

小松左京『ゴルディアスの結び目』初版あとがき（1977年）

本書の巻末に「新型コロナウイルス感染症（COVID-19）に関する書籍リスト」を掲載した（ただし残念ながら価格設定との兼ね合いで、紙の書籍版では割愛せざるをえなかった）。2020年1月から現在まで、日本で新型コロナ関連の書籍は2500冊以上発行され、また雑誌の特集号ないし表紙に大きく新型コロナ問題の見出しを掲げた号は700冊以上に及んだことがわかる。単純計算でも1日に3冊の関連本や雑誌が出版されたことになり、最多の発行月は雑誌だと2020年6月、7月の各50冊以上、書籍だと2020年10月と12月の各120冊以上であった。

私は2022年の秋以降、自分が何をして暮らしていたのかほとんど思い出すことができない。実際はこのリストを毎日作成していたのである。たんなるリストをつくるだけでなぜそんなに時間がかかるのか、「Amazon.co.jp」の検索欄に「コロナ」とキーワードを入れて、ヒットした書籍をリストアップすればよいだけではないか、と思われるかもしれない。私も最初はそのようにやってみた。「コロナ」だけでなく「パンデミック」「感染症」「疫病」を始めとして考えつくかぎりのキーワードを入力して1800冊ほど見つけ出し、これで9割8分は引っ張り出すことができたのではないかと考えていた。ところが各出版社のウェブサイトに飛んで、実際に刊行書物リストを改めて眺め渡すと、アマゾンでヒットして発見した冊数より何倍もの漏れがあることがわかってきた。よって私は毎日、日本の出版社のウェブサイトを一つひとつ訪ねて刊行一覧を精査し、自分のリストをブラッシュアップする作業に嵌まり込んでゆくこととなった。現在のＡＩでは決してできない作業であろう。日本でこのような書籍リストを作成した人は誰もいないようで、おそらくこれが日本初の試みだと考えられる。

　実はある程度リスト作成が進んだ段階で、私は地元の県立図書館に出向き、自分が作家であっていまリストを作っていることを伝えたうえで、特に各書籍の奥付発行日の調査について、何か効率的な方策はないだろうかと司書に相談してみた。司書からは「こうした作業は業務の範疇外なので協力できない」「この県立図書館にも東日本震災文庫[18]が設置されているように、特定の地域で発生した大災害などに関しては地元図書館がその記録収集に努めることが多い。しかし今回のような新型コロナのパンデミックだと影響は全国に及ぶため、かえって地域性に乏しくなる。このようなリストを作成しているところはどこもないだろう」と教えられた。パンデミックの記録や教訓が後世に伝わりにくい一因であろう。相談後、差し出した名刺は丁重に返された。

　私はこのリストは公益性が高いと考え、インターネット上から無償でダウンロードできるよう手配した（https://bookpub.jiji.com/book/b620114.html）。今後、研究者のみならずすべての人はこのリストを自由にお使いいただいて結構である。

　このリスト作成の試みは、すなわち小松左京が『大震災'95』の中で提案し実現を夢見てやまなかった、〝総体〟としての「情報センター」の実践である。小松の「阪神大震災・情報研究ネットワークセンター」とは、震災に関する理論から応用まであらゆる学術領域の知見のみならず、それらのシステムを運用、マネージする行政システムの動向、「さらに産業、経済、財政、法政、報道までを含む、広義の社会工学まで広がる実に広範な『現象』

＊18　https://www.library.pref.miyagi.jp/shinsai.html

に対応するそれぞれのセンサーに特化された、データベースとしての『横の連帯』」を取り、そうした総合的システムによって「データや質問を仲介するネットワークサービスセンターの形成」を意味していた。それはすなわち「横幹連合」が成された巨大なデータベースであり、かつその連帯によって未来のシミュレートさえ行う高度なAIシステムである。実際小松はこうした情報センターを一度作れば、次にまた巨大なインパクトを持つ自然災害が起きたときも、「全体として」どのようなことが起きるか、という「ダイナミック・モデルの構築」によって「基本的パラメーターを変えたシミュレーションが大まかにできる」であろうと想像を広げている。しかし現在のところ、ここまでの全体的社会シミュレータは実現されていない。社会は部分的にはそれぞれひどく単純に見えるが、全体としてはかなり複雑な動きをする。やはり両者をつなぐ「ミドルワールド」の理論が私たちにはまだ足りないからであろう。

いずれにせよ情報センターが設立され人々に活用されるようになるには、まず誰かが情報を集めなければならない。いまなお情報は自動的に集まるものではないので、誰かがキュレーターの役目を担う必要がある。実際に自分でリスト作成の作業をしてみて深く感じたが、これには凄まじい気力と体力が必要である。最初のうちは情報が集積されてゆくのが楽しい。あれとこれがこうつながるのか、と発見する喜びもある。だが次第に冊数が増えてゆくにつれて、おのれの中で情報爆発が起こり、自分がいったい何をやっているのかわからなくなってくる。どこまで行っても作業が終わらないのではないかと途方に暮れ、絶望感に囚われるときさえ出てくる。人間性の限界まであと一歩、というところまで達するのだ。しかしそれでも半ば機械のように毎日作業を続けてゆくと、その限界性から心が少し遠ざかって、おのれを客観視できるメタ視点が戻ってくるのがわかる。情報センター設立の夢とは、誰かが人間性の限界の一歩手前まで迫って、しかし無事に帰還することによって成り立つのだとわかる。この「無事に帰還する」ことが何よりも大切であり、小松はこれがうまくいかずに作家人生を犠牲にしてしまった。そのような痛ましい事例を私たちは決して繰り返してはならない。幸いにして私は帰還し、こうしてリストの成果を皆様にお届けできる。よって皆様はもう最初からリスト作りで疲弊する必要はない。あとはこのリストを存分に活用するだけでよい。そして私はリストを作って帰還しながら強く実感したのだが、このリストさえあれば誰もが〈総合知〉を発揮できると私は請け合う。あなたもいまこの瞬間から〈総合知〉の連帯の一員となるのである。

具体的な利用法をいくつか説明しよう。このリストは発行年月日順に並んでいる。あえて奥付記載の発行日で統一したが、現代の日本では実際に書籍が書店に並ぶ日と奥付の発行年月日に多少のズレがあることはご存じであろう。刻一刻と、まさに日替わりで国民感情が変化していった新型コロナの問題においては、奥付発行日でなく書店販売日で並べたほうが臨場感も高まってよいのではないかと思われるかもしれない。しかし後年の研究家が現物の資料に当たって発行日をきちんと確認できるよう、あえて奥付発行日で統一した。書店販売（とされる）日は「Amazon.co.jp」や「版元ドットコム」のサイトで書籍検索すれば出てくるので、必要な方はそれらのサイトで再確認なさることをお勧めする。逆に言えば、奥付発行日を調べるのは現代の日本で容易なことではなく、国立国会図書館のデータベースにも発行年月までのデータしか記載されていない。実際に書物を手に取って確認するか、国立国会図書館オンラインに奥付部分の遠隔複写を依頼するか、あるいは版元に直接問い合わせるほかに方法はない。リスト作成にあたり情報提供のご協力をいただいた多くの出版社様に心から御礼を申し上げる。各出版社のご担当者様はいくらかの時間を費やして、このリストのために奥付を確認してくださったのだ。一つひとつの手間は小さいかもしれないが、集積されれば膨大なものとなる。このリスト自体が一つの大きな集合知であると言ってよい。もしあなたの知る書籍がこのリストに掲載されていない場合、それは決して恣意的なものではなく完全に私・瀬名の見過ごしであるのでどうかご容赦いただきたい。以下、本文中で示す発行年月も、実際の書籍の奥付や雑誌表紙等に記載の発行日に準拠している。

発行年月日順にリストを眺め渡して、まずどのような感想を持たれるだろうか。あまりに多すぎて最初のうちは目が滑ることだろう。では一例として「ウイルス」という言葉に注目してみてほしい。現在、英語の「virus」は日本語だと「ウイルス」と「イ」を大きく書くのが正しいことになっている。しかしかつては「ウィルス」と「ィ」を小さく書くのが慣例であったため、リストの最初の頃には「ィ」が小さい「ウィルス」表記が散見されるのがわかることだろう。しかし新型コロナが急速に日本国民全体の問題となってゆくに従い、それまで「ウィルス」と表記していた出版社もやがて「ウイルス」と「イ」を大きく記すようになってゆく。

「ポストコロナ」「アフターコロナ」「コロナ後」という言葉は第1波が収束し始めた2020年初夏にはすでに書籍のタイトルに使われ始めている。「コロナショック」という言葉も初期にはよく使われた。特に株売買などの経済活動分野において、コロナは一過性の〝衝撃〟として認識されていたのである。『週刊エコノミスト』2020年2月18日号がもっとも早い時期に「新型肺炎ショック 株の底値」の特集を組んでおり、また同3月には『「新型コロナ恐慌」後の世界』という本が出版、同4月には雑誌『Wedge（ウェッジ）』が「新型コロナの教訓 次なる強敵『疾病X』に備える」の特集を掲げ、いわゆる第1波が過ぎた同7月には日経BPムック『アフターコロナ——見えてきた7つのメガトレンド』が出たように、もはや経済人たちの中では一過性の衝撃を乗り切って、これからどのようなビジネスチャンスをつかむかという「過去」のものとしてコロナは見なされていたのである。コロナが長引くにつれて徐々に「ポストコロナ」「アフターコロナ」の言葉は力を失ってゆくが、もはや長期化が避けられないとわかった頃に再び用いられ始める。このとき言葉の意味は変化していた。初期の頃「ポストコロナ」「アフターコロナ」とは「コロナが去った後でこのショックからどう立ち直るべきか」という意味合いであったのだが、長期化することがわかった後の「ポストコロナ」「アフターコロナ」は、すなわち「2020

年以降」の社会状態を示す言葉へと変わったのである。

発症者の出た《ダイヤモンド・プリンセス号》に偶然乗り合わせた人が書いた手記は、『パンデミック客船「ダイヤモンド・プリンセス号」からの生還』（２０２０年5月）を皮切りに、自費出版物も含めると10冊ほどが出ている。同様にリストを見わたすと、およそ考えつくかぎり、ありとあらゆる業界の人々が記録を残してきたことがわかる。私たちにとって新型コロナは等しく当事者問題であり、誰もが現場の目撃者であった。しかし私たちは「忘却に抗」って[*19]記録を残そうと努めたのである。

緊急事態宣言などによる外出自粛要請の発出によって、タクシー業界が大きな打撃を被ったという話はよく耳にした。タクシー運転手による手記は『コロナ禍を生き抜く タクシー業界サバイバル』（２０２１年9月）、『タクシーはブラックじゃありません』（２０２２年2月）が確認できるが、それだけでなくトラックドライバーの状況も雑誌『fullload』「特集 コロナ禍の最前線で闘う人たちにエールを！ トラックドライバーの生の声」（２０２０年6月）、『ルポ トラックドライバー』（同11月）として記録されている。「夜の街」という言葉はスティグマタイゼーションを生んだが、夜の街で生計を立てる人の状況を取材したルポルタージュは早くも新書のかたちで中村淳彦が『新型コロナと貧困女子』（２０２０年7月）として出版、その後も『ホスト万葉集――文庫スペシャル』（同7月）、『新宿・歌舞伎町――人はなぜ〈夜の街〉を求めるのか』（同11月）、『大阪ミナミの貧困女子』（２０２１年2月）、『女子大生風俗嬢――性とコロナ貧困の告白』（同5月）、『歌舞伎町コロナ戦記』（同6月）、『コロナと風俗嬢』（同12月）と続く。個人的にはリスト作成過程で初めてその存在を知って驚いたのが『日本水商売協会――コロナ禍の「夜の街」を支えて』（２０２２年3月）で、一般社団法人日本水商売協会[*20]は自民党へ要望書を提出し、コロナ対策ガイドラインも作成し

＊19　東浩紀『忘却にあらがう――平成から令和へ』（２０２２年、朝日新聞出版）

て、『夜の街』という分断を超えようとしていたのである。

初期の緊急事態宣言下ではパチンコ店も営業規制の対象となり、本当にクラスター感染が生じるのかについて議論が沸き起こったが、調べるとパチンコライターが書いた『パチンコ崩壊論』(2021年3月)という本も見つかる。意外なところではプロレスの本が『「コロナとプロレス」適者生存の掟』(同5月)、『プロレス社会学のススメ――コロナ時代を読み解くヒント』(同12月)、『戦争とプロレス――プロレス深夜特急「それぞれの闘いの場所で」・篇』(2022年9月)と出ていることで、肉体がぶつかり合うプロレスという場にもコロナが大きな影を落としたことがうかがえる。

私にとって馴染みの薄い音楽や演劇業界を見てみると、『ミュージック・マガジン』(2020年6月)が「特集コロナ・ショックと音楽」を、『悲劇喜劇』(同9月)が特集「劇場へ行けない コロナ時代の演劇事情」を組んでいる。『音楽の危機――《第九》が歌えなくなった日』(2020年9月)、『孤独のアンサンブル――コロナ禍に「音楽の力」を信じる』(2021年4月)を経て『別冊カドカワ 総力特集 日比谷音楽祭2021』(同8月)があり、早稲田大学坪内博士記念演劇博物館は『ロスト・イン・パンデミック――失われた演劇と新たな表現の地平』(2021年6月)を、明治学院大学の学生らは『コロナ禍を生き抜く演劇論――学生が見た2020/22ドキュメント』(2022年8月)を世に出している。

スポーツの世界ではどうだったか。2020年、夏の甲子園が中止となったことをあなたは憶えているだろうか。『監督からのラストレター――甲子園を奪われた君たちへ』(2021年3月)というタイトルには胸を衝かれる。各高校の野球部監督が集い、甲子園をめざすことができなかった卒業生に向けて熱いメッセージを送った1冊である。2022年夏の甲子園で優勝した仙台育英高校の須江航監督は「青春って、すごく密なので」という言葉を残し、ユーキャン新語・流行語大賞の選考委員特別賞を受賞したが、そこへ至るまでの人々の想いが3年という出版史の中にも籠められていることが感じられる。また『NBAの対コロナ――バブル方式顛末記』（2021年11月）、『JFAの挑戦――コロナと戦う日本サッカー』（2022年11月）という書籍もあり、スポーツのプロチームがどのように感染症対策と向き合ってきたかを垣間見ることができる。

同時期に類似の本が複数続けて出る現象も見つかる。2020年9月から11月にかけて、手作りマスクの本が『ぴったりが見つかる！ ハンドメイドのかんたんマスク』『おしゃれでつけ心地がよい 決定版・手作り布マスク』『簡単！手作りマスク おしゃれなアイデア100』と3冊出た。マスクを自作することで少しでも巣ごもり生活を楽しく過ごそうという提案なのに、布マスクで本当によいのだろうか、といま振り返って考えると切ない気持ちになる。

そこに問題があると多くの人がわかっていながらきちんと対応をまとめてこなかったことの一つとして、留学生や外国人就労者をどうするかという問題があった。しかしリストを作成してみると比較的遅い時期ではあるがこの問題と向き合った書物がいくつか出ていたことがわかる。『変革期における介護福祉士養成教育の現状――コロナ禍と留学生の存在を視野に入れて』（2021年12月）、『コロナ禍を生きる大学生――留学中のパンデミック経験を語り合う』（2022年5月）、『アフターコロナの留学』（同12月）、『五色のメビウス――「外国人」と ともにはたらき ともにいきる』（2022年3月）などだ。渡航制限によって国内待機を余儀なくされた外国人留学生もあれば、渡航先で足止めを食った日本人留学生もいる。もう少し経てばある程度のまとまった報告が出てくるだろう。

リモートワーク、DX[*21]に関する書物は無数に出ており、新型コロナに直接関係のないものはリストから省いたが、人流抑制に伴うビジネス形態の否応なしの改変は、とりわけ労務や法務、経理といった事務職に大きく負担

＊20　https://mizusyobai.jp
＊21　デジタルトランスフォーメーション＝デジタル技術を活用してビジネスモデルを変革してゆくこと。

がのしかかっていったようだ。多くの書籍が出ている。実は２００９年の新型インフルエンザ・パンデミックの際には、理系分野の書物はいくつも出たが、私の知るかぎり人文社会系の本はついに1冊も発行されることがなかった。しかし今回の新型コロナでは圧倒的に人文社会系の書物で占められていることがいちばんの特徴だ。リストを眺めると先に示した労務、法務、経理に加えて、自治体や学校教育といった現場で多くの問題が発生していたことがうかがえる。また言論出版には、社会学者、哲学者らも大勢参入した。

リストを活用するには出版社や雑誌ごとに抜き出して時系列を追って眺め直してみるのも有効な手段だ。出版社それぞれの特色がくっきりと見えてくるし、コロナでしばしば特集を組んだ雑誌はそのタイトルの変遷を俯瞰することで時代のうねりが伝わってくる。総合月刊誌の『文藝春秋』は「総力特集『新型肺炎』中国と日本の大罪」（２０２０年３月）、「総力特集　コロナ戦争」（同４月）、「【総力特集２０２頁　緊急事態を超えて】ウイルスＶＳ．日本人」（同５月）、「【総力特集２１４頁】コロナ後の世界」（同６月）、「コロナ総力特集第4弾〈全２０８頁〉第二波に備えよ」（同７月）とヒートアップしてゆき、「【特別企画】コロナ時代の生と死」（同９月）、「特集　第二次コロナ戦争」（２０２１年１月）へと至った。若いビジネスパーソン向けの週刊誌『週刊ＳＰＡ！』は、「コロナ貧困の絶望」（２０２０年５月）、「コロナ疲れ・鬱解消法」（同月）、「［コロナ後］の勝ち組になる！」（同月）、「［コロナ格差］下剋上」（同６月）、「アフターコロナ症候群」（同月）、「コロナ氷河期の衝撃」（同７月）、「［コロナ直撃］残酷ルポ」（同８月）、「貧困パンデミック」（２０２１年１１月）と、希望と絶望の間をジェットコースターのように駆け抜ける、悲鳴の如き見出しを刷り続けた。一方で『ニューズウィーク日本版』は国際的視野からパンデミックを捉えていち早く「新型肺炎　どこまで広がるのか」（２０２０年２月）を取り上げただけでなく、その後も「感染症ｖｓ人類」（同３月）、「ポストコロナを生き抜く日本への提言」（同５月）、「検証　日本モデル」（同６月）、「ルポ新宿歌舞伎町「夜の街」のリアル」（同８月）、「日本人がまだ知らないコロナ後遺症」（２０２１年３月）、「ワクチンｖｓ変異株

180日後の世界」（同6月）、「日本人が知らない変異株の正体」（同8月）、「コロナの最終章？」（2022年1月）、「次の感染症」（同11月）と何度も強力な見出しを掲げた。

さまざまな業界の専門誌、準専門誌も新型コロナを取り上げた。『日経サイエンス』『現代化学』『化学』のような一般の科学愛好家向けの雑誌もすばやく反応を見せ、何度も特集を組んだが、より専門職（プロフェッショナル〈professional〉＝独自の倫理条項を持つ専門職業集団の一員）向けの雑誌でも広い範囲にわたって特集が組まれた。『INFECTION CONTROL（インフェクション・コントロール）』『エキスパートナース』『感染症対策ICTジャーナル』『CHIRYO治療』『総合診療』『Nursing BUSINESS（ナーシングビジネス）』『週刊医学のあゆみ』『インフルエンザ［その他の呼吸器感染症］』――これらの中でも東洋医学を専門とする『中医臨床』（2020年3月）が他誌に先駆けて新型コロナを取り上げたのはさすがだと感じる。

さらに深く分け入って『脳神経外科速報』『月刊精神科看護』『看護教育』『透析ケア』『精神科治療学』『保健師ジャーナル』『臨床心理学』『みんなの呼吸器 Respica』『糖尿病ケア』『地域ケアリング』『月刊ケアマネジメント』『チャイルドヘルス』『小児内科』『臨床検査』『周産期医学』『Geriatric Medicine（老年医学）』『看護管理』『ヘルスケア・レストラン』『産業保健と看護』『助産雑誌』『睡眠医療』――これらの雑誌はここぞという時期に特集を組んだが、こうして全体を見わたせば新型コロナが特定の領域だけでなく医療全般に深く影響を及ぼしたことがよくわかる。

だが、何といっても目を惹くのは、大量の業界誌・人文社会系専門誌で新型コロナの特集が組まれたことだ。『月刊事業構想』『ダイヤモンド・チェーンストア』『観光文化』『月刊教員養成セミナー』『会社法務A2Z』『工場管理』『季刊社会運動』『販促会議』『日本の石仏』『不動産鑑定』『マス・コミュニケーション研究』『近代食堂』『マンガ研究』『季刊音楽鑑賞教育』『唯物論と現代』『臨床ユング心理学研究』『経済セミナー』『教育と医学』『歴史地理教育』『貧困研究』『運輸と経済』『共生社会システム研究』『こころの科学』『社会文化研究』『社会政策』『国際法研究』『機械設計』『季刊経済理論』『医事法研究』『経営学史学会年報』『国際理解教育』『法と哲学』『月刊ゆたかなくらし』『財政研究』『月刊 理科の教育』『武蔵野樹林』『福音と世界』――ありとあらゆるコミュニティが雑誌で新型コロナ問題を取り上げている。日本にはこれだけの業界誌・専門誌があったのかと驚くが、逆に言えば私たちはどんな研究者でさえ、ふだんは自分の関心分野以外の専門誌の内容など気に留めず、それればかりかそのような業界や団体があることさえ知らずに暮らしているのである。本書のリストは自分の目に見えなかった分野・領域がこれほどあったのかという発見をあなたにもたらすはずである。

中には『建築ジャーナル』の「コロナ2020、どうしてた？」（2020年12月）のように、不意打ちされたような意外性をもたらす特集タイトルもある。建築家と新型コロナの関係など考えたこともなかったので、「どうしてた？」という呑気（のんき）な言葉選びの妙も相まって、かえって何が書かれているのか気にかかる。「寝てました」という回答もあるのだろうか。一方、『MAMOR（マモル）』の「自衛隊の防疫力に学べ！」（同6月）や「国民の自衛隊中央病院」（同12月）、『Jレスキュー』の「新型コロナウイルスと消防」（同7月）、『法学セミナー』の「特集 移動の自由 ――コロナ禍による制限・正当化・派生的問題」（2021年7月）といった特集の企画力には感嘆し、思わず「そう、それが読みたかったんだよ！」と膝を打ちたくなるし、『ラジオライフ』の「備えよ、常に！ 自宅籠城やり過ぎガイド」（2020年6月）、『山と溪谷』の「緊急企画 コロナ時代の『新』登山様式」（同8月）、『現代農業』の「品種特集 ウィズコロナ時代 この品種でねらっていく」（2021年2月）のタイトルからは各々その分野における代表的雑誌だからこそ醸し出せる風格と深みが感じられる。『体育科教育』「特集 ポストコロナの表現運動・ダンスの授業」（2020年11月）、『ランニングの世界』「特集 明日に向かって走れ！～コロナ禍のランナー達」（2021年4月）、『月刊OPTRONICS』「特集 COVID-19対策における発熱者スクリーニング」（同7月）といった特集タイトルも興味深く、また人が集まる場をつくる宗教者らの雑誌も『季刊Ministry』「総力特集　コロナ禍と向き合う「新しい教会様式」の模索」（２０２０年6月）と敬虔な気持ちを私たちに呼び起こす。そんな中で『裏モノＪＡＰＡＮ』の特集タイトル「コロナしつこいんじゃ!! 自宅で最新エロを楽しもう！」（２０２２年4月）には思わず苦笑させられるが、社会の本質を衝いている。

当の報道メディアや学術の団体誌も特集を組み、自らを省みようと努力した様子もうかがえる。『月刊Journalism』「特集　自粛列島　コロナ禍から見えてきたリーダーとは、政治とは、日本人とは」（２０２０年6月）、『GALAC』「新型コロナと対峙せよ」「志村けんの遺したもの」（同7月）、「科学の伝え方」（同11月）、「メディアリテラシー再考」（２０２２年12月）、『サイエンスコミュニケーション』「特集　コロナ禍とサイエンスコミュニケーション」（２０２０年11月）、『学術の動向』「特集：コロナ禍とどう向き合うか――公衆衛生上の危機と私たちの社会」「特集：海空宇宙のＣＯＶＩＤ-19対応と今後のパンデミック対応に向けて」（２０２２年3月）などがそうだが、根本的な何かを大きく変える動きまでには至らなかったようにも見受けられる。

一般雑誌の中で最も私の心に刺さったのは『たまごクラブ』「Ｗｉｔｈコロナ時代に母になる」（２０２０年9月）の表紙写真だ。白いドレスを着て髪に青い花飾りをつけ水辺に佇む若い女性が、膨らんだお腹を自ら見せながら空を仰いで笑っている。表紙には「前例のない状況下で産むあなたへ」の言葉があり、私は初めてウェブ検索でこれを見つけたとき、驚いたことに涙が溢れてきそうになった。しょせん理想郷、かえってあざとい、イリュージョンの世界の写真にすぎないと思う人もいるかもしれないが、雑誌の作り手側のメッセージは伝わってくる。私の見えていなかった世界で果敢に笑顔を上げている人がいる、とようやく自分でも気づいたのである。

１９１８年スペインインフルエンザの際には、それを題材とした小説作品がほとんど発表されなかった、と歴史学者アルフレッド・クロスビーは自著『史上最悪のインフルエンザ——忘れられたパンデミック』で記し、4000万人以上が死んだのになぜ文学のテーマとなりえなかったのかふしぎだと感想を述べていたものだが、今回はその指摘が信じられないほど多くの作家が新型コロナを作品に取り入れ、その早さと同時代性を競い合った。芥川賞と直木賞も新型コロナ下における人々を描いた作品が受賞しており、名だたるベストセラー作家たちも新型コロナを物語の中に取り入れて新作を書いている。同時代的に進行する漫画作品も当然ながら無関心ではなく、『相談役 島耕作』(2020〜2021年)にも新型コロナは登場する。

雑誌にエッセイ連載を持っている著述家はおおむねどこかの時点で新型コロナに触れている。リストを見わたすとそうした連載をまとめたエッセイ集が数多く入っているのがわかるだろう。パンデミック初期の頃、1918年のスペインインフルエンザ流行時を振り返る試みがなされ、歌人の与謝野晶子が当時の政権に苦言を呈している随筆が注目されたものだが、実は彼女はそのころ東京新聞に時事随筆の連載枠を持っており、スペインインフルエンザの件はその連載の中で触れられたものだ。よって彼女の感性が鋭かったから文章として残ったというより、定期的に文章を書く仕事があったからスペインインフルエンザが取り上げられ、その文章が後世に残ったのだと見たほうがよい。まさに与謝野晶子と同様のことを、現代の作家や随筆家たちもこぞって行った。いまは週刊誌など発表媒体がたくさんあるからそれだけ言及エッセイもたくさん生まれた、ということである。

新型コロナを題材にした俳句や短歌も大量に作られたであろう。そんな状況を見越すかのように、早くも雑誌『短歌』は2020年4月の時点で「特集 日常・社会はどう歌うか」を組み、「日記、ニュース見出し、キャッチコピーにならないために」(雑誌表紙より)いかに身近な社会現象を詠って作品に昇華させるかを指南していた。

リスト作成を通して私にも意外な発見があった。パンデミックを描いた古典としてはダニエル・デフォー『ペストの記憶』やアルベール・カミュ『ペスト』が有名だが、19世紀末から20世紀初頭にかけて活躍したジョゼフ・コンラッド『シークレット・エージェント』やカレル・チャペック『白い病』、ジャック・ロンドン『赤死病』といった小説もまたパンデミックから強い影響を受けて書かれていたことがわかったからである。私は以前からコンラッド、チャペック、ロンドンを好んで読んでいたのに、彼らを感染症という観点から包括的に見たことはなかったので、目を開かされる思いだった。しかしシャルル・ジッドの論考を第十二章で示した通り、社会進化学という新しい分野が台頭するのと同時期にこれらの作品は書かれたのである。総合知への希求は文学創作とも密接に関わっていたことが私にも初めてわかったが、逆にパンデミック小説が書かれる時代は科学のパラダイム転換期でもあるのだと気づかされた。

メンタルケアと組織マネジメントに関する書籍が大量に出版されたことは、今回の新型コロナがいかに人々の心を直撃したかを如実に物語っている。これらの分野については後で一部詳しく取り上げよう。

科学系では感染症の計量分析に関わる分野の西浦博、浦島充佳、稲葉寿らが発信を行い、雑誌『数学セミナー』「特集 新型コロナウイルスと闘うために数学にできること」（２０２０年９月）でも特集が組まれた。また呼吸器系感染症の識者が集う雑誌『インフルエンザ「その他の呼吸器感染症」』でも「座談会 新型コロナウイルス感染症について」（２０２０年９月）を皮切りに毎回多くの誌面が割かれている。一方、サイエンスコミュニケーターの人々がほとんど書籍の場で活躍を見せなかったことは残念なところであり、十分な検証と改革が必要と考えられる。ふだんから科学ノンフィクションを書いている人たちや２０２２年科学ジャーナリスト賞の歴代受賞者も今回の新型コロナではわずかな書籍しか出せておらず、しかもこの膨大な出版量の中にあってその成果はほとんど霞（かす）んでいる。上昌弘『日本のコロナ対策はなぜ迷走するのか』（２０２０年11月）、大岩ゆり『最後の砦（とりで）となれ――新型コロナから災害医療へ』（２０２２年２月）、青野由利『ウイルスって何だろう――どこから来るのか？』（同７月）あたりか。

サイエンスコミュニケーターを名乗る著者による書籍は、河合香織『分水嶺――ドキュメント コロナ対策専門家会議』（2021年4月）以外だと、堀川晃菜『みんなはどう思う？　感染症――大人も悩む「正解のない問題」に挑戦』（2022年6月）くらいだと思われる。こうした本が出版される背景として、近年の入試問題でいわゆる「答えのない問い」が出題されるようになり、こうした設問にどう回答したらよいのか、サイエンスコミュニケーションの分野で議論しようという動きが活発化しつつあることが挙げられると思う。世界的にも日本はこうした「答えのない問い」に慣れておらず得点が低いという調査結果も出ているためだろう。[*22] 目次には、「マスクをするのは何のため？」「検査は全員が受けたほうがいい？」「授業がずっとオンライン、あり？　なし？」「感染症の報道の仕方って、問題ある？　ない？」と魅力的な文言が並ぶのに、実際に本文を読むと1ページを使って問題提起した後、2ページを使ってごく一般的な説明がなされ、女性の漫画キャラクターが「よし！　次行ってみよう」と威勢よくページめくりを促し、最後の1ページで何となく考えた結果が示されるのみである。マスクの話題では小児の場合マスクで窒息する危険性があることや夏は熱中症に注意といったことが書かれ、ハムスターやタコのキャラクターが「苦しくなったらマスクを外していいんだよ」「学校の全校朝礼ではマスク着用にするとか？」と当たり障りのない意見を述べて、最後に女性キャラクターが目映いばかりの笑顔で両の拳を高々と上げ「その調子でどんどん行こう！」と激励する。オンライン授業の項目では「自分以外の人の立場に立ってみよう」ともっともらしい一文が掲げられるが、女性キャラクターは「他にどんな考えがあるかな？」とウインクするのみである。「その調子でどんどん行こう！」「他にどんな考えがあるかな？」「いろいろな意見があるね」ですべての問題は終わってしまう。コミュニケーションを取ることそのものに異議はないが、図らずもサイエンスコミュニケーションの限界性を感じさせる1冊となっており、今後はここから先をめざさなければならないのだと道標を見せつけられたかのようだ。

一方でリスト作成によって私自身反省させられたこともある。初期のワイドショー番組で解説役を一手に担い

「コロナの女王」と呼ばれた岡田晴恵教授は、所属する白鷗大学の教員紹介ページで「学校の感染症対策」の専門特講を開催していたことが示されている。すなわち彼女の本当の専門は生徒や児童に対する感染症理解の増進であり、彼女はその分野において複数冊の書物を著していることがわかる。またやはり初期に《ダイヤモンド・プリンセス号》の防疫策に関して独自の情報発信を行い物議を醸した神戸大学の岩田健太郎教授も、その後世界的な医療活動家ポール・ファーマーの『熱、諍い、ダイヤモンド』（２０２２年3月）という西アフリカの２０１４年エボラウイルス感染症エピデミックに関する優れた書籍を翻訳出版で紹介しており、これは彼でなければできない仕事だと感じる。このファーマーの著作は、ある国で感染症の拡大が起こり、そのとき医療体制不全が生じるのは構造的問題であるが、その構造を理解するにはその国が抱えてきた歴史的経緯をしっかり把握しなければならない、という内容のもので、この教訓は今回の新型コロナでも当て嵌まる普遍的かつ重要な指摘であり、岩田氏はそのことをあとがきで引用し、この本の意義を説明している。

リスト作成に取りかかる前まで、私の心の中にはこうした彼らに対してわずかに偏った感情があったかもしれない。だがリストを作成することでそうした偏見のいっさいは消え去った。彼らはちゃんと自分の持ち場で自分の特性を活かし、自分の仕事を為していたことがわかったからだ。このリストを作ったいま、私はもはや反ワクチンかワクチン擁護か、などといった二者択一論で周囲の人を区別したり、あれは正統な科学だがこれは疑似科学だなどと言い募ったりすることに意義を感じなくなった。

科学者からのアプローチとしては、イェール大学のニコラス・クリスタキスが『疫病と人類知——新型コロナウイルスが私たちにもたらした深遠かつ永続的な影響』（２０２１年5月）で見事な全体像を描き出しており、２０２０年8月

＊22　石浦章一『日本人はなぜ科学より感情で動くのか——世界を確率で理解するサイエンスコミュニケーション入門』（２０２１年、朝日新聞社）p. 42以降参照。

の時点でここまで書けたのかと思うとアメリカという国の底力を感じる。またビル・ゲイツの『パンデミックなき未来へ――僕たちにできること』（２０２２年６月）はどんな科学者の本よりも真っ当に新型コロナを語っていて驚かされた。日本では現役研究者よりも大御所の書籍執筆が目立ち、黒木登志夫、宮坂昌之、武村政春、中村祐輔、五條堀孝といった生命科学者らが発信した。

これらの書籍や雑誌のうち、私が実際に読んだのは１００冊ほどに過ぎない。だがあと１００冊読めば、すなわち２００冊ほどを読めば、ある程度〝総体〟として新型コロナを語ることはできるだろう。大学研究者でなくても、何かの専門家でなくても、あなたを含めて誰もが〈総合知〉を実践できると私には思える。何も手がかりのない状態から〝総体〟をつかむことは極めて困難だが、こうして手元にリストがあるだけで心強さは段違いに増すはずだ。私自身、実際にリストを作成してみることによって、それまでまったく存在に気づいていなかった分野の書物を多数発見することができた。

リストの中で私が個人的に心惹かれて読んでみたいと思った書籍は、『百年前のパンデミックと皇室――梨本宮伊都子妃の見たスペイン風邪』（２０２０年10月）、『ナイチンゲールの越境２【感染症】ナイチンゲールはなぜ「換気」にこだわったのか』（２０２１年１月）、『ドキュメント 山小屋とコロナ禍――山小屋の〈未来〉を展望する』（同１月）、『感染症と経営――戦前日本企業は「死の影」といかに向き合ったか』（同５月）、『イタリアからの手紙――コロナと闘う医療従事者たちの声』（同６月）、『成田空港検疫で何が起きていたのか――検証 新型コロナ水際対策の功罪』（２０２２年１月）、『世界はコロナとどう闘ったのか？――パンデミック経済危機』（同２月）、『コロナ禍に世界の学校はどう向き合ったのか――子ども・保護者・学校・教育行政に迫る』（同２月）、『アフターコロナの検疫』（同７月）、『ＡＮＡ 苦闘の１０００日』（同９月）、『それでも食べて生きてゆく 東京の台所』（同11月）、小説では『幽世（かくりよ）の薬剤師』（同４月）、『56日間』（同10月）

などだ。また初期の頃は各界著名人のインタビュー集やエッセイ集、提言集がいろいろ出たが、私が読んだ中では『新型コロナ 19氏の意見――われわれはどこにいて、どこへ向かうのか』（2020年5月）と『危機の時代を生きる』（2021年8月）がよかったと感じた。私個人は分子生物学や航空業界に関心があるので上記のようなピックアップとなったが、あなたにはあなたの関心の広がりがあり、その内側に入るものと、その境界線上かさらにその少し先にある書物も目に入って、読んでみたいという気持ちに駆られることだろう。それが取りも直さず〈総合知〉実践への第一歩なのではないか。もうあなたはこの膨大なリストを前にしても目は滑らないはずだ。

そしてこのリストを作成することによってわかったのは、多くの人がいま、この長引く新型コロナの諸問題を潜り抜けて、「皆で考えて物事を解決してゆくことがどれほど難しく、しかし重要なことか」と思索し始めているのだという事実である。今回の新型コロナでは「専門家」や科学者の役割と責任が何度も問われた。知を統合するにはどうすればよいか、危機に直面したとき個々人が精神の健康を保ちながら組織を動かしてゆくにはどうすればよいか、といった根本的な難問に誰もが晒され、その最前線に立たされたのである。

そうして出版されたこれらすべての書籍や雑誌は、よって私たち人類が書き留めた、一つひとつは小さなものに過ぎない〝メモ〟なのだ。すべてがほんの一行ずつのメモであるという認識に立って初めて私たちは〝総体〟から何かをつかむことができるだろう。

次のような書物が出た。『テレビ界「バカのクラスター」を一掃せよ――コロナ禍はテレビ禍』（2020年7月）、『新型コロナ――専門家を問い質す』（同11月）、『なぜ社会は分断するのか――情動の脳科学から見たコミュニケーション不全』（2021年3月）、『なぜ科学者は平気でウソをつくのか――捏造と撤回の科学史』（同6月）、『学者の暴走』（同7月）、『権力にゆがむ専門知――専門家はどう統制されてきたのか』（同12月）、『専門家の大罪――ウソの情報が蔓延する日本の病巣』（2022年9月）。

政治・経済分野からは次のような論考集が出た。『コロナ危機の経済学 提言と分析』(2020年7月)、『コロナ時代の経済復興――専門家40人から明日への緊急提案』(同8月)、『ポストコロナの政策構想――医療・財政・社会保障・産業』(2021年11月)、『コロナの影響と政策――社会・経済・環境の観点から』(2022年3月)。

また次に示すような書物も出た。『ウイルスとは何か――コロナを機に新しい社会を切り拓く』(2020年11月)、『21世紀のリベラルアーツ』(同12月)、『コロナ収束のための処方箋』(2021年2月)、『思想の免疫力――賢者はいかにして危機を乗り越えたか』(同8月)、雑誌『総合人間学』15号(特別号)「コロナ禍を生きぬく、問いあい・思いやる社会を創造できるか~いのちのつながり、子どものまなびと学術の自由の危機が問うもの」(同年9月)、『新型コロナウイルス感染症(COVID-19)からの教訓――これまでの検証と今後への提言』(同11月)、『検証 COVID-19災害』(2022年2月)、『レジリエンス人類史』(同3月)、『リベラルアーツ――「遊び」を極めて賢者になる』(同6月)、『「専門家」とは誰か』(同10月)、『日本人はなぜ科学より感情で動くのか――世界を確率で理解するサイエンスコミュニケーション入門』(同11月)、『やっかいな問題はみんなで解く』(同12月)。

そしてアレキシス・カレル『改訂新版 人間 この未知なるもの――人間とはいかなるものか 何が人生の原動力になるのか』(2020年8月)やリチャード・セイラー、キャス・サンスティーン『NUDGE――実践 行動経済学 完全版』(2022年11月)が新たな装いで現れ、私たちに改めて思索を投げかけた。

いずれも本書のテーマ、知の統合は可能か、人間とは何か、本当の「人間らしさ」とは何か、と問いかけるものであり、その答えへ一歩でも近づこうとした試みである。ピラミッド最上部の「終わりのない対話」は、最下部である「人間社会へと至る対話」との自分の内での「対話」から始まる。そこから生まれる「連帯」は今後どうあるのがよいのだろうか。私(瀬名)なりの答えを次に示そう。

専門知から統合知へ、そして総合知と全体知へ

（前略）セントマーガレット教会の鐘の音が静まっていく。不意に、クラリッサが病気だったことを思い出した。鐘の音が倦怠（けんたい）と苦痛を表す余韻に変わった。そうだ、心臓が悪かったんだ……。そのとき、急に最後の一打が大きく鳴り響き、死を——生のまっただなかに不意をつく死を——告げた。客間に立つクラリッサがその場に倒れていく……。違う、違う、とピーターは叫んだ。クラリッサは死んでいない、おれは老いていない。そう叫びながらホワイトホールを歩いた。活気に満ち、果つことのない自分の未来が転がってくるかのように、それに向かって歩いた。

バージニア・ウルフ『ダロウェイ夫人』土屋政雄訳（１９２５年）

今回のような全社会的問題が発生し、あちこちで仕事を失い生活苦に陥る人々が現れるようなとき、組織のトップはどのようなリーダーシップを発揮するべきかが盛んに論じられるようになる。

リスト作成の段階で、私は同志社大学設立者である新島襄の説く「良心（conscience）」という考え方に初めて出会った。また図らずも２０２２年は「経営の神様」と呼ばれた松下幸之助が著書『人間を考える——新しい人間観の提唱・真の人間道を求めて』を出版して50年の節目にあたり、松下政経塾主催のウェビナーに喚ばれて今後の人間学をテーマに話す仕事を与えられ、初めて松下の『人間を考える』を読んだ。それらは不勉強の私にとって、どちらも大きく視野を広げてくれるすばらしいきっかけとなった。さらにリスト作成の過程で私は評論家である寺島実郎の書物に接し、やはり感銘を受けた。もちろん渡辺特任教授が推薦してくださった『文化がヒトを進化させた——人類の繁栄と〈文化‐遺伝子革命〉』『知の挑戦——科学的知性と文化的知性の統合』も読んだ。リベラルアーツや

STEAM教育に関する本もいくつか手に取った。これらのすべてに総合知と全体知の達成への重要な鍵があると感じたのである。私はここで小難しい哲学談義をするつもりはない。特に『人間を考える』は平易な文章で書かれているから多くの人が読めるはずだ。まずは私なりの理解で松下の考えを説明する。

松下幸之助の著書『人間を考える』は冒頭に「新しい人間観の提唱」という文庫6ページの短い文章が掲げられている。「昭和四十七年五月」と年月が記され、松下の署名が印刷されている。そこから続く本文は、提唱内容の解説である。

この「新しい人間観の提唱」は見事な起承転結構造になっているのが特徴だ。骨子を次に抜き出してみよう。

【起】人間には、この宇宙の動きに順応しつつ万物を支配する力が、その本性として与えられている。

【承】かかる人間の本性は、自然の摂理によって与えられた天命である。／この天命が与えられているために、人間は万物の王者となり、その支配者となる。

【転】このすぐれた特性を与えられた人間も、個々の現実の姿を見れば、必ずしも公正にして力強い存在とはいえない。（中略）すなわち、人間の偉大さは、個々の知恵、個々の力ではこれを充分に発揮することはできない。

【結】その時々の総和の知恵は衆知となって天命を生かすのである。まさに衆知こそ、自然の理法をひろく共同生活の上に具現せしめ、人間の天命を発揮させる最大の力である。

松下の文言はいまそのまま読むといささか優生論的、差別的に受け取れてしまいかねないので、ここではポジティブに文意を拾い上げて現代的に読み替えてみたい。まず【起】【承】で述べられているのは、これまでも言及してきたように、人間は自ら周囲の環境を変えることのできる生きものである、ということであろう。暮らしがよりよくなるように周囲を整備したり、あるいは新しい環境に馴染んでゆくよう生活習慣を変えたり、といった創意工夫の力と順応力が、私たち人間には本性として備わっている。ここ数年しばしば言及されるようになった「人新世」（「ひとしんせい」または「じんしんせい」と読む）や、ジョセフ・ヘンリック『文化がヒトを進化させた』で論じられている話題と近いものがあるだろう。

このように「周囲を変えてゆく順応力」をあくまで人間側の視点から見れば、それは「自然の摂理によって与えられた天命」であり、人間はこの天命によって「万物の王者となり、その支配者になる」。だが阪神・淡路大震災や東日本大震災などの災害、またCOVID-19などのパンデミックで私たちが直面したように、人類が自然のすべてを「支配」できているとはとうてい言い難い。「万物の王者」という表現は、裏を返せば、人間は環境を変える生きものなのだから、その〝変えること〟に責任を持たなければならない。よい環境を未来へつないでゆくこともまた人類の役割であり、そうした視野と責任を持つことこそが「王者」と呼ばれるにふさわしい「人間らしさ」なのだ、と読むことができるだろう。昨今のSDGsへの取り組みは、「王者」としての人類の責任感が私たちを後押ししている。

そして松下の文章は【転】へと向かう。しかしこうした天命とも言える人間の本性も、一人ひとりがばらばらに発揮しているかぎり、ちっぽけで弱々しいものでしかないのだ、という視点の導入である。ではどうすればよいのかが【結】で示される。みんなの知恵を集めて「衆知」というかたちで天命は活かされるのだ、まさに「衆知」こそ人間の天命を発揮させる最大の力なのだ、と述べて松下の人間観は締め括られる。

この「衆知」こそいま私たちが探究している「知の統合」であり〈総合知〉であると考えられるのだが、拙速にその結論へと飛びつく前に、松下が上記の人間観を端的に要約した「ＰＨＰ」という概念も確認しておきたい。

ＰＨＰとは、〝Peace and Happiness through Prosperity〟という英語の頭文字をとったもので、〝繁栄によって平和と幸福を〟という意味のことばです。これは、物心ともに豊かな真の繁栄を実現していくことによって、人々の上に真の平和と幸福をもたらそうという創設者松下幸之助の願いを表したものです。[*23]

平和と幸福の実現のためにはまず「繁栄（prosperity）」が必要だという考え方がここでは重要で、それはすなわち「余裕のある社会」だと思われる。押谷教授が何度も述べていたことだが、いまの社会はあらゆる面で余裕がなくなっており、余剰部分を取っておくことができない。なんでも効率化を推し進めるあまり、常態時で有能な人物ばかり集めて、それ以外の人材を残しておこうとしない。だがいざ危機が生じたとき、ふだんは役に立たないと思われていた人物が意外と力を発揮したりするものだ。そういう人材も残しておけるような社会の余裕を作っておかなければならない、と押谷教授は説いていた。病床数逼迫（ひっぱく）などの報道に接するたび、私は押谷教授の言葉を思い出す。人材の話だけでなく、社会や学問でも効率化ばかり進めるといざというときの余裕が担保できなくなる。よって社会が繁栄して余裕ができてこそ真の平和と幸福はもたらされるという松下の考え方は、いまもさまざまに読み解けて示唆的である。この「繁栄（prosperity）」は決して「過剰」であってはいけない。歴史学者の與那覇潤が指摘するような「過剰可視化社会[*24]」であるならば、社会は人々を混乱させるだけであって豊かな社会とは言えないのだ。

かつて三井物産戦略研究所会長や日本総合研究所会長を務めた評論家の寺島実郎は、『危機の時代を生きる』に収録されたインタビュー記事の中で松下のＰＨＰ（繁栄による平和と幸福）観を称賛し、戦後日本の優れた精神的基盤になったと評価している。ただし当の寺島は、専門知の成果を並列的に記載するだけの「学際」では本当の危機には対応できないとして、専門知を集めただけの「総合知」ではだめだ、「全体知」こそが重要だ、と主張しているのが興味深い。

寺島は岩波書店の雑誌『世界』に長いこと連載を持っており、２０２０年以降の新型コロナの状況下でもその連載は続いていた。寺島は図らずも新型コロナが大きな問題となろうとしていたまさにそのとき、溜まった分の連載原稿を『日本再生の基軸――平成の晩鐘と令和の本質的課題』（２０２０年4月）として1冊の書物にまとめていた。これを読むと新型コロナ直前までの日本の置かれていた状況がよくわかる。新型コロナで浮き彫りとなった諸問題の根本は、すでにその時点でこの世に存在していたのだということが確認できる。

ではそれ以降、新型コロナの流行が続く中で寺島はどう動いたか。彼は『世界』の連載で直截的にパンデミックに触れることはせず、歴史を掘り起こし日本の精神性の源流を探る旅へ向かっていった。それらは現在『人間と宗教　あるいは日本人の心の基軸』（２０２１年11月）としてまとめられている。この本は一見、新型コロナとは何の関係もないように見える。だが現在進行形でパンデミックが続く中で書かれた論考であるから、寺島の思考に影を落とさなかったはずはない。実際この時期、寺島は講演等でパンデミック問題にも積極的に触れており、自身のウェブサイト「寺島文庫」[*25]ではプレゼン資料をまとめた『「寺島実郎の時代認識―全体知への接近―」資料集　コロナ、ウクライナ危機を越えて』（２０２２年9月）も出している。そして何より、『人間と宗教』は新型コロナの話題で締め括られている。

＊23　「政策シンクタンクＰＨＰ総研とは」https://thinktank.php.co.jp/about/
＊24　『過剰可視化社会――「見えすぎる」時代をどう生きるか』（２０２２年、ＰＨＰ新書）
＊25　https://www.terashima-bunko.com

松下の説く「衆知」とは「全体知」なのだろうか。〈総合知〉とは別のものだろうか。こうした複数の概念を、ここでは改めて整理したいのである。

もう一つ、新島襄の「良心」の概念を紹介する。私はリスト作成時に初めて同志社大学に良心学研究センターというものがあることを知った。そこでは大学創設者である新島が説いた「良心」を統合的テーマに掲げて学際研究を展開する試みがなされている。

センター長の小原克博によれば、「良心（conscience）」とはすなわち「共に（con）知る（science）」であり、それは「共にサイエンスする」にも通じる。新島は若き日のアメリカ留学中にこの言葉と出会い、「それを実践する人々によって助けられ、将来への展望が開かれていきました[*26]」という。では〝誰と〟共に知るのかと言えば、それは内なる他者（自分）とであり、かつ外部の他者（第三者）とである。良心学は「統合知」と「実践知」の両側面を併せ持ち、「リベラルアーツ」に新たな再生の息吹を吹き込むものとも期待される。小原はブックガイドとしていくつかの書物を挙げ、その一つに次のような言葉を寄せた。「従来の『学際研究』の多くがそうであったように、漫然とした意識では『知の統合』はできないだろう。具体的な危機意識によってうながされる『知の統合』は、良心学にも連なる課題である」。

まさにこの言葉が実感を持ってこちらに伝わってくるのは、新型コロナのパンデミックに際して同志社大学良心学研究センターが実際に知の統合を試み、その成果を2冊の書籍として世に出したからだ。もともと同センターは新書形態の無償配布冊子を作っており、一般には出回っていないが、現在それらは電子書籍として購入できる。同センターのマニフェストのようなかたちで2017年に『良心を考えるために』という冊子が発行され、その増補改訂版が翌2018年3月に出た。さらにそれを細かく再編集したのが同年に岩波書店から出版された『良心学入門』（2018年7月）である。上掲の小原所長の言葉は2冊の2018年版から引用した。どちらの版も捨てがたい、よい本である。

そして同センターは『良心から科学を考える――パンデミック時代への視座』（2021年2月）として外部から識者を集めて「パンデミックと良心」のテーマで論じてもらい、1冊の書物として岩波書店から発行した。しかし私としてはむしろ同センターの研究者ら自らが結集し論考を書き下ろした無償配布版の冊子『パンデミック時代における良心』（2021年2月）のほうが断然におもしろく、また興味深く感じられた。これは小原所長が述べる通り、「漫然とした意識では『知の統合』はできない」ことの証左であろう。外部から著名学者を招いて編纂（へんさん）した前者だと、それぞれの執筆者はお題を与えられて自分の研究領域に引き寄せながら原稿を書いているのだが、全体としての連関性に乏しい。ところが後者の冊子では、ふだんから同センター内で「良心とは何か」という議論がなされているためだろう、「良心」という統合テーマを皆が基盤としたうえで、さらに「パンデミック」という具体的な危機について踏み込んで論考する余裕と深みが見て取られ、学際研究の模範となるような1冊に仕上がっているのである。各論者の専門分野は文学から工学まで幅広いが、まず「良心」という共通の問題認識があり、そのうえで各自がパンデミックについて論じている。二段構えの構図がうまくはたらいて「知の統合」に近い成果が上がっているのだ。今回のパンデミックでさまざまな大学がそれぞれ学際的な研究成果を論考集のようなかたちで出版したが、私の見た限りでは図らずも一般流通していない同志社大学のこの冊子が最も充実した学際を達成しているように思われた。

振り返って先に示したマニフェスト兼ブックガイドの『良心を考えるために』のページを再びめくると、本書で触れてきた多くのテーマがすでに書かれていることがわかる。八木匡「経済学と良心」ではアダム・スミスの

＊26　「センター長挨拶」https://ryoshin.doshisha.ac.jp/jp/director/

『道徳感情論』が真っ先に取り上げられ、スミスは『良心』は人間の本性を内面で制御する能力であると認識していたのだとの指摘がある。スミスの説いた「同胞感情－同感（sympathy）」が作り出す観察者の存在は、良心と深いつながりがあるのだ。「良心は信頼形成において最も重要な要素であろう。他者の痛みを理解でき、他者に対する思いやりを持つ能力は共感能力であるが［註：本書で言うエンパシー能力］、常に自己の中で、自らの行為の正当性を確認することにより、高めることができると考えられる。この自らの行為を振り返ること自体が、良心であると言えよう」。また北寿郎「ビジネスと良心」では松下幸之助の著書『道をひらく』が「ビジネスにおける良心を考える際の座右の書」として挙げられている。

武藤崇「心理学と良心」の冒頭部が示唆に富んでいるので、やや長くなるが引用したい。

英語のconscienceの語源は「共に知る」である。また、この単語の用法には、a bad conscienceというものがあり、その場合の意味は「やましい心」となる。つまり、conscienceは、日本語の「良心」という語感とはかなり異なっているのである。おそらく、conscienceの中核的な意味は、「意識（自覚）的になる」といったところであろう。

実は、近年の心理学において、この「意識的になる」ということは、大きなトピックとして扱われている。そのキーワードが、「マインドフルネス（mindfulness）」である。しかし、日本では、仏教との関係で「マインドフルネス＝瞑想（めいそう）」として紹介されていることが非常に多い。そこで、本稿では、マインドフルネスという概念のいみするところをできるだけマインドフルに紹介しよう。

非・仏教系のマインドフルネス研究は、「マインドレスネス（mindlessness）」の問題を焦点化することから始まった。その最初の研究は、今から四〇年前、高齢者居住施設で実施された……（後略）。

この実験は高齢者をふたつのグループに分け、一方には普段通りに暮らしてもらい、もう一方には「自分の世話する植木を自分で選んで水やりの時間や量も自分で決める」といった自己決定の機会や社会的役割を意図的に増やした状況で過ごしてもらった。すると「自己決定の機会を与えることによって、環境に対してより敏感になり、その結果、より多くの気づきを経験し、（＝マインドフルネス）、心身の健康が増進された」という。「しかし、この時点で、実験者らの興味は、『マインドレスネス』の方にあった」――執筆担当者の筆は巧みで、読者であるこちら側の心をぐいぐいとつかんでくるのがわかるだろう。

この実験をおこなった研究者、エレン・ランガーは『心の「とらわれ」にサヨナラする心理学――人生は「マインドフルネス」でいこう！』（２００９年）を書き、そこでマインドレスネスの概念を次のように定義したという。私もさっそく書物を手に入れて確認した。

（一）カテゴリーによるとらわれ（固定観念に縛られる）、
（二）自動化された行為（無自覚に習慣的な反応をしてしまう）、
（三）単一の視点だけからの行動（一つのルールしか存在しないように振る舞う）。

「そして、マインドレスネスの状態に陥ることで、固定化された単一の自己イメージしか持てなかったり、他者を偏見によって差別的に接したりして、その結果、生活の質が低くなってしまうのである」と明快に執筆担当者は示している。本書で議論されてきた種々の問題と符合するところが多い。また第五章、第十二章でコンパッションの話題を出した際、仏教指導者の著作を紹介したが、「良心」の中核的な意味は「意識（自覚）的になる」ことだと理解した上で考えてみると、宗教的色合いを帯びたマインドフルネス本が実は自己のメタ視点の鍛錬法を説いているのだということもわかってくる。一方でマインドレスネスとはすなわちルーティンの生活に捕縛された状態のことであり、そこでは私たちは一種のロボットになっている。そこでは私たちの道徳観も、ジョシュア・グリーンの言う「オートモード」になっているだろう。では「マインドレスネスの状態にならないようにするには、どうしたらよいのか」と執筆担当者の武藤は続けて意外な書物を参考に挙げて、その一つは「意外にも、科学的思考を身につけること」だと私たち読者の関心を大いに誘ってゆくのだが、この先は実際の文章でお読みいただきたい。そしてもっとも大事なのはさらにその先で、ならばずっとマインドフルネスであればよいのか、という問いを畳み掛け、いやそうではない、「重要なのは、時と場合に応じて（臨機応変に）マインドレスネスとマインドフルネスの状態を柔軟に切り替えることができるようになることである」と述べている点だ。この知見は認知発達ロボティクスの目指すものとまさに一致する。ずっと周囲の環境に注意を払い続けていたのでは、ロボットは情報爆発に陥って一歩も動けなくなってしまう（ロボティクス分野で言われる「フレーム問題」）。人間も自動車学校に通い始めた最初の頃はこの情報爆発が起こり、フロントガラスの向こうに見えるすべてのものが危険に思えて、アクセルを踏めなくなってしまう。[*27] しかし徐々に情報を適切に取捨選択できる能力を獲得してゆくことで、ロボットも私たち人間も情報爆発に陥らず世界の中で暮らせるようになるのである。

すなわち、新島襄の説いた「良心」とは、アダム・スミスの言う「公平な観察者」であり、またアリストテレスの言う「共通感覚」に近いものがある。そして松下幸之助の説いた「衆知」は、「共に知る」という解釈を通じて「良心」ともつながってゆく。ここに「知の統合」や〈総合知〉への鍵がある、と私は思う。知を連帯させるには、私たちが本性として備える良心、共通感覚、メタ視点による公平な観察者を状況に応じて駆使し、人間らしさを損ねる情報爆発の罠に陥ることを賢く避けて、分担しながらも広く大きく衆知としてつながってゆく、という方向性がこれで見えてくるのである。私たち一人ひとりが「意識（自覚）的になる」こと、それがこの「衆知」という大きな私たちの天命を発揮させるための源なのである。この部分が多くの場合、これまでの学際や総合知の試みにおいては見逃されてきたのではないか。同志社大学良心学研究センターは、キリスト教を基盤とするがゆえに「良心」というものを科学の中心に置くことができた。ふつうの科学者なら「良心」と聞いただけで避けたくなるところを踏みとどまって真摯に向き合った。「共に知る」には自分自身と他者との対話が不可欠だった。この発見こそが私たちにとって本当の連帯へと至る道筋だったのだ。

知の統合と言うとき、「リベラルアーツ（liberal arts）」という概念への言及がしばしばなされる。渡辺特任教授からは生物進化学者エドワード・O・ウィルソンの提唱した「統合知（コンシリエンス〈consilience〉）」の概念を教わった。本書が用いてきた「総合知」なる概念はドイツ語のヴィッセンシャフト（Wissenschaft）（知の〈Wissen〉集合〈schaft〉＝体系を持っている全体性）に当たるとされる。実は同志社大学はこの「総合知」という言葉も高く掲げて学生を啓発している。だが寺島実郎は総合知ではなく「全体知」のほうが大事だと主張している――これらをどのように区別して考え、理解するとよいのか。

まず参考になるのが石井洋二郎編『21世紀のリベラルアーツ』（２０２０年12月）と村上陽一郎編『「専門家」とは誰か』（２０２２年10月）だ。この2冊ではそもそも「リベラルアーツ」とは何か、もともと「専門家」とはどのような人を指す言葉なのか、が歴史を振り返りつつまとめられている。

リベラルアーツは中世ヨーロッパにおいて「アルテス・リベラレス（artes liberales）」の三学四科として概念化されたものだが、さらに遡れば古代ギリシア時代の自由市民の学びへと行き着く。フランス文学者の石井洋二郎は「人間を種々の制約から解き放って自由にするための知能や技能」とわかりやすく定義している。石井は私たち

*27　人間にもフレーム問題が生じうることは、ＡＩ学者の松原仁が「暗黙知におけるフレーム問題」科学哲学24号、pp. 45‐56、１９９１年で初めて指摘した。

人間が制約されている4つの「限界」、すなわち「知識の限界」「経験の限界」「思考の限界」「視野の限界」を挙げ、これらから解放されるためにリベラルアーツを学ぶのだと述べている。

ただし共著者の一人、哲学者の國分功一郎はいくらか慎重に、リベラルアーツの源流というといつも古代ギリシア時代への言及があるが、はたして本当に当時の自由市民が学んでいたものを現在のリベラルアーツと結びつけてよいものか、と読者に一考を促している。というのは、当時の自由市民は、日常の仕事こそ奴隷に任せていたものの、生活の大半は政治参加（演説を聴きにいったり、投票したりなど）に費やされており、それはかなり重い負担であって、彼らはようやく余暇として「教養」を学んでいたに過ぎないからであり、國分はこの感覚の相違を「ねじれ」と表現している。また科学技術社会論（ＳＴＳ）が専門の藤垣裕子はドイツ語で「教養」に相当するビルドゥング（Bildung）（人格の陶冶）という言葉に着目し、リベラルアーツといったとき「自由になること」をイメージする人と、ドイツ語由来で「全体性を確保すること」をイメージする人に分かれると指摘している。ドイツ文学で少年がさまざまな体験を積みながら大人へと成長してゆくさまを描く長篇を「ビルドゥングス・ロマン」（教養小説）と呼ぶが、これは大人になってゆくことで社会をより広く見渡せるようになり、同時にメタ視点による内省も獲得して、人格の全体性がかたちづくられてゆくことを意味しているのだろう。いずれにせよ教養教育とは「生きた知識＝活動的知識（active knowledge）」を獲得するための「自己相対化教育」なのである。

かつて日本の大学では教養課程があり、最初の2年間でリベラルアーツが教えられたのだが、１９９１年に法改正があり、自由に教育課程を編成できるようになり、その結果として教養部の解体が進んだ。現在はむしろある程度専門知識の習得が進んだ後期課程でリベラルアーツを学んだほうがより切実感を持てるとの考え方が広まり、前掲2書では実際に藤垣が取り組んだ教養カリキュラムの具体例が示されている。そこで強調されるのは他者の立場になってみることであり、ときに学生はロールプレイをしながら互いに議論して、世の中にはさまざまな立場のさまざまな意見があることを実感してゆく。また近年はある程度仕事を成し遂げてきたビジネスパーソンが、さらなる自己向上を願ってリベラルアーツを学ぼうとする意識が強い。

ここからは私（瀬名）の考えである。リベラルアーツを学ぶことは、確かに私たちの人生をより豊かなものにするだろうと思う。そして実際、ある程度自分の中で仕事を積み上げ、問題意識が明確になってきた時点で、そこからさらに「解放」されて前へ進むために再び教養を身に付けたくなるのは当然のことと思う。だが、リベラルアーツとはあくまで個人の成長とおのれの人格陶冶に大切なものであって、他人にリベラルアーツを強要するのは筋違いだ。パンデミックに関して誰かと議論しているとき、「もっと自分に教養があれば、きっとこのことあのことを結びつけて考えることができて、もっと広い視野でアイデアを出せるのに」と悔しく感じることはあるが、相手に「おまえはリベラルアーツを学んでこい、話はそれからだ」と指図するのは失礼というものだ。狭い業界の中では時折そうした物言いが起こる。

石井はリベラルアーツを「限界から解放して人間を自由にするもの」と述べているが、現実的に見て私たちは本章第二節で述べた種々の「人間の限界性」を突破することが極めて難しいのである。リベラルアーツをいくら学んでも、その先にはやはり生きものである人間としての限界がある。そして実際のところ、今回の新型コロナのパンデミックでより問題となったのは、石井の示すような教養的制約以前の、生きものとしての壁に私たちが突き当たってしまい、その克服手段がなかなか見つからなかったことによるのではないか。

そのため私はこの人間の限界性を少しでも広げるにはリベラルアーツを学ぶだけではだめで、生きものではないＡＩの支援も借りて、機械と共同しながら「人間らしさ」の充実を図るほかに道はないと考えるのだ。教養の目標が「自己相対化教育」であるのならば、その一部はＡＩ支援によって達成できるはずだ。

世界中の皆がリベラルアーツを深めてゆけば、確かに世界はよりよくなるだろう。だがそれは他人が強要するものではなく、あくまで個々人が自らの意欲でもって獲得してゆくものだ。そしてまたリベラルアーツをいくら学んだとしても、その人がアダム・スミスの言う公平な観察者の視点をついに持ちえないのであれば、どんなに知識があろうと社会にとって有益とは言えない。

リベラルアーツのリベラル（liberal）は「自由（liberty）」につながるわけだが、浦久俊彦『リベラルアーツ――「遊び」を極めて賢者になる』（２０２２年６月）を読んでなるほどと改めて思ったことがある。日本語の「自由」にはリバティ（liberty）とフリーダム（freedom）の二つの意味があるというのだ（第三章 p. 83）。浦久の説明を引用すると、「freedom」は「受動的な自由」で、「liberty」は「能動的な自由」である。何事にも規制されないことがフリーダムであり、つまり緊急事態宣言における自粛要請はこの後者のフリーダムをいくらか制限するものであった。しかし私たちは自宅に籠もったとしても、精神的には家族や友人たちとつながることができる。そちらが前者のリバティであり、パンデミック時における公衆衛生対策は個々人のフリーダムに制約をかけるかもしれないが、決してリバティに縛りをかけるものではない。このことを混同すると「人はどこへでも自由に出歩く権利があるから、おれはマスクもしないし街にも遊びに出て行く」と放言するような過ちを犯してしまうのである。また付け加えると、人は環境制約を受けたとき、自らの発想と創意工夫によって、自分に課せられた役割をまっとうしてゆくことができる。環境制約は不自由なものだったが、一方で私たちにフリーダムへの気づきも促していることになる。[*28]

「専門家」という日本語にも二つの異なる意味が重なっている、と科学思想史家の隠岐さや香は『「専門家」とは誰か』で指摘している。すなわち「専門家」には何かを鑑定し評価できる識者（エキスパート〈expert〉）としての役割と、「外界に対し独自の倫理条項を持つ専門家集団」の一員であることを示す専門職（プロフェッショナル〈professional〉）の二つの意味があるという。これもなるほどと思わされる。本章では先回りしてこれらの定義を引用した。

新型コロナにおける専門家会議の「専門家」とは有識者、エキスパートのことをさしているのだが、世の中には特に識者でなくても「専門家」を名乗れる場合がある。それはそのコミュニティの住人になることである。「その人が専門家かどうかは専門家同士の間では自明である」というハリー・コリンズの指摘（第三章 p. 81）は、「その人が専門家かどうかは、その業界集団の一員かどうかで判断されている」ことを示している。とするとプロフェッショナルの意味での専門家とは、大学で特定の師匠につき、その人の所属する学会に自分も入り、その学会誌に論文が採用されるよう書き方さえも型に嵌めてゆく、そうした通過儀礼を踏むことによって形成される職人であり、逆に言えば誰でもその過程を踏めば（たとえ才能はなくとも）専門家を名乗れることになる。プロフェッショナルな人のすべてが必ずしもエキスパートとして適切な鑑別評価ができるわけではないが、それでもよいのである。こうした現象は科学業界のみならずいくらかの歴史を刻んだコミュニティなら多かれ少なかれ発生する宿命であり、しかしエキスパートとプロフェッショナルを混同したまま肥大化してしまった専門コミュニティは、いずれ自己矛盾に陥って内部崩壊を遂げるのであろう。

私が思うに、本当のエキスパートとは、何かと何かが目の前に出されたとき、それらが実際に似ているのか、似ていないとしてもどのような基準で測れば差分を示すことができるのか、をきちんと考えられる人である。ここは極めて重要な点で、私たち人間の限界性の一つ、「私たちは、似ているように見えるもの同士には関係があると思い込んでしまう」をどのくらい克服できるかは、こうしたエキスパートたちの力量にかかっていると言ってよい。具体的に言えば、新型コロナウイルス感染症は季節性インフルエンザと似ているのか、似ていないのか、

＊28　中野剛志・適菜収『思想の免疫力――賢者はいかにして危機を乗り越えたか』（2021年、ＫＫベストセラーズ）p. 86以降参照。

法律上同じ類と見なしてよいのかどうか、という鑑定である。これを成し遂げるには極めて高度な専門性が必須であって、さすがに一般人が入り込む余地はない。人は誰しも間違えるものであるとはいえ、彼らエキスパートは「自分はいま間違えているかもしれない」とのメタ視点を持って鑑定に臨んでいるはずであり、間違えることも含めて彼らは最善の鑑定結果を提供しなければならない。

2022年12月14日、厚労省新型コロナウイルス感染症対策アドバイザリーボードは、「疫学・病態など多くの点でCOVID-19と季節性インフルエンザには大きな違いがある」「少なくとも2022年末の時点で、COVID-19は公衆衛生学的な観点からは『季節性インフルエンザと同等のものと判断できる』条件を満たしていない」との見解を発表した。[*29] おそらく感染症対策を緩和して経済を回したい人や、現場で疲弊している医療従事者の一部は、早く季節性インフルエンザと同等の類にしてくれと願っていたことだろう。ボードを開いた厚労省の役人たちでさえ新型コロナとインフルエンザは同等という専門家の意見を聞きたかったかもしれない。だが出席したエキスパートたちはノーと鑑定したのであり、これはむしろ彼らが専門家として踏ん張りを見せた場面だったと言えると思う。彼らは公衆衛生学上の観点から「季節性インフルエンザと同等」と見なせるかどうかの4つの暫定的評価基準を設け、それらを検討して、基本再生産数が大きく異なることや、季節性もなく流行が起こること、超過死亡が生じていることなどから、現時点ではどの定義も満たさないと鑑定した。[*30] 私は、専門家（expert）の態度としてはこれで正しいのだと感じている。「もう疲れたから早く類を見直してくれ」という懇願は、専門的意見とは区別する必要があるし、私たちもその覚悟は持たなくてはならない。何よりエキスパートであるアドバイザリーボードの彼ら自身が強い緊張感を持って会議に臨んだことであろう。その先をどうするかはまた別の話なのである。

本当に似ているか、そうではないのか、を判断する目利きの存在は、私たちの社会において極めて重要である。

なぜなら私たちは、そして科学者でさえ、しばしば実際には似ていないものを、表面上の類似から直感で「似ている」と考えてしまい、それゆえに無意味な陥穽に嵌まり込むことがあるからだ。

本書の第十章で、ロボティクスやＡＩの研究分野で近年ごくカジュアルに「進化」の概念が援用され、そうした発想に基づく研究プロジェクトが幾つも巨額の予算を獲得していることを示した。だが、それらは本当にスジのよい研究なのだろうか。

ここでエドワード・Ｏ・ウィルソンが提唱した「統合知（consilience）」が宿命的に孕んでいる、ある種の危険性について指摘したい。ウィルソンは社会生物学者の立場からこの世界を見渡し、生物のみならずこの世にある多くの物事が進化理論によって説明できることを著書『知の挑戦——科学的知性と文化的知性の統合』の中で示し、コンシリエンスの有効性と重要性を説いた。「自然科学が社会科学や人文科学とうまく結合されれば、高等教育におけるリベラル・アーツ（教養科目）が蘇生する。その達成だけでも、価値ある目標になる」（山下篤子訳、p.３２９）と述べ、コンシリエンスがリベラルアーツ復活の鍵にもなりうることを主張した。だが、私は読みながら一つの疑問に駆られたのである。なるほどこの本では進化理論の観点から人間社会のあり方や芸術、倫理、宗教に至るまでを論じて統一的な理解を示している。しかしこれはあくまでウィルソンという一人の進化学者が世界を眺めわたしたとき、自分はこのように世界を統合的に理解できる、と言っているだけであって、他者の視点から見ればまた別の統合的理解が見出されるのではないか。となればコンシリエンスとは科学者の数だけ実在することになってしまう。コンシリエンスとはあくまでその科学者個人の統合的見解だと考えるに留めたほうがよく、それ

＊29　資料はhttps://www.mhlw.go.jp/stf/seisakunitsuite/bunya/0000121431_00395.htmlを参照。

＊30　ｍ３．ｃｏｍの記事「押谷教授ら『インフルエンザと同等とする条件満たさず』」https://www.m3.com/news/iryoishin/1102596も参照。

で何か世界の問題を解決できるとは思わないほうがよいのではないか、と。

実はウィルソンにかぎらず、同様に卓越した科学者が個人の視野から世界を眺めて統合的に理解しようと試みた書物はいくつかある。たとえば理論物理学者のブライアン・グリーンは著書『時間の終わりまで――物質、生命、心と進化する宇宙』(2021年)で「エントロピー」での観点から宇宙の創成と終焉、知性の行く末に至るまで、世界のすべてを統合的に論じている。また物理学者が古くから「万物理論」を追い求めてきたことはよく知られている。重力、電磁気力、強い力、弱い力、これらを統合する万物理論が存在するはずであり、それはエレガントなものであるはずだ、という科学者らの信念(コアビリーフ)は、理論物理学者ミチオ・カクの近著『神の方程式――「万物の理論」を求めて』(2022年)でも存分に語られている。だが世界を記述する数式は一つに統合でき、しかもそれはエレガントであるはずだ、という考えは、たんに物理学者らの錯覚、思い込みかもしれない。まさにザビーネ・ホッセンフェルダー『数学に魅せられて、科学を見失う――物理学と「美しさ」の罠』(2021年)は、そうした疑義を呈した1冊になっている。もし万物理論がたんなる錯覚、思い込み、人間の認知バイアスだとすれば、それを希求して大予算を投じている研究は浪費だ、ということになってしまいかねない。

2011年の日本学術会議の提言書「社会のための学術としての「知の統合」―その具現に向けて―」が、図らずも(?)この問題に触れている。この提言書はウィルソンの『知の挑戦』にもずばり言及しているのだが、「ウィルソンはあくまで学術の範疇での統合を目指しており、本提言が対象とする『社会のための「知の統合」』には至っていない」と退けられている。つまりコンシリエンスでは東日本大震災のような現実の社会問題に立ち向かうのは宿命的に困難なのだ、と言っているのだ。

しかしそれだけではない。この提言書では知の統合が実践されてきた例としてダーウィンの『人間の由来』を挙げ、「道徳性の起源の問題という、人文・社会科学に属すると一般的に考えられている問題を『進化論』の手続きによって考察するなど、古くから生物学は『知の統合』の先駆的事例を提供してきた」と記しているのだが、興味深いのはここに付された脚注部分だ。ウィルソンの提唱を踏まえて書かれたものと考えられる。引用しよう。

これ以外にも、「進化」という概念を導入し、長期的な時間変化を考慮することで新たな展開を遂げた学問領域は多い（倫理学、美学、経済学、認知科学、医学など）。これらの事例は、文理の統合あるいは、学際的・横断的研究を進める上で、進化という概念が接合する役割を担う部分も多いことを予想させる。

進化の概念は本来ダーウィンが提唱したものだが、多くの分野がその概念の特徴を取り入れて発展してきた、「進化」という概念はこれまで生物学だけでなくいろいろな学術分野をつなげて広げてゆく役割を担ってきたようだ、と言っているのである。ここでは慎重にも「長期的な時間変化を考慮することで」という一文が入っているが、もしこれが蔑ろにされた状態で「進化」の概念を学際の糊（のり）の役割として使ったらどうなるか。見当違いの研究が、学際の名のもとに進行してしまうことになりはしまいか。

渡辺特任教授が第十一章で「『進化』という言葉の魔力がよほど強いのでしょうね」と述べているのはまさにこのことだろう。本来、エキスパートならば、目の前にあるものが表面的に似ていたとしても、エキスパートとしての評価基準を駆使して、本当に似ているか似ていないかを鑑定し判断できる。しかし科学者は自分の専門以外のことはエキスパートではないのだ。そこに「進化」という概念を当て嵌めて本当によいのかどうかを判断することは、よって科学者自身でも難しい。本来なら研究プロジェクトを査定するエキスパートらが「この発想はスジがよい」「こちらはスジが悪い」と判断するものなのだが、仮にその査定者らもイリュージョンに囚われてしまっている場合、実際は似ていないものを似ているとして「進化」の言葉のもとに研究プロジェクトが進んでしまう、という事態が起こりうる。そしてそれらの研究は学際・横断的という旗印のもと、むしろ積極的に支援されてしまうことになる。「統合知（consilience）」はつねにその危険性を孕んでいると考えたほうがよい。ここでも科学者自身のメタ視点が重要となる。「本当に似ているのだろうか？」とつねにおのれに問い直し続ける勇気が求められるのである。それはおのれの信念（コアビリーフ）の妥当性を問い続けることに他ならない。

『「専門家」とは誰か』の中でメディア史家の佐藤卓己が興味深い話題を提供している。「輿論（よろん）」と「世論（せろん）」は違う、というものだ。理性的な輿論は公的意見（public opinion）であるのに対して情動的な世論は大衆感情（popular sentiments）であると佐藤は述べる。もともとデモクラシーという言葉に相当する日本語は存在せず、そのため明治期にさまざまな訳語が提唱されたが、その中に「憲政の神様」と呼ばれた尾崎行雄の「輿論主義」があったという。輿論とは公論であって、時間耐性の強度があり、そうやすやすと移り変わるものではない。ところがメディアが発達し、社会調査が頻繁に行われるようになると、そうしたデータは輿論というよりその瞬間に民衆の間で広がっている雰囲気、すなわち世論を示すことになってしまった。そもそも個々人の支持政党などころころ変化するはずはないのだが、多くの有権者はさほど十分な知識もないままその場の気分で調査に答える。そのため輿論形成を担う「専門家」と、移ろい続ける雰囲気をその場で表明する世論の民衆との間で解離が生じてしまう。ウォルター・リップマンによるメディア論の古典『世論』も最初のうちは『輿論』の題で邦訳されていた、と佐藤は指摘する。小文字で表される世論では、マスメディアが提供するステレオタイプが浸透しやすい。

すると、ここからはやはり私・瀬名の感想だが、科学者と市民が話し合って物事を決めようとする場合にも、科学者が必ずしもエキスパートでない場合もあり、議論に参加する市民が必ずしも輿論を述べるという保証もない。それを多様性として受け入れ、納得したうえで議論するのは結構だが、話が永遠に終わらない可能性が出てくる。いわゆる「コンセンサス会議」などで顕在化する人間の限界性の一つではないだろうか。『「専門家」とは誰か』には科学技術社会論の小林傅司も執筆者の中に入っており、現状を踏まえたうえでなおも専門家と素人の間を取り持つ「ファシリテーター」の役割を改めて強調しているが、私は本当にファシリテーターという役目の人が必要なのか、いくらか懐疑的である。というのは私たち個々人がメタ視点を持って公平な観察者を内在できるのならば、その観察者こそが各人のファシリテーター役を果たすのであるから、むしろ下手に「翻訳」する第三者の存在はかえって誤解を広めるのではないかと思うからである。サイエンスコミュニケーションの大きな役割の一つにこのファシリテーションがこれまで挙げられてきたと思うが、その考えは本当にいまの時代に合っているのか、半ば所与の概念として放置されていたがそれでよいのか、再考すべき時期に来ているのではないか。

ではこうした中で、総合知とはいったい何であるのか。先に紹介した横幹連合元会長で工学者の木村英紀による総論「コトつくりからシステム統合へ」（『〈知の統合〉は何を解決するのか』所収）の定義がわかりやすい。知の統合とはすなわち次のようなことである。

「異なる研究分野の知を組み合わせることによって社会的な課題を解決し、各分野の知の間の相互流通性を確立すること。」

これはほぼそのまま〈総合知〉の定義に当て嵌まるだろう。すなわち、総合知とは、各人が各々の専門知を持ち寄って、相互流通性を確立することで、目の前に実際にある社会的な問題を具体的に解決してゆこうとする、総合的な知のあり方だということになる。となれば総合知は専門家一人では成しえない。定義上複数の専門家による専門知が必要であり、それらの相互流通性が必要となる。木村はここで工学者らしくシステム構築の事例を具体的に挙げて読者にイメージ喚起を促し、

「システムとはある目的を達成するために機能要素が適切に結びついた複合体である。」

として、製品であるプロダクトシステムと工程であるプロセスシステムの二つを挙げ、どのようなものがよいシステムであるかを論じ、要素が「適切に」結びつくことによるシステム構築、すなわち知の統合の意義を示した。よって総合知とは、誰もがその中に参加できるものである。感染症疫学の専門家も、宗教人類学の専門家も、地方行政学の専門家も、総合知の一員である。いま私たちが目の前にしている社会的な課題とは、新型コロナがもたらす諸問題であるから、問題そのものも巨大で多面的な要素を含んでいる。しかし感染症の重症者や死者の数を減らし、それによって市民が人間らしさや尊厳を損なうことなく豊かな暮らしを維持できる、そういう社会を作ってゆくために、各々の専門家が専門知を相互流通させて、総合的に問題解決をめざすのである。

専門家はそれぞれ自分の興味・関心範囲があり、それはちょうど頭上で傘を広げたようなかたちをしている。各人の信念に基づいて核となる専門分野を有するが、傘の大きさはそれぞれ異なり、一部は隣の科学者と被っている。そうした姿を俯瞰すると、世界は多種多様な傘で全体を覆われていることになる。ところどころに隙間も見えるが、それはまだ知の相互流通性が確立できていない部分だ。傘はそれぞれつねに流動的であり、システムが適切に機能できていない重なりは見直されてゆく。

つまり総合知の場合、私たちはすべてを自分一人で〝総体〟として背負い込む必要はない。難しい問題は皆で手分け・分担すればよいのである。ここが「統合知（consilience）」との大きな違いで、総合知は皆で分担しながら結びつくからこそ、大きな社会問題に対応できるだけの膂力（りょりょく）を持ちうる——これが〈総合知〉に期待されることであり、松下幸之助の説いた「衆知」はこれに近い。

こうして構成される総合知は、必ずしも各部分の知はずば抜けて有能でなくてもかまわない、といったしなやかさを有している点が特徴的だろうと思う。コンシリエンスを行うにはその人物がやはり科学者として優秀であることが必須だろうが、誰もがエドワード・O・ウィルソンになる必要はない。これが総合知の強みでもあろう。

ではどのように知の相互流通性を確保するのか。ここがこれまで解決策の見つからなかったところだと思われるが、システム構築の中にプロセスシステムが入っているのならそれは組織マネジメントの問題なのであり、多分に人間関係の問題に落とし込まれるはずだ。つまりここでは生きものとしての人間の限界性を補完し支援する知、メタ視点をいかに各人が確保し、公平な観察者を自らの内に育て共存してゆけるかという問題、もっと卑近に言えばいかに道徳観の異なる他者と付き合い、マニュアルモードを駆使して話し合いができるか、といった人間関係論が重要になってくるわけである。「アンガーマネジメント」「アサーティヴ・コミュニケーション」といった概念をすでに紹介したが、科学者らは一般に賢いので自分たちがこうした訓練を受けることを回避したがる傾向がある。だがそういう人たちは、たとえば医療現場で議論されているマネジメント論から学んでいったらどうだろうか。アカデミックな雰囲気を残しつつ「自分を変える勇気」を持つ第一歩となりうるだろう。巻末の書籍リストから山蔦圭輔、本田周二『メディカルスタッフのための　基礎からわかる人間関係論』（２０２１年５月）と、大竹文雄、平井啓編著『実践 医療現場の行動経済学――すれ違いの解消法』（２０２２年５月）を挙げておく。

これに対して「全体知」とは、私・瀬名個人の印象だが、皆で集まって総合的に問題を解決する力というより、極めて能力の高い人物が世界全体を見わたしたうえで必要最小限の情報を的確にピックアップし、それらの分析をもとに世界のあり方や行く末をさし示す、参謀や軍師のような役割を担う知の力であろうと思われる。このような全体知を発揮できる人は少ない。それゆえに貴重である。彼らは情報を〝総体〟として蒐集（しゅうしゅう）することはなく、むしろ本当に信頼できると思われる情報源に絞って接することで自身の情報爆発を避け、メンタルを維持する。そして得た情報を深く分析・洞察し、本質的な課題を抽出する。彼らは複数の国である程度の長期にわたって生活したことがあり、複数言語の読み書きと会話ができ、日本のみならず他国の文化や視点にも理解がある。石井洋二郎は『21世紀のリベラルアーツ』の中で、日本語と英語だけでなくもう一つ他の言語、たとえばフランス語を知っていると、日本語と英語、日本語とフランス語の他にもう1本、英語とフランス語の間にも比較のための線を引くことができるようになり、三角形を描けるようになるので、1次元から2次元へとものの見方の「次元が変わる」のだとして、複数の外国文化に馴染むことの重要性を説いているが、まさにそうした基盤、ものの見方は、その人物に全体知を達成させる鍵となるだろう。寺島実郎が「専門知を並べただけの総合知ではダメで、全体知が必要だ」と述べているのはそういうことだろうと私は思う。人類が危機に直面したとき「その調子でどんどん行こう！」「他にどんな考えがあるかな？」「いろいろな意見があるね」だけで各々の疑問を終えてはいけないのだ。その先まで行って実際に判断・実行できる知とは、わずかなコミュニケーションだけでは容易に達成できない世界全体の把握力を伴うということを述べているのだと思う。

忘れてならないのは、ここで私たちは具体的に社会問題の解決、あるいは解決までに至らないにしても、よりよい暮らしができるよう実際に社会を変えてゆく、そうした知の力を求めているのだということである。このとき社会を変える前に、多くの科学者や専門家は、まず自分自身の信念（コアビリーフ）をいくらか変えてゆく必要に迫られるだろう。自分は間違っているかもしれないという内省の余地をつねに自分の中に残しておかなければならない。これはどんなに優秀な科学者であっても忘れてしまいかねないことであるから、だからこそ知を統合する際には卑近な認知バイアスの可能性につねに注意し、自分を変える勇気を残しておく必要がある。これは一般的な専門知の有無とは別の問題、人間らしさの問題なのである。

このようにして辿り着いた私の結論は、すなわち今後私たちは総合知と全体知の「連帯」に向けて真剣に考えてゆかなければならない、ということなのである。多くの人は総合知の一員となる。一部の優れた人材は全体知を発揮して的確に状況を分析し提言する。これが今後の知のビッグピクチャーである。そしてこれを達成するためには、私たちの足下にあるおのれの「人間らしさ」と、まず連帯できなければならない。人間の限界性の一部に対応するにはＡＩの支援を借りてもよいだろう。私たちに限界があることを何も恥じる必要はない。素直に受け入れたうえで私たちは本当の「人間らしさ」をめざせばよいのである。シンギュラリティはすでに来たのだ。

こうした知の統合をしばしば阻む宿命的な人間の限界性の一つに〝「私は正しい」問題〟があると本章で指摘してきた。一般人のみならず科学者でもこの陥穽に嵌まると述べた。どうすれば私たちはこの問題から脱出できるのかを考えてみたい。最後に残されたのは心の問題である。

格好の案内書が二つある。一つは日本アンガーマネジメント協会代表理事の安藤俊介の著書『私は正しい――その正義感が怒りにつながる』（２０２１年３月）であり、もう一つは韓国の精神科医チョン・ヘシンの著書『あなたは正しい――自分を助け大切な人の心を癒やす「共感」の力』（２０２１年５月）だ。なお私・瀬名は日本アンガーマネジメント協会とは何の関わりもなく、純粋に良書だと思うのでここで紹介している。

『私は正しい』と『あなたは正しい』――まさに対照的な書名だが、両者を併せて読むことで問題の解決の糸口がより明瞭に見えてくる。『自己責任という暴力――コロナ禍にみる日本という国の怖さ』（２０２０年８月）や『正義を振りかざす「極端な人」の正体』（２０２０年９月）といった書物のテーマはこの２冊の間にある。

さらにハイジ・Ｊ・ラーソン『ワクチンの噂――どう広まり、なぜいつまでも消えないのか』（２０２１年１１月）を見てみよう。世の中には反ワクチンとワクチン推進それぞれの考えがあるが、新型コロナ前に原著が書かれたこの本は極めて冷静にワクチンの心理的問題を考察しており、いまの私たちに参考になる。ラーソンに拠れば反ワクチン派の人は勉強不足だからそのような信念に至ったのではない。科学リテラシーが足りないから反ワクチン派になるわけではないのだ。個々人の事情はそれぞれかもしれないが、たとえきちんとした科学理解の能力を持っていても、結果的に反ワクチンの信念（コアビリーフ）へと至った人たちなのである。そのためどんなに彼らを科学的に説得しようとしても成功しない。これは信念の問題だからだとラーソンは指摘する。むしろ彼らは自分たちの意見が世間に認められないと反発し、同じ信念を持つもの同士で強く結束し、ときには強硬な反対運動へと走ってしまうこともある。

ではは彼らの信念を変えるにはどうすればよいのか。科学の議論とはまったく別の方法論が必要だとラーソンは説く。それはたとえば、とにかくその人と一緒に生活し、つねにその人の意見を聴いて、そうして相手の心を少しずつ解きほぐしてゆくという方法であろう。相手との共感を形成して、そのうえで徐々に話し合いを深め、相手の心を開いてゆく。そういうやり方しかないとラーソンは述べているように感じられる。

私はこの方法を水素水の研究者に対して行ったことがある。第十二章で触れたように、水素水の研究者の一部はこれまで疑似科学批判者から攻撃を受けてきた。自分の行っている研究を疑似科学だと決めつけられることは、どんな科学者であっても大変な屈辱である。初めのうちは冷静に対応したとしても、不条理な攻撃が収まらなければどんな科学者でも精神に堪えるだろうと思われる。そして「自分は正しい」と言い張るあまり、実際はわずかにあった自分自身のミスや対応のまずさもすべて正当化し、自分は絶対に間違っていないと主張して、おのれの殻に閉じこもってしまう――そのようになってゆく可能性は誰にも十分にありうる。実際にその人は正統な研究をしているのに、世間がその人を強張った信念（コアビリーフ）へと追い込んでしまうのである。

そこで私はその水素水研究者と直接の面談を申し込み、1日かけて語り合った。夕食の席に移ってからはとにかくその人物の意見に共感することに努めた。すると確かにその人物の心が解れてゆくのが手に取るようにわかったのである。

私はその人に対して、「水素水を研究しているといろいろな人がやって来て一緒に金儲けをしましょうと誘いをかけてくるだろう。しかし私はあなたを科学者として尊敬しているからこうして東京に出向いて話している。あなたとはいまアリストテレスの言う実用や快楽の友情を超えた善の友愛の気持ちで接しているつもりだ。もし必要なら毎月こうやって東京に来て話し合ってもよい。それで物事がよい方向に進むなら私の時間や交通費など惜しくはない」と心から伝えた。少なくともその日、私たちは腹を割って話し合うことができたのである。

つまり相手の心を動かすには、まず「あなたは正しい」と全面的な共感を表明することも大切なのだ。「私は正しい」と主張する人に対しては、まず「あなたは正しい」とすべてを認める。そのうえで一緒にいる時間を作り、相手の意見をかぎりなく聴く。そうすることで相手は自然と「私は正しい」状態から抜け出てゆくのである。

だが、ところで実際の経緯を報告する必要がある。私は結局、その人物とそれ以上の絆を深めることはできなかった。やはり科学者がいったん信念として抱いてしまった「私は正しい」のコアビリーフを変えるのは決して容易ではないこと、その人物が最後まで自分の信念をあくまで科学の正統性と主張して譲らなかったことなどが挙げられるが、とにかく相手のすべてを受け入れ一緒に時間を過ごすことが膨大な労力であったことが大きい。高齢者家族に毎日付き添って世話をするのと同様に、人生を半分その人に捧げるくらいの覚悟で臨まなければ、決して相手の心を最後まで解すことはできない。これは対話を試みようとする者にとって、正直なところかなりの負担になる。

実は疑似科学に嵌まった人に対してどのように接すればよいかという問題に対しても、疑似科学批判者の一人名取宏は共著作『新型コロナとワクチンの「本当のこと」がわかる本――【検証】新型コロナデマ・陰謀論』（2022年1月）の中で、とにかく相手に共感するしか方法はないと述べている。疑似科学に嵌まった人も、逆に疑似科学批判者から不当な攻撃を受ける科学者も、どちらも同じ心の痛みを抱えており、それを癒やすには同じ方法を取るしかない。しかし家族の誰かが疑似科学に嵌まってしまった場合はその家族が問題解決を試みるものだが、科学者が同様の痛みを抱えてしまったらどうするか。弟子や研究仲間たちが親身になって共感できればよいのだが、かえって過剰な家族愛を発揮してかばい立てしようとするのは禁物であるのに、そういう極端な方向に走ってしまう弟子もいる。『あなたは正しい』の中で著者がまずい事例として挙げているものだ。実際の家族ではない第三者が十分な時間をかけて相手に共感する行為は、やってみるとわかる通り、かなり過酷なものだ。そこまでして家族でも同僚でもない者が相手の心を変えなければならないのか、と仲介に立つ者は苦悩することになる。下手をしたら自分自身の心のほうが先に参ってしまうかもしれないのだ。

そこで『私は正しい』の著者は次のような打開策を提案している。その問題は「①自分にとって②周りの人たちにとって③長い目で見たときに④健康的か?」、という「ビッグクエスチョン」に照らして判断しなさいというものだ。

私が水素水の疑似科学的問題で不当な非難を被っている人たちを何とかしたいと考えたとする。それもまた私の正義感の一つである。だが私は自分で水素水を研究しているわけでもなければ、販売に関わっているわけでもない。私はサイエンスコミュニケーションや科学技術社会論の研究者でもないし、相手と親族関係にあるわけでもない。たんに相手に対して善の友愛を持っているだけだ。

『私は正しい』の著者は、先に示した4つの観点から自分の置かれている状況を見直して、どれくらいその問題が自分にとって切実なのかをきちんと判断しなさいと説いている〔図14-10〕。そしてその問題に自分が「関わりたい」のか、あるいは「関わらざるをえない」状態なのか、そして関わったことで解決できる問題なのかそうでないのか、「want／must」と「can／can't」を見つめ直せというのである。そしてもしその問題(正義感)が自分にとって「関わりたくもないし、関わる必要もないこと(not want／not must)」ならば、関わるのはやめなさいと説いている。正義感を手放すということでもある。

新型コロナで世間が極度な緊張状態に陥った頃問題となったいわゆる「自粛警察」も、行き過ぎた正義感（怒り）がその人たちを暴走させた。自分でも気づかないうちに他者への攻撃がエスカレートしていた、という場合はありうる。そうしたとき自分を振り返っておのれの怒りを収める技術は誰もが身に付けておく必要がある。

私は自分の健康面が損なわれる危険性を感じたので、その研究者には連絡してこないで

〔図14-10〕「なぜ関係ないおまえが〇〇の問題に口を挟むのか？　それこそが歪んだ『正義感』では？」と言われたら

不毛なコアビリーフの手放し方

- 「関わるか関わらないか」は「関わりたい（want）」と「関わる必要がある（must）」を分けて考える。
- 「できることとできないこと」を区別した後の解釈を間違えると、正義感から来る怒りに振り回される。「過去と他人は変えられない」とよくいわれる。しかし、他人の性格や人格は変えられないが考え方や行動は変えられる。過去の出来事は変えられないが解釈は変えられる。

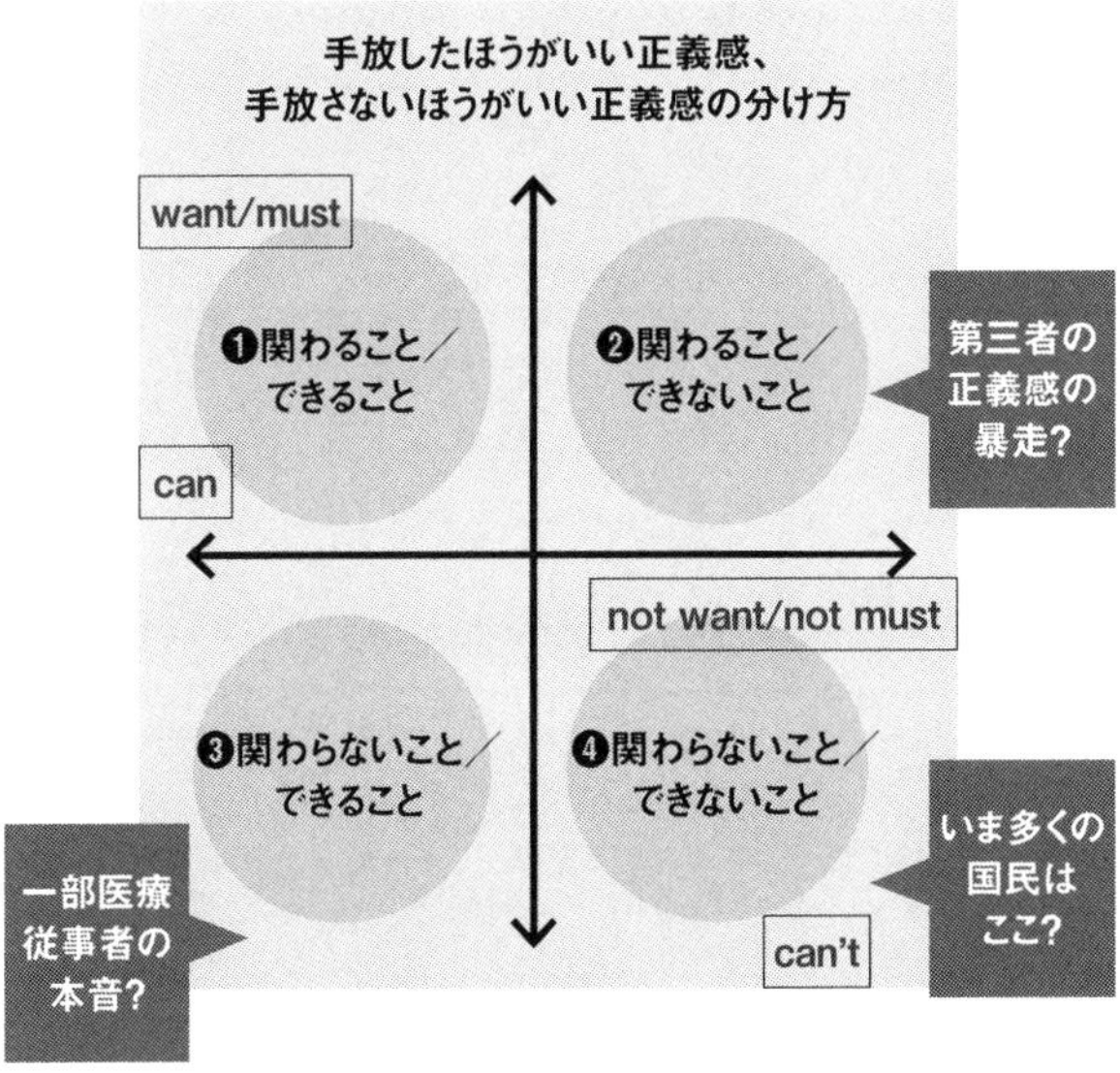

❶関わりたくて、関わる必要があること　want/must
それは関わったほうがよいことです。これはもう疑いようがありません。

❷関わりたいけれど、関わる必要がないこと
それに関わるかどうかをよく考えたほうがいいです。必要ないことに時間と労力をかけたいですか？正義感からわれを忘れて、関わりたいと思っているだけかもしれません。

❸関わりたくないけれど、関わる必要があること
関わったほうがいい可能性が高いです。ただ、自分が心から望んでいることではないので、関わり方が中途半端になってしまう恐れがあります。

❹関わりたくもないし、関わる必要もないこと　not want/not must
それは間違いなく関わらなくていいことです。

（出典：安藤俊介『私は正しい――その正義感が怒りにつながる』〈2021年、産業編集センター〉pp.116〜120の文章と図を一部改変して引用）

ほしいと最終的に伝え、いったん関係を絶つことになった。とはいえ水素水研究者のすべてと絶縁したわけではなく、また疑似科学的問題に関心のある他の研究者たちとも関係を絶ったわけではない。その人物への尊敬の念を捨てたわけでもない。というのは③の「長い目で見たときに」という項目には深い意味があると個人的に感じたからでもある。

つまり、いまは①自分や②周りの人たちにとって④健康的とは言えない行動であっても、③「長い目で見たときに」は状況が変化し、その行動の余地を残しておくことは皆にとって④健康的であるかもしれないのだ。未来のためにまずは一歩退いてみる、しかしいつか皆がより健康的になれるよう問題意識は心の中に残しておく。そしていまできる行動を続けてゆく〔図14-11〕。『私は正しい』にはここまで書かれているわけではないし、著者の考えとは異なる面もあるかもしれないが、私はそう考えたのである。いっとき関係性は手放すかもしれないが、その問題が本当に重要なものだと思えるならば、問題意識は心の中で手放さずにとっておく。そして未来に託すのである。転換点はいつだろうか？　その相手の人物が、自分で自分を変えることができるようになったときである。

研究者であれ疑似科学批判者であれ、いずれであっても自分を変えることのできない人はその態度こそが疑似科学である、と言ってよいだろう。その意味では疑似科学的問題の核心には人間の心の限界性があり、批判するほうも誤った信念（コアビリーフ）に陥ってしまう危険性があることを、つねに注意しなければならない。もう一つ、付随して指摘しておきたいことがある。あなたが科学リテラシーを持っているとしても、それゆえに正しく疑似科学かどうかを鑑定・評価できるとはかぎらない、ということである。世の中には「これこれこういう基準でチェックすれば、素人でも疑似科学か否かを判定できる」と主張する人もおり、それをウェブサイト上で実践して見せている疑似科学批判者もいる。しかし繰り返すがエキスパートでも鑑定作業は難しいのであって、「素人でもこの形式に当て嵌めて採点すれば科学かそうでないかわかります」などという考え方は極めて危険性が高く、もしも間違った判定を出してしまった場合、周囲に及ぼす実害はあまりに大きい。十分な注意が必要である。

ここで報告しておくと、現在、科学哲学者である名古屋大学の戸田山和久教授や久木田水生准教授らを中心として、疑似科学批判と科学リテラシーの関係性やその問題点を根本から捉え直し、見直そうとする研究の動きが始まっており、私もそのグループの一員として参加している。本当に科学リテラシーを身につけていれば疑似科学に嵌まることはないのか。本当に疑似科学かどうかを免疫反応のように見抜けるようになるのか。そのおおもとの前提を問い直そうという試みである。「疑似科学という言葉自体、混乱を招くので使

〔図14-11〕**問題意識を心の中に残して未来に託し、いまできる行動を**

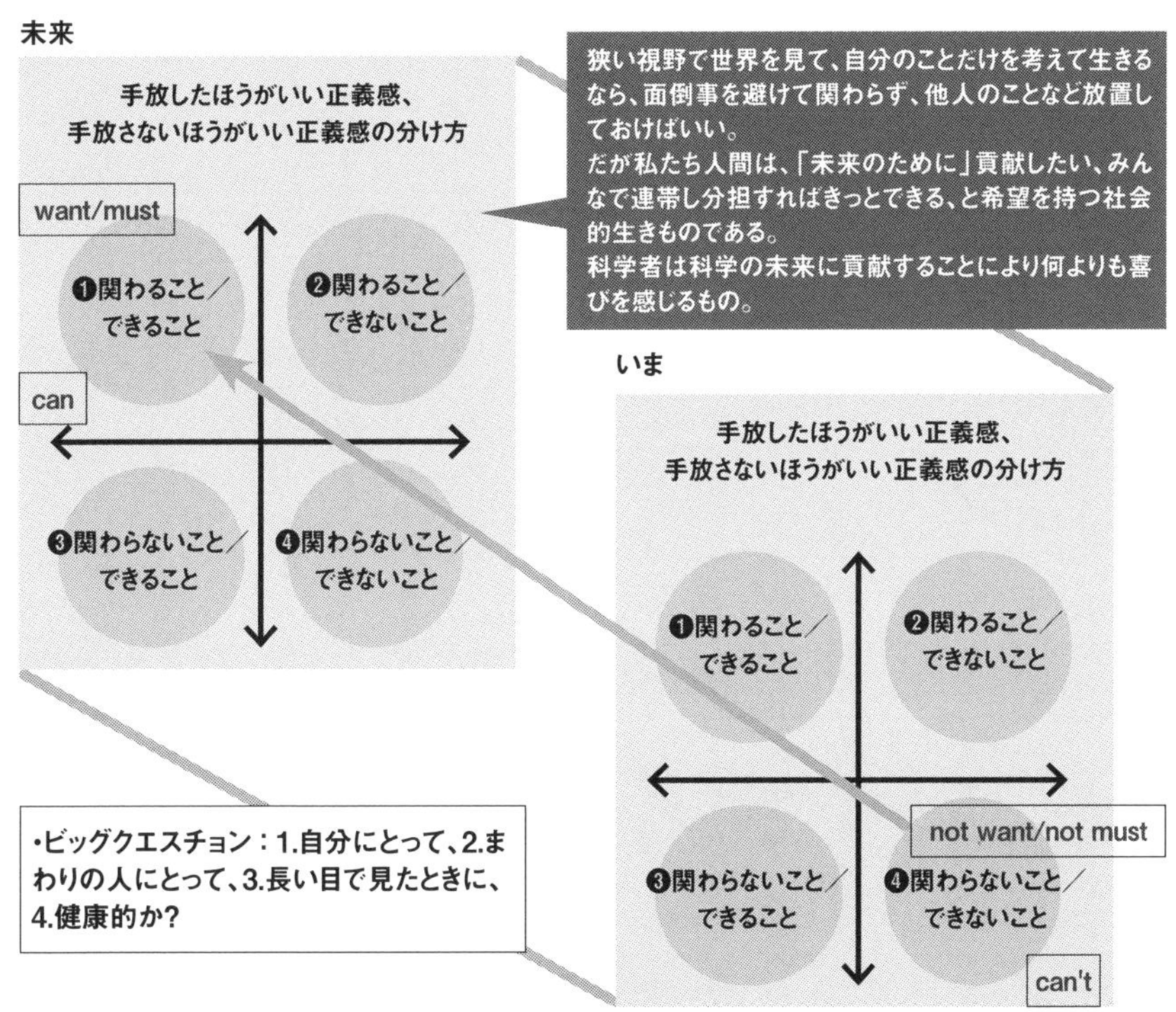

（出典：安藤俊介『私は正しい──その正義感が怒りにつながる』〈2021年、産業編集センター〉pp.116〜120の文章と図を一部改変して引用）

用しないほうがよいのではないか」といった意見もこれまで出ている。これをきっかけとしてサイエンスコミュニケーションや科学リテラシーの分野に新しい光がもたらされて、いまよりも視野が開けてゆくことを私は期待している。こうして得られた知見はきっと次のパンデミックの際に有益なはたらきをするだろう。

あといくつか、私自身が実際に感じた問題点を記しておきたい。「こういう基準でチェックすれば、素人でも疑似科学か否かを判定できる」と主張する人は、その判断方法の妥当性を示そうとして、さまざまな疑似科学的テーマを取り上げて自分の考案したチェックリストに沿って採点を行い、その結果を披露している。だが、「幽霊」と「水素水」の疑似科学度を、はたして同じ基準で判定してよいものなのだろうか。「幽霊」が何点、「水素水」は何点で、何点以下は疑似科学、というのは本当に妥当な鑑定方法なのだろうか。

まったく比較しようがないもの同士を無理やり比較しているのではないか。すでに私たちは「新型コロナと季節性インフルエンザは似ているのか」という問いが孕む難しさについて考えてきた。だが「幽霊」と「水素水」の比較はそれ以上に無理筋なのではないか。彼らの判定基準でチェックすると、たとえば「iPS細胞」も現実にそれで治療を受けてよくなった人は極めて少ないのだから（数年前まではゼロであった）、iPS細胞も疑似科学ということになってしまう。その結果は明らかにおかしいのだから、むしろ判定基準のほうに問題があるのではないか。

私はチェックリストを考案した疑似科学批判者にそう尋ねたことがある。すると私にとって意外な答えが返ってきた。「あなたの意見は藁（わら）人形論法を使ったレトリックだ」というのである。

藁人形論法（ストローマン手法）とは次のようなものだ。①相手の意見を歪（ゆが）めて受け取り、②その歪めた意見をあたかも相手が主張したかのように引用して、③「それでは○○の問題もこうなってしまうではないか。それはおかしい」などと反論し自分の正当性を示す。

質問した相手は、「ｉＰＳ細胞は外科手術による治療法であるから、飲用する水素水とは話が違う。だからｉＰＳ細胞を持ち出すのは藁人形論法であり、正当な批判とはならない」と主張した。しかし、これは本当に藁人形論法なのだろうか。幽霊と水素水は同じ基準で判定できるのに、ｉＰＳ細胞は違うとなぜ枠から外すことができるのだろうか。そんなことでは、調査対象事案が疑似科学であるかどうかは判定者の個人的見解にかなり左右されてしまうのではないか。この疑問に対する返答は得られなかった。なぜなら、「あなたとは科学的な話ができない」と言われてそれ以上の対話をいっさい拒絶されてしまったからである。

相手の意見を変えていなければ、それは藁人形論法ではない。だが、ここには深い本質的な問題があると私は考える。本章では「本当にそれらは似ているのか」というイリュージョンがしばしば私たち人間を惑わせてきたことを指摘した。しかし「もしそれらが似ていると主張するのなら△△も似ていることになる。それではおかしいから、評定の仕方に問題があるのではないか」と疑義を差し挟むと、「それは藁人形論法である」と退けられてしまう可能性があるということなのだ。しかし場合によってはそのように退ける側のほうがイリュージョンに嵌まっているのかもしれない。

メタ視点を持つことの難しさがここにある。そして〝「私は正しい」問題〟はしぶとくて、隙あらば私たちの背後に忍び寄る。幸いにして上述の問題点に関しては相手の共同研究者らが納得してくれて、私たちはその後さらに議論を深めることができた。しかしあのまま拒絶で対話が終わっていたら、互いの心にしこりが残り、どちらの側にも「私は正しい」の信念は肥大してゆき、いずれ壊滅的な状況へと陥ったことだろう。それはあまりに悲しいことだ。

私たちはどの程度まで「思いやり」（エンパシー能力）に期待すべきか、また期待してよいのか、という問題は、武井麻子『思いやる心は傷つきやすい――パンデミックの中の感情労働』（2021年11月）と神谷悠一『差別は思いやりでは解決しない――ジェンダーやLGBTQから考える』（2022年8月）を併読することで、より立体的に立ち上がる。感情労働の代表である看護師やソーシャルワーカーは、これまでも述べたようにバーンアウト（燃え尽き症候群）の危険性とつねに背中合わせであり、前者の武井はパンデミック下の過酷な労働環境下でいかにしなやかにストレスを跳ね返し回復してゆくか、その最終的な回答として、よい意味での自己中心性によっておのれの健康性を保ち、内なるアドバイザーの存在を意識することの重要性と同時に、集団としてのレジリエンスも併せ持つことだとの考えに至っている。すなわち個人の主体性と、その内にあるメンターとしてのメタ視点、そしてときには仲間とのつながりに甘えて自分を解きほぐす、この三つの回復力をつねに担保しておくことの大切さを説いている。だが、それでもなお、私たちは「思いやり」を発揮するだけでは社会を変えることができない問題もある、と指摘するのが後者の神谷だ。その場合は社会の法制度を変えてゆくしかない。ただしつけ加えておきたいが、現代はそもそも「そこに自分とは立場の異なる他者がいる」と気づくのが困難な時代なのであり、まず他者の存在に気づいてそこに能動的な思いやりの〝気づき〟を得ることは、それだけでもすばらしい前進と言えるだろう。

「不安」に対して私たちはどう対処すべきかという問題もある。先に記したPHP総研のウェビナーでは、日本思想史学者である先崎彰容から「今の日本は権力者が〝不安〟でもって国民を動かしているのではないか」という重要な問題提起がなされた。私の考えでは、人間が不安を抱くことは決して悪いことではない。それは私たちの「人間らしさ」の発露でもあるからである。だが不安〝だけ〟に心が支配されてしまうと私たちは人間らしさを失う。この危機から逃れるには死を選ぶか宗教への妄信的な没入を試みるほかないが、どちらもそれは「人間らしさ」を棄てることにつながる。では、どのように私たちは不安と折り合いをつけながらより人間らしく生きることができるのか。その明快な回答はまだ見出されていない。今後のロボット／ＡＩの発展がこの問題への糸口となることを私は期待している。

　最後に残った大きな問題をここで取り上げる。私はこれまで知の統合には自分との対話こそが重要であり、最終的にはそれによって私たちは「連帯」してゆくのだと述べた。しかし、私は強く実感している。総合知や全体知へと歩み進んでゆこうとすると、その人物は孤独になる。総合知や全体知を希求すればするほど、その人物は世間から外れた独りぼっちの旅人となるのだ。

　なぜなら、私たちのほとんどは、知の統合などといった題目より仲間内同士で気楽に暮らすことのほうが心地よくて、本音を言えば他人への思いやりなどに自分の労力を割くことなくぬくぬくと、勝手気ままに生きていたいと考えるものだからだ。そうした社会の中で知の統合をめざす者は宿命的に孤立するし、無用な誹謗中傷も受けることになる。それでもまだ私たちは知の統合をめざす勇気があるのか、という問題だ。

　これに対する明快な答えを私はまだ持ち合わせていない。だがこのように考えている。そうした人たちは確かにときおり、その瞬間において、孤独な旅人であるかもしれない。だが次の節で示すように、私たちはまた同時に、一人が歌えば誰かもまた身体を揺らす生きものなのだ。いまは身体を揺らしている他者の姿は見えないかもしれない。だがその人は決して独りではない。

　ロボット学者の森政弘は仏教にも造詣が深く、これまで「もの作り」の精神と仏教を結ぶ著作をいくつも発表してきた。それらの中で森は本田技研工業の創立者である本田宗一郎から聞いた統合の概念を紹介しており、それが興味深いので最後に紹介したい。

「車はどうやって走っているのか」という問いがあったとする。人は「アクセルを踏むことで車は走る」と答える。だがそれは正解ではないというのが本田の考えだ。自動車にはアクセルとブレーキがあり、その両方の協力関係によって安全に走行している。すなわち〔図14-12〕（A）に示すと【走】と【止】は互いに協力することで、高次元の【走】を実現しているわけだ。

ここから森は仏教観に照らして次の〔図14-12〕（B）のように概念を敷衍した。[*31] 森の考えでは、仏法では正反対の二つ（二元）が融合して一つ（一原）のかたちをとるという考え方があり、二元性一原論と言える。仏教では「生住異滅」と言って、すべてのものは生まれて留まり、変化し、なくなってゆくと考えられているが、二元性一原論に照らせばここでは【生】も【死】も互いに協力し合い、より高次元の【生】（大生命）をかたちづくっているのだと捉えることができる。「生と死」というが、それは「生き通し」にもつながるものだと森は説く。

ここからさらに敷衍して、私は〔図14-12〕（C）のように考えてみた。生きものである私たち人間は、宿命的な限界性としての陰の【人間らしさ】と、終わりのない対話を育んでゆける陽の【人間らしさ】の両面を併せ持った存在である。だがこれらが協力し合うことによって、私たちはより大きな【人間らしさ】を達成できる。「人間らしさ」と私たちが語るとき、そこには陰の面も陽の面もあるだろう。しかしそれら二つが統合された一原としての【人間らしさ】を、私たちはめざしたいのだ。その【人間らしさ】を希求して、私たちは生きて死ぬ存在なのである。

――「独りではない」ことを私たちは心に刻んで歩んでゆくしかない。そうすればいつかやがて他の誰かの歌声も聞こえてくるだろう。それはいまは信念（コアビリーフ）でしかないが、ひょっとすると未来のいつかに、それは知の統合によって科学の真理とされるかもしれない。もちろん、その信念が誤っている可能性を否定しない勇気も同時に、私たちは持ち合わせて生きてゆくことが大切である。

鐘は歓びのためにも鳴る

是より余が説かんとする所の科學概論といふはPhilosophy of science, Philosophie der Wissenschaftの譯語である。科學概論といへば個々の特殊科學に限らず、一般に諸科學に共通なる眞理を説くことを意味するものと思はれるが、斯かる諸科學一般に通ずる眞理なるものは個々の科學ならぬ哲學の立場からのみ考究することが出来る。余は科學の概論なるものが哲學の一部としてのみ可能なりと信ずるに由り、「科學の哲學」の意味に科学概論といふ語を用ゐた。「科學の哲學」、精しくは科學の哲學的考察といふのが余の謂ふ所の科学概論である。

田邊元『科學概論』（『田邊元全集 第二巻』筑摩書房、1963年所収）

「毎日3００人から4００人の高齢者が亡くなっていきかねない。そういう社会がニューノーマル（新常態）であってはいけないと、ぼくは思っています」と押谷教授は語っていた。これが押谷教授

〔図14-12〕**これから私たちが考えてゆくべき【人間らしさ】とは**

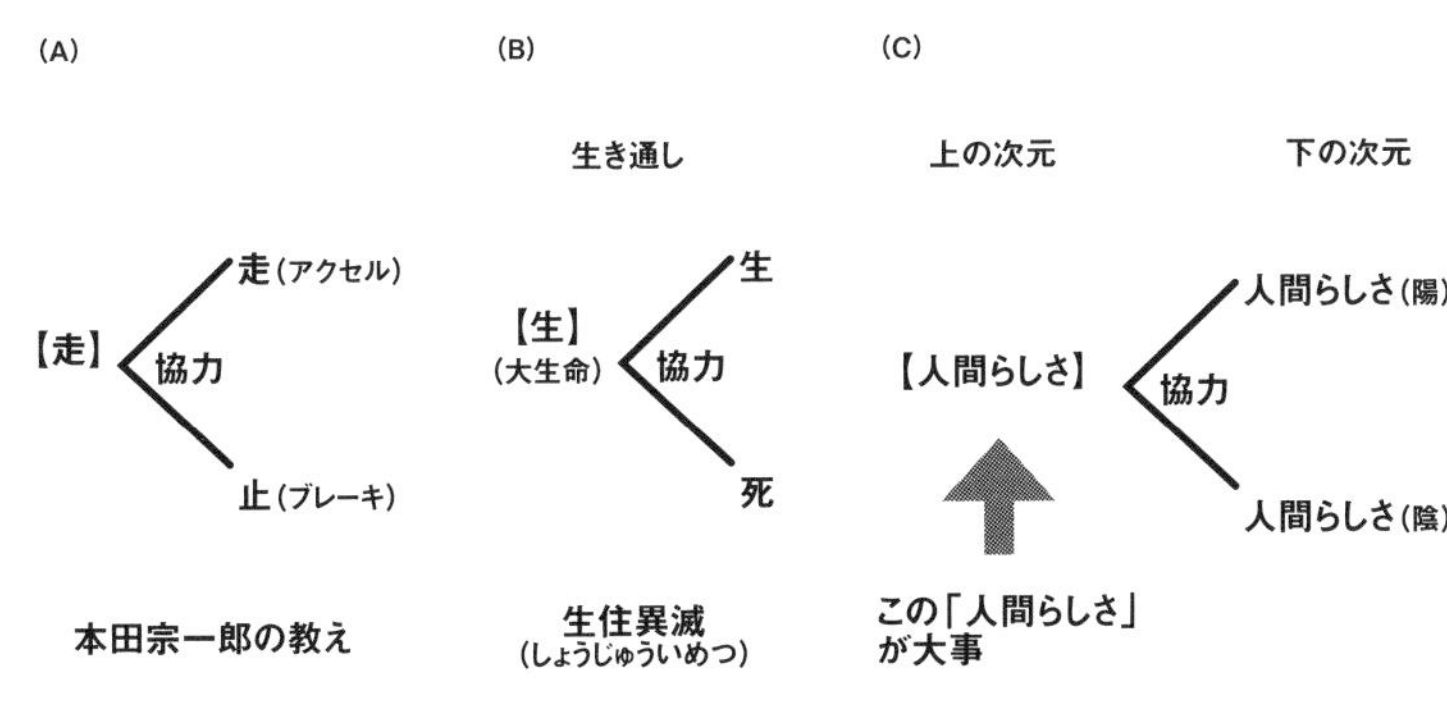

(A) (B)はロボット学者・森政弘『仏教新論』（2013年、佼成出版社）より

＊31　森の著書『仏教新論』や、社会心理学者の上出寛子との共著『ロボット工学と仏教——ＡＩ時代の科学の限界と可能性』（２０１８年、佼成出版社）を参照。

からのいちばん大切なメッセージであると私は思う。だが一方で「Ｙａｈｏｏ！ニュース」のコメント欄を一瞥(いちべつ)すればわかるように、いま世の中には「高齢者や基礎疾患を持っている人が新型コロナで亡くなるのは仕方がないことだ。いつまでそういう人たちのために社会活動の制限を受けなければならないのか」と主張する人も少なからず存在する。この二つの道徳観は、おそらく永遠に平行線を辿るだろう。他者をどれだけエンパシーの能力で見ることができるかがこの信念（コアビリーフ）を決める鍵であることは明らかだが、どれほどのエンパシーが発揮できれば「人間らしさ」の「最適解」であるのかはわかっていない。おそらく状況ごとにその解は異なっていると見なすのが妥当な理解なのだろう。

最後に1曲の歌を紹介して本章を終えたい。仙台出身の岩渕まことという歌手・ゴスペルシンガーによる「誰かが鐘を鳴らしてる」である。岩渕氏は仙台から上京してデビューした数年後、《映画ドラえもん》のごく初期の三作品『のび太の宇宙開拓史』『のび太の大魔境』『のび太の海底鬼岩城』で主題歌の歌唱を担当した。これらの主題歌はどれも武田鉄矢作詞、菊池俊輔作曲によるものだが、岩渕氏は自身で作詞作曲を手がけるシンガーソングライターでもある。彼の歌声は、映画公開時にまだ中学生であった私にとって、いまも心の故郷のように思える。岩渕氏は東日本大震災以降、あるいは今回の新型コロナ以降、しばしばコンサート（この3年はリモート）でこれらの主題歌を歌ってくれる。

ここに掲げる「誰かが鐘を鳴らしてる」は岩渕氏自身の作詞作曲であり、コンサートでは彼の妻である岩渕由美子氏との合唱で歌われることが多い。しばしば陽気に手拍子が入り、歌い手と聴衆は一体となる。かつて岩渕夫妻は幼い子どもの一人を脳腫瘍で天に送るという現実と直面した。そのとき作られた1曲が「父の涙」であり、またその経験からゴスペル「God Bless You」が生まれた。私は『小説版ドラえもん のび太と鉄人兵団』のクライマックス部分でこのゴスペルを引用した。

イギリスの詩人ジョン・ダンは「誰がために鐘は鳴るや」と詠い、あなたも私も誰もが孤立した島ではなく大陸の一塊であって私たちはみなつながっているのだと説いた。バージニア・ウルフは『ダロウェイ夫人』の中で教会の鐘の音を聞くと倦怠と苦痛と死が思い出されると書き、私たちの「意識の流れ」はいつも不意に死者や遺された者の悲しみ、病状から生還しながらも後遺症を抱えて生きてゆく者の苦しみとつながってしまうことを示した。小松左京は『大震災'95』の最後にジョン・ダンを引用し、見果てぬ未来の希望へとつなげようとした。だが鐘はいつも弔いのためだけに鳴るのではない。歓びのためにも鐘は鳴るのだ。私たちを包んでくれるように聞こえることもあるのだ。新型コロナ後のリモート配信コンサートで、岩渕氏がこの曲を歌うのを聴くと、私は涙が溢れそうになる。金子みすゞの「明るい方へ」が押谷教授の胸を打ったように、私にはこの曲が胸に迫るのである。

小松左京が『大震災'95』の最後にジョン・ダンを引いたことへのアンサーとして、私は本章の最後に「誰かが鐘を鳴らしてる」を引きたいと思う。本書は小松の思い描いた知の〝総体〟の姿を少しはアップデートできたのではないか。これが作家の仕事なのだと私は思う。ようやく一つの仕事ができた。

誰かが鐘を鳴らしてる
——永遠の鐘——

作詞・作曲　岩渕まこと

町を歩けばひとりぼっち　天涯孤独の旅人
何がなくても　何があっても　怖いことはない

歌をうたえば誰かが　一緒に身体を揺らすよ
何がなくても　何があっても　怖いことはない

ディンドンディン　鐘が鳴る
ディンドンディン　鐘が鳴る
ディンドンディン　鐘が鳴る
鳴り止むまで生きてゆくんだ

ふと振り向けばたくさんの　思い出たちが踊るよ
何がなくても　何があっても　怖いことはない
今日まで生きてきたんだ　明日はもう目の前
誰かが鐘を鳴らしてる　聞こえてるはずさ

ディンドンディン　鐘が鳴る
ディンドンディン　鐘が鳴る
ディンドンディン　鐘が鳴る
鳴り止むまで生きてゆくんだ（中略）

鳴り止むまで生きてゆくんだ

鳴り止むまで生きてゆくんだ

（JASRAC出 2300866-301）

知の航海の同行者として――編集後記に代えて

再生の鐘が鳴り響いた後で、はてさて何を語るべきか。そもそもこの企画案を練る最初の話し合いのとき、ぼくの頭の中で、「フォロワー」という言葉が浮かび上がった。そしてぼくは、「同行者」あるいは「黒子」という意味で瀬名さんの「フォロワー」になる覚悟を決めた。その背景は、2011年の東日本大震災に遡る。

ぼく自身は、東京で大震災を体験した。科学技術振興機構（JST）のサイエンスアゴラ事務局にいたときのことだ。サイエンスアゴラというのは、サイエンスコミュニケーション促進の核となることを期して2006年11月にスタートした、年1回の複合イベントである。ぼくは推進委員として当初から関与し、2008年から11年までは、事務局で企画運営を担当していた。

東日本大震災に見舞われた年の11月に開催されたサイエンスアゴラ2011のテーマは、「新たな科学のタネをまこう　震災からの再生」だった。その開幕シンポジウムの基調講演で語られ、それ以後ずっと心にひっかかっていた言葉が「フォロワー」だったのだ。

基調講演は哲学者の鷲田清一さんにお願いしていた。講演の中で鷲田さんが、いま必要とされているのは、社会を牽引する強いリーダー（リーダーシップ）ではなく、社会全体への気配りや目配りができ、退却戦もいとわないフォロワー（フォロワーシップ）だと語ったのだ。

鷲田さんはその後この考えを「しんがりの思想」と命名し、同名の書（『しんがりの思想――反リーダーシップ論』2015年、角川新書）を上梓した。ただ、今回、その本を読んでみて、「フォロワー」に関するぼくの解釈は、鷲田さんの定義とは少し違っていたことに気づいた。

鷲田さんは前掲書の中で次のように語っている。

この国は本気で「退却戦」を考えなければならない時代に入りつつある。その時リーダーの任に堪えうるのは、もはや〝引っ張ってゆく〟タイプのリーダーではない。それは「右肩上がり」の時代にしか通用しないリーダー像だ。これに対して、ダウンサイジングの時代に求められるのは、言ってみれば「しんがり」のマインドである。

ところが、東日本大震災後の日本はどうだっただろう。震災復興も実現していないのに虚言を弄してオリンピック招致を行い、ついにはコロナ禍の真っ最中に強行開催してしまった。そして日本社会は、嘘(うそ)や匿名の個人攻撃がまかり通る荒んだ世の中になってしまった。未だ収束してはいないが、ポストコロナはまさに退却戦である。鷲田さんの言う「しんがりの思想」がいまほど必要なときはない。

本書において瀬名さんは、古今東西で語られた慧眼(けいがん)を再発見して読み解くことで、知を統合する手がかりを見出した。必要な知恵は、これまでも語られていた。あとはそれらに目を配り、必要に応じて参照することだったのだ。

本書では専門知についてもたびたび問題にされた。鷲田さんはそれについても、「一つの専門性は他の専門性とうまく編まれることがないと、現実の世界でみずからに専門性を全うすることができない」と語っている。この意見に瀬名さんが到達した「知を連帯させるには、私たちが本性として備える良心、共通感覚、メタ視点による公平な観察者を状況に応じて駆使し、人間らしさを損ねる情報爆発の罠(わな)に陥ることを賢く避けて、分担しながらも広く大きく衆知としてつながってゆく、という方向性がこれで見えてくる」（第十四章参照）という結論を重ねることで、明るい展望が見えてきたような気がする。これが瀬名さんをフォローしたぼくの感想である。

この「良心（conscience）」の語源にあたるラテン語は「conscientia」であり、「共に知る」という意味である。「知る（scientia）」は科学（サイエンス）「science」の語源でもある。サイエンスコミュニケーションは科学リテラシーの照らし合わせだとしても、「共に知る心」という「良心」に裏打ちされていなければ、すれ違いで終わってしまうだろう。専門知の共有もまたしかり。

ゲノム科学やAI研究、原子力のように、社会生活に大きなインパクトを及ぼしうる研究開発（Research and Development：R&D）は科学の専門家だけでは解決できない予測困難なリスクを抱えている。それは科学技術社会論の用語ではポスト・ノーマル・サイエンスとかトランス・サイエンスと呼ばれている。パンデミックもトランス・サイエンスの問題と言ってよいだろう。

思想家・歴史家のイヴァン・イリイチは、R&Dは「science for people（人民のためのサイエンス）」であって、その対極にあるのが「science by people（人民によるサイエンス）」だと語っている（イリイチ著、玉野井芳郎・栗原彬訳『シャドウ・ワーク――生活のあり方を問う』２００６年、岩波現代文庫）。R&Dあるいは「人民のためのサイエンス」は、不特定多数の人々のためのサービスを生み出す研究である。それに対して「人民によるサイエンス」は、自分のための血の通ったサイエンスであるとし、イリイチはこれを「コンヴィヴィアリティ（自立共生）の探求」と言い換えている。サイエンスを「血の通ったもの」にすることこそが、サイエンスコミュニケーションが担うべき使命なのではないか。

アメリカの作家レベッカ・ソルニットは、ジョージ・オーウェルが自宅の庭に植えたバラに始まる思索の旅をまとめた『オーウェルの薔薇（バラ）』（川端康雄・ハーン小路恭子訳、２０２２年、岩波書店）の中で、印象的なエピソードを紹介している。ある芸術家が、エイズ禍のただ中で美しいイメージを制作することの後ろめたさを吐露した芸術家仲間に対して、次のように語ったというのだ。

「戦いたくてたたかっているんじゃない、みんなで一緒にある場所に到達したいからこそそうするんだ…（中略）…座って雲について考えられていられるような世界を創り出す手助けをしたい。それが、私たちが人間として持つべき権利だと思うから」

深刻な問題ばかりでなく、雲のサイエンスを楽しく語り合うこともまた、サイエンスコミュニケーションの妙味である。今はまだ先が見えないが、いつかきっと霧は晴れると信じたい。

最後に、瀬名さんとの航海のきっかけを作ってくださった東北大学の大隅典子副学長、対談シリーズをサポートしてくださった広報室の皆さんにお礼を申し上げたい。そして何よりも、座礁の危機を回避しつつ港に曳航（えいこう）してくださった時事通信出版局出版事業部の天野里美さんに、著者を代表して心から感謝を申し上げたい。

2023年1月24日　雪の京都にて

渡辺 政隆

新型コロナウイルス感染症（COVID-19）に関する書籍リスト（紙の書籍版では割愛）

作成＝瀬名秀明

※リスト作成・選別は瀬名がすべて個人で行い、各出版社様との連絡仲介作業には時事通信出版局の出版事業部に一部お力添えを得た。最終の取りまとめは瀬名個人によるものであり、よって本リストの文責は瀬名秀明にある。

※発行日は奥付で確認した。ただし該当書籍にどうしても辿り着けなかった場合、Amazon.co.jpの記述＝書店発売日と思われるものを（カッコ）で仮入れした。奥付発行日と実際の書店販売日の間には微妙なズレがあることに注意。おおむね書籍は書籍発売日の約三週間前までの世情や雰囲気が反映されていると考えるのが妥当であろう。

※雑誌の発行日は表紙等の記載で確認し、検索の便宜を図るため巻号数ないし通巻号数を（カッコ）で付載した。発行日は実際の書店発売日とズレがあることに注意。週刊誌は通常、表紙記載「年月日号」から二週間以内が発行日であり、かえって煩雑になるので基本的には記載を省略した。おおむね週刊誌は雑誌発売日の約一週間前から数日前の世情や雰囲気がすばやく反映されていると見るのが妥当であろう。

※瀬名が実際に読了したもの、または一部の記事に目を通したものにS印を入れた。また瀬名が実際に読んで良書と思えたものに○◎印をつけた。

※電子書籍のみの刊行物は、読了書以外にはほとんど含めていない。

※雑誌の特集号は適度に選別し、初期のもの、節目と思われるもの、表紙に大きく記載されているものを掲

載した。

※自費出版物はほとんど取り上げていない。

※奥付や発行日の確認にあたり、２００社以上の出版社様にご協力をお願いし、お引き受けいただくことができた。これこそまさに出版業界が成し遂げた集合知の姿である。ご多忙の時間を割いてご協力いただいた各社の皆様に心から御礼を申し上げる。

※【瀬名より心からのお詫び】この書籍リストは公益性が高く、未来の研究資料として極めて重要なものと考えられ、私は最後まで本書巻末にリストの全掲載を主張したのだが、残念ながら紙の書籍版への掲載は定価の高騰を招き、読者の購買控えを誘発するとの判断から、発行所の時事通信出版局から承諾が得られず、断腸の思いで割愛したことをご容赦いただきたい。リストのすべては左のＵＲＬとＱＲコードから無償ダウンロードできるので、ぜひダウンロードしてご覧いただければ幸いである。一方、本書の電子書籍版には巻末リストを完全掲載するよう強く要請し、これは幸いにも受諾された。このリスト内容は各人が自由に閲覧し、未来の研究材料として活用していただいて差し支えない。

https://bookpub.jiji.com/book/b620114.html

知の統合は可能か

パンデミックに突きつけられた問い

2023年 3月20日　初版発行

著　　者	瀬名秀明・渡辺政隆・押谷 仁・小坂 健ほか
発 行 者	花野井道郎
発 行 所	株式会社時事通信出版局
発　　売	株式会社時事通信社
	〒104-8178　東京都中央区銀座 5-15-8
	電話 03(5565)2155　https://bookpub.jiji.com/
印刷・製本	中央精版印刷株式会社

装　　幀	松田　剛（東京100ミリバールスタジオ）
イラスト	柳　智之
校　　正	鷗来堂
調査協力	梅澤美奈子
編集・DTP	天野里美

ⓒ2023 SENA, Hideaki & WATANABE, Masataka, OSHITANI, Hitoshi, OSAKA, Ken, et al.

ISBN978-4-7887-1869-2　C0095　Printed in Japan

落丁・乱丁はお取り替えいたします。定価はカバーに表示してあります。